현대의학의 거의 모든 역사

현대의학의
거의
모든 역사

제임스 르 **파누** JAMES LE FANU 지음
강병철 옮김

주님께서 약초를 땅에 나게 하셨으니

지혜로운 사람은 그러한 것을 가벼이 여기지 않는다

《집회서》 38장 4절

서문

지난 50년간 의학은 크게 변모해왔다. 제한된 효과를 겸손하게 추구하는 학문으로부터 수백만 명을 고용하고 수십 억(때에 따라서는 수천 억) 파운드의 예산을 지출하는 전 세계적 현상으로 변화한 것이다. 이제 현대식 병원이라는 거대한 규모의 빛나는 궁전 속에서는 장기를 이식하거나 소아암을 완치한다는 과거에 상상할 수도 없었던 목표가 예사로운 일이 되었다. 또한 이전 같으면 실명했을 백내장 환자나 침대에 누워 일어나지도 못했을 심한 관절염 환자들이 매년 수만 명씩 시력을 되찾고 활발한 삶을 회복하고 있다. 실로 의학은 위대한 계몽주의 프로젝트('과학적 진보가 모든 사람의 행복을 위해 무지와 질병이라는 쌍둥이와도 같은 위험을 일소한다')를 실현시킨 살아 숨 쉬는 상징이 되었다.

그러나 의학이 점점 더 강력해지고 명성을 얻어갈수록, 영향력을 점점 더 확장해갈수록, 그 결과로서 얻어진 인간의 삶이 점점 더 '의학화' 되어가는 현상은 목적을 상실할 뿐 아니라 잠재적으로 유해한 결과를 초래할 가능성이 높아지고 있다. 사소한 증상을 과도하게 검사하고 과도하게 치료하는 경향부터 생명유지장치를 부적절하게 사용하는 데 이르기까지, 그리고 일상 속에서 건강에 대한 사소한(또는 아예 존재하지도 않는) 위협에 대해 점점 더 불안을 느끼거나 현재 상태에서 의학적 연구가 달성할 수 있는 목표를 비합리적일 정도로 과장하는 것에 이르기까지, 이러한 현상은 도처에서 관찰된다.

이 문제는 사소한 것이 아니다. 정확한 분석과 함께 가능하다면 뭔가 조치를 취해야 한다. 그러나 그 중요성은 의학이 역사적으로 성취해온 것들의 영향으로 형성된 대중적 인식('지식은 무한한 상승곡선을 그릴 것이다') 때문에 가려지고 있다. 문제를 정확히 알지 못하는 대중은 원칙적으로 진보에 한계가 없다는 소식이 들려오기만을 고대하고 있는 것이다.

하지만 내가 10년 전 이 책의 1판을 통해 지적했듯이 현재 의학을 둘러싼 어려움과 불만족들은 궁극적으로 2차 세계대전 후 치료 혁명의 원동력이 되었던 세 가지 조건, 즉 임상과학, 제약 혁신, 기술적 진보라는 조건들이 모두 근본적으로 달라졌다는 사실과 연관되어 있다. 이러한 변화는 지적 공백 상태를 초래했는데 그 와중에 의학의 '책무와 목표'에 대한 비현실적이고도 그릇된 가정들이 횡행하고 있는 것이다. 현재 의학이라는 '거대한 글로벌 산업'은 근 10년이 넘도록 역사상 그 어느 때보다도 강력한 힘을 유지하고 있다. 다른 의견이 있을 수도 있겠지만 적어도 영국 국민건강보험의 지출액과 제약산업의 매출액은 계속해서 기하급수적으로 증가하고 있는 것이 사실이다.

그러나 이 책의 가장 중심이 되는 생각은 여전히 유효하며 그렇기 때문에 개정판에서도 원래의 생각을 크게 수정하지는 않았다. 다만 에필로그를 추가하여 지난 10년간 의학이라는 산업이 지속적으로 팽창하는 과정에서 드러난 세 가지 가장 중요한 요소들을 살펴보았다. 계속 늘어나는 고령 인구에 대해 의학적 혜택을 확대시키고 있는 기술적 혁신, 인간 게놈 프로젝트가 완료된 후 의학 연구의 주된 형태로 자리 잡은 신유전학의 대두, 그리고 가장 중요한 것으로 의학은 어떻게 지향해야 할 올바른 목표를 버리고 점점 부유해져가는 제약산업의 이익을 위해 봉사하게 되었는가 하는 점들이 다뤄진다.

프롤로그

2차 세계대전 종전 후 50년에 걸친 의학의 역사는 인류가 이루어낸 가장 인상적인 성취의 시대다. 수많은 질병을 놀랄 만큼 성공적으로 극복했기 때문에, 이제는 1945년 이전의 세계로 돌아간다는 것은 상상조차 할 수 없다. 그 이전에는 어린이들이 소아마비나 디프테리아, 백일해 등으로 흔히 죽거나 결핵이나 조현병, 류머티즘성 관절염은 물론, 사실상 의사들이 진료실에서 마주치는 거의 모든 병에 대한 치료제가 없었다. 또한 개심술이나 장기이식, 시험관 아기 등의 기법은 꿈도 꾸지 못했다. 수많은 의학적 진보는 인류를 질병과 죽음의 공포에서 해방시키고 노화에 따른 만성적인 장애를 크게 감소시키는 등 헤아릴 수 없을 만큼 많은 이익을 가져다주었다.

세계대전 후 의학의 발전에 대해선 모든 사람들이 인정하지만, 이러한 발전이 어떻게 가능했는지는 잘 알려져 있지 않다. 2,000년에 걸쳐 환자의 고통을 덜어줄 '마법의 탄환'을 찾던 의사들의 노력이 모두 물거품으로 돌아간 후, 아무런 조짐도 없다가 별안간 제약회사들이 잭팟이라도 터뜨린 것처럼(실제로 그러했다) 온갖 새로운 기술이 연구실에서 쏟아져 나오기 시작했던 것이다. 다시 한 번 1945년으로 돌아가보면, 당시 사람들은 장기를 이식하거나 암을 완치시키는 방법을 바라 마지않았지만 당연히 불가능한 일로 생각했다. 외부 조직에 대한 거부반응을 극복한다거나 암세포만 골라내어 파괴해야 하는 생물학적 문제를 해결할 방법이 없었기 때문이다. 그러나 지금은 이런 문제는 물론 다른 많은 문제들이 해결되었다. 지난 50년간은 천재적인 아이디어가 앞다투어 등장하고 이에 대한 연구가 자연스럽게 뒤따른 독특한 시대였다.

이 시대를 이해하자면 어디에서부터 시작해야 할까? 치료 혁명은 규모가 너무 방대해서 포괄적인 역사를 짚어보려면 책 몇 권은 필요할 정도다. 이것은 포함시키고 아쉽게도 저것은 제외하자는 결정을 포함해서, 폭넓은 중요성을 지닌 주제들을 분명히 드러내기 위해 단순히 시간적 순서에 따라 사건을 나열할 것이 아니라 어떤 전략을 구사할 것인지도 생각해야 한다. 내가 선택한 해결책은 상반되는 사실을 대비시키는 것이다. 이 시기에 일어났던 중요한 사건을 나열해보면 '결정적인 순간' 열두 가지가 드러나는데, 1부에서 이 사건들을 관례적으로 기술하는 것보다 훨씬 깊이 있게 분석해보았다. 이를 선정한 근거는 당장 눈에 띄는 것이 아닌 뚜렷하게 파악되는 몇 가지 주제였다. 즉 감염성 질환의 감소(설파제, 페니실린 및 어린이 예방접종), 다양한 수술 기법의 등장(수술용 현미경, 장기이식, 고관절 치환술), 암, 정신질환, 심장병, 불임 등에 대한 혁신적인 치료법의 개발, 진단 기법의 발전(내시경, CT 스캔) 등이다.

이러한 사건 하나하나는 인간이 기울인 노력을 보여주는 놀라운 드라마지만, 이를 한데 묶어 살펴보는 것은 마치 점묘파 화가가 찍는 하나하나의 점이 한데 모여 생생한 그림이 탄생하는 과정과 같다. 그런 역사적 관점의 가치는 반드시 명백해 보이지는 않는다. 《랜싯The Lancet》지의 편집자인 리처드 호턴Richard Horton은 이렇게 말한다. "의학은 항상 새로운 것의 충격에만 경의를 표한다. 우리는 항상 새로운 것을 강조한다. (…) 그야말로 빠르고 즉각적인 것만 주목받는 시대인 것이다."[1] 이렇듯 '새로운 것'에만 사로잡힌 마음에는 역사가 들어갈 자리가 없으며, 실제로 의학은 방금 전에 일어났던 일에 개의치 않고도 잘해나가고 있다. 20세기의 의학이란 어쩌면 순수하게 학문적인 관심사이거나 은퇴한 의사의 지적인 소일거리에 불과할 뿐, 실용적인 중요성은 전혀 없는 것이 아닐까?

당연히 나는 이러한 시각에 동의하지 않으며, 오히려 "역사적인 감각이란 지나간 것들의 과거성만이 아니라 현재성을 지각하는 데 있다"라고 설파한 T. S. 엘리엇을 거울삼아 가까운 과거라는 맥락을 벗어나서는 현재, 특히 지금 당장 문제가 되는 것을 이해할 수 없다고 생각한다. 오늘날 의학의 어떤 측면을 살펴보더라도, 이 분야에서 이루어진 엄청나고도 명백한 성공과 결코 양립할 수 없을 것 같은 네 겹의 모순을 마주하고 당황하지 않을 수 없다.

■ 현대의학의 열두 가지 결정적인 순간(*로 표시함)

1935	설파제Sulphonamides
1941	*페니실린Penicillin 자궁경부암 진단을 위한 '팹Pap' 도말 검사
1944	신장 투석
1946	쿠라레curare를 이용한 전신 마취
1947	방사선 치료(선형 가속기)
1948	백내장 치료를 위한 인공수정체
1949	*코르티손Cortisone
1950	*흡연이 폐암의 원인으로 밝혀짐 스트렙토마이신streptomycin과 PAS를 이용한 결핵의 완치
1952	*코펜하겐의 소아마비 유행과 집중 치료의 탄생 *클로르프로마진Chlorpromazine을 이용한 조현병schizophrenia의 치료
1954	자이스Zeiss 사의 수술 현미경
1955	*개심술 소아마비 예방접종
1956	심폐소생술
1957	제VIII인자를 이용한 혈우병의 치료
1959	홉킨스Hopkins 내시경
1960	경구용 피임약
1961	레보도파Levodopa를 이용한 파킨슨병의 치료 *찬리Charnley의 고관절 치환술
1963	*신장이식
1964	*뇌졸중의 예방 관상동맥 우회술
1967	최초의 심장이식
1969	다운증후군의 출생 전 진단

1970	신생아 집중 치료 인지 요법
1971	*소아암의 완치
1973	CT 스캔
1978	*최초의 시험관 아기
1979	관상동맥 성형술
1984	*헬리코박터Helicobacter 균이 소화성 궤양의 원인으로 밝혀짐
1987	혈전용해술을 이용한 심장 발작의 치료
1996	3중 요법을 이용한 에이즈의 치료
1998	비아그라Viagra를 이용한 발기부전의 치료

모순 1 | 환멸을 느끼는 의사들

현대의학의 눈부신 성공을 볼 때 의사들이 직업에 특히 만족을 느낄 것 같지만, 최근 조사에 따르면 자신이 선택한 직업을 '후회한다'고 답한 의사의 비율은 1966년 14퍼센트, 1976년 26퍼센트, 1981년 44퍼센트, 1986년에는 58퍼센트로 꾸준히 늘고 있다.[2] 다양한 이유로 별안간 자기 환멸에 빠지는 사람이 많아졌을 수도 있으므로, 이러한 결과를 액면 그대로 받아들여서는 안 된다. 그렇지만 이 결과는 이러한 경향이 분명히 있다는(또한 매우 심각하다는) 사실을 방증하는 것으로 보인다. 최근까지도 (다른 자유 전문직과는 매우 다르게) 거의 모든 의과대학 졸업자는 의업에 종사했다. 그러나 이제는 그렇지 않다. 1996년, 의과대학 졸업자의 4분의 1이 국민보건서비스(National Health Service, 영국의 보건의료제도로 NHS라고도 한다. 영국에서는 의사가 NHS에 소속되어 국민에게 무료로 의료 서비스를 제공하고

NHS에서 봉급을 받는다—옮긴이)에서 일할 계획이 없다고 밝혔고, 그 결과 의업 종사자가 지속적으로 감소하고 있으며 실제로 많은 병원에서는 신규 인력을 채용하는 데 어려움을 겪고 있다고 답했다. 왜 오늘날의 젊은 의사들은 30년 전의 선배들에 비해 자신의 직업에 만족하지 못할까?

모순 2 | 건강을 걱정하는 대중

현대의학의 가장 큰 혜택이 질병과 죽음에 대한 공포를 덜어준 것이라면 오늘날의 사람들은 과거에 비해 건강에 대해 훨씬 덜 걱정해야 할 것이다. 그러나 이 점에서도 정반대의 경향이 보인다. 지난 30년간 '건강이 염려된다'는 사람들의 비율은 10분의 1에서 2분의 1로 증가하여 '후회된다'고 하는 의사들의 숫자가 증가한 것과 정확히 일치했다.[3] '건강'하지만 그래도 '염려스럽다'(그러지 않아도 될 텐데 말이다)는, 소위 '건강을 걱정하는 대중'이라는 현상에 있어서 가장 흥미로운 점은 이것이 '사람들이 스스로 잘산다는 사실조차 느끼지 못하는' 서구의 여유로운 삶에서 나타나는 증상 중 하나가 아니라 의학적으로 시사하는 바가 크다는 것이다. '건강한' 사람들이 '걱정에 휩싸이는 것'은 삶이 드러나지 않은 위험에 의해 위협받고 있다고 믿기 때문이다. "담배를 끊고 적당히 먹어라"라는 30년 전의 경구는 담배만이 아니라 음식, 술, 일광욕, 섹스 등 모든 감각적인 쾌락을 한데 아우르는 말로 진화했다. 또한 저지방 우유와 마가린, 컴퓨터 화면, 머릿니 샴푸, 휴대전화부터 하루에 세 조각 이상 고기를 먹으면 암 위험이 높아진다는 영국 보건성 장관의 메시지에 이르기까지, 수없이 많은 위험이 해마다 새롭게 추가되고 있다.[4] 가히

'건강주의'라고 할 만하다. 옛날 같으면 말도 안 되는 소리라고 일축해버렸을 만한 사소하거나 존재하지도 않는 건강상의 위협에 대해 의학적인 사실에서 비롯된 강박관념을 갖게 된 것이다.[5]

모순 3 | 치솟는 대체의학의 인기

현대의학의 성공과 유효성이 명백하므로 동종요법이나 자연요법 등 대체의학은 자연히 대중의 기억 속에서 망각되었어야 할 것이다. 그런데 현실은 이와 정반대다. 미국의 경우, 연간 '비정규 의학 요법' 방문 수(4억 2500만 회)가 '1차 진료 의사' 방문 수(3억 8800만 회)보다 많다. 대체요법의 효능은 보통 임상 연구에 의해 검증되지 않는다는 점을 감안할 때(그렇다고 효과가 없다는 뜻은 아니다), 대중들이 대체요법에 이토록 관심을 갖는 현상은 언뜻 이해가 되지 않는다.[6]

모순 4 | 한없이 늘어나는 의료비

의학이 '할 수 있는' 일이 많아질수록 의료비가 증가하는 것은 당연하지만, 전체 의료비가 증가하는 데는 또 하나의 요인이 있다. 의료를 가장 필요로 하는 계층, 즉 노인 인구가 지속적으로 늘고 있기 때문이다. 그러나 이 두 가지 요인을 고려하더라도 보건의료에 할당되는 자원이 급증하는 현상을 설명하기에는 부족하다. 영국의 '값싸고 쾌활한' 국민보건서비스 예산은 1988년에 235억 파운드였는데, 1998년에는 약 두 배인 450억 파운드에 이르렀다. 이러한 재정 규모를 고려할 때 더 많은 예산을 배정하면 보건의료 문제가 해결될 것이라는 금과옥조에 가까운 믿음

은 잘못되었다.[7]

즉, 현대 의료가 지닌 네 겹의 모순이란 지난 50년에 걸친 놀라운 성공에도 불구하고 우리 앞에 펼쳐진 명백히 뒤틀린 결과들, 즉 직업적으로 만족하지 못하는 의사, 건강에 대해 더욱 걱정하는 대중, 넘쳐나는 대체의학, 이해할 수 없이 급증하는 보건의료 비용을 일컫는다.

이 모든 현상에 대해 균형 감각을 유지하는 것은 중요하다. 전반적으로 의사들은 자신의 직업에 만족하는 것이 사실이며, 대중 또한 고관절 치환술을 받고 다시 걸을 수 있게 되거나 항우울제를 복용하고 기분이 호전되는 예를 얼마든지 볼 수 있듯이 현대의학의 혜택을 누리고 있다. 그러나 똑같은 사실을 전혀 다른 관점에서 바라볼 수도 있다. 의학이 매우 훌륭한 효과를 거두고 있기 때문에 이러한 모순을 통해 드러나는 현대의학에 대한 불만을 해명하는 일이 중요해지는 것이다.

이것은 매우 복잡한 일이며, 각각의 모순이 초래된 데에는 많은 이유가 있다. 그러나 체스터턴G. K. Chesterton이 말했듯 "역사란 오직 인간만이 자신이 속한 시대를 바라볼 수 있는 유리한 고지"이며, 그곳에 서서 지난 50년의 의학을 역사적 관점으로 결정적인 순간들을 연대기순으로 배열하면 1940~1970년대에 중요한 혁신이 집중적으로 이루어지고 이후에 크게 감소하는 경향을 관찰함으로써 통합적인 설명을 이끌어낼 수 있으리라는 생각에 미치게 된다. 의학에는 번영과 쇠퇴의 시기가 있으며, 그러한 시간들이야말로 현대의학의 모순을 이해하는 열쇠를 제공해 주는 것이다.

그러나 연대기의 첫 페이지를 넘기는 이 순간에, 그런 문제는 아직 먼 미래의 일이다. 오늘날의 문제를 잠시 뒤로 미뤄두고, 유럽이 전쟁의 고통에 신음하던 시절을 머릿속에 그려보자. 어린이들이 백일해와 소아마비로 죽어가고, 정신병원에 수용된 환자들이 운이 좋아야 겨우 1년에 한번 연말에나 의사 얼굴을 보며, 암을 완치한다거나 장기를 이식한다는 생각은 실현할 수 없는 환상으로 여겨지던 시절 말이다. 그럼에도 그곳에는 낙관주의라는 멋진 기운이 감돌고 있었다. 의학에서 가장 위대한 시대가 막 시작되었고, 과학의 가능성은 무한해 보였던 것이다.

차례

서문 ___ 7
프롤로그 ___ 11

1부 · 열두 가지 결정적 순간

4부 · 쇠퇴

5부 · 흥망성쇠: 원인과 결과

에필로그

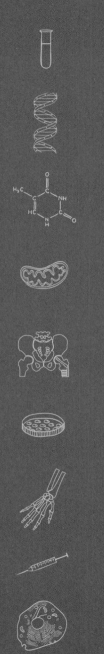

1부

열두 가지
결정적 순간

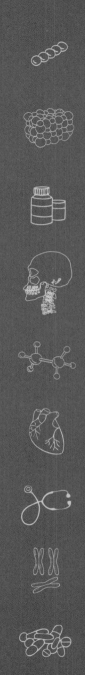

들어가며

현대의학의 역사는 몇몇 용기 있는 의사들이 그들이 하는 모든 행위, 즉 사혈, 관장, 복잡한 음식 처방 등이 실질적으로 아무런 쓸모가 없다는 사실을 인정했던 1830년대의 어느 시점에 시작되었다. 유명한 의학 평론가인 루이스 토머스Lewis Thomas는 다음과 같이 썼다.

이후 점차 의학의 전통적인 치료 의식儀式이 자취를 감추고 [그 대신] 환자에 대한 정교하고 객관적이며 심지어 멋진 관찰 기록이 등장했다. 정확한 진단이 주된 목표이자 약물 사용의 근거가 되었으며, 진료 기법이 발달하면서 정확한 예후를 예측할 수 있게 되면서 환자와 가족은 병명만이 아니라 앞으로 상태가 어떻게 될 것인지도 어느 정도 신빙성 있는 설명을 들을 수 있게 되었다. 금세기 초에 이르러서는 이러한 과정이 의사의 주된 임무로 널리 인정받기에 이른다.[1]

이러한 역사가 시작된 후로 의사들은 병력을 청취하고 환자를 진찰한 다음 간단한 혈액 및 소변 검사를 통해 어디가 잘못됐는지 진단하는 데는 매우 능숙해졌지만, '치료 의식'을 포기하면서 질병을 치료하기 위한 약은 없는 셈이나 다름없었다. 디기탈리스 풀에서 추출한 심장약인 디곡신, 버드나무 껍질에서 추출한 아스피린 등 식물에서 얻은 일부 전통적인 약의 효능은 입증되어 있었다. 효과는 일정하지 않았지만 감염성 질환의 치료에 몇 가지 예방접종이 개발되었고, 화학물질인 살바르산이 매독에 특히 효과가 있다는 사실 또한 발견되었다. 그 외에 의미 있는 치료제로 개발된 것은 두 가지뿐인데, 하나는 비타민이었고(비타민 결핍증은 상당히 드물었지만) 다른 하나는 갑상선 기능 저하증과 당뇨병의 치료에 사용되는 티록신과 인슐린 등 호르몬 제제였다.[2]

하지만 이것이 전부였다. 질병의 유형은 지난 2,000년간 거의 변한 것이 없었다. 의료에서 가장 중요한 문제는 급성 또는 만성 감염증으로, 유아나 조금 자란 아이의 경우 백일해나 홍역 등 치명적인 질병을 통해 목숨을 잃었다. 조현병, 류머티즘성 관절염, 다발성 경화증 등 청소년기 이후에 생기는 질병의 원인은 아직 밝혀지지 않았으며 치료법 또한 없었다. 노년기까지 살아남은 사람들은 백내장으로 시력을 잃거나 관절염으로 움직이지 못하게 되는 등 노화에 따른 만성 퇴행성 질환에 시달렸으며, 나이가 들수록 발생률이 높아지는 순환기 질환이나 암으로 목숨을 잃었다.

전반적으로 지난 100년간 사회 전체적으로는 영아 사망률이 감소하고 평균수명이 느리지만 조금씩이나마 늘어나는 등 점차 향상되었는데, 이는 주거 환경과 식생활 등 사회적인 요인이 개선된 덕이라고 할 수 있다. 그러나 중년의 조기 사망에 중요한 원인으로 떠오른 세 가지 새로운 질병이 있었으니, 소화성 궤양, 심장 발작, 폐암이었다. 이 또한 원인이 밝혀지지 않았으며 효과적인 치료법도 없었다.

이 책의 목적은 현대의학의 '기본 원리'라고 할 수 있는 '열두 가지 결정적인 순간'을 설명하면서 그후로 어떤 일이 일어났는지 밝히는 것이다.

1941년 | 페니실린

예상한 대로, 페니실린의 발견은 현대 치료 혁명의 역사에서 일어난 열두 가지 결정적 순간 중 첫 번째이자 가장 중요한 사건이다. 페니실린에 뒤이어 속속 등장한 항생제는 패혈증, 뇌수막염, 폐렴 등 치명적인 급성 감염증은 물론, 오래도록 낫지 않으면서 결국 사람을 불구로 만드는 부비동이나 관절 및 뼈의 만성 감염증도 완치시켰다. 이 성공은 의학자들이 그때까지 간과했던 또다른 인간 불운의 원천인 노화에 따른 만성 질병, 즉 고관절염과 동맥경화 등 전혀 다른 영역으로 눈길을 돌리는 계기가 되었다.

항생제는 의학이라는 학문의 잠재성에 대해 의사들은 물론 대중의 생각마저 완전히 변화시켰다. 페니실린처럼 한낱 곰팡이가 만들어내는 천연 무독성 화학물질이 뇌수막염에 걸린 아이의 생사를 가를 수 있다면,

도저히 이해할 수 없고 두렵기만 한 다른 질병에 대해서도 간단한 해결책이 있을지 모른다는 기대를 품는 것은 자연스러운 일이었다. 암을 완치하거나 조현병을 치료할 수도 있지 않을까?

대중이 생각하기에, 항생제는 무한한 잠재력을 지닌 과학의 은총을 상징하는 존재가 되었다. 그러나 뒤에서 보듯 페니실린의 발견은 전적으로 찬사받을 만한 일은 아니다. 과학적 추론의 산물이 아니라 일종의 사고로, 생각보다 훨씬 비현실적인 우연의 소산이었기 때문이다. 더욱이 항생제란 물질에는 근본적으로 아직 풀리지 않은 수수께끼가 있다. 어떻게 해서 몇 개 되지 않는 미생물만이 인간에게 감염병을 일으키는 모든 세균을 죽일 수 있는 능력을 지닌 복잡한 화학물질을 생산해내는 것일까?

1941년 2월 12일, 43세의 경찰관 앨버트 알렉산더는 페니실린으로 치료받은 최초의 인간이 되었다. 2개월 전 그는 장미 덤불에 얼굴을 긁혔는데, 사소하다고 생각했던 상처가 그만 감염되어버렸다. 곧 얼굴 여기저기에서 고름이 흘러나오기 시작했고, 결국 감염으로 인해 왼쪽 눈을 도려내야 했다. 오른쪽 눈마저 같은 운명에 처할 위기에 놓였다. 감염이 뼈까지 파고들어가서 오른팔에서도 고름이 흘러나왔고, 기침을 하면 폐에 생긴 공동에서 누런 가래가 덩어리째 올라왔다. 그에게 페니실린을 투여한 찰스 플레처Charles Fletcher는 그가 "엄청난 고통 속에서 절망스럽고 애처롭게 앓고 있었다"고 회상했다. 플레처 박사는 그후에 일어난 일을 이렇게 기록하고 있다.

세 시간에 한 번씩 페니실린을 투여하는 것으로 치료를 시작했다. 나는 알렉산더 씨의 소변을 모아 매일 아침 자전거로 병리학 검사실에 갖다주었다. 배설된 페니실린을 추출하여 재사용하기 위해서였다. 검사실에서는 항상 열정적인 분위기에 휩싸인 페니실린 연구팀원들이 나를 맞아주었다. 첫날, 나는 알렉산더 씨가 아프고 나서 처음으로 기분이 약간 좋아졌다는 사실을 알려줄 수 있었다. 나흘이 지나자 놀랍도록 호전되었다. 그의 상태는 엄청나게 좋아져서 체온이 정상으로 돌아왔고, 식사도 잘했으며, 얼굴과 두피와 오른쪽 눈에서 흘러나오던 고름이 현저히 나아졌다.[1]

그러나 5일째 되던 2월 17일, 페니실린이 떨어졌다. 불가피하게 상태가 다시 악화되었고, 결국 한 달 뒤에 그는 숨을 거두었다. 물론 더 많은 페니실린을 투여할 수 있었다면 좋았겠지만, 어떤 의미에서 그의 죽음은 은유적인 중요성이 있다. 세균의 '목적 없는 악의'(목적이 없기로 따지자면 장미에 긁혀 죽는 것도 마찬가지겠지만)에 무방비 상태로 노출된 인간의 취약성과, 과학의 발달에 힘입어 이를 퇴치시킬 수 있는 능력의 극적인 전환기를 사람들에게 뚜렷이 각인시킨 것이다. 플레처 교수는 "페니실린의 놀라운 효과를 목격했을 때의 흥분은 이루 말할 수 없다"라고 말했다. 이후로 수년간 그는 "공포의 감옥이 사라져가는 모습"을 지켜보았다. 앨버트 알렉산더를 비롯하여 그와 비슷한 운명을 맞은 수많은 사람들이 삶의 마지막 며칠을 보냈던 옛날의 '감염 병동'을 이보다 잘 묘사한 말은 없으리라. 페니실린의 공급이 더욱 원활해지면서 네 명의 환자가 치료받았는데, 이 중에는 등에 10센티미터가 넘는 거대한 고름집이 생겼다가 '흔적도 없이' 사라진 48세의 노동자와 왼쪽 골반에 생긴 뼈의 감염(골수염)과 이에 동반된 패혈증으로 '극히 상태가 좋지 않았던' 14세 소년이 있었다.[2]

페니실린의 사용에 관한 첫 번째 기록은 50년이 지난 후에 읽어도 놀랍기 그지없다. 읽다 보면 눈앞에서 기적을 보는 듯한 느낌이 드는데, 기적의 근원은 말할 것도 없이 십 수 년 전 알렉산더 플레밍Alexander Fleming이 런던의 세인트 메리 병원 실험실에서 우연히 무엇인가를 관찰했던 때로 거슬러 올라간다. 미생물학자였던 플레밍은 페트리 접시petri dish라는 특수한 판 위에서 자라나는 세균 집락이 다양한 환경에서 변화하는 모습을 관찰하고 있었다. 예를 들면, 눈물 속에 존재하는 화학물질인 리소자임이 몇 가지 무해한 세균의 성장을 억제한다는 사실을 입증했다. 1928년, 여름휴가를 마치고 돌아온 플레밍은 씻으려고 쌓아둔 페트리 접시 가운데 하나를 집어 들었다가 배지를 오염시킨 곰팡이(나중에 푸른곰팡이라는 사실이 밝혀졌다)가 다양한 질병의 원인균인 포도상구균 집락의 성장을 억제시켰다는 사실을 알아차렸다. 그는 곰팡이에서 추출한 물질(직접 페니실린이라고 명명한)이 모든 세균의 성장을 억제한다는 사실을 입증했다. 그러나 흥미롭게도 다른 과학자들은 그의 방법을 그대로 따르고도 같은 결과를 관찰할 수 없었다.

40년 가까이 지난 1964년에 이르러서야 플레밍의 조수였던 로널드 헤어Ronald Hare가 이 문제를 자세히 조사한 끝에 그 이유를 밝혀냈다. 헤어는 애초에 플레밍이 관찰한 것을 다른 과학자들이 재현하는 데 실패한 것은 푸른곰팡이와 포도상구균이 가장 잘 자라는 온도가 섭씨 20도와 35도로 다르기 때문이라는 사실을 알아냈다. 도대체 어떻게 된 것일까?

우선 '창문을 통해 날아 들어온' 플레밍의 푸른곰팡이는 자연계에 흔히 존재하는 균주가 아니라 아래층에 있었던 동료 과학자이자 곰팡이 전문가 라투슈C.J.LaTouche의 실험실에서 날아온 것이었다. 이 희귀종 곰팡이는 페니실린을 대량으로 생산하는 균주였다. 그 포자 가운데 몇 개가 플레밍이 포도상구균을 배양하던 페트리 접시에 내려앉은 것이다. 왜 그랬는지는 알 수 없지만, 발견의 결정적인 계기는 플레밍이 휴가를 떠나면서 접시를 배양기 안에 넣지 않고 실험대에 그대로 두었다는 점이다. 1928년 7월 말 런던의 기상 기록을 뒤져본 로널드 헤어는 플레밍이 휴가를 떠난 9일 동안 이상 저온(푸른곰팡이가 자라기에 좋은 환경)이었다가, 다시 포도상구균이 성장하기 좋은 온도로 올라갔다는 사실을 발견했다. 그러나 이때쯤 푸른곰팡이는 충분한 양의 페니실린을 생산했으므로, 여행에서 돌아온 플레밍은 페트리 접시에서 작은 노란 점처럼 보이는 포도상구균 집락이 이상한 모양을 나타내고 있는 것을 발견했다. "곰팡이가 자라난 주위로 상당한 범위 내에서 세균 집락이 명백히 용해[녹아내림]되고 있었다." 따라서 1928년 여름 런던에 '9일간의 서늘한 날'이 없었다면 플레밍은 결코 페니실린을 발견하지 못했을 것이다.[3]

플레밍은 스스로 생각한 것보다 훨씬 운이 좋았지만, 당시 그는 자신이 발견한 물질의 치료적 가능성을 탐구하는 데 아예 관심이 없었다. 그는 푸른곰팡이 추출물을 사용하여 가벼운 세균성 결막염으로 고생하던 동료를 치료해주었지만, 1년도 지나기 전에 임상적 이용에 관한 정식 연구를 포기해버렸다. 당시에는 페니실린과 같은 천연 화학물질은 독성이 너무 강해서 감염병을 치료하는 데 사용할 수 없을 것이라고 생각했기 때문이다.[4] 플레밍은 "의학에 있어서 얼마나 선입견이 상상력을 억누르고 진보에 방해가 될 수 있는지 보여주는 좋은 본보기"를 더이상 연구할 가치가 없다고 생각하고, 이 문제를 거들떠보지도 않았다.[5]

그래서 기적에 가까운 페니실린의 효능은 10년 뒤 눈물 속에 들어 있는 리소자임의 항균 특성에 관한 플레밍의 연구를 요약하던 중에 흥미를 느낀 옥스퍼드 대학의 하워드 플로리Howard Florey와 언스트 체인Ernst Chain이 다시금 발굴해낼 때까지 전혀 빛을 보지 못했다. 하워드 플로리는 1922년에 고향인 오스트레일리아에서 영국으로 건너와 옥스퍼드 대학을 졸업하고 학계에서 급속도로 위상을 높이던 중이었다. 그는 부지런하고 손재주가 좋았으며, 자신만큼 똑똑한, 아니 더 똑똑한 사람들을 공동 연구자로 끌어들이는 데 비상한 재주가 있었다. 1935년에 불과 37세의 나이로 옥스퍼드 대학 병리학 교수직에 임용되자마자, 그는 나치 세력을 피해 망명한 젊은 독일계 유태인 화학자 언스트 체인을 채용했다. 플로리의 과학적 관심사는 신체 분비물의 화학적 특성을 연구하는 것이었으므로, 체인의 재능을 통해 다양한 분비물의 생화학적 구조를 규명할 수 있으리라 기대했던 것이다. 체인은 "플로리를 처음 만나서 병리학과의 향후 연구 프로그램을 상의하던 중에 그가 매우 놀라운 현상이 있다고 이야기해주었지요"라고 회상했다. 놀라운 현상이란 플레밍이 1921년에 관찰한 것으로, 어떻게 세균의 세포벽을 공격하는지는 몰라도 눈물과 콧물 속에 들어 있는 리소자임이 고농도의 세균 부유물을 용해시킬 수 있다는 것이었다. 그로부터 채 1년이 지나지 않아 체인은 리소자임이 복합 효소라는 사실을 밝혀냈다. 이 연구 결과를 논문으로 쓰기 위해 세균을 파괴할 수 있는 다른 화합물을 찾던 중, 그는 페니실린의 효과를 기술한 플레밍의 원래 논문을 발견하게 된다. 플레밍이 실패한 부분에서 체인과 플로리가 어떻게 성공을 거두었는지는 명백하다. 플레밍과 같은 미생물학자들은 세균에 관해 실험하고 관찰하고 해석하는 데 능하다면, 체인과 같은 생화학자들은 더 깊은 수준에서 미생물학자들이 관찰한 현상의 근본 원인이 되는 생화학적 기전을 규명하는 데 능하기 때문이다. 따라서 리소자임의 생화학에 관한 의문을 재빨리 해결한 체인이 페니실린의 작용 기전을 규명하고 그 중요성을 깨닫는 것은 시간문제였다.

그러나 체인과 플로리가 처음부터 페니실린이 감염성 질환의 치료에 '임상적인 적용'이 가능하다고 생각한 것은 아니었으므로, 정확히 어떤 계기로 마음을 바꾸게 되었는지는 자못 흥미로운 부분이다. 우선 체인은 '페니실린이 매우 특이한 물질'이라는 점에 흥미를 느꼈다. 애초에 그가 생각했던 것처럼 리소자임과 같은 효소가 아니라 '화학적으로 매우 불안정한 저분자 물질'로 판명되었던 것이다. 다시 말해, 그는 이 물질을 전혀 이해할 수 없었으므로 "연구를 계속하는 데 관심이 있었다". 두 번째로 그는 (대량은 아니어도) 페니실린을 추출하여 정제시킬 만한 생화학적 기술을 가지고 있었는데, 이렇게 얻은 물질을 배양한 세균에 가한 결과 다른 물질에 비교해서 20배 이상 강력한 항균 활성을 나타내는 것으로 입증되었다. 세 번째로, 페니실린을 생쥐에게 주사한 결과 '무독성'이라는 사실이 입증되었다. 앞에서 지적했듯이, 플레밍이 페니실린의 가능성을 더이상 탐구하지 않았던 가장 중요한 이유는 세균을 죽일 수 있는 물질이라면 당연히 사람에게도 해를 입힐 것이라는 통념 때문이었으므로 무독성을 입증한 것은 매우 중요했다. 결국 체인과 플로리는 이제는 고전이 된 실험을 통해 페니실린으로 생쥐의 감염증을 완치시킬 수 있다는 사실을 입증하기에 이른다. 연쇄상구균에 감염시킨 열 마리의 생쥐를 두 개의 실험군으로 나누어 다섯 마리에는 페니실린을, 다른 다섯 마리에는 위약을 투여한 결과 '위약군'은 모두 사망한 반면 '페니실린군'은 모두 생존했던 것이다.[6]

플로리는 생쥐 실험의 놀라운 결과를 《랜싯》 지에 발표하는 순간, 대형 제약회사에서 눈에 불을 켜고 달려들 것이라고 생각했다. 인간은 생쥐에 비해 3,000배 더 크므로 인간에게서 페니실린의 효능을 평가하려면 엄청난 양이 필요할 것이었다. 하지만 당시는 어려운 시절이었다. 그전 해에 영국이 독일에 선전포고한 후 급조된 함대에 35만 명의 원정군을 싣고 됭케르크(프랑스 북부의 항구 도시) 해안으로 향하던 중, 독일군 급강하 폭격기의 빗발치는 공격에 대부분의 함정이 침몰해버린 것이다. 이 참담한 패배로 영국은 대부분의 병력을 잃었기 때문에 독일이 영국 본토를 침공할 것이며 독일 공군의 런던 공습이 연일 이어지리라고 예상되었다.

돌이켜보면 놀라운 일이지만, 영국의 운명이 경각에 달린 절박한 순간에 플로리는 자신의 빈약한 옥스퍼드 연구실의 모든 자원을 동원하여 인체 실험이 가능할 만큼의 페니실린을 제조하기로 결심한다. "대학의 연구 시설을 공장으로 바꾸겠다는 과감한 결정은 플로리가 모든 책임을 지기로 하고 추진되었다. 그 시도가 실패했다면 사람들은 대학의 재산과 인력, 장비와 시간을 어처구니없는 일에 낭비했다고 생각했을 것이며, 플로리는 심한 문책을 받았을 것이다."[7]

대학 연구실을 개조한 플로리의 페니실린 공장에서 가장 큰 특징은 즉석에서 만든다는 점이었다. 그들은 환자용 변기에 푸른곰팡이를 배양했으며, 우유병에 그 귀중한 액체를 추출하고 보관했다.

> 그 '실용적인' 교실에서는 깨끗이 씻고 멸균시킨 변기에 배지를 담고 분무기를 이용하여 푸른곰팡이 포자를 접종했다. 그다음, 이것들을 바퀴 달린 카트에 실어 예전에 학생들이 '수업 준비실'로 쓰던 방으로 옮겼다. 그곳은 말하자면 섭씨 24도를 유지하도록 방을 개조하여 만든 거대한 배양기였다. 며칠간 배양한 후 흡입기를 사용하여 곰팡이 아래에 고인 페니실린이 함유된 액체를 채취했다. (⋯) 공기 속에는 아밀아세테이트, 클로로포름, 에테르 등이 뒤섞여 있었다. 이 위험한 액체는 복도와 계단을 따라 설치한 임시 파이프를 통해 여기저기로 보내졌다. 실질적으로 모든 사람의 건강에 나쁜 영향을 미쳤고 화재나 폭발의 위험도 있었지만, 아무도 개의치 않았다.[8]

1941년 초가 되자 최초의 인체 실험을 하는 데 충분한 양의 페니실린이 확보되었다. 12월 12일, 찰스 플레처는 경찰관인 앨버트 알렉산더의 정맥에 첫 번째 주사액을 직접 투여했다. 결과는 앞에서 본 것과 같았다.

두 명의 교수를 포함한 일곱 명의 학위 소지자와 열 명의 기술적 보조 인력이 수개월간 휴일도 없이 매일 밤늦게까지 일한 끝에 얻은 결과였다. 6월에 플로리는 장차 네 개의 주요 제약회사에서 페니실린의 대량 생산을 두고 각축을 벌이게 될 미국으로 건너갔다.

1945년 종전 후, 플로리와 체인은 플레밍과 함께 노벨상을 수상했다. 그들의 업적은 페니실린을 개발했을 뿐만 아니라, 앞으로 모든 항생제의 발견에 똑같이 적용될 원칙을 명확히 한 것이었다. 수상 연설을 통해 플로리가 설명한 바에 따르면 그 원칙이란 우선 미생물을 선별하여 항균 물질을 생산하는 종류를 파악한 후, 어떻게 그 물질을 추출할 것인지 결정하고, 동물 실험을 통해 독성과 효과를 관찰하는 것이었다. 마지막 단계는 인체 실험이었다.[9]

연설 당시에는 몰랐지만, 이제는 페니실린 같은 항생제를 얻는 일이 단순히 '운'에 의해서가 아니라는 사실을 알고 있다. 이후로 수년에 걸쳐 수많은 미생물을 선별했지만, 항생물질(39쪽 참조)을 생산하는 미생물은 불과 몇 종밖에 발견되지 않았다. 몇 안 되는 미생물이 의학의 역사에 심대한 영향을 미친 모든 종류의 항생물질을 생산하는 것이다. 여기서 다음과 같은 네 가지 사실에 주목해야 한다. 우선 항생제 혁명의 모든 측면을 평가하기란 어려울 수 있다. 감염성 질환에는 인후통과 같이 가벼운 증상에서 생명을 위협하는 뇌수막염에 이르기까지 다양한 질병이 존재한다. 이러한 질병을 일으키는 세균 또한 전염 방식부터 신체 조직을 손상시키는 양상에 이르기까지 다양한 식으로 작용한다. 열두 시간 내로 사망에 이르는 뇌수막염이 있는가 하면, 10년이 넘도록 지속되는 결핵

■ **중요한 항생제의 발견 날짜와 출처**[12]

항생제명	발견 날짜	미생물	출처
페니실린	1929~1940	Penicillium notatum	공기, 런던
스트렙토마이신	1944	Streptomyces griseus	닭의 인후부
클로람페니콜	1947	Streptomyces venezuelae	퇴비를 뿌린 들판, 베네수엘라
클로르테트라사이클린	1948	Streptomyces aureofaciens	토양
세팔로스포린 C, N & P	1948	Cephalosporium sp.	하수 배출구, 사디니아
네오마이신	1949	Streptomyces fradiae	토양, 뉴저지
옥시테트라사이클린	1950	Streptomyces rimosus	토양
니스타틴	1950	Streptomyces noursei	농장의 토양, 버지니아
에리스로마이신	1952	Streptomyces erythreus	토양, 필리핀
노보바이오신	1955	Streptomyces spheroides	목초지, 버몬트
반코마이신	1956	Streptomyces orientalis	토양, 보루네오와 인디애나
카나마이신	1957	Streptomyces kanamyceticus	토양, 일본
푸시딘산	1960	Fusidium coccineum	원숭이 대변, 일본
린코마이신	1962	Streptomyces lincolnensis	토양, 네브래스카 링컨
젠타마이신	1963	Micromonospora purpurea	토양, 시러큐스, 뉴욕

도 있다. 수많은 세균 가운데 항생제로 치료할 수 없는 질병을 일으키는 것 또한 한두 가지가 아니다.

따라서 항생물질을 생산하는 세균의 작용 기전이 단순해 보이더라도 그 효과는 매우 다양하고 복잡하다. 세포벽을 생성하는 효소를 억제하거나 세포막에 구멍을 내는가 하면, 세포막을 통한 화학물질의 이동을 방해하거나 세포 내에서 단백질 합성을 억제하기도 한다.[10]

두 번째로, 항생제 분자의 화학적 특성은 매우 독특하다. 페니실린이 발견된 직후 사람들은 거대한 발효 공장에서 푸른곰팡이를 배양하지 않고도 약을 직접 합성할 수 있으리라는 기대를 품었다. 그러나 이러한 연구에 참여했던 존 시핸John C. Sheehan이 말했듯 그러한 과정은 불가능했다.

> 페니실린의 구조를 규명한 업적 뒤에는 한 개의 탄소 원자가 한 개의 질소 원자에 결합하는 방식을 이해해야 한다는 믿을 수 없을 만큼 단순한 문제가 놓여 있다. 이 두 원자가 적절한 방식으로 연결되는 경우 페니실린은 항생 효과를 나타낸다. 그러나 탄소와 질소 원자가 결합되지 않으면 페니실린이 아니다. 수많은 생화학자, 유기화학자, 물리화학자, 미생물학자, 기술자, 정부 관료는 이들을 결합시키기 위해 수년간 안간힘을 썼다. 공적 및 사적 영역에서 수백만 달러의 예산이 투입되었다. 그러나 이 문제에 쏟아 부은 많은 돈과 노력에도, 페니실린의 놀라운 고리 구조를 완전히 이해할 수는 없었다.[11]

그러나 그토록 복잡하고 다양한 작용 기전에도 불구하고 항생제를 찾아내는 과정은 놀랄 만큼 간단하다는 사실이 밝혀졌다. 플로리가 노벨상 수상 연설에서 지적했듯이, 미생물을 선별하여 다른 세균을 파괴하는 몇 가지 미생물을 파악한 후 이들이 생산해내는 활성 항생 성분을 분리하는 것이 전부였다. 따라서 항생제를 현대과학의 승리라고 믿지만,

사실 과학자들의 힘만으로 몇 가지 기본 원칙을 이용하여 항생제를 발명하거나 창조해낼 수 있었던 것은 아니다. 차라리 '자연의 선물'이라고 할 만한데, 이러한 인식은 자연계에서 항생제의 역할은 과연 무엇일까 하는 의문을 불러일으켰다.

가장 명백하고도 널리 인정되는 설명은 항생물질이란 몇몇 세균이 주변 환경과 흙에 존재하는 다른 생물에 저항하여 생존 가능성을 극대화시키기 위해 생산하는 '화학적 무기'라는 것이다. 이것은 결핵 치료제인 스트렙토마이신을 발견한 셀먼 왁스먼Selman Waksman의 견해이기도 했다. 왁스먼은 토양 미생물학자로, 토양 속의 세균이 상호작용하는 방식에 대해 누구보다도 많은 지식을 지니고 있었다. 그가 항생제의 강력한 잠재적 원천으로서 토양 속의 세균을 연구한 이유는 다음과 같다.

> 인간과 동물에게 질병을 일으키는 세균은 숙주의 분비물 또는 사체를 통해 흙으로 들어간다. 이렇게 흙으로 들어가는 병원성 미생물이 얼마나 많은지 생각해보면 흙 속에 인간과 동물에게 감염성 질병을 일으키는 세균이 실제로는 별로 없다는 사실에 놀라지 않을 수 없다. 토양이 유행성 질병의 원천이라고 생각하는 사람은 아무도 없다. 병원성 미생물이 흙 속에서 자취를 감추는 것은 원래 흙 속에 살던 미생물이 이들을 신속하게 파괴시켜버리기 때문이라는 생각이 제기되었다.[13]

1952년에 왁스먼은 스트렙토마이신의 발견으로 노벨상을 수상했지만, 이듬해 그는 항생물질이 흙 속의 세균에 의해 토양에 뿌려진 '화학적 무기'라는 자신의 생각이 잘못되었다는 사실을 깨달았다. 항생물질을 생산하는 세균의 종류가 매우 제한적이어서 미생물적 환경에서 그다지 중요한 역할을 수행하지 못할 것이라는 데 생각이 미친 것이다. 더욱이 미생물의 항생물질 생산 능력은 토질에 크게 좌우된다는 점이 밝혀졌으며, 실제로 항생물질은 실험실에서 인공적으로 조성된 환경에서만 안정적으로 생산할 수 있다. 항생물질이 토양 속의 생존 경쟁에서 살아남기 위한 미생물의 화학적 무기가 아니라면 그 역할은 무엇일까? 왁스먼이 관찰한 항생물질은 "순수하게 우연적인 현상은 (…) 어떠한 목적도 없다. (…) 이러한 사실로부터 이끌어낼 수 있는 유일한 결론은 미생물학적 산물이 우연히 존재한다는 것뿐이다".[14]

이것은 매우 받아들이기 어려운 개념이다. 가장 단순한 형태의 생물이 생존에 전혀 도움이 되지 않는데도 그토록 복잡한 분자를 생산할 능력을 갖추고 있다고는 생각하기 어렵다. 그러나 캐나다 댈하우지 대학의 생물학자인 레오 비닝Leo Vining은 1992년에 런던에서 열린 한 학회에서 이렇게 말했다. "이러한 생산물[항생물질]이 어떠한 역할을 수행하더라도, 우리가 그 역할에 쉽게 동의한다거나 그 역할이 무엇인지 알아낼 수 있다는 뜻은 아니다."[15]

따라서 이제부터 기술할 페니실린과 항생제에 관한 이야기는, 이것의 발견을 질병 극복의 역사에서 과학과 합리주의가 거둔 승리로 바라보는 일반적인 시각 및 통념과는 매우 다르다. 플레밍이 푸른곰팡이의 항균 특성을 발견하는 데 결정적인 역할을 했던 이상기온 현상은 전적으로 우연에 불과하다. 대량생산의 계기가 되었던 중대한 결정(독일의 침공이 임박했을 때 대학 연구실을 페니실린 공장으로 바꾸겠다는 플로리의 결심)은 이성에 대한 의지의 승리였다. 마지막으로, 가장 간단한 몇 가지 미생물이 어떻게, 더욱 중요하게는 왜 그토록 복잡한 화학물질을 생산하는 능력을 지니고 있는지, 또는 애초에 왜 이러한 현상이 존재하는지 하는 의문에 대한 해답은 아직까지 아무도 모른다. 현대의학에서 '수수께끼 중의 수수께끼'인 이 질문은 나중에 다시 다룰 것이다.

chapter
02

1949년 | 코르티손

현대 치료 혁명을 일으킨 두 가지 약물 중 다음은 '스테로이드'라고 부르는 코르티손이다. 첫 번째 약물인 항생제가 감염성 질환을 일으키는 세균이라는 외부의 적을 물리친다면, 코르티손은 신체의 자가 치유 능력을 끌어낸다. 이러한 개념에는 설명이 필요할 듯하다. 인간이 건강하고 자립적인 생물로서 존재하려면 스스로를 치유할 수 있어야 한다. 자가 치유 과정이 가장 명백히 드러나는 것은 피부에 상처가 나거나 뼈가 부러졌을 때이지만, 사실 자가 치유는 신체 어느 부위에서나 볼 수 있는 일반적인 현상으로 수 세기 동안 의사들이 연구하는 대상이었다. 충분한 시간과 휴식, 따뜻한 공간과 적절한 영양이 갖춰지면 많은 병이 저절로 낫는다. 이러한 신체의 자가 치유 기능은 어디에서든 볼 수 있기 때문에 이 현상의 원동력이 되는 신체적 또는 정신적 능력이 있으리라고 생각하는 것은 당연한 일이었다. 해부학자인 존 헌터John Hunter는 이를 가리켜 '생명의 영혼vital spirit'이라고 했으며, 프랑스의 생리학자인 클로드 베르나르Claude Bernard는 '항상성homeostasis', 내과 의사였던 윌리엄 오슬러William Osler는 '자연의 치유력vis medicatrix naturae'이라고 했다.

코르티손은 그 자체로 '자연의 치유력'은 아니지만, 스트레스와 염증에 대한 신체의 반응에 영향을 미치는 천연 호르몬으로 200가지 이상의 질병을 완치 또는 호전시키므로 자연 치유력의 주된 요소라고 할 수 있다. 항생제와 마찬가지로 코르티손 또한 20여 년에 걸쳐 전혀 예상하지 못한 행운과 우연이 겹친 결과 발견되었다.

코르티손의 역사는 미네소타 로체스터에 있는 메이요 클리닉Mayo Clinic의 내과 과장을 지냈던 필립 쇼월터 헨치Philip Showalter Hench 박사의 이야기이기도 하다. 그는 체구가 크고 힘이 센 데다 불굴의 의지를 지닌 사람이었다. 목소리가 매우 컸지만 구개열이 심하여 알아듣기 힘들었다. 그런데도 끊임없이 강의를 했으며, 결국 유명한 교수가 되었다.

1948년 7월 26일, 가드너Gardner 부인이라는 29세의 젊은 여성이 헨치 박사의 환자로 입원했다. 그녀는 류머티즘성 관절염을 5년 이상 앓고 있었는데, 당시 할 수 있었던 모든 치료를 했는데도 병세가 끊임없이 악화되고 있었다. 헨치 박사는 "많은 관절이 경직된 상태로 부어올랐으며, 압통이 있었고, 움직일 때도 통증이 심했다. 오른쪽 고관절은 완전히 닳아 없어져서 걷기가 너무 불편했기 때문에 환자는 항상 휠체어 신세를 져야 했다"고 기록했다. 두 달이 지나도 전혀 호전되지 않자 헨치 박

사는 생화학자인 자신의 동료 에드워드 켄들Edward Kendall과 상의했는
데, 켄들은 제약회사인 머크Merck 사에서 부신副腎 분비물인 화합물 E라
는 물질을 대량으로 합성하는 데 성공했다는 사실을 알려주었다. 화합
물 E가 오늘날 코르티손이라고 부르는 물질이었다. 다음 날 아침, 소량
의 화합물 E가 특수 배송 포장에 담겨 항공 편으로 우송되었다. "우리는
100밀리그램을 하루에 한 번씩 주사하기 시작했다. 주사 당일, 환자의
상태는 뚜렷한 변화를 보이지 않았다. 걷는 것이 너무나 고통스러웠기
때문에 단 한 번 방 밖으로 나왔을 뿐이다"라고 헨치 박사는 회상했다.
그러나 이틀 뒤인 9월 23일, "아침에 깨어난 그녀는 침대에서 몸을 돌리
는 것이 힘들지 않았고 근육통이 현저히 줄어든 것을 알아차렸다". 다음
날, "고통스러운 근육 경직이 완전히 사라졌다". 사흘 전만 해도 걷기조
차 힘들었는데, 이제는 다리를 조금 절더라도 돌아다닐 수 있었다. 나흘
후, "그녀는 시내에서 세 시간 동안 쇼핑한 후 피곤함을 느꼈지만, 어디
가 아프다거나 뻣뻣한 느낌은 없었다".[1]

그후 3개월간 헨치 박사는 가드너 부인만큼 심한 환자 열세 명을 치
료하고 1949년 4월 학회에서 결과를 발표했다.

불이 꺼지고 스크린에는 컬러 필름이 비춰지기 시작했다. 처음 나타난
것은 특징적으로 관절이 변형된 환자들이 안간힘을 쓰며 몇 발짝 떼어
놓는 모습을 찍은 '치료 전' 사진들이었다. 그러나 '치료 후' 사진들이
비치자 청중들 사이에서는 감탄사가 터져나왔다. 똑같은 환자들이 언
제 아팠냐는 듯 팔다리를 흔들며 활기차게 계단을 오르고 심지어 가볍

1949년: 코르티손

게 춤을 추는 모습이 눈앞에 펼쳐졌던 것이다. 필름이 끝나기도 전에 열광적인 박수갈채가 끊임없이 이어졌다. 이윽고 불이 켜지고 헨치 박사가 단상으로 걸어가는 동안 청중들은 기립 박수를 보냈다.[2]

이 기념비적인 순간은 20년 전인 1928년, 헨치 박사와 환자 중 한 명이었던 65세의 의사가 '인간이 겪는 질병 가운데 가장 고치기 어렵고 끈질기며 신체 손상이 심한 질병'인 류머티즘성 관절염에 관해 우연히 토론을 벌였던 일로 거슬러 올라간다. 황달이 동반된 간염으로 입원 중이었던 의사는 헨치 박사에게 증상이 나타난 다음 날, 관절의 통증과 부기가 '감소하기 시작'했으며 1.5킬로미터 정도를 통증 없이 걸을 수 있었다고 말했다. 황달은 4주간 지속되었지만, 관절염에 시달리던 손발은 그 후로도 7개월간 통증이 없는 상태를 유지했다.

그후 수년간 비슷한 경험을 했다는 환자들을 몇 명 더 만난 헨치 박사는 이러한 류머티즘성 관절염의 일시적 완화가 우연이 아니라는 사실을 깨닫게 된다. 황달에 동반된 비독성 물질을 사용하여 자연의 기적과도 같은 유익한 효과를 마음대로 일으킬 수 있다면 그보다 고마운 일은 없을 터였다.[3]

헨치 박사는 어떤 물질(이를 '물질 X'라고 불렀다)이 핵심적으로 이러한 현상을 일으키는지 몰랐으므로, 당연히 이렇게 우연히 관찰된 현상을 실용적인 목적으로 사용할 수 있으리라고 생각할 근거는 없었다. 담즙의 특성일까? 아니면 간 손상 시 생성되는 비정상적 화학물질 때문일까? 그도 아니라면 황달에 의해 간 바깥에 있는 무엇인가가 전반적으로 '활성화'되는 것일까? 시행착오를 거치며 자연의 '기적'을 재현할 수 있는 방법을 찾는 것 말고는 선택의 여지가 없었다. 그는 모든 방법을 총동원했다. 관절염 환자들에게 담즙염이나 희석한 담즙, 간 추출물을 투여하는가 하면, 황달 환자의 혈액을 수혈해보기도 했다. 아무 소용이 없었다. 그런데도 그는 1938년《영국 의학 저널British Medical Journal》에 실린 논문에서 우울한 치료 실패기를 장황하게 늘어놓은 후, 다음과 같은 낙관적인 말로 끝을 맺었다. "비록 우연에 불과하다 해도 이러한 자연의 놀라운 해독제가 무엇인지 밝혀내는 것은 중요한 일이다. (…) [그러나] 그다음 단계는 후세 사람들의 손에 달린 일이다."[4]

그사이에 그는 두 가지 매우 중요한 사실을 관찰했다. 첫째, 류머티즘성 관절염의 증상은 임신 중에도 호전되었다. 이는 물질 X가 반드시 황달과 관련이 있다기보다는 임신 및 간 손상 시 혈중 농도가 늘어나는 호르몬과 관련이 있을 가능성을 시사했다. 더욱이 황달과 임신은 류머티즘성 관절염뿐 아니라 건초열, 천식 및 신경계 질환인 중증 근무력증도 완화시켰다. 따라서 물질 X가 무엇이든 이론적으로 류머티즘성 관절염의 증상만이 아니라 다른 질병의 증상 또한 개선시켜야 했다.[5]

물질 X가 코르티손이라는 것을 알아내기까지의 기나긴 여정에서 수많은 행운이 있었다. 이 가운데 가장 중요한 일은 헨치 박사가 류머티즘 환자들을 담즙과 간 추출물로 치료하려고 애쓰는 동안, 같은 병원에 근무하던 에드워드 켄들이 마침내 이 문제에 해답을 제공할 만한 전혀 관련 없는 연구를 진행하고 있었다는 점이다.

에드워드 켄들은 메이요 클리닉의 생리화학 교수였다. 1914년, 겨우

28세의 나이로 그는 갑상선에서 분비되는 호르몬인 티록신을 분리해냈다. 그후 췌장에서 분비되는 호르몬인 인슐린이 당뇨병을 완치시킨다는 사실이 알려졌고, 호르몬 결핍증에 관련된 비슷한 질병에 관심이 집중되었다. 콩팥 위에 붙어 있는 부신이 파괴되어 환자가 점차 쇠약해진 끝에 6개월 내로 사망에 이르는 애디슨병도 이러한 질병 가운데 하나였다. 애디슨병에 걸린 환자들은 고양이의 부신에서 추출한 물질로 치료할 수 있었지만, 그 호르몬이 정확히 무엇인지는 알려지지 않은 채였다. 헨치 박사가 황달 환자와 대화를 나누고 물질 X가 있을 가능성에 생각이 미쳤던 1929년, 켄들 교수는 부신 호르몬이 정확히 무엇인지 규명하기 위한 연구에 착수했다. 1936년에 이르러 그는 다른 기관의 학자들과 공동으로 몇 가지 화학물질을 분리해내고 화합물 A, B, E, F라는 이름을 붙였다.[6, 7]

헨치와 켄들은 가까운 친구 사이가 되어 머리를 맞대고 이 중 어떤 것이 수수께끼의 물질 X인지 '헤아릴 수 없이 많은' 추측을 해보았다. 그러나 근거가 미약한 가정만 보고 치료적 가능성을 연구할 만큼 충분한 양의 새로운 화합물을 합성하는 힘든 일을 맡겠다고 선뜻 나서는 제약회사는 없었다. 헨치는 "주머니 속의 작은 메모장"에 이 물질들이 류머티즘성 관절염의 증상을 호전시킬 가능성을 계속 기록했으나, 더이상 진전이 없었다.

그때 페니실린 개발 과정과 마찬가지로 전쟁이 터지는 바람에 새로운 전기가 마련되었다. 몬트리올에 있는 맥길 대학의 한스 셀리에Hans Selye 박사가 부신 호르몬이 저산소성 스트레스에 대한 저항성을 증가시킨다는 사실을 알아낸 뒤 그 정확한 기능을 연구하기 시작했던 것이다.[8] 머지않아 미국 정보원들은 독일이 아르헨티나에서 소의 부신을 대량으로 사들이고 있다고 보고했다.

> 이러한 정보가 알려지자 독일 공군 비행사들은 (부신피질 호르몬 주사를 맞은 덕분에) 1만 미터가 넘는 고도에서 비행할 수 있다는 소문이 돌기 시작했다. 미 공군은 즉시 미국과 캐나다에서 부신 추출물 관련 연구를 수행하던 모든 연구소를 참여시키는 대규모 연구 프로그램에 돌입했다.[9]

독일 공군의 '슈퍼 파일럿'에 관한 소문은 곧 가라앉았지만, 이때쯤에는 연구 프로그램에서 가시적인 성과들이 드러났고 이는 연구라는 측면에서 매우 잘된 일이었다. 호르몬을 합성하는 일은 예상대로 길고 힘든 작업이었다. 1948년이 되어서야 제약회사 머크에서 근무하던 루이스 새럿Lewis Sarett 박사가 복잡한 화학적 과정을 통해 가까스로 몇 그램에 불과한 순수 화합물 E를 얻어낼 수 있었다. 장차 수수께끼의 물질 X로 판명될 화합물이었다.

그 밖에도 코르티손이라고 불리게 될 놀라운 효능을 지닌 화합물 E가 세상의 빛을 보게 되는 데 마지막으로 기여한 두 가지 중요한 사건이 있다. 하나는, 무슨 이유에서였는지 헨치 박사는 하루 100밀리그램의 용량을 사용했다는 것이다. 1948년 당시, 다른 질병에 사용되던 호르몬 용량에 비교하면 어마어마한 양이었다. 그러나 지금 생각해보면 그보다 낮은 용량을 사용했다면 환자들이 전혀 호전되지 않았을지도 모르고, 그랬더라면 코르티손의 발견은 훨씬 늦어졌을 것이다. 두 번째로, 당시 합성된 코르티손 제형의 결정 크기는 우연히 가장 알맞은 속도로 물에 용해되었다. 만일 결정의 크기가 컸더라면 환자의 체내 흡수가 늦어져 임상적 효과는 훨씬 줄어들었을 것이다.[10]

헨치가 '치료 전후' 환자들의 모습을 보여주었던 1949년 학회의 소식이 언론에 보도되었을 때, 코르티손은 실로 '기적의 치료'라고 소개되었다. 〈타임스The Times〉의 의학 기자는 다음과 같이 보도했다. "치료를 시작한 지 며칠 만에 관절의 통증과 부기가 사라지고, 환자들은 침대를 박차고 나와 걸어 다녔다."[11] 노벨상의 역사에서 그토록 빨리 수상이 결정된 적은 없었다. 헨치와 켄들은 이듬해 스톡홀름에서 노벨상을 수상했으며, 헨치는 상금의 일부를 23년간 류머티즘 병동을 운영한 판텔레온Pantaleon 수녀에게 기부했다. 그녀는 이 돈으로 로마에 가서 교황을 만날 수 있었다.[12]

그러나 헨치는 코르티손이 '기적의 치료'가 아니며 증상을 조절해줄뿐, 언제든 치료를 중단하면 관절염이 재발한다는 사실을 잘 알고 있었다. 더욱 큰 문제는 부작용이었다. 영국의 류머티즘 전문의 오즈월드 새비지Oswald Savage 박사가 1950년에 메이요 클리닉을 방문했을 때, 그는 헨치가 "점점 늘어가는 수많은 부작용 때문에 의기소침해 있었다. (…) 월상안(月狀顏, 스테로이드를 투여받는 환자의 얼굴이 달 모양으로 둥글게 붓는 현상—옮긴이), 궤양 천공 및 출혈, 커다랗게 멍이 들거나 척추가 내려앉는 등 약으로 인한 심한 합병증을 절대로 잊을 수 없다. 이 약은 너무나 강력했기 때문에 안전한 사용이 무엇보다 중요했다"라고 썼다. 일생에 걸친 연구 끝에 불치병을 치료하는 방법을 찾아냈는데 그 방법이 너무나 강력해서 실질적으로 쓸모가 없다니, 얼마나 큰 아이러니인가![13]

머지않아 코르티손으로 류머티즘성 관절염을 치료할 수 있다는 사람들의 열광이 사그라지기 시작했다. 아무리 기적적인 효과를 보인다고 해도 일시적인 증상 개선에 비해 너무 값비싼 대가를 치른다고 생각했던 것이다.[14] 그러나 류머티즘성 관절염 치료제로서 코르티손의 명성이 떨어지기 시작한 것과 때를 같이하여 현대 치료 의학의 중심을 차지하는 이 약제의 절대적인 역할이 새롭게 주목받기 시작했다. 원인도 모르고 효과적인 치료도 없는 병이라면 아무리 심하고 생명을 위협하는 병이라도 무조건 코르티손을 투여한 후 그 결과를 지켜보면 된다.[15] 1950년,《존스 홉킨스 병원 회보Bulletin of the Johns Hopkins Hospital》1권에는 만성 난치성 천식, 약물 과민 반응, 중증 결합 조직 질환인 전신 홍반성 낭창과 결절성 다발동맥염, 홍채염, 결막염 및 포도막염을 비롯한 안구 질환에서 코르티손의 효과를 기술한 네 편의 논문이 실렸다.[16] 결과는 모두 같은 논문이 아닌가 생각될 정도로 하나같이 좋았지만, 두 가지 중요한 측면에서 류머티즘성 관절염의 치료 결과와 다른 점이 있었다. 첫째, 코르티손을 훨씬 낮은 용량으로 사용하거나 피부 또는 눈 등에 외용제로 사용하면 부작용을 최소화하면서 치료 효과를 얻을 수 있었다. 둘째, 급성 천식 발작 등 비교적 짧은 기간에 급격히 나타난 의학적 문제, 즉 위기 시에만 코르티손을 사용하고 고비를 넘긴 후에는 약을 끊은 많은 증례가 새로 주목받기 시작했다.

지금은 통칭하여 '스테로이드'라고 불리는 코르티손과 그 유도체들은 류머티즘, 안과, 위장관, 호흡기, 피부 및 신장(콩팥) 등 의학의 여섯 개 분야에 걸쳐 치료 원칙을 완전히 바꿔놓았을 뿐 아니라, 세계대전 후 개발된 가장 두드러진 두 가지 치료 방법, 즉 장기이식과 소아암 완치에도 크게 기여했다. 전체적으로 두 가지 사항을 강조할 필요가 있을 것이다.

첫째, 애초에 헨치가 예측했듯이 스테로이드는 알레르기(아나필락시스 쇼크, 천식, 비염, 결막염, 습진 등), 자가면역 질환(결합 조직 질환, 용혈성 빈혈, 만성 활동성 간염, 중증 근무력증 등), 생명을 위협하는 감염성 질환(패혈증성 쇼크, 결핵, 뇌수막염 등), 급성 염증성 질환(다발성 근육통, 시신경염, 건선 등) 및 생명을 위협하는 손상 후 뇌 또는 척수 부종 등 매우 다양한 병적 상황에 모두 효과적이다.

둘째, 이 중 많은 질병이 정확한 원인이 밝혀지지 않았는데 바로 이 점, 즉 의학의 발전 방식에 관한 통념을 전복시켰다는 것은 스테로이드의 진정한 혁명적 의의다. 효과적인 치료법을 개발하려면 먼저 질병을 제대로 이해해야 할 것 같지만, 스테로이드의 발견 이후 의사들은 병인론에 대한 무지라는 장애물을 가볍게 뛰어넘을 수 있었다. 은유하자면, 질병의 불가해한 복잡성이 스테로이드 치료라는 산(酸)에 녹아 없어졌다고 할까? 또는 실제적인 말로 표현한다면(적어도 환자의 입장에서는), "어떻게 하면 이 병이 나을 수 있을까?"라는 정말로 중요하고 유일한 문제가 코르티손 처방전을 써주는 단순한 행위에 의해 해결된 것이다. 게다가 그 한계에도 불구하고 '만병통치약'이라고 할 만한 스테로이드는 천연 호르몬인데, 이는 체내에서 코르티손의 역할과 왜 이 물질이 다양한 질병에 그토록 효과적인지 등 반드시 생각해보아야 할 의문들을 다시금 환기시킨다.

코르티손은 염증 과정에 미치는 효과를 통해 신체의 자연 치유 능력 vis medicatrix naturae에 결정적인 역할을 한다. 세균이 침입하여 퉁퉁 붓고 통증도 심한 관절을 떠올려보자. 체내의 백혈구들은 세균을 죽이고 손상된 조직을 제거하기 위해 강력한 효소들을 분비한다. 치유 과정 중에 '염증' 단계에 해당하는 이 시기가 지나면, 그 과정에서 발생한 온갖 찌꺼기들이 청소되고 새로운 조직이 생겨나는 '해소' 단계가 온다. 따라서 감염된 관절의 '염증' 단계에 나타나는 통증과 부기라는 증상은 세균에 의한 것이기도 하지만, 치유 과정에서 백혈구가 분비하는 강력한 효소 때문이기도 하다. 류머티즘성 관절염과 같이 치유 과정 중 '원인'(현재로서는 알수 없는)을 제거할 수 없는 경우에는 벌겋게 붓고 통증이 심한 증상과 함께 염증이 지속되면서 관절 조직을 계속 손상시킨다.

코르티손은 몇 가지 경로를 통해 이러한 염증 반응을 조절하고 가라앉히는데, 류머티즘성 관절염의 가장 중요한 병리적 특징은 지속성 염증이므로 코르티손으로 염증을 가라앉히면 증상이 호전된다. 따라서 헨치의 진정한 업적은 코르티손이 류머티즘성 관절염의 증상을 개선시킨다는 사실을 밝혀낸 것보다 훨씬 대단하다. 그는 수많은 질병이 조절되지 않거나 과도한 염증에 의해 생긴다는 공통적인 특징을 이해할 수 있게 해주었다. 다시 말하면, 헨치 이전에는 이렇게 포괄적인 공통점이 존재한다는 생각 자체가 없었으며 모든 질병을 한 가지 천연 호르몬으로 치료할 수 있다는 생각은 더욱 불가능했다.

코르티손의 치료 효과는 아무도 예상하지 못했으므로 기본적인 원칙을 이용해서 만들어내기란 불가능했다. 따라서 항생제와 마찬가지로 코르티손 역시 크나큰 행운 덕에 발견된 '자연의 선물'로 이해해야 할 것이다. 헨치의 여정을 돌이켜보면, 스테로이드를 치료 목적으로 이용한다는 사실을 발견할 가능성이 엄청나게 낮았다는 데 놀라지 않을 수 없다. 놀랍게도 황달을 앓는 동안 증상이 좋아졌던 환자와 우연히 대화를 나눈 것이 모든 일의 시작이었지만, 그 시절에는 류머티즘성 관절염을 감염성 질환으로 생각했기 때문에 체내에서 생성되는 물질이 치료 효과를 나타낸다고 생각할 만한 이론적 근거가 없었는데도 이 물질을 추적했던 것이다.

'물질 X'가 존재한다는 헨치의 육감은 에드워드 켄들이라는 탁월한 생화학자가 같은 시기에 같은 병원에서 부신피질 호르몬이라는 언뜻 보기에 아무 관련 없어 보이는 분야를 연구하고 있지 않았더라면 결코 결실을 맺지 못했을 것이다.

부신 호르몬은 그 양이 너무나 적어서 치료 효과를 연구할 수 없었기 때문에 그대로 묻힐 수도 있었지만, 당시 독일 공군의 '슈퍼 파일럿'에 관한 소문이 도는 바람에 연구가 계속 진행되어 결국 물질 X가 화합물 E라는 사실을 알아낼 수 있었다. 첫 번째 류머티즘성 관절염 환자를 치료할 때 헨치가 고용량을 선택하여 극적인 치료 효과를 얻은 것 또한 동료 의사들의 관심을 불러일으켜 이 약의 기능을 계속 연구하는 계기가 되었다. 마지막으로, 앞에서 살펴본 바와 같이 헨치는 잘못 알고 있었지만 결국 올바른 일을 했다. 나중에 밝혀진 일이지만, 스테로이드는 류머티즘성 관절염에 대해서는 그다지 좋은 치료법이 아니어도 다른 많은 질병에 매우 좋은 효과를 나타냈기 때문이다.*

마지막으로 한마디 덧붙일 것은 50년이 지난 지금까지도 코르티손이 염증 반응을 조절하는 기전은 뚜렷이 밝혀지지 않았다는 사실이다. 국소적으로 혈류 공급을 변화시키고 손상된 조직으로 세포들을 끌어 모아 찌꺼기를 제거하며 조직 치유를 촉진하는 등의 효과가 밝혀졌지만, 이렇듯 강력한 효과가 어떻게 통합적으로 작용하는지 일관성 있게 설명하는 이론은 아직 없다.

* 류머티즘 질환에 대한 더 많은 중요한 치료적 혁신은 부록 I에 요약했다.

■ 스테로이드 치료에 반응하는 질병

Addison's disease 애디슨병

Anaphylactic shock 아나필락시스 쇼크

Aspiration syndromes 흡인 증후군

Behçet's syndrome 베체트 증후군

Bites and stings (곤충) 교상 및 자상

Blood disorders 혈액 질환
  Cold haemagglutinin disease 저온
  적혈구 응집소병
  Haemangioma 혈관종
  Haemolytic anaemia 용혈성 빈혈
  Hypereosinophilia 과다 호산구 증가증
  Hypoplastic anaemia 저형성 빈혈
  Macroglobulinaemia
  마크로글로불린혈증
  Thrombocytopenic purpura 저혈소판
  자반병

Cancer 암
  Leukaemia 백혈병
  Hodgkin's disease 호지킨병

Cerebral oedema 뇌부종

Cogan's syndrome 코간 증후군

Congenital adrenal hyperplasia 선천성
부신 과형성증

Connective tissue disorders 결합 조직 질환
  Systemic lupus erythematosus 전신
  홍반성 낭창
  Polymyalgia rheumatic 류머티즘성
  다발근육통
  Polymyositis 다발근육염
  Dermatomyositis 피부근육염

Epilepsy 간질

Eye disorders 안구 질환
  Allergic conjunctivitis 알레르기성
  결막염
  Iritis 홍채염

Uveitis 포도막염

Keratitis 각막염

Sympathetic ophthalmia 교감성 안염

Post-cataract surgery 백내장 수술 후

Corneal graft rejection 각막 이식편
거부반응

Optic neuritis 시신경염

Retinal vasculitis 망막 혈관염

Scleritis 공막염

Gastrointestinal disorders 위장관 질환
  Ulcerative colitis 궤양성 대장염
  Crohn's disease 크론병
  Haemorrhoids 치질
  Hypercalcaemia 고칼슘혈증

Infections 감염병
  Glandular fever 전염성 단핵구증
  Leishmaniasis 리슈만편모충증
  Leprosy 나병
  Meningitis 수막염
  Pneumocystis carinii Pneumonia
  폐포자충 폐렴
  Septic shock 패혈증성 쇼크
  Tuberculosis 결핵

Kidney disorders 신장 질환
  Lupus nephritis 루프스 신장염
  'Minimal change' nephritis '미세 변화'
  신장염
  Membranous nephropathy 막성
  신장병증
  Renal transplant 신장이식

Liver disorders 간 질환
  Chronic active hepatitis 만성 활동성
  간염
  Alcoholic liver disease 알코올성
  간질환

Biliary cirrhosis 담관 간경화
Sclerosing cholangitis 경화 담관염
Liver transplants 간 이식
Male infertility 남성 불임증
Neurological disorders 신경 질환
    Bell's palsy 벨 마비
    Coma 혼수
    Multiple sclerosis 다발성 경화증
    Myasthenia gravis 중증 근무력증
    Polyneuropathies 다발성 신경병증
Organ and tissue transplantation 장기 및
조직 이식
Respiratory disorders 호흡기 질환
    Asthma 천식
    Sarcoidosis 사르코이드증
    Chronic obstructive pulmonary
    disease 만성 폐쇄성 폐질환
    Fat embolism syndrome 지방 색전
    증후군
    Croup 크룹
    Acute eosinophilic pneumonia 급성
    호산구성 폐렴
    Pulmonary eosinophilia 폐 호산구
    증가증
    Fibrosing alveolitis 섬유화 폐포염
    Rheumatoid disease and osteoarthritis
    류머티즘 질환 및 골관절염
Rhinitis 비염
Skin disorders 피부 질환
    Alopecia 탈모
    Eczema 습진
    Contact dermatitis 접촉성 피부염
    Infantile eczema 영아 습진
    Atopic dermatitis 아토피 피부염
    Dermatitis herpetiformis 포진성

Seborrhoeic dermatitis 지루성 피부염
Neurodermatitis 신경피부염
Psoriasis 건선
Lichen sclerosis 편평 태선
Pemphigus 천포창
Pemphigoid 유사 천포창
Pyoderma gangrenosum 궤사성
농피증
Urticaria 두드러기
Spinal cord injury 척수 손상
Thyroid disorders 갑상선 질환
Vascular disorders 혈관 질환

(출처: Martindale, The Extra Pharmacopoeia, 31st edition, Royal Pharmaceutical Society, 1996.)

chapter
03

1950년 | 스트렙토마이신,
흡연, 그리고 오스틴 브래드퍼드 힐

항생제와 코르티손이 등장하면서 이러한 의학적 발전이 지속되리라는 흥분과 간절한 기대가 분위기를 조성하여 마침내 어떤 형태로든 기념행사가 필요하다는 생각이 퍼져갔다. 《영국 의학 저널》의 편집인 휴 클레그Hugh Clegg는 20세기의 중간 지점인 1950년이야말로 각계 인사들을 초빙하여 최근의 성취를 돌아보고 향후를 전망하기에 좋은 기회라고 생각했다. 많은 사람들이 기꺼이 응하여 마침내 《영국 의학 저널》은 1950년 1월 7일에 헨리 데일Henry Dale FRS 경의 광범위한 리뷰를 권두에 실었다. 그는 영감 어린 말로 결론을 맺었다. "이렇듯 위대한 움직임의 시작을 지켜볼 수 있었던 우리는 이 시대를 살아온 것을 기쁘고 자랑스럽게 여긴다. 그리고 바야흐로 시작된 이 시기로부터 향후 50년을 내다볼 때 훨씬 더 폭넓고 장대한 발전이 이루어지리라고 확신할 수 있을 것이다."[1]

리버풀 의과대학 교수인 헨리 코언Henry Cohen 경, 케임브리지 대학 물리학과 흠정 교수 라이어널 횟비Lionel Whitby 경 등 학계를 대표하는 전문가들 또한 비슷한 분위기였다. 그러나 나중에 밝혀졌듯이, 20세기의 중간 시점은 과거를 되돌아보고 미래를 전망해보기에 편리한 시점 이상의 의미를 지니고 있었다. 그해 후반에 그 자체로 대단히 중요하지만 언뜻 보기에는 연관이 없어 보이는 두 가지 사건이 일어나서 1950년도는 그야말로 의학의 과거와 미래를 구분짓는 분수령이 되었던 것이다. 첫 번째 사건은 불과 몇 개월 사이로 개발된 두 가지 약, 즉 스트렙토마이신과 PAS(para-amino salicylic acid, 파라아미노살리실산)가 80퍼센트의 결핵 환자에서 '현저한 개선'을 나타낸 것이며, 두 번째 사건은 흡연이 폐암을 일으킨다는 믿을 만한 증거가 발견된 것이다.

이 두 가지 사건은 한 시기를 특징짓는 과학적 관념이 다른 관념으로 대체되는, 과학사가들이 소위 '패러다임의 전환'이라고 하는 것이었다. 1950년도를 기점으로 그전 100년 동안 의학의 지배적인 패러다임은 '세균설'로, 주로 감염성 질환에 대한 효과적인 치료법을 발견하는 것이 중요한 관심사였다. 결핵은 여전히 최후의 거대한 도전이었다. 의심할 바 없이 인간의 모든 감염성 병원체 중 가장 악명 높았던 결핵균은 밀랍 같은 불투과성 보호막에 둘러싸여 페니실린과 같은 항생제 치료에 저항했다. 그러나 이제는 스트렙토마이신과 PAS 덕분에 '죽음의 군대를 이끄는 대장'을 물리칠 수 있을 것 같았다. 이렇게 감염성 질환의 위협이 물러가기 시작한 것과 때를 같이하여 전혀 다른 패러다임 또는 관념이 대두되었다. 그것은 암, 뇌졸중 및 심장 발작 등 비감염성 질환이었다. 흡연이 폐암을 일으킨다는 사실은 이러한 질병의 원인이 감염성 질환과 마찬가지로 구체적일 수 있다는 사실을 보여주었지만, 새로운 적은 세균이 아니라 사람들의 사회적 습관이었다. 2차 세계대전 이후로 어디에서나 볼 수 있었던 흡연이 폐암을 일으킨다면, 예컨대 사람들이 먹는 음식 등 삶의 다른 측면들 또한 질병을 일으킬 수 있었다.

이러한 패러다임 전환의 결과는 대단히 중요한 것이었지만, 놀랍게도 이것이 '결정적인 순간'의 전당에 포함된 주된 이유는 아니다. 오히려 이러한 일이 일어난 방식이 중요한 이유일 것이다. 1950년 이전에 신뢰할 수 있는 의학적 지식의 기초가 된 것은 일상적인 진료 속에 누적된 지혜였다. 특정한 치료의 유효성 또는 무효성을 객관적으로 시험해본다는 개념은 거의 없었다. 그러나 결핵의 완치 가능성과 폐암에서 흡연의 역할을 규명한 일은 머지않아 의학의 모든 부분에 스며들었다. 즉 '과학적 진실'의 주된, 아니 사실은 유일한 결정 기준이 되는 통계학적 증명 방법을 근거로 했기 때문에 모든 상황을 변화시켰다. 그리고 이는 전적으로 런던 위생 및 열대 의학대학London School of Hygiene and Tropical Medicine의 의학통계 교수였던 오스틴 브래드퍼드 힐Austin Bradford Hill, 단 한 사람의 힘으로 일어난 일이었다. 브래드퍼드 힐은 의학적으로 인증을 받거나 통계학적 방법론을 정식으로 배운 사람은 아니었다. 스스로 인정했듯이, 그는 "아주 능숙하지는 못했"으며 이러한 방법을 "숫자에 적용되는 일반 상식"이라고 생각했다. 그러나 그는 통계학을 지배적인 위치로 끌어올렸다. 의학의 모든 부분에 무차별적으로 적용한 나머지 유례없이 해로운 영향을 미치게 될 정도로까지 말이다.

통계학이 이처럼 지적 지배력을 갖게 된 내력은 곧 브래드퍼드 힐의 인생이라고 할 수 있다. 그는 빅토리아 시대인 1897년, 4대에 걸친 조상 중 적어도 한 세대에 한 명 정도는《전국 인명사전Dictionary of National Biography》에 이름을 올렸을 정도로 유서 깊은 집안에서 태어났다. 유명 인사 중에는 런던 병원London Hospital의 생리학 교수였던 아버지 레너드 힐Leonard Hill 경도 있는데, 그는 수많은 업적 중에서도 특히 혈압계를 개발한 것과 자신과 후배 강사였던 메이저 그린우드Major Greenwood 박사를 대상으로 수차례의 실험을 통해 잠수부들이 겪는 '잠함병'이 혈액 속의 질소가 기포를 형성하기 때문에 생기며 천천히 일정한 속도로 감압시키면 예방할 수 있다는 사실을 입증한 것으로 유명하다.[2] 지적 자극으로 충만한 집안 분위기에 큰 영향을 받은 브래드퍼드 힐은 아버지의 뒤를 이어 의학의 길을 걷고 싶었지만, 대학에 들어갈 때쯤 영국이 독일과 전쟁을 시작하자 대학을 포기하고 영국해군항공대에 입대하여 조종사가 되었다. 1917년 1월, 에게 해로 배치 명령을 받은 그는 채링크로스 역에서 기차를 타고 이탈리아 남단으로 향하는 열 명 남짓한 장교들과 합류했다. 그는 이렇게 회상했다. "내가 생각하기에 결핵에 걸린 것은 사람들이 바글거리고 위생 상태도 엉망이었던 이 기나긴 여행 중이었던 것 같다." 터키 해안을 목전에 둔 테네도스라는 조그만 섬에 배치된 그는 간혹 발생하는 비행 사고 외에는 조용한 시간을 보냈는데, 마지막 사고 시에는 3,500미터 상공에서 엔진이 고장을 일으키는 바람에 좁은 활주로로 활강 착륙을 시도할 수밖에 없었다. "9미터 정도를 잘못 계산하는 바람에 진흙투성이인 호숫가에 착륙했다. 기수가 땅에 처박히고 프로펠러가 부러졌다." 이 사건 이후 5개월도 지나지 않아 그는 기침과 고열에 시달렸고 가래에서 결핵균이 발견되자 "고향으로 후송되어 죽음을 기다리는" 신세가 되었다. 그러나 자신은 물론 치료하는 의사들도 당시로서는 유일한 결핵 치료법이었던 안정 가료와 인공 기흉(늑막강에 공기를 집어넣어 폐를 짜부라뜨림으로써 감염의 전파를 늦추는 방법)에 반응을 보인 것에 놀랐다. 1919년, 그는 100퍼센트 장애 연금(장애가 매우 심하여 더이상 임금을 받는 자리에 고용될 수 없는 사람에게만 지급되었다)을 받는 상태로 퇴원했는데, 나중에 93세로 사망할 때까지 이 연금을 계속 수령했다.[3]

결핵을 이겨내고 살아남기는 했지만, 브래드퍼드 힐이 의사가 될지는 매우 의심스러웠다. 이전에 아버지 밑에서 생리학 강의를 하던 메이저 그린우드 박사의 충고에 따라, 그는 런던 대학의 경제학 통신강좌 코스에 지원하여 우등으로 수료했다. 1928년, 메이저 그린우드는 개교한 지 얼마 안 된 런던 위생 및 열대 의학대학 생명통계학부 주임 교수로 임명되었고 1931년에는 브래드퍼드 힐을 역학 부교수로 채용한다. 이들의 오랜 협력 관계는 이렇게 시작되었다.

브래드퍼드 힐의 초년 경력을 알고 나면 이후에 일어난 일을 쉽게 이해할 수 있다. 아버지의 뒤를 이어 의학의 길을 걷겠다는 어린 시절의 꿈이 좌절된 데 따른 절망은 오히려 의학의 모든 분야에 대한 매혹으로 승화되었다. 이는 의학에 문외한이었기 때문일지도 모르지만, 결과적으로 장점으로 작용했다. 모든 것을 굽어보는 유리한 위치에서 의학 발전에 관해 객관적이고 비판적인 시각을 유지할 수 있었던 것이다. 스승인 그린우드가 공중 보건 분야에서 과거의 성취에 대한 뛰어난 역사적 감각을 지니고 학계에서 드물게 통계학이 의학에 기여할 수 있을 가능성을 인식한 탁월한 지식인이었다는 면에서 그는 특별히 운이 좋았다. 그린우드의 역사적 감각은 수학 분야에 박학다식했던 칼 피어슨Karl Pearson을 만나 더욱 강화되었는데, 피어슨은 빅토리아 시대의 모든 지식인 가운데서도 가장 탁월했던 프랜시스 골턴Francis Galton의 제자였다. 브래드퍼드 힐의 경력을 자세히 살펴보기 전에 우선 의학통계학의 역사를 잠깐 들여다보는 것도 도움이 될 것이다.

많은 사람들에게 통계학이란 복잡한 수학적 공식에 숫자를 대입하여 진실에 대한 의문에 결론을 내리는 학문으로서, 이 과정에서 위트와 인간적인 요소를 철저히 배제하는 것이다. 물론 하나의 통계 숫자만 놓고 본다면 별 의미가 없을 수도 있지만, 이러한 통계를 수개월에서 수년에 걸쳐 서로 연결시켜보면 일정한 경향이 나타나면서 이전까지 감추어져 있던 사실이 드러날 수 있다. 사망처럼 논란의 여지가 없는 사건은 통계적 방법을 적용하기에 특히 적합해서, 어떤 도시나 지역에서 관련된 숫자들을 단기간에 걸쳐 기록해보면 전체적으로 뚜렷한 생물학적 유행 현상을 밝혀낼 수 있다. 이러한 과정은 가장 간단한 형태의 역학이지만 세상을 개선시킬 만한 힘을 가지고 있다(역학epidemiology이라는 말 자체가 유행 epidemics에 관한 연구라는 뜻이다).

통계학의 이러한 긍정적인 효과는 19세기 중반 그린우드가 "매우 위대한 영국인"이라고 칭했던 윌리엄 파William Farr가 영국 통계청 요약 편집자로 재직했을 당시 대대적으로 추진했던 위생 개혁 운동에서 가장 두드러지게 나타났다. 35차 연례 보고서에서 그는 부유층과 빈곤층 간 어린이 사망률의 커다란 차이에 주목해야 한다고 주장하며 이런 질문을 던졌다. "이러한 차이의 원인은 무엇인가? 영아 살해의 가능성은 없는가? 그런 가능성이 있다면 이러한 살생을 무한정 용인할 것인가?"[4]

20세기 역학자들을 가장 감동시킨 것은 '통계학자'가 이러한 통계학적 질문을 통해 불량한 위생 상태 등 건강을 해치는 숨겨진 원인을 밝혀내고 대중적인 차원에서 질병을 예방할 수 있는 방법을 제시함으로써 하얀 가운을 입고 점잔을 빼며 잘난 척하는 의사들보다 국민 건강을 향상시키는 데 훨씬 큰 영향을 미칠 수 있다는 점이었다.

앞에서 언급했듯이, 통계학에는 매우 다른 두 번째 용도가 있었다. 유니버시티 칼리지University College의 칼 피어슨이 발명한 키, 혈압 또는 기타 생리학적 특징들을 해석하는 데 사용되는 수학적 기법을 사용하면 개인보다는 인구 집단에 관한 일반적 원칙을 추론해낼 수 있었으며, 이러한 기법은 치료 효능 검증 시험에 적용하여 결과의 '유의성'을 판정하는 데도 안성맞춤이었다. 비인과성을 보여주는 유명한 예가 있는데, 피어슨의 학생이었던 로널드 피셔Ronald Fisher가 든 다음의 사례였다.

피셔가 차를 컵에 따른 후 옆에 서 있던 여성에게 권했다. 그녀는 거절하면서, 자신은 먼저 우유를 컵에 따른 후 그 위에 차를 붓는 것을 좋아한다고 말했다. 어떤 순서로 차를 따르든 맛에 전혀 차이가 없으리라고 생각했던 피셔는 그 여성이 실험을 제안하자 기꺼이 응했다. 즉석에서 실험이 시작되었고 그 여성은 자신의 주장대로 차를 먼저 따른 컵을 놀랄 만큼 자신 있게 구별해냈다.

1935년에 출간된 고전적인 저작《실험의 설계The Design of Experiments》에서 피셔는 이 사례를 들었다. "실험의 조건을 자세하고 명백하게 언급하기 위해서였다. 그리고 그 여성이 추측하고 있을 뿐이라는 가정하에 발생할 수 있는 각각의 결과에 얼마만큼의 확률이 있는지, 합리적인 추론에 의해 모든 가능한 결과를 예측했다."[5]

결국 그린우드가 브래드퍼드 힐에게 물려준 지적 유산은 중요한 공중보건 문제의 원인을 밝혀내는 데 있어서 통계학적 방법이 역사적으로 기여했다는 사실, 그리고 새로운 치료가 효과적인지를 검증하는 데 적절히 설계된 실험이 중요하다는 것, 이 두 가지인 셈이다.

1945년에 그린우드가 은퇴하자 예상대로 브래드퍼드 힐이 그의 후계자가 되었다. 그가 중요한 역할을 할 '패러다임의 전환'을 불과 5년 남겨둔 시점이었다. 두 가지 요소, 즉 결핵 치료에 스트렙토마이신과 PAS를 시험한 것, 그리고 폐암에 있어 흡연의 원인적 역할을 규명한 것은 동시에 일어난 일이지만 이 책에서는 따로 기술하기로 한다. 그렇게 함으로써 의학의 영역에서 통계학의 영향력이 커지기 시작한 것이 필연적인 과정이었다는 사실이 드러날 것이다.

임상 시험: 스트렙토마이신, PAS 그리고 결핵의 완치

브래드퍼드 힐은 2년간이나 요양을 하고 인공적으로 기흉을 만드는 시술까지 받은 끝에 결핵 사망자 명단에 이름이 올라가는 일을 가까스로 모면할 수 있었으므로, 개인적으로 이 병의 치료에 관심을 가질 만했다. 1946년, 2년 전에 미국에서 결핵균을 사멸시키는 능력이 입증된 스트렙토마이신이라는 신약을 평가하기 위해 구성된 결핵 임상 시험 위원회Tuberculosis Trials Committee에 참여했다. 페니실린은 극적인 투여 결과를 눈으로 확인할 수 있어, 사람에게 투여했을 때 효과가 있는지 공식적으로 확인하는 절차가 필요 없었다. 그러나 밀랍 같은 외피로 둘러싸인 결핵균은 매우 저항력이 강하고 폐나 기타 기관에 손상을 일으키는 과정 또한 장기간에 걸쳐 진행되므로, 결핵에 대한 스트렙토마이신의 효능은 즉각적으로 판정할 수 없었다. 수개월간 투여해본 뒤에야 비로소 상태가 개선되었는지 알 수 있었던 것이다. 그럼에도 당시 의사들로서는 미국에서와 마찬가지로 환자들에게 일단 스트렙토마이신을 투여한 후 상태를 관찰하는 일을 마다할 이유가 없었다. 효과가 있다면 좋고, 효과가 없다고 해도 잃을 것이 없었으니 말이다. 그러나 브래드퍼드 힐은 스트렙토마이신이야말로 적절하게 수행된 임상 시험을 통해 약을 투여받은 환자들과 투여받지 않은 환자들 사이의 결과를 비교하는 첫 번째 약이 되어야 한다고 주장했다. 그의 견해는 많은 지지를 얻었는데, 그것은 당시 영국에서 스트렙토마이신을 구하기가 너무 어려워서 가까운 장래에 이 약의 혜택을 보게 될 사람들이 많지 않으리라는 상황이 행운으로 작용했기 때문이다. 브래드퍼드 힐은 이러한 공급 부족을 거꾸로 이용하기로 마음먹었다. 그는 훗날 이렇게 회상했다.

1950년: 스트렙토마이신, 흡연 그리고 오스틴 브래드퍼드 힐

재무부에서는 전쟁으로 달러 보유고가 바닥났기 때문에 극히 소량의 스트렙토마이신밖에 사줄 수 없다고 못을 박았다. 이러한 어려움이 오히려 상황을 바꾸었다. 나는 임상 시험을 시행하는 것이 비도덕적인 일이 아니라고 주장할 수 있었던 것이다. 머지않아 스트렙토마이신을 마음대로 쓸 수 있게 된다면 시험할 기회가 다시는 없을 것이므로, 지금 시험하지 않는다면 오히려 비도덕적인 일이 될 것이라고 설득했다. 우리는 약 50명의 환자에게 투여하기에 충분한 신약을 손에 넣었고, 이 정도라면 신뢰할 만한 결과를 얻기에 충분할 것이라고 생각했다.[6]

스트렙토마이신이 효과가 있는지를 입증했기 때문이 아니라(어떤 의미에서 이것은 예견된 일이었다), 일정 기간 투여한 후에는 효과가 없어진다는 사실을 입증한 것을 비롯하여 여러 가지 중요한 이유로 브래드퍼드 힐의 권위는 확고해졌다. 더욱이 결핵 치료가 이러한 방식을 통해 공식적으로 검증된 (거의) 첫 번째 치료법이라는 사실은 매우 큰 의미가 있었다. 어쨌든 결핵은 서구 사회에서 가장 흔한 치명적 감염병이었던 것이다. 이 신약이 브래드퍼드 힐이 계획한 정식 실험을 통해 검증되었다는 사실은 그의 권위를 한층 강화시켜서, 어느 누구도 감히 도전할 수 없을 정도였다. 여기서 다시 한 번 옆으로 빠져서 새로운 결핵 치료의 기원을 간단히 살펴본 후, 임상 시험의 지적知的 기원을 알아보고 다시 브래드퍼드 힐의 경력으로 돌아가기로 하자.

결핵이 완치되기 전의 세상에 사는 것이 어땠을지 오늘날 상상하기란 거의 불가능하다. 누구나 이 병에 걸릴 수 있었다. 기침이 시작되고 열이

나서 의사를 찾으면 가래에 결핵균이 있는지 확인한 후 엑스레이 사진을 찍어 폐에 얼마나 많이 침범했는지 알아본다. 이 순간부터 환자의 삶은 엄청난 변화를 맞이하여 결핵 요양소에서 1~2년을 보내게 되는데, 브래드퍼드 힐처럼 운이 좋은 사람도 있지만 그렇지 않다면 그곳에서 죽고 만다.[7] 토마스 만의 《마의 산》에서 알프스에 있는 결핵 요양소로 사촌을 찾아간 주인공은 이렇게 말했다.

> 치가 떨리게 소름 끼치는 소리가 들려와 몸이 얼어붙은 듯 갑자기 발길을 멈추었다. 약간 떨어진 곳에서 들리는 그 소리는 복도의 굽어진 모퉁이에서 났다. (…) 그것은 기침 소리였다. (…) 그러나 그가 지금까지 들어본 적 없는, 이 기침 소리와 비교하면 그가 지금까지 들은 다른 기침은 죄다 화려하고 건강한 삶의 표현이었다. 아무런 의욕도 사랑도 느껴지지 않는 기침 소리로, 정상적으로 바깥으로 밀려나오는 것이 아니라 용해된 유기체의 끈적끈적한 죽을 몸서리쳐지도록 힘없이 휘젓는 것처럼 들렸다.
>
> 《마의 산(상)》, 홍성광 옮김, 을유세계문학전집, 2008.

결핵에 걸리면 수 주 안에 죽기도 했지만, 머리 위에 내걸린 사형선고처럼 수년에 걸쳐 서서히 죽어가기도 했다. 결핵은 폐에만 침범하는 것이 아니라 뇌에도 침범하여 회복 불가능한 결핵성 뇌막염을 일으키는가 하면, 관절과 뼈를 파고들며 끊임없이 악화되어 사람을 불구 상태로 만드는 관절염을 일으키기도 했다. 1885년에 무명의 시골 의사였던 로베르트 코흐Robert Koch가 결핵균을 처음으로 분리해냈지만, 치료법은 여전히 미궁을 헤매고 있었다. 중간 정도의 효능을 나타내는 BCG라는 백신이 있었으나, 1944년에 스트렙토마이신, 1946년에 PAS라는, 기원은 전혀 다르지만 현대의학의 가장 위대한 통찰로 손꼽히는 두 가지 약이 발견될 때까지 별다른 진전이 없었던 것이다.[8] 첫 번째 통찰은 페니실린 이야기를 하면서 이미 살펴본 대로 항생제, 즉 세균과 곰팡이가 만드는 무독성 화학물질이 인간에게 질병을 일으키는 세균을 파괴할 수 있다는 개념이다. 두 번째 개념은 PAS의 발견을 이끌어낸 '경쟁적 억제'라는 것으로, 세균의 성장에 필수적인 화합물을 화학적으로 약간 변형시켜 대사를 '교란'시키면 세균이 사멸하는 현상을 가리킨다.

스트렙토마이신을 발견한 셀먼 왁스먼은 1888년에 우크라이나에서 태어났다. 그가 대단한 열정을 기울이는 것이 있었는데, 바로 어머니와 땅이었다. "가슴을 가득 채우던 검은 흙의 냄새를 결코 잊을 수 없었다. 이러한 경험 때문에 나중에 그 냄새의 근원이 되는 자연적 과정을 연구하게 되었다."[9] 실제로 그는 미국으로 이주한 후 뉴욕 러트거스 농업대학Rutgers Agricultural College에 등록하여 토양에 대해 과학적 관심을 추구하다가, 그 속에 살고 있는 하등 생물, 특히 방선균류라는 세균에 매료되었다. 이러한 노력의 결과, 그는 30대에 이미 900쪽에 이르는 기념비적인 저작《토양 미생물학의 원리The Principles of Soil Microbiology》를 출간할 수 있었다. 왁스먼은 한 가지 모순적인 사실에 깜짝 놀랐다. 흙에는 유기물의 분해를 비롯하여 수많은 기능을 수행하는 세균과 곰팡이가 우글거리는데도 인간에게 질병을 일으키는 세균은 한 가지도 없었던 것이다.

이것이 놀라운 것은 인간의 배설물에는 분명히 병원균이 존재하기 때문이다. 이러한 이유로 플로리와 체인의 페니실린 재발견보다 2년 앞서서, 왁스먼은 어떤 세균이 생산하는 화학물질이 다른 세균을 사멸시킬 수 있을 것이라는 치료적 가능성을 예상하고 '생명에 저항하는'이라는 뜻을 지닌 '항생'이라는 단어를 만들어냈다.

1943년에 대학을 갓 졸업한 앨버트 샤츠Albert Schatz는 왁스먼의 연구 팀에 합류하여 다양한 종의 방선균으로부터 인간에게 질병을 일으키는 세균을 사멸시키는 수수께끼의 화학물질을 발견해내기 위한 연구에 착수했다.

> 보통 아침 대여섯 시에 실험실에서 일을 시작하여 자정 또는 그후에도 계속 일했다. 식사도 실험실에서 직접 만들어 먹었다. 이렇게 열심히 일한 데는 몇 가지 이유가 있었다. 첫째, 나는 당시 하고 있었던 일에 완전히 매료되었다. 얼마나 재미있었는지 모른다. 둘째, 세균성 질환, 특히 결핵에 효과를 발휘하는 항생제를 발견하는 것이 얼마나 중요한지 잘 이해하고 있었다. 마지막으로, 한 달에 고작 40달러에 불과한 수입으로는 자동차를 사거나 사교 모임에 갈 여유가 없었다. 그래서 문자 그대로 밤낮없이 실험실에서 연구에 몰두했다. 너무 늦게까지 연구하느라 한두 시간밖에 잘 수 없어서 그냥 실험실에서 잔 것도 한두 번이 아니었다.[10]

샤츠의 연구 기법은 단순하기 짝이 없었다. '획선도말법streak test'이란 그저 한 가지 방선균의 균주를 한천판(인쇄판의 하나—옮긴이)을 가로질러 죽 '선을 그은' 다음, 한 가지 또는 그 이상의 인체 병원균으로 이 선과 직각을 이루도록 '선을 긋는' 것에 불과했다. 그후 며칠 있다가 세균의 성장이 억제되는지 관찰했다. 수개월 만에 그는 결핵균의 성장을 억제하는 데 놀랄 만큼 효과적인 스트렙토마이신을 발견했다. 얼마 후 스트렙토마이신이 결핵균에 감염된 기니피그를 완치시킬 수 있다는 사실이 입증되었으며, 곧 퍼트리샤Patricia라는 이름의 21세 여성이 이 신약에 의해 첫 번째로 완치되었다. "검은 머리를 한, 농부의 예쁜 딸"로 묘사된 그녀는 "양쪽 폐를 광범위하게 침범한 결핵으로 기침이 끊이지 않고, 창백한 얼굴로 여위었으며, 땀으로 멱을 감은 채 죽어가고 있었다". 1944년 11월 20일에서 1945년 4월 7일 사이에 그녀는 다섯 차례 스트렙토마이신 치료를 받았는데, 한 번 치료할 때마다 10일에서 18일간 주사를 맞았다. 열이 떨어지고 왼쪽 폐의 감염이 사라진 것으로 보아 결핵은 부분적으로 치유되었다고 할 수 있었다. 그러나 완치는 생각보다 쉽지 않았다. 장기간에 걸친 치료 중 드러난 것처럼, 결핵은 치료에 대한 반응 양상이 다른 세균과는 달랐다. 그렇지만 그녀의 이야기는 해피엔드였다. 퍼트리샤는 완치되었으며, 요양소를 떠난 후 결혼하여 건강한 자녀 셋을 두었다.[11, 12, 13]

두 번째 항결핵제인 PAS는 아스피린과 밀접한 관련이 있는 물질인 살리실산의 화학적 유도체다. 스트렙토마이신의 발견에는 오랜 시간과 많은 노력이 필요했던 반면, PAS는 요르겐 레만Jorgen Lehmann이라는 덴마크 의사의 번뜩이는 상상력의 산물이었다. 1940년, 중립국인 스웨덴에서 일하고 있을 때 레만은 오랜 친구인 프레더릭 베른하임Frederick Bern-heim에게서 한 통의 편지를 받았다. 편지에는 베른하임이 《사이언스》 지에 실렸던 짧은 논문(두 단락인 데다 총 300단어에 불과한)이 동봉되어 있었다. 그 논문은 배양한 결핵균에 아스피린을 겨우 1밀리그램 첨가했더니 산소 소모량이 100퍼센트가량 증가했다는 관찰 결과를 싣고 있었다.[14] 이러한 현상의 이유는 정확히 알 수 없었지만, 레만은 잠깐 이 문제를 생각해본 후 스웨덴 제약회사에 편지를 써서 아스피린(또는 살리실산)을 화학적으로 변형시켜 파라아미노살리실산을 만든다면 결핵 치료에 효과가 있을 것이라고 제안했다. 그의 추론은 아스피린을 첨가했을 때 결핵균의 산소 소모량이 늘어난다면, 아스피린의 화학적 유사체는 '경쟁적 억제제'로 작용하여 산소의 이용을 차단함으로써 세균을 사멸시킬 가능성이 있다는 것이었다. 앞으로 기술하겠지만, 실로 명석하고 논리적이며 매우 독창적인 이 아이디어는 몇 가지 중요한 약물의 발견을 이끌어내기도 했다. 그러나 애석하게도 당시에는 아무도 그의 말을 믿지 않았다. 그의 동료들은 결핵 치료에 희망을 품었다가 실망한 적이 잦았기 때문에 아스피린이 효과가 있으리라는 생각에 회의적인 반응을 보이는 것도 무리가 아니었다. 그러나 레만은 결국 이러한 편견을 극복하고야 말았다.[15] 1946년 6월 5일, 《랜싯》 지에 실린 짧은 논문 〈PAS와 결핵의 치료〉를 통해 레만은 두 명의 결핵 환자가 열이 떨어지고 식욕이 좋아졌다는 간략한 증례를 보고했다. 그러나 당시에는 스트렙토마이신과 달리 PAS가 실제로 폐결핵을 완치시킬 수 있다는 증거가 없었다.[16]

따라서 같은 해에 영국에서 결핵 임상 시험 위원회가 구성되었을 때,

스트렙토마이신만이 연구 가치가 있는 약으로 생각되었다. 브래드퍼드 힐은 이러한 연구는 어떤 환자에게 약을 투여하고 어떤 환자를 '대조군'에 포함시킬 것인지 '무작위'로 결정하는 임상 시험의 형태를 취해야 한다고 강력하게 주장했다. 왜 이러한 방법이 중요한 것일까?

임상 시험의 원칙을 이보다 명확하게 표현하는 말은 없다. 임상 시험이란 어떤 치료를 투여한 집단에서 관찰된 결과를 그 치료를 투여하지 않은 비슷한 집단에서 관찰된 결과와 비교하여 치료의 효능을 검증하는 단순한 실험이다. 치료를 받은 집단에서 현저한 개선이 있었다면 치료가 든든다고 생각할 수 있다. 그렇지 않다면 그 치료는 효과가 없는 것이다. 따라서 임상 시험의 핵심은 두 집단 사이의 결과를 비교하는 것이다. 별로 특별할 것 없는 과학적 실험이며, 그다지 새로운 것도 아니다. 파리의 의사 피에르 샤를 루이Pierre Charles Louis는 폐렴에서 사혈의 효과를 조사하는 데 이 방법을 사용했으며(보고서에 "사혈을 한 환자와 하지 않은 환자 사이에 증상의 중증도나 지속 기간의 뚜렷한 차이는 없었다"고 썼다)[17], 더욱 유명한 예로 스코틀랜드의 선의船醫인 제임스 린드James Lind가 대영제국을 확장하는 해군 원정에 중요한 걸림돌이 되었던 괴혈병에 대해 레몬을 비롯하여 몇 가지 치료법의 효과를 연구할 때도 이러한 방법을 사용한 바 있다.[18]

임상 시험에서 비교하려면 한 환자는 치료를 하고 다른 환자는 치료하지 않는 식으로 환자들을 '치료군'과 '대조군'에 무작위로 배정해야 한다. 브래드퍼드 힐은 이렇게 설명했다.

환자를 치료군별로 무작위 배정하는 데는 다양한 방법이 있다. (⋯)

가장 좋은 방법은 임상 의사에게 알리지 않고 만든 배정 순서를 이용하는 것이다. 예를 들어 전통적인 치료 방법을 OT(Orthodox Treatment), 새로운 치료를 NT(New Treatment)라고 하면 OT, NT, NT, OT, OT, OT, NT라는 식으로 순서를 정해놓고 시험에 참여하는 순서대로 환자들에게 차례로 적용시키는 것이다.[19]

이어서 그는 이렇게 강조했다.

이렇게 환자를 무작위 배정하면 세 가지 이점이 있다. 우선 개인적으로 특이한 성향을 지니고 있거나 균형 잡힌 판단을 내리지 못한다고 해도 치료군을 설정하는 데 이러한 요인이 끼어들 우려가 없다. 또한 판단을 내릴 때 어떤 편향이 끼어들 것을 우려하여 '너무 공정하게 하려다가' 오히려 균형을 잃고 반대 방향으로 치우칠 위험이 없어진다. 마지막으로 무작위 배정을 이용하면 아무리 엄격한 비평자라도 우리의 편애 또는 어리석음 때문에 시험군이 서로 다르게 편향될 가능성이 높다고 말할 수 없다.

이 과정은 전적으로 합리적이라고 생각되었으며, 브래드퍼드 힐의 명료한 산문체에 의해 그 믿음은 더욱 확고해졌다. 1947년 초반부터 런던에 있는 세 곳의 병원에서 첫 번째 스트렙토마이신 임상 시험에 참여할 환자들을 입원시키기 시작했다. 시험에서는 55명의 환자들에게 4개월간 스트렙토마이신을 투여한 결과를, 브래드퍼드 힐이 30년 전에 시술

받은 바 있는 폐를 짜부라뜨리는 방법으로 '치료'받은 52명의 '대조군'
과 비교할 예정이었다. 브래드퍼드 힐이 고안하여 몇 개의 밀봉된 봉투
에 넣어둔 무작위 숫자에 의해 환자들을 '치료군' 또는 '대조군'으로 배
정했다.

6개월쯤 지났을 무렵, 스트렙토마이신을 투여받은 환자 중 28명이 현
저히 개선되었으며 사망한 환자는 네 명에 불과했던 반면, 불운하게도
'대조군'에 무작위 배정된 환자 중에는 열네 명이 사망했다. 스트렙토마
이신을 투여받은 환자들이 투여받지 않은 환자들에 비해 '더 좋아졌다'
는 소견은 무작위 배정 시험에 들인 시간과 노력을 정당화하지는 못했
지만, 브래드퍼드 힐이 생각지도 못한 방식으로 스트렙토마이신을 객관
적으로 검증해야 한다는 그의 고집을 완벽하게(비극적이었지만) 입증해주
었다. 스트렙토마이신을 사용한 결핵 치료는 근본적인 한계가 있었다.
환자들은 확실히 좋아졌지만 치료를 수개월간 계속하다 보면 일부 결핵
균이 스트렙토마이신에 내성을 나타내어 환자 상태가 다시 나빠졌던 것
이다.[20] 스트렙토마이신 임상 시험은 매우 명석하게 계획되었기 때문에
이러한 내성 문제가 지닌 잠재적 심각성이 그대로 드러났다. 3년 후 스
트렙토마이신으로 치료받은 55명의 환자 중 32명이 사망한 시점에 발
표된 '개정판' 보고서에서 결과를 명확하게 통계학적으로 분석하자, 문
제의 심각성이 완벽하게 밝혀졌다.[21]

브래드퍼드 힐의 첫 번째 임상 시험에 대한 최종 평가는 스트렙토마
이신이 효과가 있는지 밝혀낸 것보다 훨씬 강력했다. 스트렙토마이신이
처음에는 환자의 상태를 놀랍도록 향상시키지만 내성이 생기면서 결국

재발하는 '헛된 희망'에 불과하다는 사실이 너무나 명백했던 것이다. 이러한 관점에서 새로운 치료는 의사들의 주관적인 인상에 의존하지 않고 객관적으로 검증해야 한다는 브래드퍼드 힐의 주장은 그 정당성이 확고하게 입증되었다.

그의 방법론은 즉시 다음 단계로 향했다. 내성 문제를 완화시킬 수 있으리라는 희망에서 정확히 같은 방법으로 스트렙토마이신과 레만의 PAS를 동시에 투여하는 시험을 시작했던 것이다. 두 번째 시험은 1948년 12월에 시작되었으며, 정확히 1년 후 시험이 완료되기 훨씬 전에 "PAS와 스트렙토마이신의 병합 요법은 의심할 바 없이 스트렙토마이신 저항성 결핵균의 발생 위험을 현저히 감소시킨다는 사실이 입증되었다"[22]는 중간 보고서를 발표하여 전례 없는 진전을 이루어냈다. 1950년 11월에 모든 결과가 발표되자, 두 가지 약의 병합 요법이 지닌 이득이 확연히 드러났다. 첫 번째 시험에서 참여 환자 중 33명이 스트렙토마이신에 저항성을 나타낸 반면, 두 번째 시험에서는 이러한 환자가 다섯 명에 불과했다. 첫 번째 시험처럼 처음에는 치료에 반응을 보였다가 수년 뒤 스트렙토마이신 저항성이 생기면서 결핵이 재발하여 죽은 환자는 없었다. 스트렙토마이신과 PAS를 동시에 투여하자 생존율은 80퍼센트로 뛰어올랐다.[23]

이것으로 끝이 아니었다. 이후 10년간 결핵 치료는 다른 약물, 특히 1952년에 이소니아지드isoniazid와 1970년에 리팜피신rifampicin이 도입되면서 훨씬 정교해진 모습으로 성공을 거듭하게 된다.[24, 25] 3제 병합 요법은 2제 병합 요법보다 훨씬 우수하며, 2년간 치료를 계속할 경우 실질적으로 모든 결핵이 완치된다는 사실이 밝혀지는 데는 오랜 시간이 걸리지 않았다. 이렇게 행복한 상황은 1980년대 후반에 에이즈 환자의 결핵 치료가 난관에 부딪히면서 모든 결핵약에 '다제 내성'을 보이는 결핵균이 출현하여 결핵이 1950년대 이전처럼 다시 불치병이 되는 것이 아니냐는 공포심을 불러일으킬 때까지 계속 이어졌다.

이 시대에 대한 마지막 회상으로 PAS와 스트렙토마이신 병합 요법 결과가 발표되기 불과 수개월 전인 1950년, 47세의 나이로 사망한 조지 오웰의 운명을 생각해보는 것도 의미가 있을 것이다. 오웰은 1938년에 처음으로 결핵 진단을 받았다. 모로코에서 장기간 요양하면서 상태가 호전되었으나, 1946년에 재발하여 헤브리디스 제도의 주라 섬에 있는 외딴 농가로 옮겨 가서 최후작이자 가장 위대한 저작인 《1984》를 탈고한다. 〈옵저버〉 지의 소유주였던 데이비드 애스터David Astor가 영향력을 발휘해준 덕분에 그는 소량의 스트렙토마이신을 얻을 수 있었다. 처음에는 모든 일이 잘 풀려서 치료를 시작한 지 한 달 만에 친구였던 줄리언 시먼스Julian Symons에게 이런 편지를 썼다. "지금 스트렙토마이신을 투여받고 있는데 확실히 효과가 있는 것 같네. 아직 체중은 그리 늘지 않았지만 모든 면에서 훨씬 좋아졌어." 그러나 불운하게도 스트렙토마이신에 심한 알레르기 반응을 일으켜서 끔찍한 발진과 물집이 생기는 바람에 더이상 치료를 계속할 수 없었다. 결핵은 재발했고, 결국 1950년 1월 21일 유니버시티 칼리지 병원에서 심한 폐출혈을 일으켜 사망한다. 유명한 문학평론가 시릴 코널리Cyril Connolly는 이렇게 썼다.

오웰의 삶이 비극적이었던 것은 마침내 명성과 성공을 이루었을 때 이미 죽어가고 있었고, 그 사실을 알고 있었다는 점이다. 그는 명성을 얻었으나 병이 심해서 집 밖으로 나갈 수 없었고, 돈을 벌었으나 쓸 곳이 없었으며, 사랑을 얻었으나 뛰어들지 못했다. 다만 사멸하는 과정의 씁쓸함만을 맛보았을 뿐이었다. 그러나 이러한 고난의 순간을 그는 온화한 극기심과 앞으로 일어날 일에 대한 흥분 그리고 타인에 대한 애정으로 견뎌냈다.[26]

오웰의 운명은 심오한 상징적 의미를 지닌다. 페니실린을 최초로 투여받은 옥스퍼드의 경찰관 앨버트 알렉산더의 이야기와 마찬가지로, 스트렙토마이신과 오웰의 이야기를 통해 이후 세대는 항결핵제가 수많은 사람의 삶을 얼마나 크게 변화시킬 수 있는지 깨닫게 되었던 것이다. 오웰은 패러다임의 전환이 일어나는 도중에 죽었다. 몇 년만 더 살았더라도 그토록 젊은 나이에 세상을 떠나야 하는 운명을 피해 수십 년쯤 더 살수 있었을 것이다. 그랬더라면 얼마나 많은 것을 이뤄냈을까?

결핵이 치료 가능한 질병이라는 사실이 확실하게 입증된 후, 무작위 배정 대조군 시험RCT, Randomised Controlled Trial은 브래드퍼드 힐이 희망했던 대로 전성기를 맞아 신약을 평가하는 표준적인 방법이 되었다. 1982년 제자인 리처드 돌Richard Doll은 이렇게 썼다. "오스틴 브래드퍼드 힐 경이 고안한 대조군 임상 시험만큼 의학에 큰 영향을 미친 혁신적 사건은 별로 없다. (…) 35년이 지난 지금도 표준적인 임상 시험의 구조와 수행 및 분석 방법은 전반적으로 변한 것이 없다. 이러한 견고성이야말로 오스틴 경의 과학적 통찰력, 상식 그리고 인류의 복지에 관한 관심을 드러내는 기념비와도 같은 것이다."[27] 그러나 몇몇 사람들은 아직 확신을 갖지 못했다. 1951년,《영국 의학 저널》에 보낸 〈수학이라는 무시무시한 군대에 맞서기 위한 출정의 나팔 소리〉라는 제목의 글에서 선덜랜드의 의사 그랜트 워Grant Waugh는 이렇게 말했다.

> 정교한 거짓 과학이라는 유행병의 발발. 이 병의 특징적인 증상은 다음과 같다. a) 일정 수준의 지적 행복감, b) 로그를 이해하지 못하는 사람에 대한 타고난 멸시, c) 인도주의적이며 임상적인 가치를 수학 공식으로 대체시킴. 이 질병의 전체적인 효과는 자명하다. 환자를 인간이 아닌 도표 속의 표식이나 그래프 위의 점 또는 연못 속의 올챙이로 환원시켜 개인의 건강에 대한 의사의 책임을 점차 없애버리려는 것이다.[28]

워 박사의 장광설에는 진지하게 생각해봐야 할 점도 있다. 뒤에서 자세히 설명하겠지만, 임상 시험에 오류가 없는 것은 아니며 부적절하게 수행되었을 때는 '무작위 배정'이라는 방법을 통해 객관성을 확보했다고 해도 바로잡을 수 없을 정도로 잘못된 결론에 도달할 수 있기 때문이다. 그러나 무작위 배정 대조군 시험은 1950년대와 1960년대에 걸쳐 쏟아져 나온 신약을 평가하는 데 절대적으로 필수 불가결한 방법이었다. 1960년도에 탈리도마이드thalidomide의 비극이 벌어지자, 각국 정부는 어떠한 신약이든 시판 승인을 받으려면 필수적으로 무작위 배정 대조군 시험을 통해 효능과 안전성을 정식으로 검증받도록 요구하게 되었다(탈리도마이드는 서독에서 개발된 수면제로 1956년부터 세계 각국에 보급되었는데, 이를 복용한 임산부에게서 기형아가 출생하고, 5,000~6,000명이 사망했다 — 옮긴이).   브래드퍼드 힐은 현대적인 약물이라면 반드시 이 방법으로 측정되어야만 한다는 황금률을 확립한 것이다.[29]

역학적 증거: 흡연과 폐암 사이의 관계

브래드퍼드 힐은 그에게 놀랄 만큼 생산적인 해였던 1950년에 두 번째 두드러진 업적을 남겼다. 바로 흡연이 폐암을 일으킨다는 사실을 입증한 것이다. 오늘날 이러한 사실은 너무나 당연한 일로 생각된다. 하지만 30년 동안 두 차례의 세계대전을 겪은 직접적인 여파로 거의 모든 사람이 담배를 물고 살던 1950년 무렵의 사정은 전혀 달랐다. 담배가 정신적 위로가 된다는 사실은 런던 대공습 때만이 아니라 파스샹달(1차 세계대전 중 치열한 전투가 벌어졌던 벨기에의 지역 — 옮긴이)의 참호 속에서도 입증된 사실이었다. 또한 담배는 심리적 위안 효과 말고도 전면전에 돌입하여 모든 시민이 직업 활동을 수행할 수 없게 되어 길고 무료한 시간을 하릴없이 차를 마시며 견뎌야 할 때 빼놓을 수 없는 좋은 동반자였다. 이렇게 모든 사람이 담배를 피우는 상황이라면 폐암에 걸린 사람과 걸리지 않은 사람이 모두 흡연자이므로 흡연이 폐암을 일으킨다는 사실을 입증하기가 얼마나 어려웠을지 충분히 짐작할 만하다. 통계학이란 실제로 사건의 '이면'에 감추어진 상관관계를 밝혀내는 학문이므로, 이러한 의문을 해결하려면 통계학적 방법을 이용할 수밖에 없었다.

이러한 사실을 한 가지 질병에서 다른 질병으로 패러다임이 변화하는 과정에 결핵이 차지하고 있던 자리를 폐암이 차지하게 되었다고 은유적으로 해석할 수도 있다. 하지만 1950년도에는 폐암 사망자 수가 1만 3000명에 이르러 결핵 사망자 수를 앞지름으로써 문자 그대로 사상 최초로 폐암이 결핵의 자리를 빼앗았다.[30] 이후 몇 년간 항결핵제의 맹공으로 결핵 사망자가 급속히 감소한 반면, 폐암 사망자는 급증했다. 더 흥미로운 비교도 있다. 두 가지 질병의 공통적인 비극은 희생자가 젊은 나이에, 폐암의 경우에는 비교적 이른 나이인 50~60대에 사망한다는 점이었다. 또한 1950년 이전에 결핵이 실질적으로 불치병이었던 것과 마찬가지로 폐암도 치유될 수 없는 병이었다. 실제로 두 가지 질병을 비교한다면 폐암이 훨씬 중한 병으로, 조기에 발견하여 수술로 제거할 수 있었던 극소수를 제외하고는 대부분의 환자가 18개월 이내에 사망했다.[31] 이러한 관점에서 본다면 그렇게 무섭고 발생률이 점점 늘어가는 불치병을 금연이라는 간단한 방법을 통해 일거에 예방 가능한 질병으로 바꿔버린 브래드퍼드 힐의 흡연 연구가 얼마나 중요한 의미를 갖는지는 말로 다 설명할 수 없다. 또한 폐암의 '예방 가능성'이 본보기가 되어, 향후 50년에 걸쳐 대부분의 암과 흔한 사망 원인이 이런 식으로 '생활 습관'의 변화(이 책의 마지막 장에서 자세히 다룰 것이다)를 통해 예방될 수 있다는 인식이 고취되었다. 이것이 의학의 발전에 엄청난 영향을 미쳤다는 점 또한 이루 말할 수 없이 중요하다.

흡연이 폐암의 원인 역할을 한다는 사실을 입증하는 과정에서, 브래드퍼드 힐은 통계학적 데이터를 통해 논리적 결론을 이끌어냈다. 이 능력은 실로 눈부신 것이었다. 앞에서 살펴보았듯이 논란의 여지가 없는 사건인 사망을 기록하는 '생존 통계'는 모든 의학 통계에서 가장 간단한 것이다. 생존 통계를 일정한 기간에 걸쳐 분석하면 어떤 유행성 감염의 등락 등 특징적인 양상이 드러날 수 있다. 이러한 생존 통계를 수집하고 분석하는 일은 한 개인에게서 질병의 영향을 '관찰'하는 것과 방법상 크게 다르지 않은 과학적 관찰이다. 그러나 이러한 형태의 통계학은 이미 일어난 사건만을 알려줄 뿐, 그 사건이 왜 일어났는지에 대해서는 아무런 통찰도 제공하지 않는다. 원인을 밝히려면 단순한 관찰이 아니라, 무작위 배정 대조군 시험처럼 매우 간단하지만 본질적으로 비교 과정을 포함하는 '실험'을 해봐야 한다. 생활의 다양한 측면을 질병이 발생하지 않은 집단과 비교했을 때 특정 환자에게 차이가 있다면, 이론적으로 이러한 차이가 질병의 원인이라고 추론할 수 있는 것이다.

1947년, 브래드퍼드 힐은 세인트 바살러뮤 병원St Bartholomew's Hospital 의 에드워드 케너웨이Edward Kennaway, 정부 통계국장인 퍼시 스톡Percy Stock 등과 함께 지난 25년간 영국에서 폐암 사망률이 열다섯 배나 증가한 '놀라운 현상'을 흡연과 연관 지어 설명할 수 있는지 조사해달라는 요청을 의학연구위원회Medical Research Council로부터 받았다. 얼마 후 리처드 돌이 팀에 합류하는데, 나중에 그는 당시의 통념이 반영된 의견 분열을 다음과 같이 회상했다.

> 케너웨이는 흡연이 한 가지 요인일 가능성에 특별한 관심을 보였지만, 내 생각에 다른 사람들은 그렇지 않았던 것 같다. 브래드퍼드 힐은 확

실히 흡연이 원인이라는 생각을 선호하지 않았고 나도 마찬가지였으며, 스톡은 도시 지역의 전반적인 대기오염 때문이라는 쪽으로 기울어 있었다. 솔직히 말하면 나도 대기오염이 주된 요인이라고 생각했지만, 당시 매우 심했던 석탄 매연에 의한 오염이 아니라 수십 년간 광범위하게 존재했던(최근 들어서 증가하지는 않았지만) 오염이 문제라고 생각했다. 또한 새로운 요인으로 자동차를 들 수 있었다. 누군가 내기를 걸었다면, 나는 자동차 매연이나 도로를 닦을 때 사용하는 타르에 걸었을 것이다. 흡연은 너무나 일상적인 행위였고 너무나 오랫동안 지속되어왔기 때문에 특별히 어떤 질병과 연관되리라고 생각하기는 어려웠다.[32]

브래드퍼드 힐이 맞닥뜨린 가장 큰 문제는 90퍼센트의 남성이 흡연자였기 때문에 어떤 사람이 흡연자인지 여부를 근거로 담배의 연관성을 입증하기가 불가능하다는 점이었다. 차라리 합리적인 수준에서 담배와 연관 지을 수 있는 특정한 생물학적 현상을 파악해야 했다. 가장 분명한 것은 '용량-반응 상관관계', 즉 담배의 '용량'이 증가할수록 폐암 발생률이라는 '반응'이 커진다는 것이었다. 이러한 통계학적 방법을 '증례-대조군' 연구라고 하는데, 폐암의 '모든 증례'를 다른 질병을 앓고 있다는 것 말고는 모든 면에서 유사한 '대조군'과 비교하는 것이다. 이론적으로 대조군에 비해 폐암군에서 담배를 많이 피우는 사람이 훨씬 많다면 흡연이 질병의 원인이라고 추론할 수 있을 것이다. 이러한 방법은 단순해 보이지만 실제로 적용하기는 매우 어려운데, 주로 '증례'와 '대조군'

이 실제로 비슷하다는 확신을 갖기가 매우 어렵기 때문이다. 따라서 어떤 사람이 담배를 얼마나 피우는지 기록하는 것보다 훨씬 많은 일을 해야 했다.

연령, 성별, 도시 또는 시골 지역 거주 여부, 사회 계층, 직업 이력, 대기 오염 물질 노출, 집의 난방 형태 등 수많은 잠재적 연관 인자들을 고려해야 했다. 흡연력 또한 흡연 여부, 흡연 시작 및 금연 연령, 질병 발생 전 흡연량, 흡연력상 중요한 변화, 최대 흡연량, 담배 연기를 흡입하는 방법을 비롯하여 궐련을 피우는지, 파이프를 사용하는지 등 고려할 점은 한두 가지가 아니었다.

1948년 4월부터 런던에 있는 20개 병원에서는 폐암이 의심되는 모든 환자를 돌에게 보고하기 시작했다. 돌 박사는 당시에 고풍스럽게도 '레이디 알머너'(lady almoner, 예전에 영국에서 사회복지사를 일컫던 말로, 현재는 '소셜 워커social worker'라고 한다—옮긴이)라고 부르던 사회복지사들에게 환자와 함께 두 명의 '대조군'을 면담하도록 했다. 대조군 가운데 한 명은 위암 또는 대장암 환자였고, 나머지 한 명은 암이 아닌 다른 질병으로 내과 또는 외과 병동에 입원 중인 환자를 선정했다. 그는 폐암 환자의 99.7퍼센트가 흡연자였던 반면, 암이 아닌 다른 질병 환자 중에는 95.8퍼센트가 흡연자라는 사실을 알아냈다. 이러한 관찰은 아무것도 입증하지 못했지만, 하루에 한 개비에서 50개비에 이르는 흡연량을 기준으로 환자들을 네 개 군으로 세분하자, 담배를 많이 피울수록 폐암 위험이 높아지는 경

1950년: 스트렙토마이신, 흡연 그리고 오스틴 브래드퍼드 힐

향을 밝혀낼 수 있었다(아래 표 참조). 도표의 최종 결과를 보면 폐암 환자 중에는 대조군의 2퍼센트보다 두 배나 높은 4.9퍼센트의 환자가 하루에 50개비의 담배를 피우고 있었다. 이 차이는 그리 크지 않다고 볼 수도 있지만, 1일 흡연량, 최대 흡연량, 장기간에 걸친 총흡연량 등 흡연 습관을 어떤 기준에서 보더라도 담배 소비량이 많을수록 위험이 증가한다는 똑같은 양상이 관찰되었다. 돌과 브래드퍼드 힐은 결론이 명확하다고 생각했다. "우리가 보기에는 이러한 결과에 대해 특수한 증례를 선정했기 때문이라든지, 기록상 편향이 있었기 때문이라고 생각하는 것은 비합리적이다. 다시 말해, 폐암과 흡연 사이에는 실질적인 상관관계가 있다고 결론을 내려야 한다."[33]

■ 폐암 환자와 대조군의 흡연 습관

	하루 흡연량		
	1개비	15개비	50개비
폐암 환자(649명, 99.9%)	33 (5.1%)	196 (30.2%)	32 (4.9%)
대조군(649명, 100%)	55 (8.5%)	190 (29.3%)	13 (2.0%)

(출처: R. Doll and A. Bradford Hill, 'Smoking and Carcinoma of the Lung', BMJ, 30 September 1950, pp.739~748)

현재는 이 사실을 잘 알고 있지만, 당시에는 모든 것이 사뭇 다르게 생각되었다. 그전에도 알코올이 간경화의 원인이 된다는 사실을 비롯하여 사회적 습관이 치명적 질병의 원인이 될 수 있다는 생각이 없었던 것은 아니지만, 이러한 운명은 소수에 불과한 알코올 중독자에게나 해당되는 것이었다. 실질적으로 모든 사람이 '푹 빠져 있는' 흡연은 전혀 다른 문제였다. 흡연은 모든 사회적 활동에 있어 본질적인 부분이었으며, 사회적(그리고 성적性的) 교제 시에 담배를 권하는 것은 필수적이었다. 흡연이 치명적인 질병을 일으킨다는 사실은 엄청나게 심각한 문제였던 것이다. 의학연구위원회 위원장인 해럴드 힘즈워스Harold Himsworth는 브래드퍼드 힐과 돌에게 결과 발표를 늦추라며 강력하게 권고했다. 나중에 돌은 "연구 결과는 너무나 중요했기 때문에 힘즈워스 경은 다시 한 번 그러한 결과가 나올 때까지(즉, 연구를 반복해서 동일한 결과를 확인할 때까지) 대중에게 발표해서는 안 된다고 생각했다"고 회상했다. 그들은 즉시 연구에 착수했고, 이번에는 런던 외의 지역에서(미처 파악하지 못한 '런던 인자'로 인해 우연히 그런 결과가 나왔을 가능성을 배제하기 위해) 폐암을 조사하기 시작했지만 수개월 후 미국에서 정확히 똑같은 결과가 나왔기 때문에 연구를 계속할 필요가 없었다.[34]

돌과 브래드퍼드 힐은 즉시 1950년 9월 30일자《영국 의학 저널》에 첫 번째 연구 결과를 발표했는데, 이 논문의 몇 가지 특징은 살펴볼 만하다. 첫째, 흡연과 폐암 사이의 '용량-반응' 관계는 매우 감지하기가 힘들어서 편향을 초래할 만한 모든 요인을 철저히 예측하고 제거하지 않았다면 쉽게 알아내기 어려웠을 것이다. 둘째, 모든 측면을 상술한 논문을 발표하는 것 말고는 설명을 명확하게 하기란 불가능했으므로 이 연구의 중대한 결론은 다시 생각할 여지가 없어 보였다. 다시 말해서 그들의 논문이 갖는 혁신성을 제대로 평가하기란 매우 어려운 일이었다. 그때까지 의학에서 신뢰할 수 있는 지식의 원천은 언제나 생물학과 물리학에 있었다. 그러나 회의적인 시각이 상당히 많았는데도, 통계학적 방법론이 질병의 본질에 대해 새롭고도 진정한 통찰력을 제공할 수 있다는 사실이 '당당하게'(결코 과장된 표현이 아니다) 입증되었던 것이다.

그렇지만 사람들이 흡연을 포기하게 하려면 무엇인가가 더 필요했다. 브래드퍼드 힐은 상관관계를 입증할 수 있는 방법을 궁리하다가 놀라운 상상력을 발휘하여 전혀 새로운 연구 기법을 개발했다. 그가 사용했던 '증례-대조군' 연구 기법은 과거의 원인, 즉 일생 동안에 걸친 습관이 특정한 질병의 원인이 될 수 있는지 밝히려고 노력했다는 점에서 '소급적'인 것이었다. 그러나 폐암과 흡연 사이의 상관관계가 타당하다면, 많은 사람을 대상으로 흡연 습관을 비롯하여 생활에 관련된 사항을 질문한 후 어떤 일이 벌어지는지 관찰하는 미래 지향적인 연구에서도 똑같은 결과가 나와야 할 것이다. 물론 이들은 다양한 질병으로 사망하겠지만, 흡연자 중에는 폐암으로 사망하는 경우가 훨씬 많을 것이다. 이러한 '전향적' 또는 '코호트cohort' 연구의 미덕은 시간이 필연적으로 답을 제공해주는 개방형 질문("흡연자들은 어떤 병으로 사망할까?")의 단순성에 있다.

브래드퍼드 힐은 코호트로서 의료등록부Medical Register에 등록된 6만 명의 의사를 선택했는데, 이들은 다양한 연구 관련 질문에 신뢰할 만한 답변을 제공할 가능성이 매우 높은 집단이었다. 의사들에게 담배의 위험성에 대한 경각심을 불러일으키기 위해(바라건대 이러한 인식을 환자들에게 널리 퍼뜨리기 위해), 흡연이 폐암을 일으킨다는 확실한 증거를 찾으려는 과학적 노력에 그들을 참여시키는 것보다 더 확실한 방법이 있을까? 1951년 11월, 브래드퍼드 힐은 '담배 피우십니까?'라는 제목의 편지를 《영국 의학 저널》에 실었다.

지난주, 저는 영국 의료등록부에 등재된 모든 분들께 개인적으로 편지를 보내어 도와달라고 부탁했습니다. 저는 그분들께 흡연 습관에 관한 매우 간단한 서식을 작성해달라고 요청했습니다.

제 생각에 이것은 새로운 접근 방법입니다. 따라서 저의 호소를 귀 잡지의 칼럼에 다시 한 번 실어주셨으면 합니다. 어떤 분야에서 진료하든 모든 의사가 1~2분만 시간을 할애해준다면 연구에 든든한 주춧돌이 마련되어 시간이 지나면서 확고하고도 중요한 해답을 얻을 수 있을 것이라고 생각합니다.[35]

불과 2년 반 만에 브래드퍼드 힐은 해답을 얻어냈다. 설문에 답한 4만 명의 의사 가운데 789명이 사망했는데, 이 중 폐암으로 인한 사망자는 36명에 불과했다. 그러나 사망자의 흡연 습관을 도표화했을 때(아래 표 참조), 폐암은 뚜렷한 용량-반응 상관관계를 나타낸 유일한 질병이었다. 즉, 담배를 많이 피울수록 사망률 또한 높아졌다. 모든 원인으로 인한 사망을 고려했을 때는 흡연량의 증가에 따라 특별한 경향이 관찰되지 않았지만, 하루 1그램을 흡연한 의사 1,000명당 사망률은 0.48, 15그램을

■ **최근 흡연량과 관련된 남성 의사 1,000명당 사망률**

사망 원인	기록된 사망자 수	1일 평균 흡연량에 따른 남성 사망률		
		1그램	15그램	25그램 이상
폐암	36	0.48	0.67	1.14
모든 원인	789	13.42	13.48	16.3

(출처: R. Doll and A. Bradford Hill, 'The Mortality of Doctors in Relation to Their Smoking Habit', BMJ, 26 June 1954, pp.1451~1455)

흡연한 경우 0.67, 25그램 이상을 흡연한 경우 1.14로 상승했다.[36]

폐암의 원인으로서 흡연의 역할에 대한 통계학적 최종 결론은 1957년 10월 14일 《랜싯》 지에 실린 브래드퍼드 힐의 글에서 찾아볼 수 있다. 그는 다음의 짤막한 기사 부분에 이어 답변을 수록했다.

어제 아침 우편배달부가 제 남편의 과거에 관해 몹시 당황스러운 비밀을 전해주었습니다. 의학연구위원회에서 보낸 평범해 보이는 그 편지에는 다음과 같이 쓰여 있었습니다. "의사 선생님께: 1951년 선생님께서는 하루 평균 세 개비의 담배를 피우신다고 말씀하셨습니다."

하루 세 개비라니! 제가 남편을 만났을 당시, 그는 아무리 적게 잡아도 하루에 서른세 개비는 피우고 있었습니다. 그 이후 지금까지 평균 흡연량은 약간씩 변동이 있었지만, 대략 그 정도 수준을 유지해왔습니다. 우리는 베이컨이 차갑게 식어가는 것도 모른 채 멍하니 앉아 있었습니다. 제가 먼저 침묵을 깼습니다. "이 위선적인 영감탱이, 도대체 왜…."

하지만 말을 더 계속할 필요도 없었습니다. 남편은 멍한 눈길로 기계적으로 토스터에 버터를 발랐습니다.

그는 불쑥 말했습니다. "어떻게 그런 말을 한단 말이오?"

그렇지만 자명한 일이었지요. 남편은 금연을 시도하겠다고 큰소리칠 때만 빼놓고는 담배를 입에 물고 살았습니다. 1년에 서너 번 금연을 시도했는데 한 시간도 안 돼서 포기하는 일도 있었지만 2주 정도 지속될 때는 아주 끔찍했습니다. 금연 기간 중에는 어찌나 까탈을 부리던지,

도저히 눈뜨고는 못 봐줄 지경이었지요. 그러니 그 설문지라는 건 남편이 금연 중이었을 때, 더 정확히 말해서 금연한다고 해놓고도 세 개비 정도는 피우고 있었을 때 작성한 것이 분명합니다.

이것이 진실입니다. 하루 세 개비라니. 담당자님은 정말로 그렇게 생각하셨겠지요. 오늘날 사람들은 통계학적 방법을 매우 신뢰합니다. 하지만 그러한 방법도 결국 사람에 따라 좌우된다면 끔찍한 일이 아닐까요?

브래드퍼드 힐은 항상 그렇듯 우아한 산문체로 답변했다.

어쩌면 모르는 사이에 제가 일으켰을 수도 있는 부부 간의 오해를 빨리 풀어드려야 할 것 같습니다. 1951년 11월에 일시적으로 하루에 세 개비만 흡연했다고 해도 남편께서는 설문에 충실하게 답변하신 것입니다. 저는 명백하고도 의도적으로 '현재의 습관'에 대해 질문했기 때문입니다. 이 질문에 앞서서 저는 한 환자에게서 조증과 울증 단계가 번갈아 나타날 수 있듯이 현재라고 하는 말이 반드시 과거(또는 미래)의 상태를 충실히 반영하지 않을 수도 있다는 사실을 알고 있었습니다. 또한 유감스럽게도, 부인의 편지로 보아 아직 이 사실을 모르고 계신 것 같습니다만, 흡연 습관과 사망률 사이에 어떤 관계가 있다고 밝혀지든 이러한 분류상의 '오류'가 그 관계를 축소하면 했지, 과장하지는 않는다는 것도 알고 있습니다. 간단히 말해서 본 설문에서 관찰된 '담배를 많이 피우는' 사람들은 폐암으로 인한 사망률이 비흡연자의

약 20배에 달한다는 소견은 실제 사실을 과소평가한 것입니다. 유감스럽지만 이것은 사실입니다.[37]

사실상 '20배'라는 수치는 거의 정확한 것으로 밝혀졌다. 1993년, 리처드 돌 경은 자신의 80회 생일을 기념하기 위한 행사에서 40년에 걸쳐 진행된 연구 결과를 요약했다. 1951년에 설문에 답했던 의사들 중 거의 반(2만 명)이 사망했는데, 그중 883건이 폐암으로 인한 것이었다. 최종 결과는 놀랄 만큼 단순했다. 하루 25개비 이상의 담배를 피운 사람들은 비흡연자에 비해 폐암 위험이 25배 높았던 것이다.[38]

1950년에 이루어진 브래드퍼드 힐의 두 가지 업적, 즉 결핵의 완치 가능성과 폐암의 예방 가능성을 입증한 것은 그 자체로도 인상적이지만, 그 진정한 의미는 시간이 지날수록 점점 커지고 뚜렷해졌다. 그는 언제나 그렇듯 겸손하게, 그러나 그의 삶에서 절정이라고 할 만한 그 업적이 지닌 의미를 당연히 인식하고 있었으며, 15년 후인 1965년에 '대조군 임상 시험에 관한 고찰'과 '환경과 질병: 관련성인가, 인과성인가?'라는 제목의 두 차례에 걸친 공개 강연을 통해 이를 자세히 설명했다.[39, 40]

우선 '대조군 임상 시험에 관한 고찰'부터 살펴보자. "의학연구위원회에서 [최초의] 스트렙토마이신 임상 시험 결과를 발표한 지 20년도 안 되어 임상 시험은 엄청난 숫자로 수행되기 시작했습니다. 지난 12개월만 놓고 보더라도 단순 포진의 치료부터 심근경색에 있어서 저지방 식이의 효과에 이르기까지, 또한 알코올 금단 증후군의 치료약에서 혼수상태의 환자에게 페니실린의 예방적 사용에 이르기까지 수많은 임상 시험이 수행되었습니다." 무작위 배정 대조군 시험이 전성기를 맞은 것은 의사들이 매일같이 스스로 자문하는 문제, 예를 들어 "이 치료가 저 치료보다 효과가 좋을까?" 등의 질문에 해답을 제공해줄 수 있는 독특한 장점을 지니고 있기 때문이다. 그리고 특히 결정적으로 이러한 질문들이 제기되고 답을 얻는 방식, 즉 실험이라는 방식이 사실상 과학 그 자체와 동일하기 때문이다. 무작위 배정 대조군 시험은 이러한 질문에 답하는 유일한 '과학적인' 방법으로 여겨졌고, 따라서 당연히 '임상 경험' 등 지식을 얻는 다른 방법보다도 우월한 것으로 간주되었다. 이렇게 이 방법은 전후 의학의 '지배적'인 담론으로 자리 잡았다. 그러나 브래드퍼드 힐도 개인적인 경험을 바탕으로 인정했듯이, 통계학은 진실을 명확하게 드러내는 만큼 오히려 더욱 심하게 진실을 호도하고, 가리고, 어떤 의미에서는 뒤엎는 힘을 지니고 있기 때문에 이런 현상은 반드시 좋은 것만은 아니다.

나는 거의, 또는 전혀 명확하게 정의되지 않아서 뒤죽박죽인 환자들을 대상으로 누가, 무슨 약을, 언제, 왜 투여했는지 절망스럽게 짐작할 수밖에 없는 (약물 치료에 관한) 임상 시험을 다루고 있다. 이렇게 허술하게 수행된 시험은 아무런 사실도 알려주지 못할 뿐 아니라 위험하기조차 하다. 특히 최신 통계학적 기법과 전문 용어를 동원하여 쓸모없는 데이터를 부정한 방법으로 뒷받침했을 때는 더욱 그렇다.

그러나 브래드퍼드 힐은 몇몇 예외를 제외한다면 새로운 치료법을 평가하고 기존 치료법의 효능과 비교하여 더 우수한지 알아보는 데 이를 대신할 만한 방법은 없다는 태도를 견지했다.

그런데 특히 최근 들어서 이러한 임상 시험에서 얻은 결론의 타당성과 신뢰성에 대한 반대 의견이 제기되고 있다. 반대하는 사람들은 임상 시험이 질병의 증상 변화에 대한 민감도가 충분하지 못하기 때문에 치료 반응을 판정하는 데도 민감도가 부족하다고 주장한다. 임상 시험에서 '잘못된' 결과가 나왔다가 나중에야 올바른 사실이 밝혀졌지만 그때는 이미 수십 년간 그 약을 사용하여 돌이킬 수 없는 결과가 빚어진 경우도 많다. 또한 빈약한 과학적 데이터에 내재된 오류를 극복할 수 있는 방법은 오로지 통계 숫자뿐이라는 듯, 수많은 임상 시험 결과를 끌어 모아 확정적인 결론을 이끌어내려는 관행에 대한 우려도 있다. 누군가는 이러한 상황을 가리켜 "비금속을 금으로 변화시키는 대신, 통계학적인 방법을 동원하여 변변치 못한 것으로부터 과학적으로 대단한 것을 만들어낸다고 약속하는, 신비롭고 비밀스러우며 마음을 홀리는 (…) 새로운 형태의 연금술이다"라고도 했다. 유감스럽게도 브래드퍼드 힐의 뒤를 이은 사람들이 모두 그만큼 지적이거나 철저했던 것은 아니기 때문에 때로는(어쩌면 자주) 의사들이 개인적인 경험을 근거로 치료의 효능을 평가하는 '임상적 지혜'가 임상 시험의 '객관성'보다 실제 진료에 더 도움이 되기도 했다.[41]

1965년에 '환경과 질병: 관련성인가, 인과성인가?'라는 두 번째 강연을 통해 브래드퍼드 힐은 흡연이 폐암의 원인이라는 발견의 중요성에 대해 특유의 명쾌한 설명을 들려주었다. 결국 뇌졸중, 심장질환, 당뇨병 등(예를 들자면 끝이 없을 것이다) 흔한 질병 중에 얼마나 많은 병이 환경이나 개인의 생활습관에 의해 생기는지를 밝혀낼 수 있다는 점이 중요했다. 원인이 밝혀지면 환경이나 생활습관을 변화시켜 예방할 수 있을 것이라는 자연스러운 결론에 도달하기 때문이다.

잠재적 단서가 수많은 연구를 통해 끊임없이 검토되었다. 특정 질병을 지닌 환자와 건강한 대조군을 구분할 수 있는 그 '무엇'을 찾기 위한 연구들이었다. 이 과정에서 필연적으로 흥미로운 관찰 결과가 얻어지기도 했다. 예를 들어 다발성 경화증 환자 중에는 고양이를 좋아하는 사람들이 많고, 췌장암 환자들은 평균보다 커피를 많이 마신다는 사실 같은 것이다. 질병의 종류가 매우 많고 개인의 생활습관 중에서 측정 가능한 영역 또한 무수히 많다는 점을 고려할 때, 인과성에 관해 생각해볼 수 있는 가설의 숫자는 무한하다고 할 수 있다.

그러나 다발성 경화증 환자가 반려동물로 고양이를 선택할 가능성이 높은 것이 아니라, 사실은 고양이를 키운 것이 다발성 경화증의 원인이었다는(전염성 바이러스로 인해) 사실을 어떻게 확신할 수 있을까? 흡연과 폐암의 관계를 생각해볼 때 질병의 원인을 연구하는 데 있어서 증례-대조군 연구가 갖는 잠재성은 엄청나지만, 잘못된 간섭이 관여하고 잘못된 결론이 도출될 가능성 또한 엄청난 것이 사실이다. 이러한 차이를 어떻게 구별할 수 있을까?

브래드퍼드 힐은 반드시 충족되어야 할 기준을 제시했다. 흡연과 폐암 연구를 예로 들어 그 기준을 설명해보자.

1950년: 스트렙토마이신, 흡연 그리고 오스틴 브래드퍼드 힐

1. 상관관계는 반드시 생물학적으로 타당해야 한다: 담배 안에는 암을 유발하는 물질이 있어서 폐 조직과 접촉했을 때 질병을 일으킬 수 있다.

2. 상관관계는 반드시 강력해야 한다: 흡연자들의 폐암으로 인한 사망률은 비흡연자에 비해 25배나 높다.

3. 상관관계는 반드시 생물학적 차이를 반영해야 한다: 담배를 많이 피울수록 폐암의 위험이 높아진다.

4. 상관관계는 반드시 일관성 있게 관찰되어야 한다: 흡연과 폐암 사이의 관계를 조사한 다른 36개의 연구에서 양陽의 상관관계가 관찰되었다.

5. 상관관계는 반드시 장기간에 걸쳐 관찰되어야 한다: 담배 소비량이 꾸준히 증가하면서 질병 발생률 또한 비례하여 증가했다.

6. 상관관계는 반드시 실험에 의해 입증되어야 한다: 흡연이 폐암을 일으킨다면 금연 실험을 통해 위험이 감소함을 입증해야 하며 금연 기간이 길수록 위험은 더욱 낮아질 것이다.

브래드퍼드 힐의 결론은 다음과 같다.

'인과성'을 판정하기 위해 연구해야 하는 모든 관점에 대해서는 각기 다른 의견이 존재합니다. 어느 누구도 인과 가설을 이론의 여지 없이 지지하거나 반박하는 증거를 제시할 수는 없습니다. [다만] 우리가 관찰한 사실을 설명할 수 있는 다른 방법이 있는가, 이러한 인과 관계만큼, 또는 더욱 가능성이 높은 다른 해답이 있을까 하는 근본적인 질문에 관한 결정을 내리는 데 더 많이, 또는 더 적게 도움이 될 수 있을 뿐입니다.

이 과정에는 기본적인 논리학 법칙을 적용해보는 것 말고는 다른 방법이 없으며, '대조군 시험' 및 '증례-대조군 연구'라는 개념에서 볼 때 이는 놀랄 만큼 단순하다. 즉, 질병의 원인에 관한 과학적 가설을 수립하려면 사실들을 밝혀내는 데 그치는 것이 아니라, 이러한 사실들이 내적 일관성을 지니고 서로 '잘 들어맞아야' 하는 것이다. 이러한 기준이 충족되지 않는다면 그 이론은 정의상 비논리적인 것이며, 따라서 기각되어야 한다. 그러나 그후로 수십 년간 브래드퍼드 힐의 조심스럽고 논리적인 견해는 무시되었다. 역학자들은 삶의 거의 모든 부분이 질병과 관련되어 있다고 주장함으로써 대중에 불안과 혼란을 불러일으켰다. 이 부분은 나중에 다루기로 한다.

1952년 | 클로르프로마진과 정신과 영역의 혁명

조현병 등 심각한 정신질환은 보통 뇌의 화학적 이상, 즉 어디선가 들어본 듯한 이름을 지닌 노르아드레날린, 아세틸콜린, 도파민 등 수많은 화학물질(신경전달물질) 중 한두 가지의 이상과 '관련되어 있다'고 생각된다. 클로르프로마진 등 현대적 약물 또한 이러한 화학물질의 이상을 교정하여 그 효과를 나타낸다고 생각한다.

현대 정신과학에 대한 이러한 도식적인 견해는 그럴듯해 보이지만 부정확한 것이며, 전후 정신과학 분야에서 이루어진 치료 혁명의 비상한 특수성을 제대로 드러내지 않는다는 점에서 중대한 오류를 범하고 있다. 1950년대에 10년 넘는 기간 동안 정신과 진료 영역에는 여섯 개의 새로운 신약이 도입되었으며, 이는 오늘날까지도 중추적인 위치를 차지하고 있다. 그러나 이 약을 발견한 과정은 당시 걸음마 수준에 불과했던 뇌 속의 화학물질에 대한 과학적 지식을 기반으로 한 것은 아니었다. 반대로 대부분 우연에 의해 약이 먼저 발견되고, 수년이 지난 후에야 신경전달물질에 미치는 효과가 규명되었다.

그뿐만이 아니다. 클로르프로마진과 뒤에 등장한 항우울제 등의 약물이 다양한 화학물질의 작용을 증강 또는 차단시켜서 뇌 속의 화학적 상태를 변화시킨다는 사실이 밝혀진 후에도, 정신질환 환자들의 뇌에서 실제로 어떤 일이 일어나는지 하는 의문은 수많은 연구가 이루어졌음에도 아직 밝혀지지 않았다. 따라서 클로르프로마진이 신경전달물질인 도파민의 활성을 차단한다는 점이 밝혀지고 난 후에야 조현병이 뇌 속의 도파민 과잉 상태와 어떤 식으로든 연관되어 있을 것이라는 합리적인 추론이 등장했던 것이다. 그러나 현대과학으로 가능한 한 모든 방법을 동원해도(실제로 매우 정교한 몇 가지 방법이 있다), 조현병 환자의 뇌 속 도파민 시스템은 완벽하게 정상인 것으로 나타났다. 따라서 중증 정신질환에 대한 현재의 의학적 지식은 이렇게 요약할 수 있을 것이다. 우리는 50년 전에 순전히 우연에 의해 조현병과 우울증의 증상을 경감시키는 데 효과적인 몇 가지 약을 발견했지만, 이들이 어떻게 효과를 나타내는지, 뇌 속에서 호전시키는 비정상적 변화의 본질이 무엇인지, 특히 정신질환의 원인은 무엇인지에 대해서는 전혀 알지 못한다.

1953년, 케임브리지를 조금 벗어난 곳에 위치한 풀번 정신병원Ful-bourn Mental Hospital에 새로 배치된 정신과 전문의 데이비드 클라크David Clark 박사가 맡은 임무 가운데 하나는 장기(많은 경우에 평생) 환자들을 수용한 만성 병동을 매주 방문하는 것이었다.

열쇠를 지닌 사람이 문을 열어 나를 맞아들인 후 다시 문을 잠갔다. 문을 여닫을 때 열쇠가 서로 부딪히는 소리는 오늘날의 감방에서와 마찬가지로 요양원 생활에서 빼놓을 수 없는 부분이다. 안으로 들어서면 아무 장식이 없는 방에 사람들이 바글바글하다. 바닥은 잘 닦여 있었으며, 역시 아무런 장식이 없는 나무 탁자 몇 개가 놓여 있고, 의자는 바닥에 고정되어 있으며, 사람들은 특징 없는 옷을 입은 채 삼삼오오 서성거린다. 공기 중에는 오줌 냄새에 섞여서 파라알데히드, 바닥 광택제, 삶은 양배추, 석탄산 비누 등의 냄새가 떠돌고 있다. 정신병원의 냄새다. 몇몇 병동에는 간호사들이 20년 동안 "앉아, 닥쳐"라는 말을 반복한 결과, 머리는 산발을 한 채 아무런 표정 없는 사람들이 그저 줄지어 앉아 있다. 다른 병동은 시끄럽다. 정신적 장애가 있는 여성들의 병동은 환영과도 같은 장소다. 환자들은 '튼튼한 옷', 즉 강화 면직물로 만들어져서 찢어지지 않는 특징 없는 모양의 여성복을 걸치고 있다. 많은 여성들은 벗어서 집어 던질 수 없도록 '잠금 장치가 된 부츠'를 신고 있다. 움직일 수 있는 물건은 없다. 나이프는 식사 때마다 가지고 들어가서 식사가 끝나면 숫자를 세어가며 회수한다. 모든 여성들이 머리를 짧게 깎고 있어서 하나같이 뻣뻣한 회색 대걸레처럼 보인다. 그곳에 들어서면 삽시간에 환자들이 몰려들어 나를 둥글게 에워싼다. 호주머니 속에 손이 들어와 움켜잡고 당기고, 건장한 간호사들이 자리에 앉아 닥치라고 소리 지르며 밀어낼 때까지 퇴원시켜달라거나, 먹을 것을 달라거나, 또는 다른 무언가를 애원하곤 한다. 병동 뒤편에는 스펀지로 벽을 댄 격리실이 있는데 그 안에는 한두 명의 여성들이 벌거벗은 채 사방에 똥을 바르며 누구든 가까이 오기만 하면 고래고래 소리를 지르고 외설적인 말을 늘어놓는다. 그리고 환자들이 바람을 쐬러 나가는 중정이 있다. 바닥은 타맥(도로를 포장하는 재료―옮긴이)으로 포장되어 있고, 4미터 높이의 담장으로 둘러싸인 회색의 커다란 공간에 100여 명의 사람들이 서성거리고 있다. 걷는 사람, 뛰는 사람, 한쪽 다리로만 서 있는 사람, 가만히 있는 사람, 바짓가랑이로 오줌이 흘러내리는 사람. 지루함을 못 이긴 젊은 남자 간호사들은 누구든 줄을 벗어나기만 하면 바로 두들겨 패주려고 환자들을 감시하며(소위 '교통정리'라고 한다) 가만히 서 있을 뿐, 아무 일도 하지 않는다. 그야말로 바닥까지 추락한 사람들의 모습이다.[1]

같은 해, 버밍엄의 윈슨 그린 병원Winson Green Hospital에서는 실험정신과학 교수인 조엘 엘크스Joel Elkes가 이렇게 바닥까지 추락한 사람들을 대상으로 클로르프로마진이라는 신약의 효과를 연구하고 있었다. 클로르프로마진은 급성 조현병에서 유망한 결과가 입증되었지만, 정신 병동의 가장 뒤편에 수용된, '완전히 소진되어' 가망이 없는 만성 환자에 대한 효과는 제대로 평가된 적이 없었다. 엘크스 교수는 이렇게 썼다. "우리의 제한적인 목표는 정신병원의 붐비는 정신질환자 병동에서 지나치게 활동적인 만성 정신병 환자에 대한 클로르프로마진의 유용성을 판정하는 것이었다." 이 새로운 약을 투여받은 환자 중에는 조현병으로 6년째 입원 중인 32세의 남성이 있었다.

그는 무서운 환시와 환청으로 인해 매우 이상한 행동을 보였다. 스스로는 이러한 환각을 '악귀들'이라고 불렀는데, 일단 환각이 시작되면 완전히 사로잡혔다. 그는 '악귀들'을 쫓기 위해 별 뜻 없는 문장을 쓰거나 그림을 그리면서 많은 시간을 보냈으며, 큰 소리로 욕설을 퍼붓거나 가구를 쾅쾅 두드리며 마치 행진하듯 병동을 이리저리 돌아다녔다. 잠도 제대로 자지 못해서 거의 매일 밤 진정제를 써야 했다. 사회적으로는 매우 위축되어 있었으며 외톨이였다. 그러나 클로르프로마진을 3주간 복용한 후, 그는 점차 친절하고 다가서기 쉬운 사람으로 변모했다. 병동에서 몇 가지 일을 하게 되었으며, 크리스마스 장식을 맡기도 했다. 결국 입원한 이후 처음으로 작업 치료를 받고 그림 그리는 재능을 개발하게 되었다. 클로르프로마진 외에 다른 약은 전혀 투여받지 않았으나 잠을 못 이루는 날은 거의 없었다. 가끔 환각에 시달리며 소리를 지르기도 했지만, "악귀들이 그다지 많이 괴롭히지는 않는다"고 했다. 위약으로 바꾸자 상태가 다시 나빠졌다.[2]

즉, 대형 정신병원의 후미진 곳에 수용되어 기껏해야 연말에 한 번 어떤 식으로든 의학적 관심을 받기라도 하면 행운이었던 만성 정신병 환자 한 사람이 딱 3주간 클로르프로마진을 투여한 후 "크리스마스 장식을 맡을" 수 있었다는 말이다. 엘크스는 이러한 결과의 중요성을 완전히 깨닫지 못했을 수도 있지만, 돌이켜보면 명백하다. 어떠한 약이 만성 조현병 환자의 정신 상태를 변화시키는 데 그토록 놀라운 효과를 나타냈다면, 어쩌면 정신병원이나 폐쇄병동이 필요 없어질 수도 있고 그 많은 환자들이 다시 사회로 돌아가 정상적인 생활을 하게 될지도 모를 일이었다. 클로르프로마진은 "소용돌이처럼 문명사회를 찢고 들어와 정신 질환에 대한 모든 치료를 집어삼켰"지만, 그 영향을 제대로 이해하려면 먼저 "동트기 전 어두웠던 때"로 돌아가야 한다.

일반적으로 정신질환은 신경증(불안 장애나 건강염려증 등)과 정신병(조현병·조울증 등 의식과 지각에 장애를 겪는 더 심한 상태)으로 나뉜다. 1930년대와 1940년대에 걸쳐 정신병원을 채우고 있던 수많은 환자는 후자에 속한다. 1937년에 런던 외곽의 호턴 정신병원Horton Mental Hospital에서 진료 부장을 지냈던 헨리 롤린Henry Rollin은 이렇게 회상한다.

> 환자 가운데 어떤 사람들은 조현병으로 하루 종일 조각상 같은 자세를 취하고 있거나, 이상하고 아무 의미도 없는 행동을 한없이 반복하거나, 의자에 앉아 박자에 맞춰 하릴없이 몸을 앞뒤로 흔들곤 했다. 오랫동안 묘한 자세로 팔다리를 비비 꼬는 소위 '납굴증' 환자도 있었다. (…) 조현병보다 좀 적은 수의 환자들은 정동정신병(조울증)을 앓고 있다고 생각되었는데, 주요 증상은 전반적으로 기분에 장애를 겪는 것이었다. 이들 중에는 격렬한 정신 운동 흥분 상태가 조절되지 않아서 문자 그대로 '조증 탈진 상태'로 사망하는 환자도 적지 않았다. 정반대로 극단적인 정신 운동 지연 상태에 이르면 우울증이 너무 심한 나머지 혼미한 상태에 빠지기도 했다. 이때 아무것도 먹지 않기 때문에 사

망할 위험성이 매우 컸고, 강제로 음식을 먹여야 하는 일도 비일비재했다.[3]

세계대전이 일어나기 전의 정신병원 풍경은 암울하기 짝이 없지만, 여기에 정신이 팔려 그 안에 수용된 환자들의 진정한 불운, 즉 그들이 입원한 이유인 질병으로 인한 정신적 고통을 놓쳐서는 안 된다. 조현병 환자들은 무시무시한 환각이나 망상적인 사고의 교묘한 덫에 걸려 겁에 질린 경우가 많다. "공포는 느닷없이 나타나 오싹한 느낌과 충격을 던지며, 무엇 하나 확실한 것이 없다는 감정과 새로운 그림자를 몰고 온다. 그림자에는 움직임과 숨어 있던 생명체, 밤에 나타나 설치는 적, 쥐와 벌레, 덮칠 기회만 노리는 생명체로 가득하다."[4]

수용 시설에 가두어놓고 진정제를 주는 것밖에는 의학적으로 해줄 것이 없었던 1930년대와 1940년대에 인슐린 혼수 요법, 전기 충격 요법 ECT, 정신외과(정신병을 치료하기 위해 뇌의 일부를 잘라내는 수술―옮긴이) 등 오늘날의 기준으로 볼 때 원시적이고 잔인하기조차 한 치료법이 횡행했던 현상은 이렇듯 상상할 수조차 없는 정신적 고통이라는 맥락에서만 이해할 수 있다. 이러한 치료법은 '물리치료'라고 알려졌는데, 뇌에 손상을 가하면 어떻게든 기능 이상이 교정되리라는 희망에서 환자의 뇌에 물리적인 충격을 가하는 행위이므로 정확한 명칭이라 할 것이다.

이러한 방법으로는 우선 1920년에 도입된 '장기 혼수' 요법이 있는데, 이는 환자에게 몇 가지 바르비투르산염 제제를 섞어 투여하여 며칠간 잠든 상태를 유지하는 것이었다.[5] 그다음에는 대량의 인슐린을 투여하여 저혈당 상태로 인한 혼수상태를 유도했다가 다시 대량의 포도당을 투여하여 회복시키는 '인슐린 혼수' 요법이 등장했다.[6] 이어서 인위적으로 간질 발작을 일으키는 카디졸cardizol이란 약이 등장했다가,[7] 이탈리아의 우고 체를레티Ugo Cerletti가 개척한 전기 충격 요법이 뒤를 이었다.[8] 이러한 물리치료의 마지막을 장식한 것은 리스본 출신 신경과 의사였던 에가스 모니즈Egas Moniz가 창안한 뇌엽 절제술, 즉 뇌를 칼로 잘라내는 방법이었다.[9] 이러한 물리치료가 일부 환자에게 뚜렷한 효과를 나타내자, '정상적으로 요구되는 합리적인 수준의 과학적 회의주의'가 끼어들 틈이 없을 정도로 열광적인 반응이 뒤따랐다.[10] 그러나 이러한 방법은 종종 적합하지 않은 환자에게까지 지나치게 남용되었다.

이러한 경향을 바꾸어놓은 것은 정신과 의사나 정신분석가 또는 뇌를 연구하는 화학자가 아니라 프랑스 출신의 호기심에 넘치는 임시직 해군 군의관이었던 앙리 라보리Henri Laborit였다. 1949년 튀니지의 해양 병원Maritime Hospital에서 근무하던 라보리는 혈압이 떨어져서 쇼크 상태에 빠진 환자의 치료법을 연구하고 있었다. 쇼크는 대량 실혈, 심부전, 심한 패혈증 또는 대수술 등 다양한 원인으로 발생할 수 있다. 당시에 실혈로 인해 생긴 쇼크는 수혈에 의해 회복시킬 수 있다는 사실은 알고 있었지만, 다른 상황에서 생기는 쇼크는 그 원인을(당연히 치료법도) 알지 못했다. 많은 지지를 얻은 라보리의 가설은 대수술로 인한 외상이나 심한 감염이 생기면 세포에서 히스타민(건초열 등 알레르기 반응에 관여하는 물질로 잘 알려져 있다) 등의 화학물질이 분비되어 혈압을 떨어뜨린다는 것이었다. 이러한 가설이 옳다면(사실은 그렇지 않다), 화학물질의 분비를 차단하여 수술 후에 발생하는 쇼크를 예방할 수 있을 것이었다. 따라서 라보리는 히스타민의 작용을 차단하는(오늘날 알레르기를 치료하는 데 사용하는 약물과 비슷한) 항히스타민제 프로메타진을 비롯한 몇 가지 약을 섞어 수술 전후 환자들에게 투여했다. 1949년에 발표한 논문(데이터를 전혀 제시하지 않은 것으로 유명하다)에서 라보리는 이러한 약을 조합하여 "수술 후 발생하는 문제에 뚜렷하게 영향을 미칠 수 있었다"고 주장했다.[11]

그러나 더 중요한 점은 그가 임상적으로 프로메타진의 효과를 놀랍도록 통찰력 있게 관찰했다는 것이다. 1937년에 이 계열의 약물이 처음 도입된 이래 관찰된 가장 큰 문제는 졸음을 일으키는 것이었으므로 이 약이 "매우 강력한 최면 효과"를 일으킨다고 쓴 것은 놀랍지 않았다. 하지만 동시에 그는 이 약이 "상당한 진통 특성"을 갖고 있어서 수술 후 환자들의 통증을 가라앉히기 위해 모르핀을 줄 필요가 없다는 사실을 알아냈다. "항히스타민제는 행복한 고요함euphoric quietude을 불러일으킨다. (…) 환자들은 차분하고 표정 또한 느긋하고 편안해 보인다." 몇 년 후의 인터뷰에서 앙리 라보리는 행복한 고요함이라는 상태를 설명하면서, 프로메타진은 일련의 뇌 기능을 '차단'시켜 "정신적 능력을 저하시키거나 의식을 혼미하게 만들지 않으면서도 완벽하게 차분하고 고요한 상태"로 이끈다고 묘사했다.[12]

1950년, 제약회사인 론 풀랑Rhône-Poulenc 사는 프로메타진이 정신병 치료에 효과가 있을 가능성에 주목하여 대대적인 연구를 시작했다. 프로메타진은 페노티아진phenothiazines이라는 계열에 속하는데, 회사의 수석 화학자인 폴 샤르팡티에Paul Charpentier는 행복한 고요함이라는 상태를 유도하는 데 프로메타진과 비슷하거나 더 강력한 약을 찾아낼 수 있으리라는 희망을 품고 페노티아진 계열의 분자 구조를 지닌 다양한 유도체를 합성하기 시작했다. 이렇게 합성된 화합물은 종소리가 들리면 전기 충격을 피해 밧줄을 타고 올라가도록 학습시킨 쥐를 대상으로 시험되었다. 클로르프로마진은 그중 한 가지로, 이 약을 투여하자 쥐는 종소리에 꼼짝도 하지 않았다.[13]

이 소식을 듣고 이 약을 처음으로 조현병 치료에 사용한 것은 파리의 유명한 정신과 의사였던 장 들레Jean Delay와 피에르 드니케르Pierre Deni-ker였다. 환자는 "카페를 돌아다니며 즉흥 연설을 하고, 낯선 사람들에게 싸움을 걸고, 자신은 자유를 사랑한다며 머리 위에 꽃병을 올려놓은 채 거리를 배회하다가" 병원에 끌려온 조반니 에이Giovanni A.라는 57세의 노동자였다. 클로르프로마진을 투여한 지 9일이 지나자 그는 정상적인 대화를 할 수 있었으며, 3주 후에는 퇴원할 채비를 했다. 이러한 효과는 전기 충격 요법이나 인슐린 혼수 요법 등 물리치료에서 관찰된 어떤 반응보다도 훨씬 우수하고, 훨씬 빠르며, 훨씬 안전했다.[14] 이 소식이 영국에 전해지자, 마침내 버밍엄 윈슨 그린 병원의 조엘 엘크스가 아무 치료 방법이 없었던 장기 입원 병동의 '소진돼버린' 환자들에게 클로르프로마진을 투여하기에 이르렀다.

클로르프로마진을 필두로 이후 수년간 정확히 같은 방식, 즉 우연과 예리한 관찰과 화학적 화합물의 선별 과정을 거쳐 우울증, 조증, 불안증 등 모든 정신질환에 투여할 수 있는 네 가지 다른 계열의 약물이 속속 등장했다. 사실 다른 방법은 생각할 수도 없었는데, 당시로서는 뇌가 어떻게 기능하는지 전혀 알지 못했고, 심지어 어떠한 이상이 정신질환을 일으키는지도 전혀 몰랐기 때문에 놀라운 효과를 나타내도 이러한 약이 어떻게 작용하는지는 전혀 알지 못했던 것이다.[15]

1955년 파리의 정신과 의사 들레와 드니케르가 1,000명의 환자를 치료한 경험을 요약했을 때도, 그들은 약물의 작용 기전에 대해서는 아무것도 몰랐다. 그들은 이 약이 교감신경계를 자극할지도 모른다거나, 뇌에서 산소 대사를 감소시킬 것이라거나, 뇌파의 양상이 수면 시와 똑같이 바뀔지도 모른다는 등 다양한 가설을 제시했다.[16] 1963년에 이르러서야(조반니 에이가 처음으로 클로르프로마진을 투여받은 지 11년 후) 이 약이 신경전달물질인 도파민의 작용을 억제시킨다는 사실이 밝혀졌다. 조현병 환자의 근본적인 문제는 신경화학적인 것이라는 추론이 자연스럽게 등장했다. 뇌에서 도파민이 너무 많이 분비되거나, 엉뚱한 곳에 작용하거나, 도파민 수용체가 지나치게 예민하다고 생각되었던 것이다. 그러나 이렇듯 명백해 보이는 설명이 잘못된 것으로 판명되었다. 부검에서도, 첨단 촬영 기법을 동원한 검사에서도, 조현병 환자의 뇌에서 도파민의 생화학적인 이상을 하나라도 찾아내거나 입증하지 못했던 것이다(다른 신경전달물질 또한 아무런 이상이 밝혀지지 않았다).

전후 정신과학의 역사는 질병의 본질 또는 치료가 효과를 나타내는 이유를 근본적으로 이해하지 못한 상태에서도 어떻게 질병을 치료할 가능성이 높아질 수 있었는지를 극적으로 입증한다.* 앙리 라보리가 프로

---

* 정신질환의 치료에 대한 더 많은 치료적 혁신은 부록 II에 수록했다.

메타진에 의해 유도된 행복한 고요함을 예리하게 관찰했듯이, 이 과정에는 인간의 지성이 큰 역할을 했다. 물론 '과학', 특히 신경화학과 약리학 또한 큰 몫을 했다. 그렇지만 이러한 역사에 대해, 모든 것이 수수께끼 속에 묻혀 있는 상황에서 경험주의가 승리한 것이라는 관점에서 바라보아야 한다. 도대체 왜 신체 조직에서 히스타민을 차단하는 화합물이 동시에 뇌에서 전혀 다른 화학물질인 도파민의 작용을 억제하여 조현병의 증상을 호전시킨단 말인가? 조현병이란 무엇인가? 그 원인은 무엇인가? 조현병의 지도는 빅토리아 시대의 탐험가들이 도착하기 전의 아프리카처럼 공백으로 남아 있다.

1952년 | 코펜하겐의 소아마비 유행과
집중 치료의 탄생

집중 치료 병동에 입원하는 이유는 다양하다. 가장 흔한 이유는 큰 수술 후에 입원하는 것이지만, 두부 외상이나 패혈증 또는 호흡근육이 마비되어 호흡부전이 생긴 경우에도 집중 치료가 필요하다. 환자의 몸에는 심장 모니터, 혈액 내 산소와 이산화탄소 농도 및 혈압을 측정하는 기기, 심박 조율기, 투석기 등 10여 가지 장비가 동시에 연결되는 경우도 있다. 하나같이 너무나 인상적으로 보이고 실제로도 그렇기 때문에 마법 같은 첨단 기기들의 중심에 가장 기본적인 장비가 있다는 사실을 잊어버리기 쉽다. 폐에 산소를 불어넣는 인공호흡기가 그것이다. 산소만 있다면 심장 박동을 지속시켜 조직이 치유되고 신체장애로 인한 합병증에서 회복할 '시간을 벌' 수 있다. 인간의 생리적 기능에 산소가 필수적인 역할을 한다는 사실이 알려진 것은 약 200년 전이었지만, 산소가 중환자들의 생존에 있어서도 중요하다는 개념은 1952년 코펜하겐에서 소아마비가 유행하면서 갑작스럽게 대두되었다.

1952년 가을, 코펜하겐 블레그담스 병원Blegdams Hospital의 제19병동을 방문한 사람은 희한한 광경을 보았을 것이다. 두 줄로 나란히 늘어선 70개의 병상마다 소아마비로 근육이 마비된 어린이들이 누워 있는데, 하나같이 목의 절개부(기관 절개 개구부)를 통해 플라스틱 튜브를 기관으로 삽입하고 튜브의 다른 쪽 끝은 또다른 기다란 관을 통해 고무주머니에 연결해두었다. 침대마다 젊은 의과 대학생이 옆에 서서 몇 초마다 한 번씩 고무주머니를 눌러 튜브를 통해 어린 환자의 폐로 산소를 불어넣은 뒤 주머니를 놓는 동작을 여섯 시간 동안 반복했다. 하루에 네 번, 교대 시간이 되면 다른 학생들이 병동에 들어와 임무를 교대하는 일이 밤낮없이 6개월간 계속되었다. 몇 주가 지나자 정서적·신체적으로 녹초가 되어 포기하는 학생이 속출했지만, 당시 환자였던 안 이스베르Ann Isberg의 말을 빌리자면 "슬프지는 않았다". 오히려 "전쟁 때처럼 한번 해보자는 생각으로 모두들 최선을 다했다". 소아마비 유행이 끝날 때쯤 집계된 바로는 1,500명이 넘는 의과 대학생들이 '최선을 다한' 결과, 16만 5000시간이 넘게 고무주머니로 인공호흡을 시행하여 90퍼센트가 넘던 소아마비 사망률이 25퍼센트로 줄었다. 사실 이러한 치료는 그 규모만 빼고는 전혀 새로운 것이 아니었다. 튜브에 연결된 '고무주머니를 눌러' 인공호흡을 하는 기술은 이미 오래전부터 수술실에서 흔히 사용되고 있었다. 그렇지만 1952년에 코펜하겐을 휩쓸었던 소아마비 유행이 없었더라면 '보조 환기'가 중환자 치료에서 중심적인 역할을 담당한다는 극적인 사고 전환은 이루어지지 않았을 것이다.[1]

소아마비 바이러스는 오염된 음식이나 물을 통해 몸속에 들어가 장에서 흡수된 후 온몸으로 퍼져 근육 운동을 조절하는 척수 신경을 마비시킨다. 대개 여름에 발생했으므로 '여름 전염병'이라고도 불렀다. 주기적으로 크게 유행했는데, 당시 사람들이 이 병을 얼마나 무서워했을지 상상하기는 어렵지 않다. 건강하고 활발하던 아이가 갑자기 열이 오르며 침대에 드러눕고, 다음 날 깨어보니 팔이나 다리를 움직일 수 없는 것이다. 운이 좋다면 마비가 진행되지 않고 팔이나 다리가 약해진 채 축 처져 쓸 수 없는 정도로 끝나지만, 바이러스가 척수를 따라 올라가 호흡근을 조절하는 신경이라도 침범하면 무서운 결과가 빚어졌다.

호흡 곤란이 시작되면 어린이들은 장차 다가올 고난에 맞서기 위해 갑자기 잠에서 깬 것처럼 보인다. 그러나 몇 시간 뒤에 보면 폭삭 늙어버린 것 같았다. 아무 걱정 없이 넋을 놓고 졸려 하던 아이가 갑자기 완전히 잠에서 깨어 뭔가에 몹시 흥분한 것처럼 행동하는 것이다. (…) 몸과 마음 모두 오로지 숨 쉬는 데만 집중하는 것 같다. 한 번 숨 쉬는 것조차 너무나 힘들기 때문에 호흡은 온 힘을 다해 능동적으로 노력해야 하는 과정이 되어버린다. 이때 어린이는 주먹을 꼭 쥐고 싸우려는 것 같은 인상을 준다. 본능적으로 힘을 아끼려고 먹지도, 말하지도 않으며, 꼭 말을 해야 할 때는 작은 소리로 몇 마디 내뱉을 뿐이다. (…) 신경이 곤두서고 두려움에 가득 차 있으며 혼자 남겨지는 것을 무서워하고, 아무것도 삼킬 수 없기 때문에 입술 사이에 침이 거품을 이루며 고여 있어 닦아주어야 한다. 찬물로 입술을 적셔주면 좋아하지만, 삼킬 수 없다는 것을 알기 때문에 물을 마시려고 하지 않는다. 입술과 혀는 약간 푸르스름해지는데, 더욱 두드러지는 것은 때때로 사람을 섬뜩하게 만드는 창백함이다. 땀이 비 오듯 흐르다 일순간 호흡이 약해지고, 의식이 혼미해지면 때때로 정신이 돌아오기도 하지만 결국 혼수상태에 빠진다. 이 상태로 한 시간 남짓 지나면 호흡이 멎는다.[2]

1931년 하버드 대학병원의 의사였던 필립 드링커Philip Drinker는 그 해 결책으로 신경이 회복되고 호흡근의 힘이 돌아올 때까지 호흡을 계속할 수 있게 해주는 철로 된 호흡 보조 장치, 즉 철폐iron lung를 제안했다. 철폐 속에는 음압을 만들어내는 몇 개의 밸브를 설치하여, 흉벽을 바깥쪽으로 잡아당겨 공기가 폐 속에 들어가게 했다. 그후 철폐 속의 압력을 신속하게 정상으로 되돌리면 폐의 자연적인 탄성에 의해 공기가 다시 몸 밖으로 나왔다.[3] 그러나 철폐가 아무 도움이 되지 않는 환자도 있었다. 바이러스가 훨씬 위쪽까지 퍼져 올라가 호흡근은 물론 삼키는 데 관여하는 인후부 뒤쪽 근육까지 침범한 환자였다. 이때는 입속에서 만들어지는 분비물이 폐로 들어가지 않도록 막을 방법이 없었다. 문자 그대로 자신의 침에 빠져 죽는 것이다.

1951년 9월, 코펜하겐 대학에서 2차 국제 소아마비 학회가 열렸다. 소아마비 백신이 개발되어 출시를 목전에 두고 있었고, 조너스 소크 Jonas Salk와 앨버트 세이빈Albert Sabin 등 백신 개발자들이 모두 참석할 예정이었으므로 낙관적인 분위기에 가득 차 있었다. 그러나 그토록 많은 의사와 과학자가 소아마비의 치료에 관여하고 있다는 사실은 필연적으로 그중 누군가는 소아마비 바이러스의 '침묵'의 보균자일 수도 있다는 사실을 의미했다. 그들은 거의 확실히 이듬해 코펜하겐을 휩쓴 파국적인 소아마비 유행의 근원지였을 것이다.[4]

유행이 시작되었을 때 블레그담스 병원은 충분히 대비가 되어 있지 않았다. 철폐 형태의 인공호흡기 한 대와 더 작은 크기의 가슴에 맞는 인공호흡기 여섯 대만 보유하고 있었던 것이다. 지난 10년간 인공호흡기 치료가 필요할 만큼 심한 소아마비 환자가 입원한 것은 연간 열 명꼴이었지만(총 76명), 살아남은 것은 열다섯 명뿐이었으므로 사망률은 80퍼센트에 달했다. 하지만 이번에는 환자 수가 그야말로 병원을 압도했다. 8월 중순에 이르자 하루 50명꼴로 새로운 소아마비 환자가 밀어닥쳤다. 내과 과장 라센Lassen 박사는 "곧 우리는 몇 대 안 되는 인공호흡기로 어떤 환자를 치료하고 어떤 환자를 치료하지 않을 것인지 정해야 하는 감당할 수 없는 딜레마에 빠졌다"라고 말했다. 운 좋게 인공호흡기 치료를 받는다고 해도 반드시 살아남는 것도 아니었으므로 더 많은 인공호흡기를 구입하는 것은 해결책이 되지 못했다. "환자들에게 인공호흡을 제공할 만한 새로운 방법을 찾아야 했다. 임기응변의 지혜가 절실히 필요했던 것이다." 병원의 다른 의사인 모겐스 비오르네뵈Mogens Bjorneboe 박사가 마취과 의사인 비오른 입센Bjorn Ibsen 박사와 상의해보라고 했지만, 라센은 회의적이었다. 당시 마취과 의사는 "제대로 된 의사"가 아니라 기술자에 불과하기 때문에 수술실 밖의 문제에 대해서는 아무것도 모른

다는 선입견이 팽배해 있었던 것이다.[5]

　그러나 딱히 다른 방법이 있는 것도 아니었다. 결국 입센이 불려왔다. 그는 실로 능력 있는 기술자일 뿐 아니라 매우 생각이 깊은 사람으로, 결국 소아마비 환자의 정확한 사인에 대한 당시의 의학적 이해에 근본적으로 도전하는 혁신적인 해결책을 제안했다.

　소아마비가 마지막 단계에 접어들었다는 신호는 혈압이 오르면서 열이 나고 피부가 축축해지는 것이었는데, 이러한 증상이 나타나면 급작스럽게 죽음이 찾아왔다. 이렇게 순차적으로 나타나는 증상들은 그간 질병 자체, 즉 바이러스가 뇌 속의 체온과 혈액 순환 조절 중추를 공격해서 생긴다고 여겼다. 병동에서 환자들을 관찰하고 의사들과 이야기를 나눈 후 부검실을 방문한 입센은 이러한 설명이 잘못되었다는 것을 깨달았다. 그는 철폐형 인공호흡기로 치료받은 어린이들조차 그토록 높은 사망률을 보인다는 사실에 충격을 받았다. 어린이들은 바이러스가 뇌를 침범했기 때문이 아니라 제대로 호흡하지 못해 사망한 것이며, 혈압이 오르면서 열이 나고 피부가 축축해지는 등의 말기 증상은 뇌에 충분한 산소가 공급되지 않아 생긴다는 것이 그의 주장이었다. 그는 극단적인 해결책을 내놓았다. 철폐형 인공호흡기를 버리고 모든 환자에게 기관절개술을 시행해서 폐에 충분한 산소를 확실하게 공급할 수 있는 유일한 방법, 즉 사람이 직접 손으로 환기시키도록 하는 방법을 제안했던 것이다. 이 대목에서는 좀더 자세한 설명이 필요하다. 철폐는 폐의 정상적인 작용을 모방하여 음압에 의해 폐를 팽창시킴으로써 공기가 폐로 들어가게 하는 방법이었다. 반면 입센의 방법은 기관을 칼로 절개한 후 절개부를 통해 기도에 튜브를 집어넣는 것이었는데, 이렇게 하면 튜브를 통해 기도를 막고 있는 분비물을 흡인할 수 있을 뿐 아니라 폐로 산소를 불어넣을 수도 있었다. 따라서 입센이 제시한 해결책의 요점은 상대적으로 비효율적인 폐 환기 방법을 훨씬 효율적인 것으로 대체시킨다고 할 수 있다.

직접 소아마비를 치료해본 경험이 없는 마취과 의사 입센이 코펜하겐만이 아니라 덴마크 동부 전체에서 발생한 모든 소아마비 환자들이 입원하는 병원의 진료 부장인 라센에게 질병의 말기 단계에 대한 이해가 잘못되었다고 말하고 있으니, 실로 재미있는 상황이었다. 라센은 반신반의했지만 일단 입센의 말을 믿기로 했다. 그 뒤에 벌어진 일은 의학의 역사에서 가장 극적이자 결과적으로 가장 큰 영향을 미친 사건으로 기록된다. 라센은 비키Vicki라는 이름의 12세 소녀를 선택했다. "아이는 사지가 모두 마비되어 매우 중한 상태였다. 가까스로 숨을 쉬고 있었다. 체온은 39도에 이르렀다. 청색증이 있는 피부는 땀에 젖어 있었다." 입센은 이비인후과 의사에게 기관절개술을 부탁한 후 환기용 고무주머니가 달린 커프형 튜브(풍선 모양의 커프가 달려 있어서 기도에 위치시킨 후 부풀리면 쉽게 움직이지 않도록 고안된 튜브—옮긴이)를 기도로 밀어넣었다. 처음에는 기도에서 경련을 일으키는 바람에 폐에 공기를 불어넣기가 매우 힘들었다. 몇 분 만에 아이는 죽어가고 있었다. 새로운 치료법을 구경하려고 슬금슬금 모여들었던 의사들은 다른 볼일이 있다며 하나둘씩 자리를 뜨기 시작했다. 아이 또한 당연히 매우 불안한 상태에 빠져들었으므로 입센은 바르비투르산염인 펜토탈(정맥 주사용 마취제—옮긴이)을 조금 주사했는데,

그 순간 그렇지 않아도 약했던 호흡이 중단되어버렸다. 아이가 호흡을 멈추자 기관지가 이완되면서 입센은 마침내 폐에 공기를 불어넣을 수 있었다. "다른 의사들이 다시 돌아왔을 때쯤에는 (…) 소녀의 혈색이 이미 정상으로 돌아와 있었다. 체온과 혈압 또한 정상으로 회복되었다. 이 12세 소녀는 그해 유행병이 도는 중에 이러한 방법으로 목숨을 건진 첫 번째 환자가 되었다."

이제 입센은 회의론자들에게 대항할 수 있었다. 그의 이론이 옳다면 비키에게 다시 철폐형 인공호흡기 치료를 시작할 경우 폐 환기가 충분히 이루어지지 않아서 혈액 속에 이산화탄소가 축적되고 결국 체온과 혈압이 다시 올라갈 것이었다. 이러한 시나리오는 정확히 현실로 나타났다. 그리고 입센이 다시 간헐적으로 환기용 고무주머니를 사용하자 환자의 상태는 다시금 호전되었다.

결과에 한껏 고무된 라센은 새로운 치료법을 적용하는 데 적극적으로 뛰어들어 의과대학생들을 대규모로 동원했다. 사람이 손으로 하는 일을 대신하는 기계를 고안하는 것은 기초적인 제작 기술에 불과했으므로, 이듬해에 이르자 장기간의 인공호흡기 치료는 일상적인 것이 되었다. 그 결과는 놀라운 것이었다.[6]

이 소식이 알려지자, 수많은 의사들이 실제로 치료법을 직접 보기 위해 코펜하겐으로 모여들었다. 그중 한 사람이 옥스퍼드 대학 래드클리프 병원Radcliffe Infirmary에 근무하던 신경과 의사 리치 러셀Ritchie Russell로, 그의 논문은 당시 소아마비에 대한 표준 치료로 인정받고 있었다.[7] 깊은 인상을 받은 그는 영국으로 돌아가 자신의 책을 개정하고 새로운 방법으로 환자들을 치료하기 시작했다. 첫 번째 환자는 16세의 여학생 재닛 딜리Janet Deeley였다. 재닛은 소아마비는 아니었지만 일종의 급성 신경염인 길랭바레Guillain-Barré증후군으로 인해 안구 운동을 조절하는 근육 외에는 모든 근육이 마비될 정도로 심한 상태였다. 감각과 의식이 고스란히 남아 있는 상태로 전혀 움직일 수 없게 된, 몸속에 갇혀 있는 환자의 생명을 연장하려는 시도는 비윤리적이라는 쑥덕거림에도 불구하고 러셀 박사는 이비인후과 의사를 종용하여 기관절개술을 시행한 후 인공호흡기를 연결했다. 6주를 버티자 마침내 신경의 염증이 가라앉고 근력이 돌아오기 시작했다. 재닛은 나중에 간호사가 되어 자신이 치료받았던 그 병동에서 근무하다가 농부와 결혼하여 네 명의 아이를 두었다. 그녀를 치료했던 의사 중 한 명인 크램프턴스미스A. Crampton-Smith 박사가 나중에 회상했듯 그녀의 회복은 매우 중요한 사건이었다. "이후 래드클리프 병원에서 인공호흡기 치료를 받지 않고 호흡부전으로 사망하는 환자는 없었다. 만일 재닛이 사망했다면 영국의 의료는 엄청나게 뒤처질 수도 있었지만, 그녀는 회복되었고 마침내 논란에 종지부를 찍을 수 있었다. (…) 이후로는 누구도 인공호흡기 치료를 꼭 해야 하느냐는 의문을 제기할 수 없었다."[8]

여기서 한발 물러서서 입센이 제시한 해결책의 과학적 원리를 음미해볼 필요가 있다. 우선 그가 맞닥뜨렸던 상황을 상상해봐야 한다. 오늘날 우리는 그의 해결책이 두 가지 차원에서 옳다는 사실을 알고 있다. 첫째, 소아마비에 걸린 어린아이의 직접적 사인은 적절한 인공호흡을 통해 예방할 수 있다. 둘째, 적절한 인공호흡을 충분히 오래 지속할 수 있다면 호흡근의 근력이 회복되는 데 필요한 '시간을 벌 수' 있다. 그러나 1952년 당시에는 이러한 두 가지 추정이 모두 분명한 것은 아니었다. 조언을 해달라는 부탁을 받고 병원에 도착한 입센은 한 번이라도 더 숨을 쉬려고 안간힘을 쓰면서 죽어가는 어린이들로 가득한 병동을 돌아다니며 침대 주위로 드리워진 커튼을 젖힐 때마다 '철폐' 치료를 했음에도 또다시 한 생명이 스러져가는 광경을 지켜보아야 했을 것이다. 그는 어떻게 본능적으로 근본 문제가 폐의 부적절한 환기에 있다는 사실을 알았을까? 어떻게 그는 이러한 문제를 해결하여 환자를 충분히 오래 살려둘 수만 있다면 호흡근의 근력이 회복되리라는 것을 알았을까? 우연히 아이디어가 번뜩이며 떠오른 것이 아니었다. 그는 이렇게 죽어가는 어린이들과 비슷한 상황을 떠올렸던 것이다. 쿠라레라는 약으로 환자들의 호흡근을 마비시킨 후 인공적으로 호흡을 유지하는 것은 마취과 의사들이 매일 수술실에서 하는 일이었다.

쿠라레는 신경에서 발생한 전기적 신호가 화학물질을 분비시켜 근육운동을 일으키는 부위인 신경근 접합부를 차단하는 독소로, 남미 원주민들은 이 물질을 화살촉에 바른 후 입으로 부는 화살총으로 발사하는 방식으로 수백 년간 사냥에 사용했다. 쿠라레는 수술 중의 어려움, 특히 복부 수술 시 복벽의 근육이 경련을 일으켜서 복강 내 장기에 접근하기 어려운 문제를 극복할 방법을 찾고 있던 몬트리올의 하워드 그리피스 Howard Griffith와 이니드 존슨Enid Johnson에 의해 1942년에 처음으로 사용되었다. 그리피스와 존슨은 쿠라레를 투여하면 1분도 안 되어 복근이 "밀가루 반죽처럼 부드러워져" 외과 의사들이 "아무 문제 없이" 수술할

수 있다는 사실을 발견했다.[9]

그러나 쿠라레의 진정한 잠재력은 1946년 리버풀의 마취과 의사 세실 그레이T. Cecil Gray에 의해 드러났다. 쿠라레는 수술 중 복근을 이완시키는 데에만 도움이 되는 것이 아니었다. 그는 쿠라레를 고高용량 투여하여 호흡근을 마비시킨 후 훨씬 적은 마취제를 사용한 증례를 1,000건 넘게 보고했다. 지금으로서는 믿기 어렵지만, 당시 표준적인 마취 기법은 고용량의 바르비투르산염이나 가스를 투여하여 마취를 유도함으로써 환자가 '깊은 마취' 상태에 들어서도 잠들었을 때처럼 자발적으로 호흡을 계속하도록 하여 산소마스크를 통해 폐를 환기시키는 것이었다. 세실 그레이는 쿠라레를 사용하여 근육을 완전히 마비시키면 깊은 마취 상태가 불필요하며 마취제를 훨씬 적은 용량으로 사용해도 된다고 주장했는데, 이는 여러 가지 이유로 매우 바람직했다. 한 가지 문제는 이 약이 자발적인 호흡을 방해한다는 점이었다. 그는 놀라운 통찰력을 발휘하여 이 문제는 마취과 의사가 '넘겨받아', 환자를 인공적으로 호흡시켜주면 된다고 생각했다. 수술이 끝날 때쯤에는 쿠라레의 효과가 점차 사라지거나 다른 약을 사용하여 약효를 역전시키면 환자가 자발적으로 호흡하게 할 수 있었다.[10]

이렇게 역사적인 관점에서 보면, 입센이 소아마비에 걸린 어린이들에게 기관절개술을 시행한 후 인공적으로 환기시키자고 제안한 것을 쉽게 이해할 수 있다. 경험을 통해 입센은 부적절한 환기의 결과를 잘 알고 있었고, 쿠라레로 호흡근을 마비시킨 환자에게 적절한 양의 산소가 폐에 도달하는 것이 매우 중요하다는 사실을 알고 있었다. 그로서는 수술실의 경험을 소아마비 바이러스에 의해 호흡근이 마비된 어린이라는 환경에 적용하기만 하면 되었던 것이다. 결국 그가 제시한 해결책의 본질은 마취과학이라는 학문의 지식과 기술을 단순히 다른 분야로 옮겨온 것에 불과했다.

블레그담스 병원에서 소아마비 환자들의 생존율이 놀랄 정도로 개선된 이후(10퍼센트 남짓에서 75퍼센트 이상으로), 모든 중환자를 생명 기능이 회복될 때까지 충분한 기간 동안 인공호흡기로 치료하는 현대적 집중 치료 병동이 생긴 과정이 매우 간단했으리라고 생각할 수도 있다. 그러나 사실은 그렇지 않았다. 옥스퍼드의 리치 러셀 박사가 많은 소아마비와 다발신경염 환자들을 성공적으로 치료한 후에도 이러한 치료법이 확실히 도움이 될 만한 다른 환자들에게 치료 범위를 넓히지는 못했다. 가장 중요한 대상은 대수술을 받고 회복기에 있는 환자들로, 수술 후 상당 기간 인공호흡기 치료를 해준다면 생리적 기능을 회복할 만한 시간을 버는 데 크게 도움이 될 터였다. 그렇지만 많은 외과 의사들은 수술 후 인공호흡기 치료를 하면 수술이 잘못된 것으로 해석되어 의사로서의 능력이 의심받지 않을까 하는 두려움 때문에 이러한 제안에 강력히 반대하고 나섰다.[11] 그래서 1950년대 초반에 개심술 등 대수술을 받은 환자들은 수술 중에는 인공적 환기를 받았지만 병실에서는 '자발적으로 호흡하는' 상태로 돌아갔으며, 이로 인해 무수한 의학적 합병증을 겪어야만 했다. 심장 수술을 받은 직후의 사망률은 솜전투(Battle of the Somme, 1차 세계대전 중 가장 치열했던 전투로, 4개월 남짓한 기간 동안 양측을 합쳐 120만 명 이상의 사상자를 냈다—옮긴이)에 참전했던 보병의 사망률과 맞먹는 것으로, 대개 새로운 수술에 익숙하지 못했던 외과 의사들의 경험 부족 탓으로 생각되었지만, 실상은 대부분의 환자들이 수술 후 적절한 인공호흡 치료를 받지 못했기 때문이었다. 코펜하겐에서 소아마비가 유행했을 때 장기적인 인공호흡 치료가 생명을 구할 잠재성이 있다는 사실이 입증된 지 3년 후인 1955년에야 이러한 원칙이 수술 환자들에게도 적용되기 시작했다. 보스턴의 매사추세츠 종합병원Massachusetts General Hospital의 통계에 따르면, 당시 대수술 후 24시간 이상 인공호흡기 치료를 받은 환자는 66명에 불과했다. 그러나 1964년에 그 숫자는 400명으로 늘어났으며, 1982년에는 2,000명에 이르렀다.[12] 오늘날에는 이유가 어떻든 폐 기능이 손상되었을 때 적절한 산소 공급을 유지하는 방법은 두말할 것도 없이 '튜브를 삽입한 후 환기시키는 것'이다. 현대적 집중 치료의 성공은 이렇게 단 하나의 기술에 달려 있다. 그토록 오랜 시간이 걸렸다는 것이 오히려 놀랍지 않은가!

1955년 | 개심술, 마지막 고지

"심장 수술을 시도하는 외과 의사는 누구든 동료들의 신뢰를 잃을 만하다." 독일의 위대한 외과 의사 빌로트T. H. Billroth는 1893년에 이렇게 말했다. 그도 그럴 것이 '시도'가 곧 죽음을 의미했기 때문이다. 이후로도 50년 동안 심장은 외과 의사들의 능력이 미칠 듯 미치지 않는 영역이었다. 심장은 우리 몸에서 해부학적으로 가장 복잡한 장기이기 때문에 외과적 교정술이 필요한 문제 또한 매우 다양하다. 외과 의사들이 생각하기에 심장은 산악인들에게 에베레스트 산이 그러했듯이 정복되지 않은 채 마지막으로 남겨진 봉우리였다. 그러나 내부로 접근하여 수술할 수 있을 만큼 긴 시간 동안 심장의 기능을 대신해줄 방법을 찾아내지 못하는 한 그것은 정복할 수 없는 것이었다. 이렇게 볼 때 심장 수술에서 가장 중요한 발전은 의학적인 것이 아니라 기술적인 것, 바로 인공심폐기, 즉 '펌프'를 개발한 것이었다.

1955년부터 1960년까지 5년 동안 인공심폐기는 심장 수술이라는 분야를 모든 수술 중에서 가장 규모가 크고 정교한 분야로 끌어올렸으며, 그 여파는 다시 수많은 의학 분야로 파급되었다. 예를 들어, 이러한 발전으로 인해 중환자가 수술을 받은 후에도 장기간 생존할 수 있도록 최초의 집중 치료 병동이 생겨날 필요가 있었다. 또한 아직도 죽음을 심박동 정지라고 정의했던 1950년대에는 의사들이 마음만 먹으면 심장을 멈추게 했다가 다시 뛰게 할 수도 있다는 사실은 엄청난 일로 생각되었다. 그야말로 심장 수술은 의학의 무한한 가능성이라는 대중의 인식을 더욱 강화한 사건이었다.

'개심'술은 외과 의사가 심장을 '열어젖히고' 심실과 심방 사이의 벽에 생긴 결손을 교정하거나 병든 판막을 교체하는 수술이다. '개심'이란 용어가 지나치게 현학적으로 들릴 수도 있지만, 1950년대 초반까지만 해도 이러한 수술 기법은 그전까지 해왔던 '폐심closed-heart'술, 즉 심장이 계속 혈액을 뿜어내는 상태에서 외과 의사가 '눈으로 보지 않고' 손가락이나 메스를 집어넣어 해부학적 이상을 교정하는 수술과 구분할 필요가 있었다. 외과 의사가 눈으로 보면서 수술할 수 있다는 개심술의 원리는 말할 것도 없이 환상적이었지만, 수술 중에 어떤 식으로든 혈액을 폐로 보내고 산소를 가득 싣고 온 혈액을 다시 전신으로 뿜어내는 심장의 기능을 '우회'하거나 모방하는 방법이 필요했다. 그것이 바로 인공심폐기, 펌프형 산소 공급기 또는 펌프라고 부르는 기계였다.

외과 의사는 우선 흉골을 절개한 후 가슴을 양쪽으로 당겨 열어서 박동하고 있는 심장에 인공심폐기를 연결한다. 즉 두 개의 굵은 카테터를 심장으로 들어가는 두 개의 굵은 정맥에 삽입한다. 이 카테터를 다시 플라스틱 튜브에 연결하는데, 플라스틱 튜브는 정맥 속의 혈액을 폐 역할을 하는, 즉 공기와 접촉시켜 이산화탄소를 제거하고 산소를 흡수하는 매우 복잡한 구조의 '산소 공급 장치'로 보내주는 기계와 연결된다. 산소 공급 장치를 빠져나간 혈액은 또다른 플라스틱 튜브와 서혜부 동맥에 삽입해둔 굵은 카테터를 통해 환자의 몸속으로 돌아간다.

이러한 인공심폐기의 아이디어는 1931년에 존 기번John Gibbon이 처음으로 생각해냈지만, 그가 첫 번째 개심술을 시행한 것은 거의 25년이 지난 후였다. 기번의 인공심폐기는 평범한 펌프가 아니었다. 그것은 외과학의 역사를 통틀어 가장 짜릿하고 흥분되는 기념비적인 순간을 실현시킨 기구로서, 한 의사는 이렇게 서정적으로 묘사했다. "기번의 아이디어와 그 실현은 표음문자, 전화, 모차르트의 교향곡 등과 더불어 인간 정신이 이루어낸 가장 대담하고 성공적인 업적이다. 실로 데우스 엑스 마키나(deus ex machina, 기계에 의한 신이라는 뜻. 고대 그리스 연극에서 기계 장치를 사용하여 신을 등장시키는 기법 혹은 소설이나 극에서 가망 없어 보이는 상황을 해결하기 위해 동원되는 힘이나 사건을 뜻한다—옮긴이)가 아니라 신의 기계machina a Deo요, 프로메테우스의 불로서 천상의 비밀을 인간이 이해한 것이며, 성스러운 심장의 박동이자 생명의 숨결이다."[1]

인공심폐기는 수술실이라는 공간을 연극 무대로 변화시켰다. 유리창 뒤에 줄지어 놓은 좌석에 앉은 청중은 수술대 위에서 벌어지는 구경거리를 한 장면이라도 놓칠세라 일거수일투족을 주시했다. 도대체 무엇이 그토록 사람들을 흥분시켰던 것일까? 판막을 교체하거나 심실중격에 생긴 결손을 막는 기술적 과제는 외과 의사라면 누구나 도전하고 싶어 하는 궁극적이며 가장 정교한 수술이었는데도, 이전에는 어떤 외과 의사도 살아 있는 심장에 접근할 수 없었던 것이다.

또한 문자 그대로 수술대 위에서 삶과 죽음의 경연이 벌어진다는 것도 하나의 드라마였다. 수술 자체는 기술적으로 매우 어려웠다. 아무리 '열어젖혀놓았다'고 해도, 계속 박동하는 심장은 뱀장어처럼 미끄러울 뿐 아니라, 어린이의 경우에는 크기도 작아서(살구보다 약간 크다) 결손을 교정하기가 매우 힘들었다. 또한 혈액을 '우회시켜놓았다'고는 하지만 심근이 손상을 입지 않도록 수술을 빨리 진행해야 했기 때문에 시간적인 압박도 대단했다. 수술이 끝날 무렵에는 언제나 심장이 정상적으로 박동하지 못할 가능성이 있었고, 그런 일이 벌어지면 환자는 몇 시간 뒤 병동이 아니라 운집한 관중들이 오페라 망원경을 눈에 대고 지켜보는 앞에서 수술대에 누운 채 사망할 수도 있었다.

초기에는 이 드라마에 또 한 가지 빼놓을 수 없는 요소가 있었다. 탁월한 선구자인 월턴 릴러하이Walton Lillehei와 존 커클린John Kirklin 사이의 경쟁이 바로 그것이다. 그들이 서로 멀리 떨어진 병원에 있었다면 별 문제가 되지 않았을지도 모르지만, 월턴 릴러하이는 5대호 바로 서쪽 미니애폴리스 대학에 근무했고, 존 커클린은 정확히 남쪽으로 90마일 떨어진 로체스터에 자리 잡은, 세계적으로 유명하고 엄청난 기부금으로 눈부시게 발전하고 있던 메이요 클리닉의 외과교수였다. 1950년대와

1960년대에 제대로 배우려는 심장외과의라면 전 세계 어디에서든 비행기를 타고 미니애폴리스로 날아가 월턴 릴러하이가 일하는 모습을 지켜본 후, 자동차나 기차를 타고 남쪽으로 내려가 존 커클린을 만났다. 비교하지 않을 수 없는 상황이기도 했지만, 릴러하이와 커클린은 성격과 방식 또한 전혀 딴판이었다.

개심술의 기원에 관한 이야기로 돌아가기 전에, 세계 최초로 심장이식에 성공했던 크리스티안 바너드Christiaan Barnard가 릴러하이의 조수로 일하던 시절에 있었던 일을 술회한 기록을 보면, 초기 수술실에서 환자의 삶과 죽음을 두고 일상적으로 벌어졌던 힘겨운 분위기를 조금이나마 이해할 수 있을 것이다.

> 릴러하이 박사는 위대한 스승이었다. (…) 그 사실은 불완전하게 발달한 심실중격, 즉 심실 사이에 구멍이 나 있어서 수술을 받기 위해 우리를 찾아온 7세 소년의 수술을 준비하다가 내가 실수를 저질렀던 끔찍한 날 분명히 드러났다. 남미에서 온, 호리호리한 몸매에 검은 머리를 한 아이였는데, 수술대에 그를 눕히고 나서 나는 수술실 위쪽에 있는 유리로 된 방에서 우리를 내려다보고 있는 사람들 중에 소년의 아버지가 있다는 사실을 알았다.
>
> 내가 맡은 일은 가슴을 열어젖히고 심장을 드러낸 후, 신체를 순환한 정맥혈이 심장으로 들어오는 두 개의 큰 정맥에 테이프를 감아두는 것이었다. 테이프를 감은 후 릴러하이 박사가 도착하면 두 개의 정맥을 [플라스틱 튜브를 통해] 인공심폐기에 연결할 예정이었다. 그가 도착

할 때까지는 내가 책임자였고, 또다른 의사인 더워드 리플리Derward Lepley 박사가 나를 보조했다.

문제가 생긴 것은 우리가 맡은 초기 과정에서였다. 우리는 가슴을 절개한 후 심장을 노출시키고 두 개의 정맥에 테이프를 감아 수술 준비를 하고 있었다. 상대정맥은 쉽게 자리를 잡았다. 그러나 하대정맥 둘레로 수술 기구들을 위치시키는데, 정맥 앞에 조그만 조직이 보였다. 리플리 박사에게 나는 치명적인 명령을 내렸다. "이것 좀 잘라주겠나?"

그는 조직을 가위로 잘랐지만 완전히 잘리지 않았다. 다시 한 번 잘랐는데 이것이 문제였다. 피가 솟구쳐 올랐다. 심장 안쪽까지 절개해버린 것이다.

"동맥 겸자, 빨리!" 나는 동맥 겸자로 구멍을 잡아 피를 막으려다가, 오히려 조직을 더 크게 찢어버렸다. 콸콸 쏟아져 나온 피가 심장 주위에 고여 심장이 잠길 정도였다. 심장은 계속 박동하면서 그 귀중한 액체를 심실과 심방이 아닌 밖으로 뿜어냈다. 이 과정이 계속되면서 물에 빠져 도움을 바라는 한 마리 짐승처럼 심장이 피 속에 잠기자 내가 무엇을 하고 있는지 볼 수조차 없었다.

"릴러하이 박사를 불러줘요…. 지금 당장….."

심장 주위에 고인 피를 흡입해내자, 심장은 자신의 생명인 혈액을 더 많이 쏟아냈고 혈압이 떨어지기 시작했다. 마취과 의사가 [혈압을 나타내는] 끔찍한 숫자들을 크게 외치기 시작했다.

"80도 안 돼…. 70, 이제 65…."

나는 미친 듯이 고인 피 속으로 손을 집어넣어 심장에 뚫린 구멍을 찾으려고 애썼다.

"계속 떨어지고 있어···. 60도 안 되네. 이제, 53···. 42, 더 떨어지고 있어요···." 잠시 후 마취과 의사는 이렇게 외쳤다. "측정이 안 돼. 혈압이 35도 안 돼."

심장이 멎었다. 보이지 않는 곳으로 팔을 뻗어 심장이 다시 뛰기를 간절히 바라며 심장 마사지를 시작했다. 아무런 반응이 없었다. 손으로 심장을 누를 때마다 더 많은 피가 솟구쳤다. 위를 쳐다보지 않을 수 없었고, 유리로 된 방 안에서 내려다보고 있는 사람들 사이에서 공포에 질린 소년의 아버지와 눈을 마주치고 말았다. 나를 바라보며 그는 마치 이렇게 말하는 듯 고개를 저었다. "제발 사실이 아니라고 말해줘요. 내 아들이 아니라고. 당신 손 안에 있는 것이 내 아이의 심장이 아니라고···."

릴러하이 박사가 들어왔고, 우리는 환자를 인공심폐기에 연결시켰다. 심장 근처에 고인 피를 흡입해내자 우리가 좌심방에 구멍을 낸 자리가 보였다. 아직도 심장은 뛰지 않았지만 소년의 생명은 심폐기에 의해 유지되고 있는 상태에서 릴러하이 박사는 수술을 시작하여 심장을 열어젖히고 심실 사이의 벽에 난 구멍을 막았다. 그후 그는 우리가 좌심방을 잘라 생긴 구멍도 막았다. 수술이 진행되는 동안 나는 소년이 무사하기를, 인공심폐기를 껐을 때 아이의 심장이 다시 뛰어 생명을 유지해주기를 빌고 또 빌었다.

"괜찮지?" 마침내 릴러하이 박사가 말했다. "풀어봐, 어떻게 되는지 보자고."

마사지를 해도, 심근을 직접 자극해도 심장 박동은 돌아오지 않았다. 계속 자극했지만 아무런 소용이 없었다. 소년은 죽은 것이다.

"가슴 닫아." 불과 몇 시간 전만 해도 생생하게 살아 숨 쉬고 웃으며 이제 곧 달음박질도 하고 친구들과 어울려 놀 수도 있으리라 확신했던 소년의 가슴을 꿰매는 일을 나와 리플리에게 맡긴 채 릴러하이 박사는 수술실을 나가버렸다. 이제 아이는 축 늘어진 채 내 손 아래에 죽어 있었다.

"나도 가야겠네." 리플리도 이렇게 말하며 저 위에서 소년의 아버지가 겁에 질린 눈길로 내려다보는 가운데 나만을 남겨둔 채 나가버렸다. 나는 그를 쳐다볼 수조차 없었다. 그랬다가는 그 일을 절대로 계속할 수 없었을 테니까.[2]

개심술의 발전 과정을 이해하려면 먼저 심장의 기능을 간단히 살펴보는 것이 좋겠다. 우선 심장은 두 쌍의 심방과 심실, 즉 좌우 심방과 심실이 서로 나란히 늘어선 구조로 되어 있다. 신체의 상부와 하부로부터 들어오는 정맥혈은 커다란 정맥(대정맥)을 통해 우심방으로 들어와 우심실로 넘어간 후, 여기서 폐동맥 판막을 통과하여 폐동맥을 거쳐 폐로 간다. 폐에서는 이산화탄소를 방출하고 산소를 받아들인다. 산소화된 혈액은 폐에서 좌심방으로 들어와 판막을 통과하여 근육으로 이루어진 좌심실로 넘어간 후 대동맥과 다른 큰 혈관들을 통해 전신 구석구석에 이르게 된다.

이러한 심장의 기능을 염두에 두고 지난 50년간 이루어진 심장 수술의 발전을 네 시기로 구분해볼 수 있다. 첫 번째는 1930년대에서 1940년대 초반까지로, 이때는 심장을 건드리지 않은 채 심장에서 뻗어 나오는 큰 혈관, 즉 폐동맥과 대동맥만 수술하여 심장 내 결손으로 인한 증상을 어느 정도 경감시켰다. 두 번째 시기는 2차 세계대전 직후에 시작되었는데, 이때는 심장벽을 절개한 후 심장이 박동을 계속하는 상태에서 '눈으로 보지 않은 채' 메스나 손가락을 집어넣어 좁아진 판막을 넓혀주었다.

결정적인 변화가 일어난 것은 인공심폐기 덕분에 개심술이 가능해진 1950년대 초반이다. 심장에는 오로지 개심술로만 교정할 수 있는 다양한 결손이 생기는데, 1950년대 중반에서 1960년대 초반에 이르는 세 번째 시기에는 '심장 속에 생긴 구멍'을 막고 병든 판막을 교체하기 시작했다. 심장 수술의 마지막 네 번째 시기는 1960년대 후반에 첫 번째 심장이식과 함께 시작되었다.

가장 중요한 변화는 '눈으로 보지 않은' 상태에서 '폐쇄적'으로 이루어지던 수술이 '개심술'로 발전한 것이다. 이 과정을 생생하게 보여주는 예가 어린이의 심장병 중 흔한 유형의 한 가지인 팔로 사징Fallot's Tetralogy이다. 이 이름은 이 병의 네 가지 징후(사징)를 기술한 프랑스 의사 에티엔 루이 팔로Etienne Louis Fallot의 이름을 딴 것으로, 임상적으로 중요한 것은 두 가지 징후다(136쪽 참조). 첫째, 우심실과 폐동맥 사이에 있는 폐동맥 판막이 좁아져서 산소를 운반하기 위해 우심실에서 폐로 가는 혈액의 양이 줄어든다. 둘째, 양쪽 심실 사이에 구멍이 생겨 심장 오른쪽에

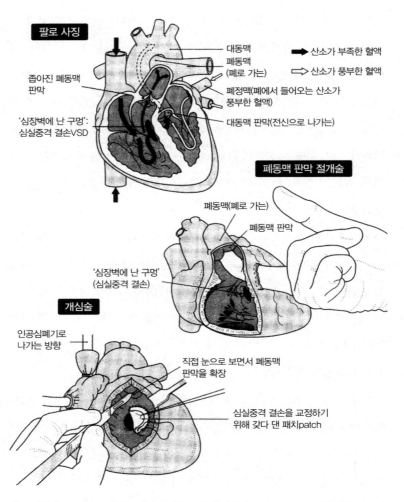

팔로 사징

대동맥
폐동맥
(폐로 가는)
➡ 산소가 부족한 혈액
⇨ 산소가 풍부한 혈액

좁아진 폐동맥
판막

폐정맥(폐에서 들어오는 산소가
풍부한 혈액)
대동맥 판막(전신으로 나가는)

'심장벽에 난 구멍':
심실중격 결손VSD

폐동맥 판막 절개술

폐동맥(폐로 가는)

폐동맥 판막

'심장벽에 난 구멍'
(심실중격 결손)

개심술

인공심폐기로
나가는 방향

직접 눈으로 보면서 폐동맥
판막을 확장

심실중격 결손을 교정하기
위해 갖다 댄 패치patch

팔로 사징의 두 가지 주된 해부학적 결함은 폐동맥 판막이 좁아져 오른쪽 심장에서 폐로 가는 혈액량이 제한된다는 것과 '심장벽에 난 구멍', 즉 심실중격을 통해 산소가 부족한 혈액이 심장의 오른쪽에서 왼쪽으로 바로 흘러든다는 점이다. 폐동맥 판막 절개술 중 외과의사는 좁아진 폐동맥 판막을 작은 절개 부위를 통해 넓힌다. 개심술을 시행함으로써 폐동맥 판막을 넓히고 '심장벽에 난 구멍'을 막아주는 일을 한꺼번에 시행하여 심장의 정상적인 해부학적 구조를 회복시킬 수 있다.

있는 산소가 부족한 혈액이 폐로 가지 못하고 바로 왼쪽으로 '넘어간다'. 쉽게 예측할 수 있듯이, 이렇게 되면 좌심실로부터 큰 동맥들로 나가는 혈액 중 우심실에서 바로 넘어온 양만큼은 폐를 거치지 않기 때문에 산소가 부족한 상태가 된다. 따라서 팔로 사징을 갖고 태어난 어린이는 몸의 색깔이 (정상적인 분홍색이 아니라) 청색을 띠며, 항상 숨이 가쁘고 제대로 크지 못한다. 이러한 '청색증 아기들'은 대부분 10세 이전에 사망한다. 그러나 심장 수술이 발달하면서 개심술에 의해 좁아진 폐동맥 판막을 넓혀주고 심장 안에 있는 구멍을 막아 정상 해부학적 구조를 회복할 수 있게 되자, 치료 결과는 극적으로 향상되었다.

이 수술의 첫 번째 단계는 볼티모어에 있는 존스 홉킨스 병원의 어린이 심장 전문의 헬렌 타우시그Helen Taussig 박사의 수평적 사고로부터 시작되었다. 대동맥은 좌심실로부터 뻗어 나오면서 폐동맥 바로 옆을 지난다. 따라서 이론적으로 대동맥과 폐동맥을 연결해준다면 대동맥 속의 산소가 부족한 '청색' 혈액이 폐로 가서 산소를 운반해 올 수 있을 것이었다. 타우시그는 이러한 참신한 아이디어로 같은 병원 외과 교수인 앨프리드 블래록Alfred Blalock을 어렵지 않게 설득할 수 있었고, 1944년 9월에 당시 15개월이었던 남자아이에게 첫 번째 수술이 시도되었다. 이 아이는 생존하지 못했지만, 이듬해에 다시 11세와 6세 어린이가 수술을 받았다.[3] 블래록/타우시그 수술은 즉시 성공을 거두었고, 이후 2년간 500건의 수술이 시행되었다. 유명한 영국 심장외과 의사인 러셀 브록Russell Brock 경은 이 수술의 효과를 "너무나 탁월해서 심장학의 모든 접근 방법을 바꿔버렸다"고 할 정도였다.[4]

그러나 이것은 첫 단계, 즉 심장 내부에 접근하지 않는 수술에 불과했다. 두 번째 단계인 '보지 않은 상태'로 심장 내부에 접근하여 수술하는 기법이 곧 시작되었다. 팔로 사징 어린이를 가장 간단하게 수술하는 방법은 우심실과 폐동맥 사이에 있는 좁아진 폐동맥 판막을 넓혀서 폐로 가는 혈액량을 늘려주는 것이다. 심장의 자연적인 혈역학이 회복되므로 블래록/타우시그 수술보다 더 정교한 해결책이라고 할 수 있다. 그러나 이렇게 하려면 심실벽을 절개한 후 심장 안으로 손가락이나 메스를 집어넣어 좁아진 판막을 찾아 넓혀주어야 한다. 이 수술, 즉 폐동맥 판막 절개술이 최초로 시행된 것은 1948년으로, 런던에 있는 두 병원, 즉 가이스Guy's와 미들섹스 병원Middlesex Hospital에서 각각 러셀 브록과 홈스 셀러스Holmes Sellors가 거의 동시에 시행했다.[5, 6]

정확히 말하면 이것은 '보지 않은 상태'에서 행해진 최초의 수술은 아니었다. 세계대전 이전에도 심장 왼쪽에 있는 승모판의 협착을 교정하기 위해 비슷한 수술이 시행된 적이 있었다. 1923년에 보스턴에서 엘리엇 커틀러Elliott Cutler는 12세 소녀의 심실을 통해 메스를 집어넣어 좁아진 승모판을 확장했다.[7] 2년 뒤 영국에서는 헨리 수터Henry Souttar가 비슷한 수술을 시도했다.[8] 커틀러는 그후로 몇 명의 환자를 더 수술했다가 실패한 후 절망하여 이 수술을 포기했다. 수터의 경우, 런던 병원의 다른 동료들이 그가 뻔뻔스럽게도 감히 심장 수술을 시도했다는 사실에 충격을 받은 나머지(환자는 호전되었는데도) 다시는 수터에게 환자를 의뢰하지 않았기 때문에 같은 수술을 해볼 기회가 없었다. 1960년대에 영국에서 가장 유명한 심장외과의였던 빌 클릴랜드Bill Cleland는 수터가 더이상 수술을 해볼 기회가 없었던 것이 "매우 잘된 일"이라고 생각했다. "끔찍한 일이 일어날 수밖에 없었다. (…) 당시는 수혈도 할 수 없었고 항생제도 없었던 데다 심장 수술에 적합한 마취 기술도 개발되지 않았던 때였다."[9] 1945년에 이르자 전쟁 중에 개발된 의학 기술 덕분에 심장 수술에 필요한 필수 조건들이 모두 갖춰졌고, 전쟁 마지막 해에 영국에서 진료했던 미국 흉부 외과 의사인 드와이트 하켄Dwight Harken이 환자의 생명에 지장을 초래하지 않고 심장에서 총알과 파편을 제거할 수 있다는 사실을 입증했다. 그리하여 아무도 심장을 외과적 '접근 금지 구역'으로 생각하지 않았다.[10]

미국으로 돌아간 후 하켄은 엘리엇 커틀러의 승모판 수술을 계속했으며, 같은 해에 러셀 브록과 홈스 셀러스가 첫 번째 폐동맥 판막 절개술을 시행했다.[11]

그러나 의사들은 이내 심장 수술은 '다르다'는 사실을 깨닫게 되었다. 블래록의 수술은 놀랄 정도로 합병증이 드물었지만, 하켄에게 수술받은 열 명의 환자 중 여섯 명이 사망했기 때문이다. 그는 훗날 이렇게 회상했다.

열 명의 환자를 수술해서 여섯 명이 죽고 나니 너무 충격을 받은 나머지, 나는 수술실을 나서면서 다시는 심장 수술을 하지 않겠다고 맹세했다. 집으로 돌아가 잠자리에 들었다. 지금은 고인이 된 나의 절친한 친구이자 동료인 심장 전문의 로런스 브루스터 엘리스Laurence Brewster Ellis 박사가 집으로 찾아와서, 아내에게 내가 다시는 심장 수술을 하지 않겠다고 한 것이 사실이냐고 물었다. 아내가 그렇다고 하자 그는 나를 만나게 해달라고 부탁했다. 아내는 오늘은 곤란하니 내일 만나라고 설득했다. 다음 날 내가 다시는 심장 수술을 하지 않겠다고 고집을 부리자, 그는 이렇게 말했다. "그건 무척 무책임한 태도라고 생각하네." 나는 대답했다. "뭐가 무책임해? 더 이상 사람 잡기는 싫다고." 그는 이렇게 대답했다. "자네가 사람을 잡은 게 아니야. 내가 자네에게 보낼 때 이미 죽어가고 있던 환자들이었어." 그래서 나는 이렇게 항변했다. "책임감 있는 의사라면 누가 나에게 또 환자를 보내겠나?" 그는 이렇게 말했다. "나는 심장협회 회장이고, 사람들은 대부분 나를 책임 있는 의사라고 생각하네. 나는 앞으로도 계속 자네에게 환자를 보내고, 수술하지 않는다면 자네를 비난할 걸세. 여섯 명의 환자가 죽었으니 틀림없이 자네도 뭔가 배운 점이 있을 게 아닌가." 나는 다시 수술을 시작했다. 그 뒤로 수술한 열다섯 명의 환자 중에 한 명만 사망했을 뿐이다.[12]

처음에 참담한 실패를 거듭하다가도 의사가 냉정을 유지하고 계속 노력하여 결국 성공에 이르는 이러한 유형은 '가파른 학습 곡선' 말고는 설명하기 어렵다. 모든 일은 반복할수록 더 쉬워지며, 심장 수술이라고 해서 예외는 아니다. 이러한 선례는 심장 수술의 다음 단계에서 수술실이 살육의 현장을 방불케 하는 순간에도 의사들에게 계속 시도할 용기를 주었다는 점에서 중요하다.

1950년에 이르자, 이렇게 '보지 않은 상태'에서 진행하는 수술은 지적 한계에 부닥쳤다. 팔로 사징을 심장 수술의 발전에 하나의 패러다임으로 삼는다면, 다음 단계는 좁아진 폐동맥 판막을 넓히는 일과 심실벽에 난 구멍을 막는 일이 결합되어야 할 것이었다. 이러한 수술을 하려면 심장의 내부를 꼼꼼하게 살펴야 했으므로 심장을 '열어젖혀야만' 가능한 일이었다. 뇌는 산소가 풍부한 혈액의 공급이 5분만 끊겨도 돌이킬 수 없는 손상을 입는데, 가장 간단한 개심술도 15분 정도는 걸린다. 따라서 심장 수술의 미래는 전적으로 (최소한) 10분의 차이를 극복할 수 있는지 여부에 달려 있었으며, 여기에는 오직 두 가지 가능성이 존재했다. 하나는 신체를 냉각시키는 것. 즉 '저체온증'을 유발하면 뇌의 산소 요구량이 감소하므로 혈액 공급이 끊긴 채 견디는 시간을 연장할 수 있다. 또 다른 방법은 바로 인공심폐기다. 1950년대 초반에는 두 가지 방법이 모두 권장되었으나, 결국 인공심폐기가 더 나은 선택이라는 사실이 밝혀졌다.

인공심폐기에 관한 이야기는 1931년 2월, 매사추세츠 종합병원에서 존 기번이라는 28세의 하급 연구 의사가 15일 전 담낭 수술을 받은 여성 환자의 침상 곁에 앉아 밤을 새우던 순간으로 거슬러 올라간다. 수술은 잘 끝났고 회복도 순조로웠던 환자에게 갑자기 큰 수술의 가장 심각한 합병증인 폐색전증, 즉 응고된 핏덩어리(혈전)가 폐혈관을 막는 일이 생겼던 것이다. 혈전은 원래 다리 정맥에 생긴 것이었으나, 작은 조각이 떨어져 나와 혈액을 타고 오른쪽 폐로 가서 폐동맥을 막고 폐로 가는 혈류를 차단하고 있었다. 혈전을 녹이거나 수술을 통해 제거하지 못하면 폐로 가는 혈류가 차단되어 산소를 운반할 수 없으므로 환자는 죽는다. 존 기번은 야간 당직 중 겪었던 일을 이렇게 회상했다.

그날 밤 나의 임무는 15분마다 환자의 혈압과 심박수를 재서 도표를
그리는 것이었다. (…) 환자 곁을 지키던 열일곱 시간 동안, 나는 환자
의 정맥에 있는 탁한 혈액을 뽑아서 이산화탄소를 제거하고 산소를 불
어넣을 수 있는 장치에 넣었다가 다시 환자의 동맥으로 돌려보낼 수
있다면 이 위급한 상태를 호전시킬 수 있을 것이라고 끊임없이 생각
했다. 새벽 1시가 되자 환자의 상태가 더 나빠졌다. (…) 에드워드 처
칠 박사[메사추세츠 종합병원 외과 과장]는 즉시 가슴을 열고 폐동맥
을 길게 절개한 후 커다란 혈전을 제거했다. 이 모든 과정을 마치는 데
6분 30초가 걸렸다. 당시 비교적 젊은 외과 연구원이었던 나는 환자의
머리맡에서 마취과 의사 옆에 선 채 이 사실을 주의 깊게 기록했다. 그
토록 빨리 수술을 진행했는데도 환자는 수술대 위에서 사망했으며, 소
생시킬 수 없었다.[13]

기번의 '상관'이었던 에드워드 처칠은 젊은 연구원이 내놓은 "혈액에
서 이산화탄소를 제거하고 산소를 불어넣을 수 있는 장치"라는 아이디
어에 눈에 띌 정도로 '회의적인 시각'을 드러냈다. 놀랄 일도 아니었던
것이 기술적으로 너무 복잡했기 때문에, 개를 대상으로 몇몇 조잡한 실
험(펌프의 개발은 생체해부 반대론자들의 악몽이었다)을 수행했던 러시아의 부르
코넨코S. S. Brukhonenko 교수를 빼고는 누구도 그런 기계를 개발하려 하
지 않았던 것이다.

기번의 생각이 동시대 사람들에게 얼마나 허무맹랑해 보였을지, 폐의 구조를 고려하면 어느 정도 짐작할 수 있다. 폐를 이루는 작은 공기 주머니를 하나하나 잘라내어 나란히 펼쳐놓으면 테니스장을 덮을 만한 면적이다. 폐를 통과하는 혈류를 모두 받아들이려면 이만큼 넓은 공간이 필요한 데다, 혈액에서 이산화탄소를 제거하고 산소를 불어넣으려면 공기 주머니의 내벽을 따라 미세한 모세혈관이 지나야 한다. 당시에는 적절한 양의 산소가 혈액에 도달할 수 있을 만큼 크기가 큰 기계식 산소 공급 장치는 상상조차 할 수 없었다. 더욱이 펌프의 물리적인 스트레스에 노출되면 혈구가 산산조각 나버릴 것이었다.

그러나 주위 사람들이 어떻게 생각하든 기번은 포기하지 않았고, "그 후로 3년간 마음 한구석에 끊임없이 이 생각을 떠올렸다". 1934년에 에드워드 처칠은 여전히 회의적이었지만 기번이 1년 더 연구원으로 근무할 수 있게 해주었고, 마침내 그는 처칠 박사의 기술자이자 최근 결혼해서 자신의 부인이 된 메리 홉킨스Mary Hopkins가 담당하던 연구실에 합류했다. 그것은 이례적으로 친밀한 과학적 협력 관계일 것이었다. 그들은 우선 혈액 순환에 영향을 미치는 많은 요인을 극복하기 위해 노력했다.

> 아내와 나는 자신과 친구들을 대상으로 실험을 했다. 예를 들어, 체온의 작은 변동이 어떻게 사지 혈관을 수축, 확장시키는지 알기 위해 아내가 매우 민감한 온도계를 나의 직장에 꽂으면 나는 위胃로 들어가는 튜브를 삼켰다. 그리고 나면 아내는 튜브에 얼음물을 넣고 체온에 어떤 영향을 미치는지 측정했다.[14]

기번의 첫 번째 펌프는 세 가지 주된 구성 요소로 이루어져 있었다. 그는 회로에 혈액을 순환시키기 위해 보스턴 동부에 있는 중고 상점에서 몇 달러를 주고 에어펌프를 구입했다. 혈액이 한 방향으로만 흐르도록 손으로 고무마개를 잘라 판막을 만들어서, 이를 장착한 공급 장치에 유리 튜브를 통해 혈액을 넣고 빼게 만들었다(아직 플라스틱이 개발되지 않았을 때였다). 마지막으로, 유입되는 혈액이 원심력에 의해 내부 표면을 따라 얇은 층을 이루어서 공기에 노출시켰을 때 산소를 흡수할 수 있도록, 빠른 속도로 회전하는 드럼을 산소 공급 장치로 사용했다.

처음에 실험 대상은 고양이였는데, 실험동물이 부족할 때면 기번은 "미끼로 쓸 참치 조각과 자루를 가지고 당시 보스턴 지역에 득시글거리던 떠돌이 고양이를 잡으러 근처를 어슬렁거리곤 했다". 펌프가 심장과 폐의 작용을 대신할 수 있는지 시험해보는 가장 쉬운 방법은 고양이의 폐동맥을 클램프로 잡아서 순환을 차단시킨 후, 혈류의 흐름을 산소 발생기로 돌리는 것이었다. 실험 자체도 매우 고되었고 시간이 많이 걸렸다.

> 우리는 새벽부터 실험을 시작했다. 위층에 가두어두었던 고양이를 마취시킨 후, 기관절개술을 시행하고 [인공호흡기에] 연결시켰다. (…) 그후 [심장] 혈관을 노출시키고 클램프를 연 상태로 폐동맥 위에 놓았다. 이렇게 준비하는 데만 보통 네댓 시간이 걸렸으므로, 오후 중반이 되어서야 겨우 가장 중요한 실험 부분을 시작할 수 있었다. (…) 실험이 잘못될 요소는 무수히 많았다. (…) 우리는 폐동맥[클램프]을 풀어 원래 순환을 회복시킨 후 혈압이 정상으로 회복되는지 관찰하곤 했다.

이 일에 성공하면 한두 시간 정도 동물을 잘 보살펴주었다. (…) 그후 동물을 안락사하고 부검한 후, 기구라든가 주변에 어질러진 것을 정리한 후에야 집으로 돌아갈 수 있었다. 실로 힘든 나날이었다.

기번은 첫해의 실험이 완전히 헛된 일은 아니었다는 점에 기뻐했다.

펌프를 작동시킨 상태에서 클램프를 끝까지 조여 폐동맥을 완전히 차단시켰는데 동물의 혈압이 전혀 변하지 않았던 그날을 영원히 잊지 못할 것이다. 아내와 얼싸안고 웃고 소리 지르며 실험실에서 춤을 췄다. "만세!" 결국 그해에는 몸 밖에 있는 인공 심장과 폐를 이용하여 생명을 유지할 수 있으며, 동물의 심장과 폐가 다시 순환을 시작하고 유지될 수 있다는 사실이 최초로 입증되었다.[15]

펌프는 작동했지만, 고양이는 몇 시간 후 결국 죽고 말았다. 이러한 실험을 4년 더 하고 1939년이 되어서야, 서른아홉 마리의 고양이 가운데 세 마리가 1년 이상 생존한 '장기 생존자'임을 보고하게 되었다.[16]

그러나 전쟁이 시작되었다. 의학 연구 중에는 전쟁으로 오히려 엄청난 혜택을 누린 경우도 많았지만, 심장은 '수술할 수 있는 영역을 넘어선 곳'에 있다는 일반적인 관념이 팽배할 때였으므로 인공심폐기는 혜택을 보지 못했다. 전쟁이 끝난 직후, 필라델피아에 있는 제퍼슨 의과대학 외과학 교수가 된 기번은 다시 연구를 시작했다. 가장 어려운 문제는 펌프의 용량을 증가시킬 방법이었다. 고양이를 몇 시간 동안 생존시키거나

운 좋은 몇 마리는 오래 살아남는 것도 분명 가치 있는 일이지만, 작은 동물들은 혈액량도 적다. 혈액량이 많은 사람에게 사용할 수 있는 기계를 고안하는 것은 전혀 다른 문제였다.

연구는 한동안 진전이 없었지만, 1948년에 이르러 기번은 개를 대상으로 실험적 심장 수술을 시작했다. 그는 양쪽 심실 사이에 중격 결손을 모방하여 절개했다가 다시 봉합했다. 살아남는 개가 거의 없었지만, 존 커클린 등 야심찬 심장외과의들은 폐쇄적 심장 수술이 한계에 도달했고 더 발전하려면 기번이 연구하는 것과 같은 기계가 필요하다는 사실을 깨달았다.

> 연구원들과 나는 공책의 모든 면에 과학이 발달하여 심장에 접근할 수 있게 된다면 팔로 사징을 어떻게 교정할 것인지에 대한 그림과 계획을 빼곡히 적어두었다. (⋯) 1948년 미국 외과학회에서 존 기번 박사가 실험적 연구에 관한 최신 소견을 발표했을 때, 언젠가 그가 "우리는 희망에 가득 차 있으며 언젠가는 심폐기가 실용화될 것이라고 믿습니다"라고 말했던 일을 생생하게 떠올릴 수 있었다.[17]

드디어 존 기번이 고대하던 순간이 다가온 것 같았지만 수술 결과가 하나같이 참담한 실패로 돌아가자, 회의론자들이 줄기차게 주장했듯 개심술이 한낱 환상에 지나지 않는 것처럼 보이기 시작했다. 기번은 1952년에 어린이를 대상으로 첫 번째 개심술을 시행했으며 그해 세 건을 더 시행했다. 살아남은 환자는 한 명뿐이었다. 첫 번째 환자는 심방

중격에 구멍이 나 있다고 생각했던 15개월 된 유아였는데, 수술 중에 전혀 다른 이상이 발견되었다. 수술은 엉망이 되었고 아이는 사망했다. 이듬해 5월, 당시 18세였던 세실리아Cecilia라는 여성에게 유일하게 성공적이었던 개심술을 시행했다. 심방 중격에 생긴 구멍을 실크 연속 봉합으로 교정하는 30분 남짓, 환자의 혈액 순환은 인공심폐기에 의해 유지되었다. 다음 환자는 18개월 된 여아였는데, "가슴을 열어젖히자 심장이 정지해버렸다". 잠시 후 아이의 심장이 다시 뛰기 시작했고, 심폐기에 연결되었다. 심장의 이상은 교정했지만 "다시 정상적인 기능을 회복하지 못했다". 마지막 수술도 첫 번째와 마찬가지로 진단이 정확하지 못했다. "심장은 피 속에 잠겨 있었다. (…) 수술 시야를 확보할 수 없었고 선홍색 피가 한없이 흘러나왔다." 그들은 수술을 진행할 수 없었고 아이는 사망했다. 이 수술에 관해 기번 박사가 남긴 기록으로 볼 때, 기술적인 면에서나 계속할 수 있는 정신적인 지구력 면에서나 능력이 부족했던 것이 확실하다. 그는 수술실이 피바다가 되었던 마지막 수술로 인해 극심한 공포와 무력감에 사로잡혀 그만두기로 결심했다. 그는 다시는 개심술을 시도하지 않았을뿐더러 말할 수 없이 낙담했던 것 같다. 불과 53세의 나이로 과학자로서의 경력은 끝났고, 이 수술 기록은 그의 연구소에서 발표한 마지막 논문이 되었다.[18]

기번이 수술실에서 불행을 겪은 뒤, 분위기는 변했다.

회의론이 걷잡을 수 없이 퍼졌다. 1954년 초, 외과학계는 완전히 기가 꺾였고 개심술의 실현 가능성에 환멸을 느끼고 있었다. 이때쯤에는 경험이 많은 연구자들조차 언뜻 보기에는 흠잡을 데 없는 논리를 펼쳐서 성공을 가로막은 것은 심폐기가 아니라는 결론을 내리고 있었다. 병든 인간의 심장은 절개와 봉합을 견딜 수 없기 때문에, 인공심폐기는 언제까지나 치명적인 시술로 남으리라는 일반적인 믿음이 생겼다. 개심술에 의한 교정이라는 개념은 매우 매력적으로 들렸지만, 누구나 이제는 끝났다고 생각했다.[19]

따라서 1954년에 선택할 수 있는 길은 단순했다. 사람을 잡지 않고 산소 공급 장치를 사용할 수 있는 다른 방법을 찾아내지 않으면, 심장 수술은 볼 장 다 본 것이었다.

미니애폴리스 대학의 월턴 릴러하이와 로체스터 메이요 클리닉의 존 커클린 사이에서 현대적인 개심술의 시대를 열었던 대평원 한복판의 도시 미네소타로 눈길을 돌려보자. 기번이 끔찍한 사건을 겪은 지 2년도 안 되어 그들은 모두 인공심폐기를 이용하여 팔로 사징을 앓던 어린이의 수술에 성공했다. 1953년의 기번이 겪은 경험 이후로 개심술이 다시금 탄생하게 해준 것은 모순적이게도 인공심폐기가 아니라, 환자의 혈액이 산소 공급 장치가 아닌 자원한 사람의 몸을 통과하도록 하는 '교차 순환'이라는 방법이었다. 릴러하이는 이 방법으로 45건의 수술에 성공했다. 교차 순환의 멋진 점은 혈액에 인공적으로 산소를 공급하는 형태가 아니라 가장 자연스럽고 생리학적인 대안으로서 다른 사람의 폐를 이용했다는 점이다. 이상적이라고는 할 수 없어도 분명한 해결책이었다. 사실은 개를 대상으로 한 실험 등을 거쳐 의도적으로 계획된 것이 아니라, "누군가가 우연히 개심술을 받는 환자들이 태반을 이용할 수 있다면 얼마나 좋을까라고 한마디 던진 데" 착안한 것이었다(여기서 '태반'이라는 개념은 태아가 엄마의 혈액에서 산소를 공급받는 상황을 가리킨다). 두 마리 개의 순환계를 서로 연결시켜 새로운 아이디어를 실험해본 결과는 놀랄 정도였다. 서로 교차 순환 '기증자'가 되어 수술받은 개들은 생존했을 뿐 아니라, 며칠 내로 회복해서 활발히 돌아다녔던 것이다.[20]

1954년 8월 13일, 릴러하이는 팔로 사징을 나타낸 소년에게 처음으로 심장을 열고 교정술을 시행했고 어린이의 개심술에 교차 순환을 사용했다. 이 병의 외과적 치료에서 세 번째 단계가 시작된 것이다. 교차 순환의 자원자는 부족하지 않았고, 특히 어린이의 고향에서 온 29세 남성이 중요한 역할을 했다.

> 의사들은 기증자와 소년의 몸을 연결했다. (…) 그때 염려하던 대로 [소년의] 약한 심장이 불안정해지더니 멈춰버렸다. 그러나 몇 분 뒤 심장은 다시 뛰기 시작했고, 수술하는 내내 안정적으로 뛰었다. 심실 사이에 3센티미터가 넘는 구멍이 뚫려 있었고 그곳으로 피가 쏟아져 나왔다. 그들은 폐동맥 판막을 자세히 관찰하여 확장시킨 후, 소년의 가슴을 닫았다. 14일 후 소년은 퇴원했고, 나중에 다시 병원을 찾았을 때는 의사들에게 야구를 했던 일이며 자전거를 타고 신나게 달렸던 것에 대해 이야기했다.[21]

쾌조의 출발을 보인 릴러하이는 그후로 아홉 건의 팔로 사징 교정술과(그중 네 명이 생존했다) 복잡한 선천성 심장 기형 교정술을 서른다섯 건이나 시행했다. 나중에 릴러하이가 주장했듯이, 교차 순환 기법은 심장 수술이 다시 발전을 거듭하는 데 가장 중요한 원동력이 되었다. "복잡한 기형과 함께 어떤 방법으로도 호전되지 않는 심부전을 겪는 환자를 치료하는 데 교차 순환 기법이 거둔 유례없는 성공은 당시 개심술의 타당성에 대해 심장 전문의와 외과 의사에게 널리 퍼져 있던 비관주의를 일소하는 데(사실상 하루아침에) 중요한 역할을 했다."[22]

그러나 건강한 기증자를 용납할 수 없는 위험에 노출시킨다는 점에서(사실 심각한 합병증이 생긴 것은 한 건뿐이지만, 기증자는 소생술을 받아야 했다) 교차 순환을 언제까지나 계속할 수 없는 것은 분명했다. 따라서 인공심폐기로 돌아가는 것 외에는 다른 방법이 없었으며, 이 시점에서 릴러하이와 커클린은 다른 길을 선택한다. 커클린은 기번의 인공심폐기의 원리가 근본적으로 타당하다고 생각했으며, 이 기구를 변형시키고 개선하는 데 많은 돈을 투자하도록 메이요 클리닉 측을 설득했다. 1954년 여름, 릴러하이는 젊은 연구원 리처드 드월Richard DeWall에게 체외 저장 장치에서 환자의 혈액에 기포 상태로 산소를 불어넣고 체내에서 '기포를 방출'시키는 오래된 아이디어를 다시 한 번 연구하게 했다.[23]

개심술에 대한 심리적 저항은 무너졌다. 커클린과 릴러하이는 각자의 인공심폐기로 이후 10년간 심장 수술계를 지배했다. 예상대로 초기 수술은 재앙에 가까웠다. 커클린에게 처음 수술을 받은 다섯 명의 환자는 수술 중 또는 직후에 사망했다. 그러나 그들은 포기하지 않는다면 언젠가는 잘 풀리리라고 생각했으며, 실제로 그렇게 되었다. 다음 열 명의 환자를 수술하는 동안 사망률은 50퍼센트 선으로 빠르게 떨어졌고, 다시 30퍼센트로 떨어졌으며, 수년 후에는 한 자리 숫자로 줄어들었다.

이 어린이들이 얼마나 상태가 나빴는지 살펴볼 필요가 있을 듯하다. 오늘날 팔로 사징을 지니고 태어난 아기들은 돌이 되기 전에 수술을 받기 때문에, 커클린이 수술받는 환자들을 가리켜 "불쌍하다"고 표현했던 상태를 더이상 볼 수 없다. 릴러하이가 초기에 수술했던 환자 가운데 정상인 쌍둥이 언니를 두었던 7세 소녀를 보면 잘 알 수 있다. 언니는 25킬로그램이었던 데 비해 환자는 16킬로그램에 불과했으며, 피부가 푸른색으로 변하는 청색증이 '극심'했다. 아이는 "제대로 성장하지 못했으며 영양실조 상태였고", 최근에는 뇌의 산소 공급이 부족해져 발작을 일으키기 시작한 참이었다. 수술 후 "아이의 몸이 짙은 푸른색에서 즉시 분홍색으로 변하는 광경은 극적"이었고, 퇴원 당시 아이의 임상적 모습은 "정상"이라고 기술되어 있다.

당시 사람들에게 이러한 결과가 얼마나 인상적이었는지, 더욱이 거듭 이러한 결과가 나온다는 사실이 얼마나 놀라웠을지는 상상할 수조차 없다. 처음 70건의 수술에 대한 커클린의 기록에는 수술 후 상태를 요약한 표가 실려 있다. 표에는 극소수의 예외를 제외하고는 모두 "증상 없음, 정상 활동"이라고 적혀 있다.[24]

머지않아 팔로 사징의 교정은 일상적인 것이 되었으며, 커클린과 릴러하이는 심장 기시부에서 큰 동맥의 위치를 바꾸는 등 훨씬 복잡한 기형에 눈을 돌리기 시작했다. 나중에 커클린은 이때의 분위기를 이렇게 회상했다.

이 시기에 우리 두 사람이 개심술을 시행하는 유일한 의사들이었기 때문에 맹렬히 경쟁하며, 남들은 몰랐겠지만 술집이나 비행기 안에서 다른 점에 대해 계속 의견을 교환하고 논쟁을 벌였던 일을 매우 자랑스럽게 생각합니다. 어려운 문제를 논의할 때면 월턴은 항상 나보다 낙관적이었습니다. 어느 날 그에게 이렇게 말한 것이 기억납니다. "월턴, 나는 완전 방실 중격 결손만 생각하면 힘이 쭉 빠진다네."[심장에서 네 개의 방실 사이가 모두 통하는 기형으로, 그때까지 이 병으로 커클린에게 수술받은 환자는 모두 사망했다.] 그러자 그가 이렇게 말하더군요. "물론이지. 어려운 병이야. 하지만 언젠가는 잘할 수 있겠지."[25]

1960년에 이르자 그들은 어린이의 경우에 '수술 가능한' 심장 결손은 모두 수술하게 되었고, 이제는 성인의 병든 판막을 교체하는 수술로 관심을 돌리기 시작했다. 기술적으로 이러한 수술은 먼저 병든 판막을 주의 깊게 절제하고 새로운 판막을 이식할 때는 수백 번 봉합해야 했으므로 수 시간 동안 환자를 심폐기에 연결시켜야 하는 엄청나게 어려운 수술이었다. 수술 결과는 어린이들의 수술과 똑같은 방법으로 조사했는데, 수술 자체의 어려움은 물론 인공 판막이 쉽게 찢어지거나 때로는 완전히 망가져 기능을 잃어버렸기 때문에 초기 사망률은 90퍼센트에 달했다.[26] 런던 국립심장센터의 도널드 롱모어Donald Longmore는 이러한 초기 결과를 다음과 같이 회상하며 '참혹하다'고 표현했다. "가장 흔한 수술 후 합병증은 중증 다기관 손상이었어요. 중등도中等度 대뇌 장애[즉, 뇌 손상]는 항상 있는 일이었고, 종종 신부전이 겹쳐 뇌가 완전히 망가지는

[비가역적 뇌손상] 일도 비일비재했죠."[27]

판막 치환술과 관련된 이러한 문제를 해결하자마자 일부 의사들은 '궁극의 수술'이라고 생각했던 심장이식으로 관심을 돌렸는데, 이 수술은 1967년에 처음 크리스티안 바너드에 의해 행해졌다.[28] 심장이식은 당시 심장 수술의 아마겟돈과도 같았다. 그도 그럴 것이, 이듬해에 전 세계적으로 100건의 심장이식술이 시행되어 한 명도 살아남지 못했던 것이다. 이렇게 재앙과도 같은 결과가 나타나자 심장이식술은 한동안 중단되었지만, 스탠퍼드 대학의 노먼 섬웨이Norman Shumway만은 격렬한 반대에도 무릅쓰고 계속해나갔다. 그러나 10년 안에 이 상황 또한 '잘 풀렸다'. 1980년대 초반에 이르자 미국에서만 1년에 2,000명의 환자가 심장이식술을 받았고, 생존율은 80퍼센트가 넘었던 것이다.

모든 공로는 기번에게 돌아가야 한다. 그가 인공심폐기를 만들기 전, 심장 수술은 실질적으로 '보지도 않고' 하는 조잡한 수술, 즉 좁아진 판막을 넓히는 일에 국한되었다. 1955년 이래로 심장외과의들은 점점 더 능숙하게 수십 가지 복잡한 수술을 하게 되었으며, 1980년대에 이르러서는 연간 수만 명의 환자가 그 혜택을 누리게 되었다. 기번이 아니라면 틀림없이 누군가가 했을 일이고, 실제로 1940년대 후반 스웨덴의 비킹 비외르크Viking Björk와 런던의 도널드 멜로즈Donald Melrose 등이 인공심폐기 제작에 뛰어들었던 것도 사실이다. 그러나 기번이 최초였다. 1930년대에 그가 시작한 일은 어떤 결과가 빚어질지 자신도 상상하지 못했겠지만 지금 생각해도 놀라울 뿐이다. 아무것도 없는 상태에서 인공심폐기를 만든다는 것은 지금도 대단히 어렵다. 하물며 플라스틱 등

적절한 소재가 출현하기도 전, 의학 연구를 위한 지원이 쥐꼬리만 했던 시대라면 더 말할 것도 없다. 더욱이 기번과 그의 아내는 인생의 황금기 중 20년을 인공심폐기를 실제로 사용할 수 있을지 확신하지 못하는 동료 전문가 집단의 회의주의와 적극적인 방해에 맞서 외롭게 싸워야 했던 것이다.

chapter
07

1961년 | 노인들에게 새로운 관절을!

세계대전 후, 수정체에 백내장이 생겨 혼탁해지거나 관절 표면이 갈라지는 등 신체 조직이 더이상 재생될 수 없는 상태를 일컫는 불쾌한 단어인 '노화로 인한 만성 퇴행성 질환'을 경감시키기 위해 '대중mass' 수술이 도입되어 수없이 많은 수술이 시행되면서 외과학의 범위가 엄청나게 확장되었다. 만성 퇴행성 질환이 중요한 것은 신체 기능이 떨어져서 삶의 질이 심각하게 나빠지기 때문이다. 확실한 해결책은 '예비용 부속품' 수술, 즉 혼탁한 수정체나 병든 관절을 튼튼한 소재로 만들어진 인공 부품으로 갈아 끼우는 것이다. 하지만 문제가 있다. '대중적'인 문제를 해결하려면 '대중적'인 해결책이 필요한데, 이는 곧 그러한 수술의 기술적 문제가 간단한 방식으로 해결되어야 하고 그 결과 또한 신뢰할 수 있어야 한다는 뜻이기 때문이다.

'대중' 수술이라는 개념이 외과학 분야에 적용되자, 역사적으로 감염성 질병이 차지했던 위치가 노화 관련 만성 질환들로 대체되면서 '패러다임의 전환'이 일어났다. 전통적으로 정형외과 의사들의 임무는 뼈와 관절의 만성 감염(결핵 등)으로 인한 후유증이나 소아마비와 관련된 골격 이상을 교정하는 것이었다. 1960년대 초반에 이르자 두 가지 문제가 빠르게 자취를 감추면서 정형외과 의사는 곧 멸종 위기를 맞게 되리라는 추측이 무성했는데, 때마침 관절염으로 못쓰게 된 관절을 갈아 끼우는 새로운 '대중' 수술이 등장하면서 구원의 길이 열렸다. 이는 살아남는 데 그친 것이 아니었다. 이제는 너무나 흔하게 시행되어 일상적인 일이 되었지만(영국에서만 매년 4만 건의 고관절 치환술이 시행된다), 이러한 수술들이 등장한 데는 다른 결정적 순간들과 마찬가지로 상당한 투지(그리고 운)가 필요했다.[1] 존 찬리John Charnley의 일생과 그의 뛰어난 업적, 즉 고관절 전치환술로 이어진 사건들은 이를 명확히 보여준다.

존 찬리의 고관절 치환술은 성공적인 수술이다. 간단하고(수술 기법은 일반적인 정형외과 수련 중에 쉽게 배울 수 있다) 효과적이며, 그 효과가 오래 지속되기 때문이다. 이렇게 말하면 이 수술이 '단순하다'고 생각하는 사람도 있겠지만, 천만의 말씀이다. 관절염이 심한 고관절을 잘라낸 후 인공 절구ball and socket 관절로 대체한다는 원리는 참으로 단순해 보이지만 "고관절의 역학적 측면은 너무나 복잡하기 때문에 제대로 이해하는 사람이 거의 없다". 이러한 복잡성은 고관절이 체중을 지탱하면서 동시에 완벽하게 움직일 수 있어야 한다는, 언뜻 보기에 양립할 수 없는 임무를 수행해야 하기 때문에 생긴다.[2] 고관절의 경이로운 역학적 특성을 복제해내는 난제를 극복한다고 해도 우리 몸은 그 안에 삽입된 금속과 플라스틱 덩어리를 쉽사리 받아들이지 않기 때문에 어떻게 새로운 관절이 오랫동안 유지되도록 이식할 것이냐 하는 문제가 남는다.

고관절에 관절염이 생겼을 때 근본적인 문제는 시간이 흐르면서 대퇴골두와 비구(골반에 대퇴골두가 결합하는 부위)를 덮고 있는 연골이 손상되어 그 아래 있는 뼈가 노출되는 것이다. 두 개의 매끄러운 표면이 서로 부드럽게 미끄러지는 것이 아니라 뼈와 뼈가 부딪쳐 서로 갈리는 일이 발생한다. 그 결과 밤만 되면 잠을 자기가 어려울 만큼 심해지는 치통 같은 통증이 한시도 떠나지 않기 때문에 고관절염 환자는 흔히 피로하고 초췌한 모습을 하고 있다. 종종 그렇듯이 양쪽 고관절이 모두 침범되면, 골격의 생역학적 변화가 일어나서 위로는 허리, 아래로는 무릎까지 통증이 생긴다. 관절의 통증이 심해지면 주위를 둘러싼 근육에도 경련이 일어나서 움직임이 제한되기 때문에 뻣뻣해진다. 통증과 뻣뻣함이 겹치면 당연히 운동 능력이 떨어지므로, 정도에 따라 "환자는 꼼짝 못하고 침대에 누워 있다가 지팡이나 목발을 사용하여 겨우 몇 발짝 걸을 수 있는" 상태에서 "지팡이를 짚고 한 시간을 채 못 걷는" 상태에까지 이르게 된다. 고관절염은 사람을 비참한 상태로 만들어 삶의 의욕을 꺾는 병으로, 일부 환자들은 자살하기도 한다.[3]

이렇게 비참한 통증을 완화시키는 데는 두 가지 방법이 있다. 첫 번째는 대퇴골의 윗부분을 잘라낸 후 골반에 결합시켜서 골절이 회복될 때처럼 골유합을 유도하는 방법, 즉 고관절 융합이다. 이렇게 하면 통증은 없어지지만 고관절을 움직일 수 없게 된다. 두 번째 방법은 뼈끼리 맞닿아 생기는 통증을 경감시키기 위해 그 사이에 특정한 물질을 끼워넣는 것이다. 대퇴골두는 잘라낸 후 금속 이식물로 대체하고, 골반의 비구는 플라스틱으로 만들어 끼워넣는다. 이러한 원리를 논리적으로 확장시킨 것이 바로 고관절 전치환술 또는 관절 성형술로 양쪽 표면을 교체하는 것이다.

1930년대 이래로 많은 외과 의사들이 관절 성형술을 개발했는데, 보스턴의 마리우스 스미스페테르센Marius Smith-Petersen은 4년 후 환자 중 절반이 '좋은' 결과를 나타냈다고 주장했다. 런던 미들섹스 병원의 필립 와일스Philip Wiles는 스테인리스스틸로 된 고관절 전치환 이식물을 개발했는데, 1958년 여섯 명의 환자에게 삽입하여 "어느 정도 성공을 거두었다". 또다른 영국 정형외과 의사인 노리치의 케네스 맥키Kenneth McKee는 코발트로 만든 고관절 전치환 이식물을 개발했다. 그런가 하면 파리의 장Jean과 로베르 주데Robert Judet 형제가 개발한 주데 관절 성형술도 있는데, 초기 결과는 놀랄 만큼 좋았지만 문제는 오래가지 않는다는 점이었다. 이식물이 조각조각 부서지는 바람에 제거해야 했던 것이다.[4]

1950년대 중반 이러한 수술에 대한 지배적인 시각은 1954년 벅스턴에서 열린 영국 정형외과 학회British Orthopaedic Association 연례회의에서 벌어진 논쟁 중 발제자가 했던 말에 잘 요약되어 있다. "본 학회의 의견으로는, 모든 고관절 성형술 기법은 목적을 달성하는 데 실패했습니다."[5] 그는 심각한 수술 후 합병증, 너무 빠른 이식물 기능 저하, 수술 후 끝없이 들어가는 물리치료 비용, 그리고 가장 심각한 문제로 "진정한 병리적 과정을 이해하지 못해서 생기는 수술에 대한 잘못된 개념" 등 네 가지에 주목했다. 그는 아무도 고관절의 생체 물리학을 제대로 이해하지 못하기 때문에 관절 성형술은 실패할 수밖에 없다고 주장했다. 이 논쟁에서 주목할 것은 당시 정형외과 학계의 떠오르는 별이었던 43세의 존 찬리가 등장했다는 점이다. 아버지가 평생 시내 한복판의 한자리에서 약국을 했던 영국 북부의 산업 도시 베리에서 나고 자란 찬리는 한 친구의 말에 따르면 "매우 밝고, 매우 영리하고, 매우 착한 친구"였다. 중동에서 군복무를 마친 그는 맨체스터로 돌아와 영국 정형외과학의 대부인 헤리 플래트Harry Platt 교수의 문하로 들어갔다. 그는 요즘 말로 하면 엘리트주의적 관점을 지닌 빈틈없는 사람이었다. 논쟁 중에 그는 고관절 치환술에 관한 기록이 너무 부실하고 신빙성이 없기 때문에, 환자의 입장에서 본다면 뻗정다리가 되는 한이 있어도 통증만은 확실히 해결되며 간단하기까지 한 고관절 융합술을 받는 편이 훨씬 합리적일 것이라는 의견을 피력했다.[6]

이 논쟁에 끼어든 지 7년 후, 찬리는 1961년 《랜싯》 지에 실린 〈고관절 성형술: 새로운 수술법〉이란 제목의 논문으로 "금세기 정형외과학에서 가장 뛰어난 발전"을 이룩했다.[7] 그가 마음을 바꾸어 새로운 고관절 개발에 뛰어들게 된 계기는 맨체스터 왕립병원Manchester Royal Infirmary에 찾아온 외래 환자에게서 우연히 관찰한 소견이 지적 호기심을 불러일으켰기 때문인 것 같다. 환자는 다른 곳에서 주데 이식물(인공 대퇴골두)을 이식했다. 그는 앞으로 몸을 숙일 때마다 인공관절에서 시끄럽게 끽끽 소리가 나서, 부인이 가급적이면 같은 방에 있지 않으려고 할 정도였다. 그 시끄러운 소리는 몇 주간 지속되다가 마침내 사라졌는데, 그는 인공 관절이 부드럽게 움직이기 시작했다고 생각했다. 그러나 찬리는 정반대의 결론을 내리고 이렇게 설명했다.

> 우선 생각해야 할 것은 주데 수술을 받고 고관절에서 시끄러운 소리가 난다는 잘 알려진 소견이다. 끽끽거리는 소리는 관절 면끼리 서로 단단히 붙어 있어 마찰 저항이 매우 높다는 뜻이다. 따라서 주데 이식물의 플라스틱은 관절염이 있는 비구의 노출된 뼈에 닿을 때 마찰 특성이 매우 좋지 않은 것으로 보인다. 시끄러운 소리가 멈췄다는 것은 윤활 특성이 향상된 것이 아니라 이식물의 부착 부위가 헐거워졌기 때문인 것 같았다.[8]

찬리는 고관절 전치환술이 효과를 거두려면 두 가지 구성 요소의 마찰 저항이 가능한 한 낮아야 한다고 생각했다. 이윽고 그는 모든 측면을 종합하여 관절의 윤활, 올바르게 위치한 이식물의 접합 및 최대한 안정성을 지닌 소켓 디자인이라는 세 가지의 놀라운 혁신을 생각해냈다.

우선 찬리는 정상 관절의 마찰 특성을 연구하기 시작했다. 마찰 저항은 한 물체가 다른 물체의 표면에 접하여 움직일 때 발생하는 것으로, '마찰 계수'로 측정한다. 그는 막 절단해낸 무릎 관절로 실험해보고 정상적인 관절의 마찰 계수가 0.005로 놀랄 만큼 낮다는 사실을 발견했다(얼음을 지치는 스케이트보다 낮은 수치다). 인공 관절의 마찰 계수도 최대한 낮아야 하는 것은 분명했다. 가장 좋은 방법은 두 가지 소재가, 즉 대퇴골 이식물의 소재인 금속이 비구의 손상된 연골을 대신할 수 있는 미끄러운 물질과 접촉하는 것이었다. 찬리는 최근 개발된 테플론Teflon이 적합할 것이라는 조언을 얻었다.[9]

대퇴골 이식물은 견고성을 위해 금속으로 만들어야 했는데, 헐거워지지 않도록 고정하는 방법이 문제였다. 그때까지는 이식물을 나사로 '고정'하는 방법이 일반적이었지만, 찬리는 나중에 스스로 "가장 중요한 돌파구"[10]라고 묘사했던 새로운 방법을 찾아냈다. 바로 아크릴 시멘트였다. 그가 이 소재를 처음 사용한 것은 아니지만 그 특성을 이해하고 적절한 사용법을 처음으로 생각해낸 것은 확실하다. 아크릴 시멘트는 이식물을 제자리에 고정시키는 '접착제'가 아니라 하중을 뼈의 내부 면적 전체에 분산시키는 '그라우트'(욕실·부엌 등의 타일 사이에 바르는 회반죽)의 역할을 했다. 이러한 방식으로 대퇴골 이식물의 고정성을 200배 증가시킬 수 있었다.[11]

마지막으로 고관절 치환 부위가 안정적이려면 대퇴골 이식물이 테플론 소켓 안에 최대한 단단하게 결합된 상태를 유지해야 한다. 찬리의 기막힌 해결책은 대퇴골 이식물 골두(관절을 이루는 뼈의 머리 부분―옮긴이)의 지름과 비구(엉덩이뼈와 고관절의 오목한 면―옮긴이)의 지름을 모두 1인치씩 줄인 것이었다.[12] 결국 찬리의 고관절 수술은 치환이라기보다는 소재의 특성을 고려한 재디자인, 즉 자연적으로 존재하는 원본을 '재구성'하여 최대한 안정성과 운동 범위를 확보한 셈이었다. 물론 모든 과정을 찬리 혼자서 한 것은 아니었으며, 그는 공학적인 면을 담당한 동료들의 공로를 인정했다.

찬리가 새로운 수술법을 설명한 1961년의 논문은 비기술적인 명료성의 걸작이었다. 불과 1년 후 관찰된 결과는 매우 고무적이어서 심한 장애를 지닌 환자들이 두 달도 안 되어 "지팡이를 사용하지 않고 병동 끝에서 끝까지 걸을 수 있으며 다리를 저는 것이 거의 표가 나지 않는" 상태로 퇴원할 수 있었다.

그러나 이듬해 재앙이 찾아왔다. 1962년에 테플론이 고관절 치환술의 비구를 만드는 데 적절한 소재가 아니라는 사실이 밝혀진 것이다. 첫째, 테플론 내벽은 내구성이 충분하지 않아서 3~4년이면 거의 닳아 없어졌다. 둘째, 테플론에서 떨어져 나온 미세한 입자가 심한 염증 반응을 일으켜서 골반의 비구가 헐거워지는 바람에 다시 고관절에 통증이 재발했다.

손상된 부위를 고치는 것 말고는 뾰족한 방법이 없었다. 그의 조수 중 한 사람의 말을 빌리자면 "교정술을 할 때마다 그의 모습은 잿더미를 머리 위에 뒤집어쓴 승려 같았다". 찬리의 전기 작가인 윌리엄 워William Waugh는 이 어려운 시기를 이렇게 묘사했다.

집에서 찬리는 항상 절망스러운 상태에 빠져 있었고, 입을 열면 언제나 실패에 관한 말을 꺼냈다. 병원에서 돌아와서는 어린 자녀들에게도 미소를 짓지 않았다. 정신적으로 완전히 소진된 상태로 잠들었고 이른 시간에 깨어나곤 했다. 부인인 질 찬리Jill Charnley는 남편이 양손으로 머리를 감싸쥔 채 침대에 앉아 있던 모습을 기억한다. 그녀는 "모든 것이 잿빛이고 암울함만 가득하다"고 느꼈다.[13]

그러나 찬리의 절망은 환자들의 놀라운 반응에 힘입어 크게 누그러졌다. 수술이 일시적으로 증상을 경감시키는 것에 불과하다는 소식이 전해지면 새로 찾아오는 환자가 급격히 줄어들 것이라고 생각했지만 그렇지 않았던 것이다. 대기실은 전과 다름없이 환자들로 북적댔고, 기껏해야 2년밖에 가지 않는다고 해도 환자들은 기꺼이 수술을 받으려 했다. 찬리는 "플라스틱 재질로 된 새로운 소켓을 사용하여 다시 수술을 받아야 한다고 해도, '그래도 좋아요. 내 삶에서 가장 최고의 몇 년을 보냈으니까요'라고 하는 사람들도 있었죠"라고 회상했다. 이러한 반응은 고관절염의 통증과 고통이 얼마나 심했는지, 사람들이 그런 고통에서 벗어날 수만 있다면 무엇이든 하려 했다는 사실을 보여주었다. 그렇지만 실패작인 테플론을 대신할 만한 플라스틱 소재를 어디서 구한단 말인가? 적합한 소재를 찾아내지 못한다면 이 수술법을 포기해야 한다는 사실을 찬리는 알고 있었다.

테플론의 부적합성이 참담하게 드러난 지 수개월 후, 실로 이상한 일이 일어났다. 병원 구매 담당자가 찬리의 기사였던 헤리 크레이븐Harry Craven에게 전화를 걸어, 최근 빈스V. C. Binns라는 사람을 만났다고 했다. 그에 따르면 빈스는 랭커셔 직물 공장에서 독일산 신형 플라스틱으로 만든 직조기 기어를 팔고 있었다. 알고 보니 빈스는 고분자량 폴리에틸렌High Molecular Weight Polyethylene, HMWP이라는 플라스틱의 특성에 대해서는 그다지 잘 알지 못했다. 하지만 그는 크레이븐에게 다양한 소재의 마모도를 조사하는 데 쓰는 기계 테스트용 조각 하나를 주었다. 크레이븐은 이 물질을 찬리에게 보여주었지만, 찬리는 엄지손톱으로 한번 눌러보더니 크레이븐이 시간 낭비를 하고 있다고 중얼거리며 가버렸다.

[그러나] 크레이븐은 완고한 성격이었기 때문에 시험을 강행했다. 첫날에는 전혀 마모되는 조짐이 없었다. 이틀이 지났을 때도 겨우 2,000분의 1인치만 마모되어 테플론과는 비교할 수 없을 만큼 우수했다. 한편 찬리는 코펜하겐에서 열린 나흘간의 학회에 참석하고 돌아왔을 때의 일을 이렇게 회상한다. "사무실 문을 열더니 크레이븐이 실험실로 내려와보라고 했어요. (…) 내려가서 HMWP를 보았죠. 당시 공학계에서도 거의 아는 사람이 없었던 새로운 소재는 3주간 밤낮없이 사용했는데도 같은 조건에서 테플론이 24시간 동안 마모되는 것만큼도 닳지 않았어요. 의심할 여지 없이 우리에게 딱 맞는 물질이었죠."[14]

그렇지만 문제가 있었다. 테플론은 내구성이 좋지 않을 뿐 아니라 심한 염증 반응을 일으켰다. HMWP가 똑같은 반응을 일으키지 않는다고 어떻게 확신할 수 있단 말인가? 찬리는 소량의 HMWP와 테플론을 자신의 피부 밑에 주사했다. 그 결과는 《랜싯》에 이렇게 보고되었다. "수개월이 지나자 테플론 검체는 처음에 주사했던 크기의 약 두 배에 이르는 결절을 형성하며 확실히 만져졌다. HMWP는 정확히 어디에 있는지조차 알 수 없을 정도여서 염증 반응을 일으키지 않는다는 사실이 분명해졌다." HMWP는 놀랄 만큼 튼튼할 뿐 아니라 테플론 이식물의 문제였던 염증 반응을 일으킬 가능성이 훨씬 적었던 것이다.[15]

독일 제조사에서 충분한 공급량을 확보하자마자 찬리는 다시 수술을 시작했다. 이후 3년간 500명의 환자가 새로운 고관절로 수술받았다. 모험을 걸고 싶지 않았던 찬리는 '최초의 500명'에 관한 결과를 7년이나 기다리고 나서 1972년에야 발표했다. 놀라운 결과였다! '걸으려고만 하면 너무 심해져서 아무 일도 할 수 없었다'는 수술 전 평균 통증은 수술 후에 '없음'이 되었다. '지팡이를 쓰든, 쓰지 않든 시간과 거리가 매우 제한되었다'는 평균 보행 장애의 정도는 '정상'이 되었다.[16] 수술이 실패하거나, 감염되거나, 이식물이 헐거워지거나, '예상치 못한' 통증이 생기는 등 합병증도 있었지만, 찬리가 정확하게 보고한 전반적인 수술 성공률은 92.7퍼센트였다. 새로운 고관절은 또다른 장점이 있었다. 증상을 극적으로 개선시킬 뿐 아니라 내구성이 뛰어났던 것이다. 찬리는 최대 20년 정도만 견디면 된다는 생각으로 첫 수술에는 일부러 60대 후반의 환자만 수술했는데, 실제로 새로운 고관절은 거뜬히 20년을 견뎌냈다. 환자들은 새로운 고관절이 완벽하게 기능한다고 보고했으며, 모두 '통증이 없는' 상태를 유지했다.[17]

존 찬리는 1982년에 71세의 나이로 세상을 떠났다. 《영국 의학 저널》에 실린 한 논평에서는 그가 성취한 업적의 기념비적 성격을 이렇게 요약했다.

> 찬리의 고관절은 25년 전에 대량으로 사용된 최초의 제품이지만 아직도 최고의 자리를 지키고 있다. 그야말로 표준인 셈이다. 오늘날 의사들은 더 값비싼 신형 이식물을 사용하고 있지만, 노련한 솜씨로 시술한 찬리의 고관절에 비견할 만한 것은 없다.[18]

찬리 고관절의 개발 과정은 세계대전 후에 일어난 결정적인 순간 중에서 과학이 성과를 이루는 방식에 대해 널리 인정되는 시각에 정확히 부합한다. 명확한 문제(고관절염)에 대해 잘 설계된 실험을 몇 가지 고안하여 건강한 사람과 병든 사람의 차이점을 연구한 후, 세부적인 사항 하나하나에 꼼꼼히 주의를 기울여 해결책을 마련하고, 경과를 관찰하여 신뢰할 수 있고 재현할 수 있는 결과를 얻어내는 것이다.

그렇지만 그것은 이야기의 일부일 뿐이다. 독일 플라스틱 공장의 '외판원'이었던 빈스가 마법의 소재인 HMWP를 가방에 넣은 채 병원 구매 담당자를 찾아온 그 놀라운 행운의 순간이 없었다면 찬리 고관절은 결코 탄생할 수 없었을 것이다. 그러나 찬리 고관절은 과학이라는 인간 정신의 승리이기도 하다. 최종적인 실현 과정은 완벽히 한 인간의 특성에 달려 있었기 때문이다. 찬리는 손재주가 뛰어난 데다 문제를 해결하도록 실험을 설계할 줄 알았던 창의적인 장인이었다. 물론 이는 인공고관절 개발자에게 바람직한 특성이다. 그러나 그 과정에는 놀라운 의지력과 결단력 또한 필요하다. 찬리는 이 두 요소를 충분히 가지고 있었던 것이다.

chapter

08

1963년 | 신장이식

⫸⫷

　세계대전 후 앞날을 내다본 의사들은 신장이식이야말로 신부전 환자
들에게 가장 명쾌한 해결책이라고 생각했다. 물론 투석이 인공적으로 신
장 기능을 대신해주기는 했지만 자연적인 방법이 인공적인 방법보다 훨
씬 우수하므로 다른 사람(또는 최근에 사망한 사람)에게서 신장을 '빌려오는'
것이야말로 좋은 방법이었다. 수술 기법 또한 기증된 신장의 혈관을 수용
자의 혈관에 연결시키는 것뿐이므로 특별히 어려울 것은 없었다.

　그러나 신장이식이 명쾌한 해결책을 제시하거나 기술적으로 문제될
것이 없다고 해도, 그 앞에는 뛰어넘을 수 없는 장벽이 엄연히 존재했다.
어떻게 수여자의 면역계를 '속여서' 이식된 장기를 받아들이도록 할 것
인지 하는 문제였다. 면역계의 가장 중요한 특성은 '자기self'와 '타자non-
self'를 구별하는 것이다. 신체를 구성하는 '자기' 조직끼리는 조화롭게 살

수 있는 반면, 세균이나 바이러스 등 감염성 병원체와 이식장기 등의 '타자'는 맹렬하게 공격하여 파괴해버린다. 따라서 이식 연구자에게는 명백하게 해결할 수 없는 딜레마가 있었다. 약물이나 방사선 등으로 수용자의 면역계를 약화시켜 '타자'의 신장을 잘 받아들이도록(거부반응이 덜 일어나도록) 할 수는 있지만, 그 대신 세균이나 바이러스를 파괴하는 능력이 저하되어 이식받은 사람에게 엄청나게 심한 감염이 생길 위험이 있었던 것이다.

따라서 이식의 성공은 세계대전 후 이루어진 다른 의학적 성취와는 성격이 달랐다. 우연히 발견된 항생제와 스테로이드가 '자연이 준 선물'로서 예기치 못한 혜택을 가져다주었다면, 초기 신장이식 연구자들은 '자기'와 '타자'를 구분하는 면역계의 능력이라는 가장 기본적인 생물학적 문제를 다룰 방법을 찾아내야 했던 것이다.

신장이식의 실현 가능성은 1953년에 일란성 쌍둥이끼리의 이식이 최초로 성공함으로써 입증되었지만, 이는 면역계라는 장벽을 단순히 피해 갔을 뿐이었다. 실제로 이후 10년간 '암흑시대' 중에 유전적으로 적합하지 않은 사람들을 대상으로 수술의 이익을 연장시키기 위해 시도한 모든 면역억제 치료는 엄청난 재앙으로 끝났다. 장기이식이란 말기 환자들을 특별히 끔찍한 방법으로 살해하는 잔인한 장난에 불과하다는 생각이 확산되었다. 그렇지만 앞날을 내다보는 의사들은 결국 자신의 주장이 옳았음을 입증했다.

수없이 많은 관련 의학 연구들을 한데 모아 요약한다는 것은 쉬운 일이 아니지만, 세 가지 사건이 특히 중요하다. 우선 장기이식에서 면역학적 장벽이라는 문제를 이해할 수 있는 지적 토대를 마련한 영국의 면역학자 피터 메더워Peter Medawar의 연구에서 시작한다. 그후 1953년에 조지프 머리Joseph Murray가 보스턴의 브리검 병원Brigham Hospital에서 일란성 쌍둥이끼리의 이식수술을 최초로 성공하여 이식의 실현 가능성을 입증한 과정을 살펴볼 것이다. 끝으로 조지 히칭스George Hitchings와 거트루드 엘리언Gertrude Elion이 발견하여 장기이식 문제를 해결하는 열쇠가 된 아자티오프린azathioprine이라는 약을 살펴볼 것이다. 메더워, 머리, 히칭스, 엘리언은 모두 노벨상을 수상했다.

피터 메더워, 면역계를 이해하다

피터 메더워는 생물학계에서 이국적인 존재였다. 레바논 출신의 아버지와 영국인 어머니 사이에 브라질에서 태어난 그는 키가 크고, 잘생기고, 재능이 넘치는 데다 멋진 글솜씨를 지니고 있었다. 그가 이식 분야에 이바지한 것은 두 가지 면인데, 먼저 이식장기에 '거부반응'이 일어나는 것이 면역계 때문이라는 사실을 최초로 입증했다. 또한 10년 후에는 면역계를 속여 이식된 조직을 받아들이게 할 수 있다는 사실을 증명했다.

1941년 여름, 메더워는 옥스퍼드 대학 생물학과 강사로 재직 중이었다. 그의 말에 따르면 앞으로 무엇을 해야 할지 확신이 없는 상태였다. 어느 날 오후, 뒷마당에서 아내와 아이들과 함께 햇볕을 쬐고 있던 그는 머리 위로 커다란 폭격기가 날아가는 소리를 들었다. "폭격기는 200미터 정도 떨어진 집 정원에 추락하더니 즉시 끔찍한 소리를 내며 폭발했어요!" 놀랍게도 조종사는 살아남았지만 신체의 60퍼센트 이상이 끔찍한 화상을 입었다. 조종사가 병원으로 후송된 후에도 메더워가 계속 경과에 관심을 갖자, 의대에서 화상 치료를 전공하던 동료가 그의 뛰어난 머리로 화상 환자의 피부가 벗겨져 드러난 부위를 보호할 방법을 연구해보는 것이 어떠냐고 제안했다.[1] 메더워는 피부 이식 기법을 동원하여 얼마 남지 않은 정상 피부를 최대한 잡아 늘리는 다양한 방법을 시도했지만, 곧 결정적인 질문에 부딪혔다. "당시 '동종이식편', 즉 다른 사람으로부터 피부를 기증받아 이식하는 방법으로 전쟁 부상자들의 치료를 완전히 혁신시킬 수 있다고 생각했어요." 그의 말대로 "그것은 매우 독창적인 생각은 아니었으며", 전에도 그런 생각을 했던 사람들이 있었다.

메더워는 글래스고에 있는 대규모 화상 병동에서 이 문제를 파고들던 중에, 피부 '동종이식편'을 처음 이식했을 때는 열흘 정도 버틸 수 있지만 같은 기증자에게서 받은 두 번째 이식편을 시술하면 즉각 거부반응이 일어난다는 사실을 알게 되었다. 면역계가 홍역 바이러스를 만났을 때 생기는 현상과 매우 비슷했다. 처음 노출되었을 때는 항체를 생성하는 데 시간이 걸리므로 바이러스가 그 시간 동안 몸속으로 퍼져나가서 특징적인 발진이 생긴다. 그러나 바이러스가 두 번째로 몸속에 들어오면 바이러스의 모습을 '기억'하고 있던 면역계에서 즉시 항체를 만들어 파괴한다. 따라서 홍역에 다시 걸리지 않는다. 메더워는 실험 결과를 〈사람에게서 피부 동종이식편의 경과〉라는 논문으로 발표했다. "본 논문에서 저자들은 피부 동종이식편의 거부반응이 면역학적 기전에 의해 일어난다는 가설을 제시하려 한다. 즉, 신체에서 일상적으로 세균이나 바이러스 또는 기타 이질적인 병원체를 제거하는 특이적 적응 반응과 동일한 유형의 반응이다." 그래서 이식에 관심이 있는 사람들은 적어도 자신들이 해결해야 할 문제의 본질이 무엇인지 알게 되었다.[2]

피터 메더워의 두 번째 발견, 즉 '면역 관용'은 1948년 스톡홀름에서 열린 학회에 참석한 후 우연히 떠오른 생각이었다. 학회에서 연구원 중 한 사람이 메더워에게 일란성 쌍둥이인 송아지와 이란성 쌍둥이인 송아지를 구분할 수 있는지 질문했다.

나는 국제학회에 참석한 사람이라면 누구나 그렇듯이 개방적인 태도로 말을 꺼냈다. "여러분, 원칙적으로 매우 쉬운 일입니다. 쌍둥이들 사이에 피부 이식편을 교환해서 얼마나 오래가는지 보는 거죠. 거부반응이 일어나지 않는다면 일란성 쌍둥이라고 확신할 수 있지만, 1~2주가 지나서 이식편이 떨어져 나간다면 이란성 쌍둥이라고 확신할 수 있습니다." 그리고 다소 부주의하게, 나중에 연락을 준다면 질문자의 수의과 직원들에게 이식 기법을 보여주겠노라고 말해버렸다.

메더워는 수개월 후, 이 약속을 언급하면서 버밍엄으로부터 40마일 떨어진 실험 농장에서 쌍둥이 송아지들을 관찰 중이라는 편지를 받았다.

분명히 책임이 있었기에 수술 장비, 방포, 국소 마취제 등을 차에 싣고 농장으로 갔다. 피부 이식 과정을 보여주는 데는 아무 문제가 없었지만 결과는 예상과 전혀 달랐다. 관찰 기간 내내 모든 송아지들은 서로의 피부 이식편에 거부반응을 나타내지 않았던 것이다. 쌍둥이 송아지

중 일부는 성별이 달랐으므로 의심할 바 없이 일란성이 아니었다.

왜 예측이 틀린 것일까? 그는 쌍둥이 송아지들이 자궁 속에 있는 동안 면역계에 어떤 변화가 생겨서 상대방의 조직을 '받아들이게' 된 것이라고 추론했다(나중에 이 생각은 옳은 것으로 판명되었다). 런던 유니버시티 칼리지로 돌아온 메더워는 이 문제를 연구해보기로 했다. "목표는 쌍둥이 송아지에게서 유전적으로 이질적인 조직을 인식하고 파괴하는 능력을 감소시키거나 심지어 없애버리는 자연적인 면역 현상을 규명하는 것이었습니다." 따라서 그는 쥐의 배아에 다른 혈통의 성체 쥐에서 채취한 '이종' 세포를 접종했다. 그후 배아가 태어나 성숙했을 때 자궁에서 접종한 세포를 지닌 쥐와 같은 혈통의 개체에서 채취한 피부 절편을 이식했다. 이론적으로는 10~12일 후 거부반응이 일어나야 했다. 그러나 거부반응은 일어나지 않았다. "나중에 '후천적 면역 관용'이라고 이름 붙인 현상이 진짜로 일어난다는 사실을 알게 되었어요. 송아지에서 관찰했던 면역 관용을 인공적으로 재현한 것이죠."[3]

이러한 소견은 몇 년 후 메더워가 옥스퍼드 대학에서 강의하던 중에 젊은 외과 의사 로이 칸Roy Calne이 임상적으로 응용한 예가 있느냐고 질문했을 때 스스로 인정했듯이, 실용적으로는 거의 쓸모가 없었다. 그는 이렇게 대답했다. "하나도 없습니다."[4] 1982년, 그는 이렇게 썼다. "면역 관용을 발견한 것은 실용적이기보다는 사기를 진작시키는 의미가 있었다. 사람의 신장이식을 위해 노력하고 있던 생물학자들과 의사들에게 새로운 희망을 던져주었던 것이다."

조지프 머리와 첫 번째 신장이식

1953년에 피터 메더워가 쥐 실험과 '후천적 면역 관용'이라는 현상을 보고한 지 1년 후, 조지프 머리는 일란성 쌍둥이끼리의 첫 번째 신장이식에 성공한다. 두 사건이 시간적으로 1년밖에 차이가 나지 않으므로 관련성이 있지 않을까 생각할 수도 있겠지만, 사실 아무 관련도 없다. 조지프 머리의 첫 번째 이식은 보스턴의 브리검 병원에서 2차 세계대전 이후 계속 진행되었던 신장 질환 연구 프로그램 중에 실행된 것으로, 이 병원에서는 면역학적 거부반응이라는 문제의 해결 방법 말고도 이식수술의 다른 두 가지 요건, 즉 신장 투석과 필수적 수술 기법을 개발했다.

신부전 환자의 치료를 위한 최초의 투석기는 1941년 나치 치하의 네덜란드라는 극히 불리한 환경에서 네덜란드의 의사 빌헬름 콜프Wilhelm Kolff가 발명했다. 매우 심한 감염 또는 쇼크 상태에서 콩팥 기능이 갑자기 멈춰버릴 수는 있지만, 환자가 소변이 나오지 않는 상태를 견디고 살아남기만 하면 대개 2주 안에 회복된다. 즉, 혈액 속에 축적되는 노폐물(대부분 요소)을 제거할 수 있는 방법을 찾아내야 했다. 콜프가 처음 시도한 방법은 정맥에서 한 번에 50밀리리터씩 피를 뽑아내어 셀로판 원통을 통과시키면서 원통 자체를 액체 속에서 회전시켜 과량의 요소가 액체 속으로 빠져나가도록 하는 것이었다. '처리된' 혈액은 팔의 정맥을 통해 몸속에 넣어주고 다시 50밀리리터의 혈액을 채취하여 같은 과정을 반복했다. 시간과 노력이 엄청나게 들었지만 결과는 매우 좋았으므로, 콜프는 제대로 된 투석기를 개발하는 일에 뛰어들었다. 그가 회상했듯이 결코 쉬운 일이 아니었다. "아무것도 자유롭게 살 수 없고 어떤 소재들은 아예 구할 수도 없는 상황"에서 인공 신장을 만든다는 것은 "보통 일이 아니었다".

전쟁 중에 콜프는 도합 열다섯 명의 환자를 치료했는데, 그중 살아남은 사람은 사실상 해방 직후 급성 신부전 치료를 받은 67세의 여성뿐이었다. 그는 "적어도 당시의 생각으로는 이 환자가 그다지 쓸모 있는 사회 구성원이라고 생각되지 않았다는 사실이 중요했다"고 회상했다. 실제로 그녀는 나치 부역자라는 이유로 지방 교도소에 수감되어 있다가 이송된 환자였다. 열한 시간 반에 걸친 지속적인 투석 끝에 환자는 혼수상태에서 깨어났고, "처음 알아들을 수 있었던 말은 남편과 이혼하겠다는 것이었는데, 결국 그렇게 되었죠".[5]

나중에 콜프는 미국으로 건너갔다. 브리검 병원 의사들은 그의 투석기에 감명받았고, 최초의 정식 신장 투석 프로그램을 만들었다. 이후 투석은 신장이식에 매우 중요하다는 사실이 입증되었다. 투석 덕분에 의사들은 신부전과 관련된 복잡한 생화학적·혈역학적 문제에 경험을 쌓았고, 신장이식의 결과를 관찰하고 평가할 수 있게 되었다. 더욱이 투석은 환자들이 수술을 기다리거나 수술 후 이식된 신장이 기능을 회복하기까지 열흘 남짓한 기간 동안 환자들의 생명을 유지하는 데도 반드시 필요했다.

이 시기에 브리검 병원에서 개발된 이식에 필수적인 두 번째 요소는 적절한 수술 기법이었다. 이 분야에서 조지프 머리는 1894년에 무정부주의자가 프랑스 공화국 대통령을 암살했을 때 프랑스 의사 알렉시 카렐Alexis Carrel이 처음 고안한 방법을 개량했다. 암살자가 휘두른 칼은 간에서 나오는 굵은 정맥을 잘라놓았는데 그때 카렐은 작은 혈관들을 모두 함께 봉합할 수 있는 방법이 있다면 심한 내출혈로 인한 대통령의 죽음을 막을 수 있었다는 사실을 깨달았다. 그가 개발한 방법은 매우 독창적인 것이었다. "봉합하려는 혈관들의 잘린 끝에 둘레를 빙 돌아 일정한 간격으로 세 번 봉합했다. 세 개의 봉합 부위를 동시에 잡아당기면 혈관들이 벌어지면서 끝이 삼각형 모양이 되어 말단끼리 연결하기가 훨씬 쉬워졌다. 카렐은 매우 가느다란 실과 날카롭고 둥근 바늘에 바셀린을 발라 봉합할 때 혈관에 생긴 구멍을 즉시 막는 기법을 썼다."[6] 이제 혈관을 봉합할 수 있었으므로 다음 단계는 신장 등의 이식장기를 수용자의 혈관에 연결시켜 혈액을 공급할 수 있는 방법을 알아보는 것이었다. 개를 대상으로 한 일련의 실험에서 카렐은 양쪽 콩팥을 제거한 후 그중 하나를 다시 이식했다.[7] 개들은 생존했지만 오래 살지 못했는데, 조지프 머리가 생각하기에 그것은 신장을 목의 경동맥에 연결했기 때문이었다.

따라서 첫 번째 목표는 정상적인 신장 기능을 유지할 수 있는 이식수술 기법을 개발하는 것이었다. [이 경우 자신의 콩팥을 떼어낸 후 재이식했으므로 개들에게 면역학적 문제는 없었다.] 1954년에 이르러 한 개의 자가 이식 신장(자신의 신장을 재이식한 것)만을 가지고 2년 이상 생존한 동물이 여러 마리가 되었다. 성공의 열쇠는 콩팥을 개의 복강 속에 이식한 후 요관을 방광에 연결시키는 것이었다. 이렇게 하면 [카렐의] 이전 실험에서 발생했던 물리학적 문제와 감염을 피할 수 있었다.[8]

1953년 리처드Richard와 로널드 헤릭Ronald Herrick이라는 쌍둥이가 브리검 병원에 왔을 때 머리는 "만반의 준비가 갖춰졌다"고 생각했다. 중증 신부전 환자를 치료할 수 있는 신장 투석이라는 의학적 전문 지식을 곧바로 이용할 수 있었던 데다 수술에 필요한 '입증된 실험 모델'도 있었던 것이다. 리처드 헤릭은 사구체 신염으로 신장에 매우 심한 염증성 파괴가 일어난 말기 신부전 환자였다. 상태가 매우 나빠서 콩팥으로 수분을 배설하지 못해 온몸이 퉁퉁 부어 있었다. 심한 빈혈로 항상 피로하고 혼미했으며, 피부에는 노폐물이 쌓여 참을 수 없는 가려움을 호소했다. 게다가 때와 장소, 사람을 구분하지 못하는 착란 상태였다. 그의 주치의는 영국 리즈 출신의 프랭크 파슨스Frank Parsons라는 의사로 당시 브리검 병원에서 투석 기술을 배우는 중이었다. "투석은 순조로웠지만, 내가 담당했던 것 중에 가장 충격적인 과정이었다. 그는 끊임없이 나에게 침을 뱉으며(조준 또한 기가 막혔다) '빌어먹을 영국놈'이라고 욕을 퍼부었지만, 투석의 효과가 나타나 신부전[으로 인한] 혼란 상태가 좋아지자 자신의 행동에 대해 수없이 사과했다."[9] 1954년 12월 23일, 리처드는 쌍둥이 형제 로널드로부터 신장을 이식받았다. 머리는 "콩팥은 즉시 기능을 시작했어요. 리처드 헤릭은 가장 낙관적으로 생각한 사람이 예측한 것보다도 훨씬 빨리, 완벽하게 회복했죠"라고 회상했다.[10] 그는 2주 만에 병원에서 퇴원하자마자 수술 후 회복실에서 자신을 담당했던 간호사와 결혼했다. 그들은 두 명의 자녀를 두었으며, 리처드는 갑작스러운 심장발작으로 사망할 때까지 8년을 더 살았다.[11]

이후 몇 년간 머리는 다른 '일란성 쌍둥이'들을 대상으로 이식수술을 계속했다. 계속되는 성공에 자신감을 얻은 그는 엑스레이을 이용하여 수용자의 면역 기능을 약화시키면 불가피하게 나타나는 '거부반응'을 억제할 수 있으리라는 희망을 품고 가까운 친척에게서 기증받은 콩팥을 이식하는 일에 눈을 돌리기 시작했다. 그러나 그를 비롯하여 같은 방법을 시도했던 다른 의사들이 얻은 결과는 참담했다. '암흑시대'라고 불리는 이후 10년 동안, 이식의 유전적 적합성이라는 경계를 뛰어넘어보려 했던 모든 시도는 실패로 돌아갔다. 이 시기 중 일란성 쌍둥이 사이의 이식은 28건이 시도되어 21건이 성공했지만, 일란성 쌍둥이가 아닌 모든 경우는 실패로 돌아갔다. 혈연관계의 가족에게서 콩팥을 이식받은 91명의 환자 가운데 다섯 명만이 1년간 생존했던 것이다. 다시 말해, 86명의 건강한 사람들이 자발적으로 신장을 기증하는 대수술을 받고도 사랑하는 가족이 곧 사망하는 모습을 지켜봐야 했다. 사망한 지 얼마 안 된 사람에게서 채취한 '사체' 신장을 이식받은 120명 중에는 오직 한 명만 1년 넘게 생존했다.[12]

암울한 통계 뒤에는 훨씬 절망적인 이야기가 숨어 있다. 그것은 환자들이 죽어간 상황이다. 한 가지 예만 살펴봐도 충분할 것이다. 만성 신우신염(신장의 감염)으로 신부전이 생긴 21세 여성이 어머니에게서 신장을 이식받았다. 수술 직후 혈압이 엄청나게 치솟더니 수차례 발작이 이어졌다. 수술하고 나흘째 되던 날 이식받은 신장에서 많은 양의 소변이 새어 나오는 바람에 재수술을 받아야 했다. 그러더니 환자의 백혈구 수치가 떨어지기 시작했다. 엄격히 격리했는데도 수많은 고름집이 생기기 시작했다. 2주 후 출혈이 시작되어 다시 한 번 수술해야 했는데, 소변이 흘러나오도록 방광에 넣어둔 튜브 때문에 동맥 한 개가 손상되었기 때문이었다. 그후에 환자는 급성 거부반응이 일어나 '상태가 악화'되었지만, 고름집이 더 많이 생겼을 가능성이 있어서 세 번째 수술을 받았다. 수술 자리는 아물지 않았고, 결국 극심한 욕창과 급성 심부전까지 생겼다. 환자는 환각 상태에 빠져들었고 혈압이 떨어졌다. 이렇게 비참한 상태로 거의 6개월을 투병하던 그녀는 결국 병원에서 사망했다.[13] 아자티오프린이 등장한 것은 바로 이때였다.

조지 히칭스, 거트루드 엘리언 그리고 아자티오프린의 발견

1940년대 후반, 조지 히칭스와 거트루드 엘리언이라는 두 명의 과학자가 버로스 웰컴Burroughs Wellcome이라는 제약회사에서 암 연구 프로그램에 참여하고 있었다. 유전 물질인 DNA와 비슷한 구조를 갖고 있지만 충분히 다른 부분도 있는 화학물질이 있어서, 세포에 들어갔을 때 '기능을 중단'시켜 소위 '경쟁적 억제'(결핵 치료약 PAS를 설명하면서 사용한 말이다) 기전에 의해 암세포의 분열을 막을 수 있으리라는 것이 그들의 생각이었다.[14] 이 연구에서 6-머캅토퓨린6-mercaptopurine, 6-mp이라는 약이 발견되어 나중에 소아 백혈병의 치료에 널리 사용된다(10장 참고).

10년 후, 보스턴 뉴잉글랜드 종합병원New England Medical Centre 혈액학과장인 윌리엄 데임셰크William Dameshek 박사는 골수부전으로 인한 재생불량성 빈혈의 치료법을 찾던 중에 세 명의 환자에게 가까운 친척의 골수를 이식한 후 불가피하게 발생하는 면역 거부반응을 엑스레이 치료로 억제하려 노력하고 있었다. 세 명의 환자는 모두 금방 사망했다. 데임셰크는 신장이식을 시도했던 의사들과 마찬가지로 다른 면역억제법이 절실히 필요하다는 것을 깨달았다. 그는 6-mp를 이용한 소아 백혈병 치료에 상당한 경험을 지니고 있었는데, 이 약의 제한적인 효능은 백혈병 세포의 분열을 억제하는 것이었다. 데임셰크는 6-mp가 면역 세포의 분열 또한 차단하여 '면역억제제'로서 기능할 수도 있지 않을까, 생각하게 되었다.

당시 부서에 새로 들어온 로버트 슈워츠Robert Schwartz 박사에게 6-mp의 효과를 연구해보라고 했는데, 결과는 생각했던 것보다 훨씬 흥미로웠다. 원래 슈워츠는 6-mp가 기껏해야 면역세포의 분열을 차단하여 면역계를 전반적으로 약화시킴으로써 이식장기에 대한 거부반응 또한 약화되리라 기대했다. 그러나 6-mp는 예상보다 훨씬 특이한 효과를 나타냈다. 토끼에게 인간 단백질인 알부민을 주사한 후 6-mp를 투여한 결과, 알부민에 대한 항체가 생기지 않았을 뿐 아니라 면역계의 다른 기능은 상대적으로 영향을 받지 않고 유지되었던 것이다. 이러한 작용이 그대로 나타난다면 이식 환자에게 6-mp를 투여했을 때 '타자'인 콩팥에 대한 항체 형성을 방지할 수 있을 뿐 아니라, 세균 등 기타 병원체에 대한 항체 형성 기능은 방해받지 않을 것이었다. 이렇게 엄청난 행운에 의해 슈워츠는 이식 전문의들이 그토록 오랫동안 찾아 헤매던 성배, 즉 이식된 장기에 거부반응이 일어나지 않도록 하면서도 면역 기능을 보존시켜 심한 감염증에 취약한 상태가 되지 않게 해주는 약을 우연히 발견했다.[15]

토끼를 대상으로 한 슈워츠 박사의 작은 실험을 인간의 신장이식을 대상으로 전환시키려 한 것은 영국의 젊은 의사 로이 칸이었다. 그가 이식에 흥미를 갖기 시작한 것은 의과대학생이었던 21세 때 런던 가이스 병원에서 신부전으로 죽어가는 10대 소년을 돌보면서부터였다.

"당시 과장님이 그 아이가 1~2주 안에 죽을 거라고 말했기 때문에 되도록 편안하게 해주어야 했지요"라고 칸은 회상했다. "나는 해부학을 알고 있었기 때문에 콩팥 같은 장기는 과일 나무나 장미 가지를 이식하는 것과 비슷한 방법으로 이식할 수 있다고 생각했어요. 그래서 물어보았죠. '신장을 이식할 수는 없나요?' 과장님은 대답했어요. '안 돼. 불가능해.' '왜요?' '안 되니까 안 되지.' 옆에 있던 친구가 더이상 묻지 않는 편이 낫겠다고 속삭였어요."[16]

칸은 우수한 성적으로 졸업한 후 2년간 군복무를 마치고 1958년 해부학 강사로 옥스퍼드 대학에 돌아왔는데, 재직 중에 메더워가 연구의 실질적 적용 가능성에 대해 말했던("하나도 없습니다") 강의를 들었다. 런던의 로열 프리 병원Royal Free Hospital으로 옮긴 후 얼마 안 되어, 칸은 6-mp가 '약물유발성 면역 관용'을 유도할 수 있다는 슈워츠의 논문에 대해 듣고 당시 영국 최초로 신부전 치료를 위한 투석 병동을 막 시작했던 외과 과장 존 호프웰John Hopewell을 찾아갔다. "어느 날 아침 로열 프리 병원의 정원에서 한 젊은이[로이 칸]가 다가오더니, 개에게 신장을 이식한 후 거부반응을 감소시키는 데 6-mp의 유효성을 시험해보고 싶은데 관심이 있느냐고 묻는 거예요. 너무나 기쁜 나머지 즉시 관심이 있다고 했죠."[17]

그후 몇 개월간 칸은 이식 받은 개에게 6-mp를 투여하면 1주일 정도에 불과했던 생존 기간을 6주까지 늘릴 수 있다는 사실을 알아냈다.[18] "이러한 결과는 임상 시험을 시작하기에 충분히 고무적인 것이었습니다." 하지만 호프웰은 지나치게 낙관적이었다. 이리하여 최초로 인간에게 6-mp를 사용한 세 건의 이식수술이 시행되었다. 처음 두 명의 환자는 이식 신장이 기능을 하지 않는 바람에 수술 후 사흘째와 11일째 사망했다. 그러나 친척에게서 신장을 이식받은 세 번째 환자는 불운하게도 이식 신장을 통해 감염된 결핵이 온몸으로 퍼져 비참한 죽음을 맞기까지 수 주간 생존했다. 불길하지만, 전형적인 출발이었던 셈이다.[19]

얼마 후, 로이 칸은 신장이식을 시도하는 의사들의 원로 격인 브리검 병원의 조지프 머리를 찾아갔다. 가는 길에 잠시 시간을 내어 조지 히칭스와 거트루드 엘리언의 연구실에 들렀는데, 그들은 6-mp와 비슷하지만 효과가 뛰어난 아자티오프린이라는 또다른 화학물질을 건네주었다. 3년 후인 1963년 여름에 아자티오프린은 갑자기, 극적으로 '암흑시대'에 종지부를 찍었다.

그 일은 워싱턴의 미국 국립 연구소National Research Council 건물에서 열린 인간 신장이식 학회에서 일어났다.[20] 그 자리에 모인 의사, 외과 의사, 연구자들은 겨우 25명에 불과했지만 실질적으로 신장이식에 관련된 거의 모든 사람이 참여한 셈이었으니, 당시 이 문제를 붙들고 씨름하던 사람들이 얼마나 적었는지 단적으로 보여주는 예라고 할 것이다. 강연자들이 하나하나 단상에 올라 결과를 보고할 때마다 사람들의 마음속에는 이렇게 연구자가 적은 것도 당연하다는 생각이 점점 짙어졌다. 9년 전 최초로 쌍둥이 헤릭 형제의 신장이식에 성공한 후 일곱 건의 이식을 더 성공시킨 조지프 머리도 그 자리에 있었다. 그러나 유전적으로 동일하지 않은 사람들 사이의 이식은 머리에게도 전혀 다른 문제였다. 전신 방사선 조사로 면역억제를 시도했던 열두 명의 환자 가운데 살아남은 것은 오직 한 명뿐이었으며, 대부분 2주 내로 사망했다. 아자티오프린을 사용했던 24세의 이식 환자가 다시 회계사 업무로 복귀함으로써 미약하게나마 유일한 희망의 빛을 던져주고 있었다.[21] 장 암뷔르게르Jean Hamburger 교수와 르네 퀴스RenéKuss 박사 등 파리에서 온 두 개의 이식 팀은 도합 28명의 이식 환자 중 오직 한 명만 장기간 생존했다고 보고했다. 당시 미국에서 돌아와 런던 웨스트민스터 병원Westminster Hospital에 근무하던 로이 칸은 여덟 명의 환자를 아자티오프린으로 치료했지만 겨우 두 명만이 생존하고 있었다.

학회에 새로 참석한 사람이 있었는데, 콜로라도 재향군인 병원Veterans' Administration Hospital의 토머스 스타즐Thomas Starzl이었다. 그는 신장 이식을 시작한 지 1년도 채 되지 않아 33명이라는 놀라운 숫자를 기록하고 있었다. 그는 "마치 아무 예고도 없이 다른 혹성에서 낙하산을 타고 내려온 사람 같은 느낌이 들었어요"라며 회상했다. 그가 결과를 발표하자, 사람들은 "믿기지 않는다는 반응을 감추지 않았다". 33명 가운데 27명이 콩팥 기능을 유지한 채 생존하고 있었던 것이다.[22] 이 '신인'은 전 세계의 치료자를 모두 합친 것보다 많은 신장이식 생존자를 치료하고 있는 셈이었다. 로이 칸은 그날 저녁에 다른 몇 명과 함께 스타즐 박사의 방으로 찾아가 기록을 훑어보았을 때 동료들이 놀라던 모습을 아직도 기억한다. "그는 엄청난 골초여서, 방에 갔더니 담배꽁초가 60센티미터는 될 만큼 쌓여 있었어요. 담배를 피우면서 그는 [환자들의 경과를 나타낸] 흐름도를 보여주었죠. (…) 그렇게 체계적인 1일 결과 평가를 본 것은 처음이었는데, 굉장히 중요했다고 생각해요."[23]

그렇다면 토머스 스타즐은 정확히 어떤 방법으로 노련한 이식 전문의조차 오랫동안 이루어내지 못했던 결과를 달성했던 것일까? 그 역시 아자티오프린을 사용했지만, 급성 거부반응이 일어나면 단기간 동안 매우 고용량의 스테로이드를 함께 투여했던 것이다.[24] 다음 날 아침, 칸과 다른 참석자들은 스타즐의 성공에 숨겨진 비결 같은 것은 없다는 사실을 깨달았다. 그들 모두 비슷한 결과를 얻을 수 있었던 것이다. 25년 후 스타즐은 처음 신장이식을 받았던 33명의 장기 결과를 보고했는데, 그때까지도 15명이 생존해 있었다.[25]

그때부터 지금까지 신장이식은 전성기를 맞았다. 비슷한 성공률을 달성하기까지 우여곡절을 겪었지만, 얼마 안 되는 시기에 간, 심장, 골수 그리고 폐 이식이 잇따라 등장했다. 또 하나의 중요한 발전은 트리코디마 폴리스포룸Trichodima polysporum이라는 곰팡이의 항균 특성을 연구하던 중 행운의 부산물로 두 번째의 강력한 면역억제제 사이클로스포린cyclosporine을 발견한 것이었다. 사이클로스포린은 '외줄곡예'와 같았던 면역억제를 '탄탄대로'로 바꾸면서 스테로이드의 필요성을 크게 감소시키고 생존율을 더욱 향상시켰다.[26]

chapter

09

1964년 | 예방 의학의 승리, 뇌졸중

⋈

장수할 가능성을 높이는 확실한 방법은 (물론 담배를 끊는 것 빼고) 주치의를 정기적으로 찾아가 혈압을 재고 혈압이 높다면 규칙적으로 약을 복용하여 조절하는 것이다. 누구나 알고 있듯이 고혈압을 치료하지 않고 방치하면 뇌혈관이 터져 뇌졸중이 생길 수 있으며, 일단 뇌졸중이 생기면 생명을 건진다고 해도 사지마비, 언어장애 또는 기타 바람직하지 못한 여러 가지 기능 장애에 시달릴 수 있기 때문이다.

뇌졸중의 예방은 두 가지 이유에서 세계대전 후 의학의 중요한 사건이라는 명예의 전당에 오를 자격이 있다. 첫째, 뇌졸중은 가장 흔한 사망 원인 세 가지 중 하나로, 이를 예방할 수 있다는 것은 매우 중요한 의미를 갖는다. 두 번째 이유는 훨씬 미묘하다. 고혈압 환자를 발견하고 치료해야 할 필요성은 의학의 범위와 영향력을 엄청나게 확장시킨다. 과거에 사람들은 몸이 아프거나 걱정스러운 증상이 있을 때만 의사를 찾았다. 고혈압은 이러한 양상을 완전히 바꿔놓았는데, 혈압이 높아도 아무런 증상이 없기 때문에 의사를 찾지 않고서는 알 수 없기 때문이다. 고혈압으로 신체가 손상되고 있어도 표가 나지 않기에 스스로 건강하다며 만족감을 느낀들 한낱 환상에 불과할 수도 있다. 이제 우리는 몸이 아플 때는 물론 건강하다고 느낄 때조차 의사를 필요로 한다.

고혈압은 매우 흔해서(논란의 여지가 있지만), 옛날 같으면 있는지조차 몰랐던 병 때문에 오늘날 의사를 찾아가서 약을 먹게 되는 가장 흔한 이유다. 여기에서 끝이 아니다. 일단 고혈압을 발견하여 치료하는 것이 올바른 일이라는 인식이 자리 잡게 되자, 콜레스테롤 수치 상승 또는 정기 검진에 의한 자궁경부암이나 유방암의 발견 등 아무런 증상 없이 숨어 있다가 '침묵의 살인자'가 될 수 있는 수많은 질병에도 똑같은 원칙을 적용할 수 있게 되었다. 의사들이 건강한 사람을 검사하여 질병이 있는지 찾아내려는 '예방적 검진'이라는 개념이 생겨나면서 필연적으로 사회 전체에 걸쳐 '집단 의료화'라는 현상이 생겨났다. 병에 걸린 사람만이 아니라 모든 사람이 잠재적 환자가 된 것이다. 이러한 모든 현상은 고혈압의 성공적 치료와 함께 시작되었다.

뇌졸중은 대재앙이다. 뇌는 한번 손상되면 고칠 수 없으므로 유일하게 합리적인 방법은 뇌졸중을 예방하는 것뿐이다. 대부분의 뇌졸중은 혈압이 높아져서 뇌로 가는 동맥이 급격히 좁아지거나 혈관이 터지면서 출혈이 일어나는 것이 원인이다. 따라서 혈압을 낮추는 약을 사용하면 뇌졸중의 위험이 감소할 것이다. 이러한 효과는 실제로 매우 뚜렷하게 나타나는데, 1967년 140명의 미국 재향군인을 대상으로 70명은 치료를 받고 나머지 70명은 '대조군'에 포함시켜서 치료하지 않은 유명한 연구를 통해 처음으로 입증되었다. 치료를 받은 사람 중 뇌졸중을 일으킨 것은 단 두 명에 불과했지만, 위약을 복용했던 사람들 중에는 27명이 뇌졸중을 일으켰던 것이다. 고혈압 치료의 중요성을 이만큼 강력하게 입증하기는 어려울 것이다.[1]

이러한 소견은 특별한 역사적 의미를 갖는데, 1960년대 이전에 고혈압에 대한 효과적인 치료가 없었다는 사실이 개인만이 아니라 전 세계의 운명에도 심대한 영향을 미쳤기 때문이다. 미국 대통령이었던 프랭클린 루스벨트와 러시아의 지도자였던 이오시프 스탈린은 모두 혈압이 높았는데, 이는 전후 국제 정세에 파국적인 결과를 몰고 왔다. 1945년 4월 12일, 프랭클린 루스벨트는 뇌출혈로 사망했다. 그의 주치의인 로스 매킨타이어Ross McIntire 제독은 이를 두고 '청천벽력'이라고 표현했는데, 대통령이 불과 며칠 전에 "미국에서 가장 뛰어난 의사들을 포함하여 여덟 명의 의사에게 철저히 검진을 받고 신체적으로 모든 측면에서 건강하다는 판정을 받았기" 때문이었다.[2] 그러나 제독의 말은 거짓이었다. 루스벨트는 거의 10년 전에 고혈압 진단을 받았고, 1945년 2월에 처칠, 스탈린과 함께 얄타회담을 열었을 당시(사망하기 불과 8주 전)에는 심장과 콩팥 손상이 너무 심해서 "죽은 사람이나 다름없었다". 세계정세에 결정적인 영향을 미치던 이 순간에 루스벨트는 건강이 악화된 탓에 정치적 판단을 제대로 내리지 못해 미국의 리더십에 "치명적인 공백"이 생

1964년: 예방 의학의 승리, 뇌졸중

겼고, 그 결과 "폴란드의 배신, 동유럽의 공산화, 체코슬로바키아의 쿠데타, 그리고 세계의 반대편에서는 중국에서 영향력을 잃고 남한 침공을 허용하는" 일이 벌어졌던 것이다.[3]

8년 후인 1953년, 스탈린 또한 73세의 나이로 뇌졸중의 희생자가 된다. 이때도 적절한 약으로 고혈압을 치료할 수 있었다면 전후 세계사는 매우 달라졌을 것이다. 그가 10년 정도 더 살아서 쿠바 미사일 위기 때까지 집권했다면, 상황은 판이하게 달라져서 어쩌면 소련이 광기 어린 리더십 아래 미국을 상대로 전면적인 핵전쟁을 벌였을지도 모를 일이다. 어쨌든 고혈압은 세계의 운명과 인류의 생존에 결정적인 영향을 미쳤다. 그렇다면 어떻게 해서 고혈압이 치료 가능한 질병이 되었을까?

혈압이란 심장 근육이 수축하여 전신 동맥으로 혈액을 힘차게 내뿜는 순간에 발생하는 압력이다. 혈압은 두 가지 요인에 의해 결정된다. 첫 번째는 동맥에 있는 혈액의 양이고(혈액량이 많을수록 전신으로 혈액을 순환시키기 위해 필요한 압력이 커진다), 두 번째는 혈액을 운반하는 혈관의 직경이다(동맥이 좁아질수록 더 높은 압력이 필요하다). 따라서 효과적인 약물이 발견되기 전에 혈압을 낮출 수 있는 두 가지 방법은 순환계 내부의 체액량을 줄이거나 혈관을 확장시키는 것이었다.

1944년, 듀크 대학에서 근무하던 독일 출신 의사 발터 켐프너Walter Kempner는 쌀/과일/설탕 식단을 이용하여 순환계 내부의 체액량을 감소시키면 혈압이 "정상 또는 거의 정상"으로 돌아온다고 보고했다. "쌀은 소금이나 우유 또는 지방을 넣지 않은 물에 넣고 끓이거나 찐다. 모든 과일 주스와 과일은 허용하되, 견과류, 대추, 아보카도를 비롯하여 말리거나 통조림에 든 과일은 허용하지 않는다. 물은 마음대로 마실 수 없으며 수분 섭취는 하루에 과일 주스 1리터로 제한한다."[4] 예상대로, 식단이 너무 맛이 없어 계속 유지하기 어렵다는 점이 문제였다. "아무런 맛이 없고, 무미건조하며, 단조롭고 준비하기도 매우 힘들었다. (…) 집안에 일손이 딸리는 대가족은 실행하기가 불가능하다. (…) 극도로 단조로워서 환자에게 종교적 맹신에 가까운 금욕주의를 불어넣지 않는 한 도저히 참지 못한다."[5] 더욱이 나중에 밝혀진 바에 의하면, 켐프너의 식단은 그가 주장한 만큼 효과적이지도 않아서 다른 의사들이 결과를 재현해봤을 때 그다지 성공적이지도 않았다. 1950년에 유니버시티 칼리지 병원의 허버트 체시스Herbert Chasis 박사가 관찰한 바에 따르면 "혈압의 변화는 자연스럽고 예측 가능한 무작위적 변동 범위에서 벗어나지 않았다".[6]

고혈압을 치료하기 위한 두 번째 방법, 즉 동맥의 직경을 늘려서 혈액이 전신을 순환하는 데 필요한 압력을 낮추는 방법은 다리에 있는 동맥의 직경을 조절하는 신경을 절단하는 수술(양측 요추 교감신경 절제술)이었다. 대수술이었으므로, 나이가 젊고 상당히 건강한 사람들에게만 시행되었다.[7]

이러한 치료는 한계가 명백했기 때문에, 세계대전 후 눈부신 발전을 거듭하던 제약산업계의 연구직 화학자들은 비슷한 작용을 나타내는 화합물을 찾기 시작했다. 1947년에 원래 말라리아 치료에 사용되었던 펜타퀸pentaquine이 처음 도입된 이후 하이드랄라진hydralazine, 리설핀 reserpine, 구아네티딘guanethidine, 메틸도파methyldopa 등 몇 가지 약이 뒤를 이었다. 이 약들은 다소간의 차이는 있을지언정 효과적이었지만 부작용 때문에 널리 사용할 수 없었다. 고혈압 환자들은 대부분 자신이 완벽하게 건강하다고 느끼므로, 먼 훗날 치명적인 뇌졸중을 예방할 가능성이 있다고 해도 당장 입이 마르고 변비가 생기고 사물이 두 개로 겹쳐보이고 발기부전을 일으키는 약을 먹어야 한다는 생각은 받아들일 수없었다. 따라서 고혈압이 치료 가능한 병이 되려면 사람들이 꾸준히 복용할 수 있도록 일상생활에 거의 영향을 미치지 않는 약을 만들어야 했다. 나중에 이러한 조건을 만족시키는 두 가지 약이 개발됐는데, 첫 번째는 이뇨제인 클로로티아지드chlorothiazide로 순환계 내부의 혈액량을 감소시켜 혈압을 낮추는 약이었고 두 번째는 '베타 차단제'인 프로프라놀롤propranolol로 이론적으로는 동맥의 직경을 좁혀 혈압을 상승시켜야 하지만 사실은 혈압을 낮춘다는 사실이 입증된 약이었다.

클로로티아지드가 발견된 내막은 다음과 같다. 1930년대에 세균 감염 치료제인 설파제가 개발된 지 얼마 안 되어, 일부 환자들은 소변이 너무 많이 나온다는 부작용을 보고했다. 1949년, 윌리엄 슈워츠 박사는 이러한 부작용을 실용적인 목적에 이용하기 위해 폐 속에 수분이 저류되어 숨 가쁜 증상을 호소하는 세 명의 심부전 환자에게 설파제를 투여했다. 그러자 환자들의 소변량이 현저히 늘어나면서 폐 속에 쌓였던 수분이 빠져나가 숨 가쁨을 비롯한 다른 증상이 호전되었다. 애석하게도 슈워츠 박사는 이 약이 "장기적 또는 일상적으로 사용하기에는 너무 독성이 강하다"는 사실을 알게 되었다.[8] 그러나 연구직 화학자였던 칼 바이어Karl H. Beyer는 동일한 특성을 갖고 있으면서도 독성이 없는 관련 화합물을 발견할 수 있다면 순환계 내의 혈액량을 감소시켜 오랫동안 기다려왔던 고혈압을 다스릴 '마법의 약'을 만들 수도 있으리라는 사실을 깨닫게 된다. 이러한 화학적 과정은 매우 복잡하지만, 기본적으로 항상 실험실에서 이루어졌다. 즉, 설파제를 특정한 방법으로 변형시킨 후 개에게 투여해보고 소변량이 늘어나는지 확인하는 것이다. "우리가 찾고 있는 것을 발견하는 것은 오로지 시간과 노력에 달린 문제였어요." 이렇게 해서 그들은 "안전성과 효능이라는 관점에서 지금까지 다룬 것들 중 가장 우수한 화합물"인 클로로티아지드를 발견했던 것이다.[9] 이 약을 열 명의 고혈압 환자에게 투여하자 혈압이 하루 이틀 사이에 정상으로 떨어졌다. "부작용은 미미했으며, 흔하지도 않았다."[10]

두 번째 약인 프로프라놀롤은 우연히 발견되었다기보다는 의도적으로 약물을 설계했다는 점에서 약물 발견 역사상 거의 유일한 약이다. 그 기원과 이 약이 속하는 계열명, 즉 '베타 차단제'는 아드레날린이라는 호르몬이 다양한 조직에 각기 다른 효과를 일으키는 기전과 관련이 있다. 이 호르몬이 혈관의 베타 수용체에 작용하면 혈관은 확장되지만, 심장의 베타 수용체에 작용하면 심박수가 빨라지며 더 강력하게 수축한다.[11] 1950년대 중반, 영국의 연구직 화학자(나중에 노벨상을 수상함)였던 제임스 블랙James Black은 협심증 환자에서 이러한 효과를 차단할 수 있다면 동맥이 수축해서 혈압이 상승하더라도 엄청난 치료적 잠재성이 있다는 점에 주목했다.[12] 제임스 블랙은 나중에 프로프라놀롤을 사용해보고 예상대로 협심증 증상이 크게 줄어드는 것과 동시에 혈압에 관해서는 예상과 정반대의 현상이 일어난다는 것을 발견했다. 혈압이 올라가는 것이 아니라 오히려 떨어졌던 것이다.[13] 이렇게 모순적이며 전혀 예상하지 않왔던 효과를 고혈압 치료에 사용할 수 있다고 생각한 사람이 누구인지는 명확하지 않지만, 프로프라놀롤이 매우 효과가 좋다는 사실은 확실히 입증되었다.

클로로티아지드와 프로프라놀롤이라는 두 가지 약은 고혈압의 치료를 완전히 바꿔놓았다. 더이상 무미건조한 쌀과 과일 식단을 꾹 참고 계속하거나, 다리로 내려가는 신경을 절단하기 위해 양측성 교감신경 절제술을 받거나, 불쾌한 부작용을 일으키는 약을 복용할 필요가 없어진 것이다. 그 대신 이 두 가지 약을 단독 또는 병합 요법을 통해 매일 복용하면 되었다. 그후로 더욱 내약성이 좋은 약들이 계속 개발되었지만, 어쨌든 중요한 점은 1960년대 중반에 이르러 고혈압이 치료 가능한 질병이 되었다는 사실이었다.[14]

고혈압을 쉽게 치료할 수 있게 되자 또다른 문제가 생겼다. 약물 치료를 하면 뇌졸중 발생률이 크게 줄어드는 것은 사실이지만, 혈압이 약간만 높은 사람들, 즉 '경증' 고혈압 환자들은 어떻게 해야 할지 명확하지 않았던 것이다. 과연 혈압이 어느 정도일 때 치료해야 하는지를 두고 맨체스터 의과대학 교수인 로버트 플랫Robert Platt 경과 옥스퍼드 의과대학의 흠정강좌 담당교수 조지 피커링George Pickering 경 등 영국 의학계의 두 거목이 10년 이상 종종 험악한 분위기를 연출하며 공개 토론을 벌인 적도 있다. 플랫은 기본적으로 고혈압이란 하나 또는 몇 가지 유전자에 의해 발생하는 특이적 질병으로, '정상' 혈압과 '비정상' 혈압을 가진 사람을 구분하여 비정상적인 혈압을 가진 사람들만 치료하는 것이 가능하며, 반드시 치료가 필요하다고 주장했다. 조지 피커링 경은 그렇지 않다고 응수했다. 고혈압은 통상적인 의미에서 '질병'이 아니라 혈압에 따라 해당되는 뇌졸중의 위험이 연속적으로 늘어나거나 줄어들 뿐이라는 것이다. 혈압이 높을수록 위험이 커진다는 것은 명백하지만, 치료가 필요한 사람과 필요하지 않은 사람, 즉 '정상'과 '비정상' 사이의 기준점은 임의적이라는 뜻이었다. 말하자면 고혈압이란 질병이 아니라 견해의 문제였다.[15]

이러한 논쟁은 몇몇 전문가만의 문제인 것처럼 보일 수도 있지만, 그 의미는 전혀 그렇지 않다. 피커링이 옳다면 논리적으로 혈압이 '평균'보다 높은 사람은 누구나 혈압을 낮추면 도움이 될 것이므로, 한 중요한 연구에서 주장했듯이 2400만 명의 미국 시민이 "발견되지 않았거나 치료받지 않고 있거나 부적절하게 치료 중인" '고혈압' 환자라는 결론에 도달하게 된다. 이 연구를 의뢰한 제약업계의 입장에서 본다면 아직 진단조차 받지 않은 2400만 명의 환자들을 발견하여 평생 정기적으로 약을 복용하도록 하는 것은 그야말로 노다지가 아닐 수 없었다. 문제는 수백만 명의 '경증' 고혈압 환자를 치료해서 얻을 수 있는 이익의 근거가 그다지 뚜렷하지 않았다는 점이다.[16]

혈압이 높은 사람은 반드시 치료해야 한다고 말했을 때, 두 가지 예측할 수 있는 효과가 발생한다. 우선 그 말을 들은 사람은 자신의 건강에 대해 걱정하고 죽음이라는 사건을 자주 인식하게 된다. 그러한 공포는 흔히 겉으로 드러나지 않고 측정하기 어렵지만, 1978년에 5,000명의 제철공장 근로자를 대상으로 한 연구에 따르면 "근로자들에게 고혈압 판정을 내린 작업장에서는 결근율이 엄청나게 늘어났다". 고혈압이라고

"판정받은" 사람들은 스스로 뇌졸중 위험이 높다고 생각하는 경향이 있어서 자연스럽게 "환자 노릇"을 하게 되었던 것이다.[17] 두 번째 부작용은 클로로티아지드와 프로프라놀롤(및 비슷한 약)이 상대적으로 부작용이 적다고 해도 처방받은 사람 중 일부는 견디지 못한다는 점이다. 두 가지 약은 모두 복용한 환자의 5퍼센트가 무기력증, 어지러움, 두통 등을 일으키며, 남성의 각각 20퍼센트와 6퍼센트가 발기부전을 일으킨다.[18] 어떤 약을 수백만 명이 복용한다면 부작용의 누적 부담은 "무시할 수 있는 정도가 아니다". 과연 그럴 만한 가치가 있을까?

다시 1967년으로 돌아가서 보면, 미국 재향군인들을 대상으로 한 연구에서는 현저하게 높은 혈압을 불과 1년 동안 치료했는데도 뇌졸중 위험이 극적으로 줄어드는 것이 확실히 입증되었다. 그러나 '경증' 고혈압 환자를 치료한 결과는 훨씬 애매했다. 850명의 환자를 1년간 치료하여 겨우 한 건의 뇌졸중을 예방했던 것이다. 850명 중 849명의 환자는 1년간 약을 복용해도 아무런 이익이 없는 셈이다.[19]

그런데도 '혈압은 낮을수록 좋다'는 '피커링 패러다임'은 널리 퍼져 있으며, 그 명백한 의미는 평균보다 높은 혈압을 모두 고혈압으로 정의한다면 믿어지지 않을 정도로 많은 사람들이 혈압약을 복용해야 한다는 것이다. 1996년 현재 35~74세 사이의 미국인 세 명 중 한 명 이상이 혈압약을 복용하고 있으며, 이로 인한 제약산업계의 연매출은 60억 달러에 달한다.[20]

1990년대에도 똑같은 논쟁이 반복되었는데, 이번에는 고혈압이 아니라 콜레스테롤에 관한 것으로 역시 수치가 높은 사람들을 치료했을 때의 이익을 추정하는 것이었다. 그후 '콜레스테롤이 낮을수록 좋다'는 인식이 널리 퍼지면서 수백만 명이 콜레스테롤 저하제를 복용하기 시작했다. 그래서 고혈압을 치료함으로써 뇌졸중을 예방하자는 매우 바람직하고 위대한 계획은 질병이 있는 사람을 치료하는 일을 넘어서, 대부분 건강하고 반드시 질병이 있다고는 볼 수 없는 사람들에게서 '질병'을 발견한 후 엄청난 비용을 들여 치료하는 방향으로 의학의 지평을 엄청나게 확장시켰던 것이다.

chapter

10

1971년 ㅣ 소아암의 완치

삶과 마찬가지로 의학에 있어서도 어떤 문제는 다른 문제보다 훨씬 복잡하다. 과학이란 풀 수 있는 문제에 관한 기술이므로, 해결할 수 없다는 것이 명백한 문제는 언젠가 해결할 수 있는 길이 열리는 날이 올 것이라는 기대를 품고 한쪽으로 밀어놓는 것이 당연하다. 그런데도 수많은 의사와 과학자가 모든 난관을 무릅쓰고 '풀 수 없는 문제'를 붙잡고 씨름한 것이 세계대전 후 의학에서 나타난 특징이다. 소아암, 특히 급성 림프아구성 백혈병ALL의 완치를 추구했던 기나긴 연구는 이러한 분위기에서도 매우 두드러진다. 항생제나 스테로이드 등 세계대전 후 이루어진 다른 발견의 유효성은 즉시 눈에 보이지만, 항암제는 달랐다. 효과가 있더라도 극적인 것은 아니며, 기껏해야 몇 개월 정도 생명을 연장시키는 데 그쳤던 것이다. 앞으로 살펴볼 ALL의 완치는 한 가지 약이 아니라 네 가지 약이 발견된 결과 가능했다. 또한 이러한 약을 투여한 후 결과를 지켜보기만 했던 것이 아니라, 엄청나게 지적인 기구를 구성해서 서로 다른 조합의 치료 결과를 평가하고 아주 조그만 발전이라도 있다면 놓치지 않음으로서 점진적으로 ALL을 극복했다. 마지막으로, 환자는 모두 어린이였고 약은 독성이 매우 강했다. 대부분의 의사들이 불치병에 걸린 생명을 고작 몇 개월 연장시키기 위해 어린이들에게 독한 약을 투여하는 것이 비윤리적이라고 믿는 와중에 이러한 치료를 꾸준히 개선시키는 데는 남다른 목표 의식이 필요했다. 이러한 모든 이유를 종합해볼 때 ALL의 완치야말로 세계 대전 후 이루어진 가장 인상적인 성취라고 할 것이다.

급성 림프아구성 백혈병은 림프아구(골수 안에 있는 백혈구의 전단계 세포)가 악성 증식을 일으키는 질병이다. 이 병에 걸리면(대개 5~6세 어린이가 걸린다) 보통 3개월 내로 사망했는데, 림프아구가 증식을 거듭하여 골수를 가득 채우면서 다른 혈액 성분을 만들지 못하기 때문이다. 적혈구를 만들지 못하는 빈혈, 혈소판 감소로 인한 출혈, 백혈구가 감소하여 쉽게 감염이 생기는 증상 등이 함께 나타나는 것이다. 어린이들은 빈혈로 인해 얼굴이 창백하고 허약하며 항상 숨가빠했고, 혈소판이 모자라 쉽게 멍이 들고 조금만 다쳐도 관절이나 뇌 속에 대량 출혈이 일어났다. 그러나 가장 위험한 것은 세균에 대한 방어력이 약해져서 뇌수막염이나 패혈증 등 감염에 취약하다는 점이었다. 수혈로 빈혈을 막고 항생제로 감염증과 싸워가며 '불가피한 순간'을 한두 달 늦출 수는 있었다. 그러나 예후가 너무 암울했기 때문에, 과연 이러한 지지 요법을 해야 하는지 의문을 제기하는 의사들도 있었다. 런던 해머스미스Hammersmith 병원의 데이비드 골턴David Galton 교수는 당시 만연해 있던 비관주의적 관점을 이렇게 요약했다. "백혈병이라는 사실이 밝혀지면 어린이들을 바로 집으로 돌려보냈다. 생명을 연장시키면 마지막 몇 주간 더 힘들어진다는 생각에 수혈도 하지 않았다."[1]

1945년에 처음 ALL 치료를 시도한 이래, 무려 25년 만에 세포 독성 제제를 이용한 항암 화학요법과 방사선요법의 환상적인 조합에 의해 이 병을 완치할 수 있다는 사실이 입증되었다.[2] 이러한 치료의 기원과 이론적 배경은 더 자세히 살펴보겠지만, 대강 요약하자면 다음과 같다. 우선 치료를 시작하면 고용량의 스테로이드와 세포 독성 제제인 빈크리스틴vincristine으로 6주간에 걸쳐 골수의 백혈병 세포에 대대적인 공격을 감행한다. 이후 1주일간 세 가지 다른 세포 독성 제제, 즉 6-mp, 메토트렉세이트methotrexate, MTX, 사이클로포스파마이드cyclophosphamide를 매일 주사한다. 그후 다시 2주간 뇌에 직접 방사선 치료를 하면서 MTX를 5회에 걸쳐 척수액에 직접 주사한다. 이러한 치료 계획에 의해 90퍼센트의 어린이들은 혈액에서 백혈병 세포를 완전히 제거할 수 있는데, 이를 '관해 유도 요법'(관해란 병의 증상이 호전된다는 뜻이다)이라고 한다. 그 뒤로 '유지 요법'을 시작하는데, 이는 2년간 치료를 계속하여 골수에 백혈병 세포가 없는 상태를 유지하는 것이다. 이때 치료란 앞서 언급한 세 가지 세포 독성 제제를 매주 저용량으로 주사하면서, 10주마다 14일간 '유도' 요법(스테로이드와 빈크리스틴)을 '적용량'에 따라 투여하는 것이다.

치료 중 어린 환자와 부모가 겪는 신체적, 정신적 상처는 이루 말할 수 없다. 주사를 맞을 때마다 구역질과 구토가 너무 심해서 많은 어린이들이 제대로 먹지 못해 영양실조가 되거나 성장이 멈추거나 체중이 늘지 않았다. 또한 약물이 백혈병 세포만 죽이는 것이 아니라 건강한 조직에도 영향을 미치기 때문에 머리카락이 빠지고 입속 가득 고통스러운 궤양이 생긴다거나 만성 설사 또는 방광염 등의 부작용도 발생했다. 항암제를 가리켜 '병 속에 포장된 죽음'이라고 일컫는 데는 그럴 만한 이유가 있었다.[3]

이러한 끔찍한 고통도 완치만 된다면 참겠지만, 반드시 완치된다는 보장이 있는 것도 아니었다. 1967년에 이러한 치료가 도입되기 전 20년간 치료받던 1,000명의 어린이를 대상으로 조사한 결과, 완치(5년 넘게 생존)라고 할 수 있는 환자는 단 두 명뿐이었고 그나마 한 명은 나중에 재발하여 사망했다.[4] 지금 돌이켜보면, 세인트 주드 병원St Jude's Hospital의 도널드 핀켈Donald Pinkel 박사 팀이 '성공', 즉 생존 전망이 크게 향상된다는 것에 대한 동료 전문가 집단의 회의적인 시각을 무릅쓰고 이렇게 독성이 강한 치료법을 절망적인 병에 걸린 어린이들에게 시행했다는 사실이 놀라울 뿐이다. 이러한 양가감정은 미시간 어린이 병원 소아청소년과에 근무하는 동료 전문의 울프 주엘저Wolf Zuelzer 박사가 백혈병에 관한 국제학회에서 언급한 내용에서 엿볼 수 있다. "치료의 부작용은 질병의 증상보다 훨씬 심합니다"라고 전제한 뒤, 그는 최근 이루어진 진보를 정리하면서 "다른 분들은 지금 제가 손에 쥐고 있는 사실에서 느끼는 것보다 더 낙관적인 근거들을 발견할 수도 있을 것"이라는 희망을 피력했던 것이다.[5]

그러나 주엘저는 1967년 핀켈이 개발한 치료 방법이 수많은 사람들이 영원히 찾을 수 없으리라고 생각했던 백혈병의 '완치'를 실현시켜서 0.07퍼센트에 불과했던 완치율이 50퍼센트를 넘게 될 것이라는 사실은 알지 못했다. "우리는 본 연구의 결과로부터 집중적 병합 화학요법에 의해 어린이 ALL의 완전 관해 기간이 크게 연장되었다고 결론지었다. 치료 과정 중 발생한 독성과 감염은 무시할 수 없지만, 결과를 고려할 때 치료를 제한할 수 없다는 것은 명백하다." 1971년에 핀켈은 이렇게 말했고, 모든 사람에게 동의를 얻었다. 이듬해 그는 런던에서 열린 백혈병 연구 기금Leukaemia Research Fund 연례행사에서 초빙 강연을 통해, 영국 전역에서 모여든 의사로 이루어진 "황홀경에 빠진 청중" 앞에서 다년간 세인트 주드 병원에서 수행한 임상 시험 결과를 요약했다.[6] "이제 백혈병의 고식적 치료는 끝났다."《랜싯》지는 논평을 통해 이렇게 말했다. "핀켈 박사의 결과는 인상적이며, 특히 모든 단계에서 치료가 불가능하다고 생각했던 문제를 해결한 방법론적 측면에서 더욱 그러하다."[7]

핀켈의 업적을 올바로 평가하려면 암 치료의 기본적인 문제들을 명확하게 짚고 넘어가야 한다. 악성 종양이 유방이나 위장관 등 신체의 한 부분에 국한되어 있을 때는 수술이나 방사선 치료로 제거할 수 있으며, 운이 따른다면 완치된다. 그러나 암이 급성 백혈병과 같이 전신에 퍼져 있을 때(모든 '전이성' 암이 여기에 해당한다), 유일한 희망은 가능하다면 암세포만 선택적으로 죽이는 약물요법이다. 암세포가 특정한 면에서 정상적인 세포와 달라서 건강한 세포를 건드리지 않고 암세포만 골라서 죽일 수 있다면 이 방법은 상당히 쉬울 것이다. 그러나 암세포가 정상 세포와 다른 것은 사실이지만, 이러한 차이를 치료에 이용하기란 불가능하다. 1945년, 탁월한 암 연구자였던 워글롬W. H. Woglom 교수는 이 문제를 적절히 요약했다. "화학이나 의학을 전공하지 않은 사람은 실제로 이 문제가 얼마나 어려운지 알 수 없을 것이다. 비유가 적절한지는 모르겠지만, 이 문제는 왼쪽 귀에 녹여 넣은 약을 전혀 변화시키지 않은 채 오른쪽 귀로 빠져나오게 하는 것만큼이나 어렵다." 워글롬이 절망스러운 비유를 남긴 뒤로 30년 동안 수십만 가지 화학물질을 조사했지만, 조금이라도 항암 효과가 있다고 밝혀진 것은 30가지 남짓이었다. 이 물질들은 모두 우연이나 행운에 의해 발견되었다. 우선 질소 머스터드가 있다. 2차 세계대전이 발발했을 때 사람들은 추축국, 즉 독일과 일본이 언젠가는 화학전, 특히 머스터드 가스로 전면전을 펼칠 것이라고 생각했다. 이러한 전망에 놀란 미군은 화학전 부대Chemical Warfare Service를 창설하여 해독제를 찾았다. 머스터드 가스는 사용하는 즉시 눈에 심한 수양성 염증(결막염)과 통증이 심한 수포를 유발하여 사람을 무력화시킨다. 그러나 더 치명적인 문제는 골수에서 분화 중인 혈액 세포를 파괴하여 출혈과 심한 감염을 일으키는 데 있다. 이러한 효과는 1차 세계대전이 끝날 무렵 처음 발견되었는데, 1943년 독일군이 이탈리아 반도의 바리Bari 항에 주둔 중이던 미군 함대를 폭격하여 100톤의 머스터드 가스를 싣고 있던 하비Harvey 호가 침몰했을 때 확인되었다.[8] 미군 의무대의 스튜어트 알렉산더Stewart Alexander 대령은 이 가스에 노출된 희생자들의 의무 기록에 이렇게 적었다. "백혈구에 대한 효과가 가장 심했다. 3~4일째에 이르면 백혈구 수치가 급속히 떨어졌다."[9]

그러나 질소 머스터드가 골수의 백혈구를 사멸시킨다면, 백혈병이나 림프종(임파선의 암) 환자에게 일어나는 백혈구의 악성 증식 또한 감소시킬 수 있지 않을까? 미군 연구 프로그램의 일부로 예일 대학에 근무 중이던 두 명의 젊은 과학자 앨프리드 길먼과 루이스 굿맨Louis Goodman(나중에 고전적인 교과서《치료제의 약리학적 기초The Pharmacological Basis of Therapeutics》로 유명해졌다)은 질소 머스터드를 림프종이 진행된 "한 마리의 쥐"에 투여해봤는데 "두 번만 투여했는데도 종양이 부드러워지기 시작하더니 점차 만져지지 않을 만큼 줄어들었다".

"실험 결과는 치료적으로 인간 임상 시험을 고려해볼 만큼 고무적이었어요." 20년 후 길먼은 이렇게 회상했다. 이리하여 48세의 은세공업자이자 림프육종 환자인 J. D.가 항암 화학요법으로 치료받은 최초의 암 환자가 되었다. 그는 얼굴 주위로 임파선이 크게 부어올라서 씹고 삼키기조차 불가능했으며, 겨드랑이의 임파선이 부어 팔을 옆구리에 붙일 수 없었고, 가슴의 임파선이 부어 심장으로 돌아가는 혈류를 차단하는 바람에 머리와 목이 퉁퉁 부어올라 있었다.

질소 머스터드 연구 프로그램은 '1급 비밀'로 분류되었으므로 J. D.는 물론 치료를 담당한 의사조차 투여하는 물질이 무엇인지 알지 못했다. 의무 기록에는 "0.1mg/kg의 화합물 X를 정맥 주사함"이라고만 쓰여 있다. 총 열흘간 진행된 치료 중에 심하게 부어 있던 임파선이 가라앉고 "질병의 모든 증상과 징후가 사라졌다". 다만 한 달 후 종양이 재발하여 추가적인 치료가 필요했다. 그는 이후 2개월을 더 살았는데, "약이 골수에 미친 바람직하지 못한 효과 때문에 죽음이 앞당겨졌다". 즉, 질소 머스터드는 림프종 세포만이 아니라 골수의 혈소판과 백혈구까지 파괴했던 것이다. 두 번째 환자는 치료에 의해 골수가 완전히 억제되었는데도 종양이 줄어들지 않아서 그다지 성공적이지 못했다. 길먼의 말을 빌리자면, "종양은 치료에 저항성을 지니고 있었으며 혈구 수치가 떨어지면서 생겨난 부담은 임상 반응의 만족도로는 경감시키지 못했다". 이들을 치료한 경험은 향후 20년간 항암 화학요법의 결과, 즉 처음에 짧은 관해를 달성하더라도 질병의 재발 또는 약물 독성 때문에 사망에 이르게 되는 과정을 정확히 보여주고 있다.[10]

그러나 이는 처음 밝혀진 것보다는 훨씬 희망적인 출발이었다. 우선 죽어가는 환자에게 종양을 "녹여 없애는" 약을 투여하여 임박한 죽음을 피할 수 있다는 말은 그 구원이 일시적이더라도 눈앞에서 기적을 보는 것처럼 정서적으로 깊은 공감을 불러일으켰던 것이다.[11]

또한 질소 머스터드는 암을 치료하더라도 '너무 독성이 강한 것'으로 밝혀졌지만, 이후 10년간 그 화학적 구조를 변형시켜 티오테파(thiotepa, 1950), 클로람부실(chlorambucil, 1953), 멜팔란(melphalan, 1953) 및 사이클로포스파마이드(1957) 등 모든 항암제가 탄생했다. 그러나 3개월에 걸친 J. D.의 관해가 낳은 세 번째이자 가장 중요한 결과는 그 실험적 치료가 화학전 부대장인 코닐리어스 '더스티' 로즈Cornelius 'Dusty' Rhoads의 후원을 받아 진행되었다는 점이다. 전쟁이 끝나고 부대가 해산되었을 때, 로즈 박사는 그가 고용했던 과학자와 의사의 경험을 가장 가치 있게 활용하는 길은 항암 치료 관련 연구를 수행하는 조직을 만드는 것이라고 생각했다.[12] 그는 자선 사업가인 앨프리드 슬론Alfred Sloan과 찰스 케터링Charles Kettering을 설득하여, 1948년에 100개가 넘는 연구실을 풍성하게 갖춘 슬론-케터링 연구소를 설립했다. 화학전 부대 출신 연구원들이 로즈 박사의 지휘하에 이곳으로 모여들었으며, 향후 20년간에 걸쳐 암의 '완치'를 추구하는 것이 진지한 과학의 지위에 오르게 된다. 그러나 1971년에 세인트 주드 병원에서 핀켈이 ALL을 치료하여 암을 완치시킨 것은 26년 후에나 일어날 일이었다. 그사이 기간은 3단계로 나눌 수 있다. 1단계에서는 몇몇 항암제가 더 발견되었다. 1950년대 중반에 시작된 2단계에는 '임상 시험'이라는 방법을 통해 대규모의 조직적 평가를 거치지 않고서는 신약의 상대적 가치를 평가하기가 어렵다는 사실이 분명해졌다. 1962년 무렵 시작된 3단계에서는 신약과 이들을 평가하는 방법을 결합시켜 '최후의 결전'을 벌이게 된다.

1단계: 항암제의 발견

아미노프테린aminopterin 질소 머스터드에 뒤이어 나타난 중요한 항암제는 아미노프테린이었다. 1933년, 봄베이에서 일하던 영국 의사 루시 윌스Lucy Wills 박사는 섬유 산업 노동자들에게서 특정한 유형의 빈혈을 발견했다. 그녀는 이것이 극심한 가난과 영양 부족 때문에 생긴다고 생각했다. 또한 순수한 효모로 만든 마마이트(Marmite, 이스트 추출물로 빵 등에 발라 먹음—옮긴이)를 섭취하면 빈혈이 개선된다는 사실을 발견하고 그 속에 틀림없이 아직 발견되지 않은 중요한 영양소나 비타민이 들어 있을 것이라고 추측했는데, 나중에 밝혀진 바에 따르면 그 성분은 엽산이라는 비타민이었다.[13] 20년 후인 1945년에 하버드 의과대학 병리학 교수이자 '항암 치료의 대부'로 불렸던 시드니 파버Sidney Farber는 그때까지 발견된 모든 화합물의 항암 효과를 시험하던 중, 새로 발견된 이 비타민을 다양한 진행성 암환자들에게 투여해보았다. 치료는 아무 효과가 없었으며, 심지어 일곱 명의 백혈병 환자는 애석하게도 의도한 것과는 달리 더 일찍 사망하기조차 했다. "사후 골수 검사에서는 엽산을 투여한 적이 없는 어린이 200명의 부검 소견상, 관찰된 적이 없을 정도로 백혈병 진행이 빨라진 소견이 드러났다."[14] 파버는 이러한 소견에 실망하기는커녕 새로운 가능성을 발견하고, 현재로서는 명백하지만 당시로서는 그렇지 않았던 창의적인 생각을 떠올린다. 엽산을 투여했을 때 백혈병이 악화된다면, 엽산의 길항제를 투여하면 바라던 대로 치료 효과가 나타나지 않을까? 그는 엽산의 화학 구조를 연구하던 제약회사 레덜리Lederle의 수바 로Y. Subba Row 박사에게 연락했다. 앞서 설명한 바 있는 '경쟁적 억제'의 개념을 적용하여 백혈병 세포에 미치는 엽산의 작용을 차단하는, 엽산과 약간 구조가 다른 화합물, 즉 '가짜' 엽산을 만들 수 있는지 물어보았던 것이다. 수바 로는 그러한 기능을 지닌 몇 가지 화합물을 합성하여 그중 아미노프테린을 16명의 급성 백혈병 어린이에게 투여했다. 열 명의 어린이가 임상적으로 개선되었다.[15] 3년 후인 1949년, 아미노프테린 대신 메토트렉세이트라는 더 효과적인 유도체가 등장한다.

스테로이드 앞에서 설명한 대로, 1949년 메이요 클리닉의 필립 헨치는 류머티즘성 관절염 환자에게 코르티손이 기적적인 효과가 있음을 보고했으며, 이후 수많은 다른 질병에도 효과가 있다는 사실을 발견했다. 파버가 백혈병 어린이에게 코르티손을 시험해본 것은 당연한 일이었다. 1950년, 그는 아미노프테린 치료에 실패했던 5세 소년에게 체내에서 자연적으로 생성되는 양보다 더 많은 스테로이드를 주사하여 관해를 달성한 첫 번째 증례를 보고했다.[16]

항생제(액티노마이신actinomycin) 스테로이드가 백혈병에서 관해를 유도할 수 있다면 치료 혁명을 일으킨 두 번째 약물인 항생제, 특히 독성이 너무 강해서 쓰지 않는 것을 시험해볼 만했다. 1950년대 초반, 셀먼 왁스먼(스트렙토마이신의 발견자)이 관련 물질인 닥티노마이신dactinomycin을 소개했고 파버는 이 약을 콩팥의 윌름씨Wilms' 종양이 양쪽 폐로 전이되어 죽어가던 한 소년에게 투여했다. 소년은 3주도 되기 전에 사망했지만, "사후 검사 소견상 특이한 소견이 발견되었다. 전이된 병변들이 사라지고 폐의 많은 부분이 섬유성 조직으로 대체되어 있었던 것이다".[17] 액티노마이신 C라는 이름으로 불리게 된 이 약은 나중에 윌름씨 종양을 완치시킬 뿐 아니라 태반, 융모막암종, 고환암 및 어린이의 골종양인 유잉 육종Ewing's sarcoma에도 효과적이라는 사실이 밝혀졌다. 항암 치료에서 항생제의 역할은 이것만이 아니었다. 10년 후에는 다우노마이신daunomycin과 블레오마이신bleomycin이라는 두 가지 항생제가 서로 다른 종양에 효과가 있다는 사실이 밝혀진 것이다.[18]

6-mp 앞에서 설명했듯이 조지 히칭스와 거트루드 엘리언은 40년에 걸쳐 DNA의 주된 구성 요소 가운데 하나에 대해 가짜 구성 요소로 작

용하여 유전 물질인 DNA의 합성을 저해하는 약을 개발했는데, 그중 하나인 6-mp는 이후 백혈병 치료에 핵심적인 역할을 하게 된다.[19]

기타 약물 기타 모든 항암제는 화학물질의 항암 효과를 선별하는 프로그램을 통해, 또는 우연히 발견되었다. 서인도제도에 하얀 꽃이 피는 빈카 로사Vinca rosa라는 식물의 잎으로 만든 차가 있는데, 당뇨병에 효험이 있다고 알려져 있었다. 웨스턴 온타리오 대학University of Western Ontario 병원의 의사들은 이 차가 인슐린의 효과를 대신할 수 있을지도 모른다고 기대했지만, 혈당을 낮추는 효과가 없다는 것을 발견하고 실망했다. 그러나 투여 용량을 올릴수록 더 많은 실험 동물이 수많은 고름집이 생긴 끝에 죽어갔는데, 백혈구 수치가 급격히 떨어지기 때문이라는 사실을 발견했다. 질소 머스터드를 처음 발견했던 때처럼, 그들도 백혈구를 파괴하는 물질이라면 백혈구의 악성 증식을 막을 수도 있으며 백혈병의 치료에 도움이 될 것이라고 생각했다. 이렇게 발견된 약이 빈크리스틴으로, 뒤에서 자세히 설명하겠지만 백혈병의 완치에 매우 중요한 역할을 하게 된다.[20] 몇 가지 상황이 맞아떨어져서 기가 막히게 운이 좋았던 경우 중에서도 으뜸가는 것은 백금이다. 미시간 주립 대학의 바넷 로젠버그Barnett Rosenberg는 전기가 세균 증식에 영향을 미치는지 알아보던 중, 수조에 대장균 검체를 넣고 두 개의 백금 전극으로 물속에 전류를 흘려 세균을 감전시켰다. 몇 시간 후 세균을 관찰한 결과, 분열을 멈춘 것은 확실했지만(분열 시 보이는 '허리가 잘록한 모습'이 보이지 않았다) 성장은 영향을 받지 않아서 정상적인 길이의 300배에 이르는 기다란 실 모양을 형성했다. 매우 특이한 현상이었으므로 그는 원인을 찾기 시작했다. 명백한 가능성, 즉 전류 자체, 온도와 수조의 산성도 등을 하나씩 배제해나간 끝에 로젠버그는 전극을 구성하는 백금이 원인이라는 결론에 도달했다.[21] 백금의 화학적 유도체인 시스플라틴cisplatin은 세포분열 전 단계의 DNA에 영향을 미친다는 사실이 나중에 밝혀졌으며, 특히 고환과 난소 종양에 효과적인 강력한 항암제로 사용되고 있다.

2단계: 항암제의 평가

이러한 항암제의 발견 과정에 걸쳐 한 가지 공통점이 있다면, 공통점이 없다는 것이다. 항암제의 기원은 너무나 다양하고 뜻밖이어서, 항생제가 감염성 질환을 기적적으로 완치시켰듯 암을 기적적으로 완치시킬 수 있는 '마법의 탄환'을 비롯하여 얼마나 많은 약이 '저 밖'에서 발견되기를 기다리고 있는지 누구도 알 수 없었다. 따라서 그 과정을 합리적으로 개선하려고 노력하는 것은 당연했다. 1954년, 미 의회는 국립암센터 National Cancer Institute, NCI에 자금을 지원하여 국립항암화학요법 서비스 센터Cancer Chemotherapy National Service Center를 설립했는데 이 기구에서는 이후 10년 동안 8만 2700건의 합성 화학물질, 11만 5000건의 발효 제품 및 1만 7200건의 식물성 제품 등 도합 21만 4900건의 물질에 대해 항암 효과를 나타낼 가능성이 있는지 검사했다. 또한 이러한 항암제를 시험해봐야 할 필요성이 대두되면서 "특수한 임상 시험 네트워크"가 구성되었는데, 이는 항암제들의 특정한 조합을 다른 조합과 비교하여 백혈병과 림프종의 표준 치료 규약protocol을 개발하는 독특한 공동 협력

사업이었다.[22]

3단계: 마지막 단계

1950년대 후반 무렵의 상황은 상당히 희망적으로 여겨졌다. 우선, 따로 사용했을 때 단기간이지만 백혈병의 관해를 유도할 수 있는 약 몇 가지가 개발되어 있었다. 또한 의회의 보조금으로 국립암센터에는 자금이 넘쳐났다. 확실한 답을 얻기 위해 남은 일이라곤 적절한 조합의 약을 사용하는 임상 시험을 시작하는 것뿐이었다. 또한 매우 드문 유형이었지만 태반암, 융모막암종 및 아프리카 동부에서 흔한 소아암인 버킷림프종 등 일부 암은 한 가지 항암제만으로도 완치될 조짐이 나타났다.[23]

두말할 것도 없이, 당시에는 이러한 견해가 일반적이지 않았다. 항암 화학요법은 어린이들의 비참한 생명을 불과 몇 개월 연장하는 것 말고는 거의 도움이 되지 않는 것처럼 보였다. 이 분야를 조금이라도 아는 사람은 항암 화학요법을 통한 접근은 밑도 끝도 없으며, '해답'은 전혀 다른 곳에 있을지도 모른다고 생각했다. 바이러스가 백혈병을 일으킨다는 사실이 쥐 실험으로 증명된 참이었으므로, 어쩌면 인간 백혈병도 비슷한 감염성 원인을 추적하는 방향으로 연구해야 할지도 몰랐다. 실제로 항암 화학요법의 나아갈 방향은 전혀 분명하지 않았다. 매우 제한적인 성공이었지만, 성공할수록 문제는 점점 해결할 수 없는 쪽으로 흘러가는 것 같았다. 우선 약물 내성의 문제가 있었다. "처음 사용했을 때"는 관해를 유도했던 약도 두 번, 세 번 사용하면 아무런 효과가 없었다. 백혈병 세포들은 어디에선가 약물의 항암 효과를 상쇄시키는 능력을 얻은 것이 분명했다. 그러나 어떻게 그런 일이 가능하단 말인가? 유일한 해답은 결핵 치료에서 입증된 것처럼 몇 가지 약을 한꺼번에 사용하는 것이었지만, 그랬다가는 독성이 걷잡을 수 없을 것이었다. 더 심각한 문제는 일부 어린이들의 생명이 연장되자, 전에는 본 적도 없는 치명적인 합병증이 나타나기 시작했다는 것이다. 즉, 백혈병 세포가 뇌와 주변 조직에 침투했는데, 그 결과는 쉽게 짐작할 수 있듯이 매우 위중하여 삽시간에 혼수상태와 사망에 이르렀다. 문제는 혈액 속의 항암제가 뇌로 들어갈 수 없기 때문에, 뇌는 백혈병 세포가 항암제를 피해 숨을 수 있는 일종의 '성역'이 된다는 점이었다.[24] 따라서 '보호받고 있는' 백혈병 세포들을 제거하려면 항암제를 척수액 속에 직접 주사하고 뇌에 방사선 치료를 해야 했다.[25] 어린이가 이 과정을 모두 견뎌내더라도 그런 고생을 감내할 만큼 오랫동안 생존할지 보장하기는커녕 생존 가능성이 높아지는지도 불분명했다. 이런 형편이었으니, 초기 백혈병 치료의 개척자들이 직업적으로 고립되었다고 느끼고 대부분의 의사들이 실험적인 치료에 공개적으로 비난을 퍼부었던 것도 놀랄 일은 아니었다. "사람들은 우리를 사악한 놈들 또는 살짝 맛이 간 녀석들이라고 생각했지요"라고 런던 해머스미스 병원 알렉산더 스피어스 박사는 떠올렸다.[26]

모든 어려움을 무릅쓰고 두 연구 그룹은 '최후의 결전'을 위해 결정적인 역할을 수행했다. 국립암센터에서는 에밀 프라이라이히Emil Freireich와 에밀 프라이 3세Emil Frei III가 이끄는 연구진이 이후의 발전에 지적 토대를 제공했다. 그들은 두 가지 이상의 약을 쓰는 것이 한 가지 약을 사용하는 것보다 훨씬 낫다는 사실과 수혈 및 적절한 항생제 치료 등 '지지 요법'으로 약물 독성을 조절할 수 있다는 매우 중요한 사실을 발견했다. 또한 세포 독성 제제들은 각기 다른 효과를 나타내는 것으로 밝혀졌다. 스테로이드와 빈크리스틴은 비교적 독성이 적었지만, 더 독성이 강한 MTX와 6-mp만큼 관해가 오래 지속되지 않았다. 왜 이러한 현상이 나타나는지 알아낼 방법을 찾아야 했다.[27]

또다른 연구 그룹은 당시 전 세계 누구보다도 많은 백혈병 어린이를 치료한 경험이 있었던 세인트 주드 병원의 시드니 파버 박사와 수제자인 도널드 핀켈이 이끌었다. 그들은 다음과 같은 전망으로 그 어려운 일을 계속했다.

> 의사와 간호사가 지금까지 알려진 모든 지식을 동원하여 가능한 한 모든 일을 하고 있다는 사실을 실감하는 순간, 가장 큰 마음의 평화가 찾아온다. 각 가족의 치료적 필요는 완벽한 정직함이라는 원칙에 따라 충족되었고, 그들에게 해줄 수 있는 유일한 약속은 다음 단계의 발전이 때맞춰 이루어질 수도 있으리라는 희망을 근거로 한 것이었다. 이렇게 실질적인 발전을 근거로 조심스럽게 낙관적인 분위기를 조성하여 더 쉽게 공포를 극복하고 문제를 헤쳐나갈 용기를 얻을 수 있었다.[28]

실용적이라기보다 철학적인 면에서 돌파구를 찾았다. 슬론-케터링 연구소의 하워드 스키퍼Howard Skipper 박사는 소아 백혈병을 완치시킬 수 있는 원칙을 이론적으로 입증했는데, 이를 통해 관계된 모든 사람들의 심리적인 관점이 변했던 것이다. 스키퍼의 예측대로 소아 백혈병의

'완치'가 가능하다면 독성이라는 무서운 문제도 덜 중요해질 터였다. 일부 어린이가 백혈병이 아닌 치료약에 의해 사망할 만큼 치료를 강화시키더라도 완치라는 목표가 모든 수단을 정당화할 수 있었다.

스키퍼는 오랫동안 암이라는 문제를 생각해왔다. 많은 동료들과 마찬가지로 그 역시 화학전 부대에서 경력을 쌓기 시작했는데, 전쟁이 끝난 후 부대장이었던 코닐리어스 로즈가 슬론-케터링 연구소장이 되면서 그에게 앨러배마 주 버밍엄에 연구소 분원을 세우는 일을 맡겼다. 어느 날, 그는 "백혈병을 완치시키려면 어떻게 해야 할까?"라고 자문해본 결과 답이 매우 명백하다는 사실을 깨달았다. 모든 암세포를 파괴해야 했다. 하나라도 암세포가 남는다면 다시 분열에 분열을 거듭하여 수개월 후에는 틀림없이 재발할 것이다. 최후의 암세포까지 완전히 제거하려면 충분한 용량의 약을 충분한 기간에 걸쳐 투여해야 했다. 그러나 스키퍼는 문제가 훨씬 미묘하다는 사실을 알고 있었다. 약을 투여할 때마다 일정한 숫자가 아니라 일정한 비율만큼 암세포가 제거된다는 사실에 중요한 의미가 숨어 있었다.[29] 어떤 약을 조합하여 백혈병 세포의 99퍼센트를 제거할 수 있다고 해보자. 골수에 100만 개의 백혈병 세포가 있다면 첫 번째 치료 후 그 숫자는 99만 개가 줄어 1만 개만 남을 것이다. 그러나 백혈병 세포가 100개로 줄어든다고 해도 똑같은 용량의 약을 투여한다면 99개의 세포가 제거되고 여전히 하나가 남는다. 이것은 '1차 동역학'이라고 잘 알려진 생물학적 현상이다.

어린 소년이 1,000개의 계란이 무작위로 흩어져 있는 닭장 밖에 서 있다. 그리고 무한개의 작은 못을 가지고 있다. 그는 특정한 달걀을 겨냥하지 않고 장소를 옮겨 가며 닭장에 둘러쳐진 철망을 통해 못을 던진다. 어떻게 될까? 대부분의 못은 철망에 부딪혀 튕겨 나간다. 그러나 철망을 통과한 소수의 못 중에는 달걀을 맞추는 것도 있다. 못이 달걀을 맞춘다고 바로 깨지는 것은 아니지만, 반복해서 충격을 받으면 언젠가는 깨질 것이다. 소년이 못 한 상자를 던져 1,000개 중 900개의 달걀이 깨졌다고 해보자. 여전히 못은 닭장 안으로 날아들지만, 닭장 안에는 처음에 있던 달걀의 10분의 1만이 남아 있을 뿐이므로, 한 개의 못이 달걀을 깨뜨릴 확률은 훨씬 줄어든다. 그러나 각각의 달걀에는 이전과 같은 비율로 못이 날아와 부딪힐 것이므로, 두 번째 상자의 못을 다 사용할 즈음에는 남아 있던 100개의 달걀 중 90개가 깨질 것이라고 생각할 수 있다. 이런 일이 계속 반복되는 것이다.[30]

1차 동역학의 법칙이 옳다면 한 가지 약 또는 몇 가지 약의 조합으로 관해를 유도한 후 약물 독성 위험을 낮추기 위해 용량을 줄이는 당시의 방법은 명백히 잘못된 것이었다. 스키퍼는 이론적 관점에서 정반대의 방법을 주장했다. 일단 관해를 유도한 후에도 체내에 남아 있는 적은 숫자의 백혈병 세포는 제거하기가 훨씬 힘들기 때문에 약물 용량을 가능한 한 가장 높게 유지해야 한다는 것이었다. 이러한 이론적 원칙으로 무장한 국립암센터의 프라이라이히와 프라이는 결정적인 치료 프로토콜을 개발했다. 비교적 독성이 적은 빈크리스틴과 스테로이드(프레드니손)로 관해를 유도한 후, "최후에 살아남은 암세포"를 제거하기 위해 2년

내지 3년간 MTX와 6-mp를 계속 반복 투여하는 것이었다.

멤피스의 세인트 주드 병원에서는 핀켈 박사가 뇌와 척수에 남아 있는 백혈병 세포를 제거하기 위해 성역으로 생각되었던 뇌에 방사선 치료를 시행하고 척수액에 직접 MTX를 투여하는 방법으로 한발 더 나아갔다. 그가 새로운 치료를 시작한 것은 1962년이었지만, 당시 선택했던 방사선 용량으로는 재발을 막을 수 없었다.[31] 그러나 용량을 두 배로 늘리자 기대했던 효과가 나타나 뇌 재발률이 20분의 1로 줄어들었다. 앞에서 설명했듯이, 그는 알려진 백혈병 '완치율'(5년 이상 생존하는 어린이의 비율)이 0.07퍼센트에 불과했던 1962년에 무려 50퍼센트가 넘는 완치율을 보고했다.[32] 이것으로 끝이 아니었다. 이후 20년간에 걸쳐, 수많은 약의 조합으로 이루어진 새로운 프로토콜을 끊임없이 분석하여 계속 진보한 끝에 완치율은 71퍼센트까지 올라갔다.[33]

ALL의 완치는 언뜻 보기에 풀 수 없을 것처럼 보이는 문제를 해결하는 과학의 힘을 보여준다. 그러나 핀켈이 1979년의 강의를 통해 인정했듯이, 솔직히 말해 많은 부분이 논리적으로 설명할 수 없이 남아 있으므로 모든 공을 과학에 돌릴 수는 없다.[34] 물론 1945~1960년에 개발된 항암제들이 없었다면 ALL은 완치될 수 없었겠지만, 6-mp를 제외하고는 모든 약이 '우연에 의해' 발견되었다는 사실을 고려해야 한다.

두 번째로 작용 기전의 문제가 있다. 놀랍게도 도널드 핀켈은 "항백혈병 약들이 인체 내에서 어떻게 작용하는지 거의 아는 바가 없다"고 말했다. 실질적으로 모든 약은 세포 내의 DNA를 통해 암세포의 분열을 저해시킨다. 백혈병 세포가 정상 세포보다 빨리 분열한다고 생각했던 초기에는 이러한 작용 기전이 항암 활성에 대해 명백한 이론적 근거를 제공했다. 그러나 백혈병 세포는 정상 세포보다 분열 속도가 느리다는 사실이 밝혀지자, 이 약들이 정확히 어떻게 작용하는지 이해하기가 어려워졌다. 물론 다양한 가능성이 존재한다. 암세포는 자기 회복 기전에 결함이 있어서 항암제에 의해 유발된 DNA의 손상을 교정할 능력이 떨어질 가능성도 있다.[35] 그러나 일부 항암제가 DNA를 저해시키는 기능과는 전혀 다른 '알려지지 않은' 항암 활성을 지니고 있을지도 모른다는 의견도 있다. 한 의사는 이렇게 말했다. "저는 다양한 약의 작용 기전이 실제로 세포의 자기 복제 기능에만 국한된다고 확신할 수 없습니다. 현미경적 수준에서 백혈병 세포의 침윤이 급속히 줄어드는 모습을 본 적이 있는 사람이라면 누구나 열린 마음으로 이러한 질문과 마주할 수밖에 없을 것입니다."[36] 마지막으로, 핀켈 박사는 의학적 치료만으로 ALL의 완치를 설명할 수 있다는 데는 솔직하게 회의적인 태도를 나타냈다. 대신 "어린이의 항백혈병 치료는 신체의 고유한 조절 기전이 작동할 때까지 ALL의 림프구 증식을 억제하는 것에 불과할지도 모른다"라고 추측했다.

ALL의 완치를 향한 기나긴 행군이 최후의 승리를 거두자, 미래에 관한 온갖 낙관적인 전망이 봇물을 이루었다. "향후 10년은 항암 치료에 있어 환상적인 시기가 될 것입니다." 시드니 파버는 백혈병 생존자이기도 한 《뉴스위크》지의 칼럼니스트 스튜어트 올솝Stewart Alsop에게 이렇게 말했다. "일단 야수를 길들일 수만 있다면 그 시기는 훨씬 앞당겨질 수도 있습니다. (···) 그러한 시기를 앞당기기 위해 대규모로 전국적인 노력을 기울일 가치가 있다는 것은 명백합니다."[37] '대규모의 전국적인 노력'은 리처드 닉슨 대통령의 '암과의 전쟁'이라는 형태로 즉시 실현되었다. 잠재적 대선 후보였던 테드 케네디 상원의원을 견제하고 싶었던 닉슨은 1971년 연두교서를 통해 이렇게 선언했다. "원자를 둘로 쪼개고 인류가 달에 첫발을 내딛는 것과 같이 일치단결된 노력을 이 무서운 질병을 정복하는 일에 집중시켜야 할 때가 왔습니다. 우리는 이 목표를 달성하기 위해 모든 노력을 다해야 합니다." 그래서 1971년 크리스마스를 이틀 앞두고 그는 향후 10년간 국립암센터에 배정하는 연방 예산을 연간 4억 달러에서 10억 달러로 증액한다는 법안에 서명했다.

암 연구 분야에는 돈이 넘쳐났다. 도널드 핀켈이 이미 성취한 결과를 개선하고 림프종, 골육종 등 드문 소아암, 성인 백혈병, 고환암 등 항암제에 감수성이 있다고 알려진 다른 암에 항암 화학요법을 적용하기 위해 해야 할 일이 많은 것도 사실이었다.[38] 그 결과는 분명 인상적이었지만, 문제는 이러한 암이 비교적 드문 편이어서 극히 적은 일부(1퍼센트 미만)에 불과했다는 점이다. '암과의 전쟁'에서 승리하려면 이러한 치료를 폐, 유방, 위장관 등 '고형' 장기에서 발생하여 전신으로 퍼지거나 전이되는 흔한 '고형' 종양에도 적용시켜야 했다. 이 난제에 도전하기 위해 명석한 젊은 의사들이 모여들어 새로 생긴 종양학이라는 전문 분야로 속속 뛰어들었지만, 그들이 비슷한 결과를 얻을 가능성은 조금도 없었다. 이러한 고형 종양은 ALL 같은 치료 가능한 종양과는 생물학적으로 완전히 다른 질병이다. 고형 종양의 원인은 노화라는 불가항력적인 과정과 밀접한 연관이 있으므로(나이가 들수록 암이 발생할 위험이 점점 커진다), 이를 전반적으로 완치할 수 있다는 말은 노화 자체를 완치할 수 있다고 말하는 것만큼 비현실적이다.

게다가 고형 종양은 항암제에 반응하더라도 좋은 반응을 나타내는 경우가 드물다. 백혈병 세포의 '감수성'과 뚜렷이 대비되는 이런 '저항성'은 기원 자체가 다르기 때문일 수 있다. 대부분의 고형 종양은 후두, 폐, 위, 대장 등 외부 세계에 노출된 조직에서 발생한다. 이러한 조직은 원래부터 튼튼하고 노출된 독소를 제거하는 수많은 전략을 갖추고 있는데, 세포 독성 제제 또한 이러한 독소 가운데 하나라는 것은 두말할 필요도 없다. 반면 혈액암 등 '감수성이 높은' 암은 체내에 국한되어 있기 때문에 노출된 독소로부터 스스로를 보호하는 전략이 필요 없으므로 항암제의 효과에 대해서도 방어할 능력이 없다.

항암 화학요법을 고형 종양에 적용하는 데 명백한 한계를 인식하지 못했던 것은 ALL 정복과 함께 생겨난 엄청난 낙관주의를 반영하는 셈이다. 한편 국립암센터에는 ALL에서 큰 성공을 거두었던 임상 시험이라는 방식을 통해 치료 효과를 연구하는 수많은 연구자들에게 지불할 돈이 넘쳐났고, 고형 종양을 대상으로 연구를 수행할 종양 전문의도 얼마든지 있었다.[39] 항암 화학요법에 대한 열광적인 반응에 기름을 부은 요소가 두 가지 더 있었다. 첫 번째는 이러한 반응을 통해 암이 진행된 환자들에게 희망(희망의 그림자라고 하는 편이 더 적절할지도 모르지만)을 주었으며, 적어도 '상황을 변화시키기 위해 뭔가 해볼 수 있다'는 의미를 던져주었던 것이다. 이 방법이 듣지 않는다고 해도 의사들은 아직 제대로 된 마법의 약, 즉 특정한 암을 완치시킬 수 있는 올바른 약과 올바른 용량의 조합을 발견해내지 못했다고 스스로 위로할 수 있었다.

　결과는 예측대로 끔찍했다. 항암 화학요법을 받은 환자들은 치료받지 않은 것보다 빨리 사망했을 뿐 아니라 삶의 질도 훨씬 낮았다.[40] 종양 전문의들이 스스로 무슨 일을 하고 있는지에 대해 얼마나 무지했는지를 잘 보여주는 예가 있다. 항암 화학요법은 고령이라고 해서 젊은 환자들보다 독성이 강한 것은 아니라고 주장하며 고령의 환자들에게 최대 용량의 항암 화학요법을 투여해야 한다고 주장했던 1983년의 한 보고서다. 흥미롭게도 보고서의 저자인 하버드 대학의 콜린 베그Colin Beg 박사는 고령의 암환자 가운데 불과 20퍼센트만 치료에 조금이라도 반응을 보였으며(즉, 80퍼센트는 아무 반응도 보이지 않았다), 치료받은 환자들의 생존 기간이 평균 6개월에 불과했다는 결과에 대해 참고문헌을 제시할 필요가 없다고 생각했다.[41] 영국에서는 런던의 로열 마스든 병원Royal Marsden Hospital에서 팀 맥얼웨인Tim McElwain이 "정신없이 바쁜 상태와 진보를 혼동하는 (⋯) 이익이 있다는 증거가 거의 없는데도 끔찍한 약을 불운한 환자들에게 던져주는" 데 대해 언급했다. 끝없는 실패의 기록은 대서양 양측에서 매우 다른 두 가지 반응을 이끌어냈다. 미국에서 종양 전문의들은 여전히 낙관적인 태도를 유지하면서 항암 화학요법의 이익에 관해 과장되고 쉽게 논박할 수 있는 주장을 펼쳤다. 반면 의사들이 항암 화학요법을 처방하더라도 재정적 장려금을 받지 못해서 그 사용을 정당화할 필요가 없었던 영국에서는 자기회의와 반성의 분위기가 강했다. 1984년, 세인트 바살러뮤 병원의 맬퍼스J. S. Malpas 교수는 종양학을 가리켜 "전적으로 기대에 의한 약속으로부터 태어난 아이 (⋯) 그 기대에

부응하지 못했다고 말할 수 있는 아이"라고 표현했다.[42]

　실제로 1990년대 중반에 이르러서야 일부 고형 종양 환자의 생존율이 10퍼센트 정도로 완만히 개선되어 광범위한 항암 화학요법의 사용을 조금이라도 정당화할 수 있게 되었다.[43]

chapter

11

1978년 | 최초의 '시험관' 아기

　세계대전 후 의학의 위상이 그토록 높아진 것은 놀라운 성취도 있었지만 심장이식이나 시험관 아기 등 일부는 기적에 가깝다는 사실 때문이었다. 병에 걸린 심장을 떼어내고 그 자리에 다른 심장을 끼워넣거나, 생식이라는 행위를 보강시켜 자식을 갖지 못한 사람들이 느끼는 마음속의 소망을 충족시켜주는 것은 그야말로 놀라운 일이었다.

　따라서 이런 일을 실현하는 사람들은 틀림없이 매우 똑똑할 것이며, 연구비만 충분히 주어진다면 의학의 성취에는 한계가 없으리라고 생각하는 것이 매우 논리적인 결론이었다. 그러나 세계대전 후 의학의 '결정적인' 순간을 통해 끊임없이 확인했듯이, 현실은 달랐다. 그러한 성취는 의학적 문제의 본질에 관한 깊은 이해로부터 비롯된 것이 아니라 우연이나 행운 또는 기술적 진보 덕분이었다. 보통 약자로 IVF라고 하는 '시험관 내

수정in vitro fertilization'에 의해 수태된 최초의 '시험관' 아기 루이즈 조이 브라운Louise Joy Brown이 출생하기까지의 과정 또한 마찬가지였다.

'시험관 내' 수정이란 '유리 시험관 내에서' 수정시킨다는 뜻으로, '생체 내in vivo', 즉 살아 있는 사람의 몸속에서 일어나는 수정과 구분하기 위한 용어다. IVF는 놀라운 과학적 발전처럼 보일지 모르지만, 사실은 나팔관이 막혀 난자가 난소에서 자궁으로 내려와 배우자의 정자와 만나 수정이 일어날 수 없는 여성들을 위한 정교한 배관 작업에 불과하다. 이러한 나팔관 폐색을 극복하는 방법은 이론적으로는 명백하다. 난소에서 난자를 채취하여 배우자의 정자를 더해준 후 수정된 배아를 플라스틱 튜브를 이용하여 자궁 경부를 통해 다시 자궁 속에 넣어주는 것이다. 그 후 가장 어려운 부분, 작은 수정란이 자라고 분열하여 수십억 개의 세포가 각자 특수한 기능을 수행하는 태아로 발달하는 일은 자연의 손에 맡겨두면 된다. 따라서 인간의 일, 즉 IVF라는 시술을 통해 이러한 과정이 시작되게 하는 일이 중요하지 않은 것은 아니지만 진정한 기적, 즉 배아의 발생이라는 풀 수 없는 수수께끼에 비할 바는 아니다.

IVF의 과학적 중요성에 대한 이러한 자신만만한 견해는 이 기술을 실현하기 위해 많은 일을 했던 사람들의 업적을 폄하하기 위해서가 아니다. 오히려 그 반대라고 할 수 있다. IVF는 그 자체로 세계대전 후 의학의 위대한 사건이라는 명예의 전당에 이름을 올릴 자격이 있을 뿐 아니라, 그러한 '중대한 사건'이 마침내 실현되는 데 과학적 연구가 반드시 필요하다는 사실과 그 다면적인 성격을 어떤 것보다 뚜렷하게 드러내주기 때문이다. 가장 중요한 것은 단순한 사실, 즉 인간의 난자를 시험관 내에서 수정시키는 일이 실제로 가능하다는 사실을 확인하는 과정이 놀랄 만큼 어려웠다는 점이다. 그다음으로 그 과정에서 인간성이 핵심적인 역할을 했다는 점, 특히 IVF가 개발된 처음 9년과 누구라도 절망하여 포기하고 말았을 정도로 참담한 실패를 거듭했던 이후 8년의 두 시기를 온몸으로 헤쳐나갔던 선구자 밥 에드워즈Bob Edwards를 주목해야 한다. 또 하나 빼놓을 수 없는 것은 서로 다른 학문 사이의 교류가 중요한 역할을 했다는 점이다. 밥 에드워즈는 나팔관 폐색으로 인한 불임 치료법을 찾으려고 한 것이 아니었다. 인간 난자의 수정에 대해 그의 주된 관심사는 배아 발생의 최초 단계를 관찰하는 것이었으며, 이러한 관심이 우연히 전혀 다른 원인인 배란 부전, 즉 난자를 생성하지 못하는 불임 여성에 대한 임신 촉진제 연구가 한창이던 시기와 맞아떨어졌던 것이다. 따라서 IVF는 두 가지 다른 과학 분야의 융합에서 생겨난 것이다. 마지막으로, 항상 그렇듯이 대수술을 하지 않고 난소에서 난자를 채취할 수 있는 복강경이라는 기술적 발전이 빼놓을 수 없는 공헌을 했다. IVF는 복강경으로 인해 실현 가능한 일이 되었던 것이다.

이러한 발전은 자세히 살펴볼 가치가 있지만, IVF가 세계대전 후 의학에 있어서 결정적인 순간 중 하나인 이유를 강조하기 위해 정점을 찍었다고 할 수 있는 사건, 즉 1978년 루이즈 조이 브라운의 출생을 살펴보기로 한다. "세계 최초의 시험관 아기"라는 세상을 놀라게 한 드라마의 주인공은 케임브리지 대학 생리학과 부교수 밥 에드워즈와 공동 연구자인 올덤 종합병원Oldham General Hospital의 산과 전문의 패트릭 스텝토Patrick Steptoe, 그의 부인 시나 스텝토Sheena Steptoe 그리고 아기 부모인 레슬리Lesley와 존 브라운John Brown이었다. 1978년 7월 25일 화요일 자정 직전, 레슬리 브라운은 패트릭 스텝토가 시술한 제왕절개를 통해 출생체중 2.6킬로그램의 루이즈 조이를 출산했다. 그 시간에 병원에는 남편 존 브라운이 아내의 입원실에서 시나 스텝토와 앉아 있었다.

수녀님 한 분이 흥분해서 뛰어들어왔다. "이제 가셔서 따님을 보셔도 돼요. 직원 한 사람이 모셔다 드릴 겁니다. 부인은 건강해요."

"뭐라고 하셨습니까, 수녀님?"

"직원이 오는 대로 가서 따님을 보셔도 된다고요."

존은 말이 없었다. 눈물이 뺨으로 흘러내렸다. 그는 벌떡 일어나더니 벽을 주먹으로 쾅 쳤다. 정신을 차리자, 그는 수녀에게 입을 맞추고 역시 기쁨에 겨워 울고 있던 시나 스텝토에게도 입을 맞추더니 방 밖으로 뛰어나갔다. 그는 수술실에 도착할 때까지 복도를 따라 50미터 정도를 줄곧 뛰어갔다. 뒤로 병원 직원과 시나 스텝토가 뒤따랐다. 수술실 안에서 우리는 루이즈의 요람을 둘러싸고 서 있었는데, 존이 들어오더니 팔로 아이를 안아 올렸다.

"오! 세상에, 믿을 수 없어!" 그는 소리쳤다. "무슨 말을 해야 할지 모르겠군." 그는 황홀한 표정으로 아기를 들여다보았다. 누군가 부드럽게 그를 이끌어 아기를 다시 요람에 눕혔다. 레슬리 브라운만 아직 그 기쁘고 짜릿한 순간에 방 안을 가득 채운 행복한 설렘도 아랑곳하지 않은 채 평화롭게 잠들어 있었다(마취약 때문에).[1]

이 이야기에서 느낄 수 있는 강렬한 감동은 루이즈 조이라는 카메오가 에드워즈와 스텝토 부부가 8년이라는 길고 어려운 세월 동안 모든 IVF에 실패한 이후 세상에 나왔다는 점을 생각할 때 더욱 극적이다.

시험관 내 수정

수정은 IVF에서 가장 쉬운 부분이다. 충분한 숫자의 정자, 성숙한 난자 그리고 적절한 배지만 있다면 성공은 보장된 것이나 다름없다. 그런데도 밥 에드워즈가 체외수정 방법을 최초로 선보인 1969년 이전의 30년간, 체외에서 인간의 난자를 수정시키는 일은 불가능하다고 생각되었다. 이것은 매우 기묘한 이야기다.

1937년, 미국에서 가장 유명한 불임 전문의였던 존 록John Rock은《뉴잉글랜드 의학 저널New England Journal of Medicine》에 실린 〈배양접시 속의 수정Conception in a Watch Glass〉이라는 앞날을 내다본 논평을 통해, 그러한 치료가 "나팔관이 닫혀 있는(나팔관 폐색) 불임 여성에게 얼마나 필요한 일이겠는가"라고 언급함으로써 IVF의 가능성을 예견했다.[2] 그가 이러한 논평을 한 것은 나중에 경구용 피임제의 개발 과정에서 중요한 역할을 하여 국제적인 명성을 얻는 하버드 대학의 그레고리 핀커스Gregory Pincus가 한 마리의 토끼에서 난자를 채취하여 수정시킨 후 수정란을 교배시키지 않은 다른 토끼에 이식함으로써 IVF에 성공했다고 주장한 데서 감명받았기 때문이었다.[3]

말할 것도 없이 록이 취한 다음 행동은 핀커스가 토끼에서 성공했다고 주장한 것이 사람에게도 가능한지 알아보는 것이었다. 이 대목에서 핀커스는 난소에서 난자를 채취하여 적절한 배지에 넣으면 수 시간 내에 성숙하여 수정할 수 있을 만큼 핵이 변화함을 입증함으로써 또 한 번 크게 공헌한다.[4] 이리하여 1938~1944년의 6년간 록은 조수인 미리엄 멘킨Miriam Menkin 박사와 함께 자궁적출술 등 부인과적 대수술을 받는 여성 자원자에게서 800개의 난자를 채취하여 인간의 정자와 수정시키는 시도를 하게 된다. 멘킨은 "[그레고리 핀커스의] 소견을 근거로 시험관 내에서 인간의 난자를 수정시키려고 수많은 시도를 했어요"라고 말했다. 결과는 '끊임없는 실패'뿐이었다.[5] 1944년, 그녀는 가까스로 한 개의 난자를 2세포 단계로 분열시키는 데 성공했다. 그 결과가 과학 잡지인 《사이언스》에 실리자, 불임 여성들로부터 수많은 편지가 쏟아졌다.

대부분의 편지는 나팔관을 수술로 제거한 상대적으로 젊은 여성들이 보낸 것이었어요. 캘리포니아에서 편지를 보낸 한 여성은 29세에 맹장 수술을 받으면서 의사가 나팔관이 '말라붙어버린' 것을 보고 제거해버렸다고 썼어요. 그녀는 '현대의학의 기적'을 통해 아기를 갖고 싶어 했지요. 또다른 젊은 여성은 골반 염증성 질환으로 나팔관과 양쪽 난소뿐 아니라 약혼자까지 잃어버렸다는 사실에 슬퍼했어요. 그녀는 편지에 그가 '너무나 아이를 원했다'라고 썼어요. "저희는 그것 때문에 결혼할 수 없었지요." 또다른 여성은 군인으로 해외에 나간 남편이 돌아왔을 때, 다시 임신이 가능하도록 '작은 수술'을 받았다고 생각했어요. 나중에 알고 보니 나팔관을 절제해버린 뒤였죠. "저는 이 수술이 꼭 필요하다고는 절대로 생각하지 않았어요"라고 썼더군요. 남편 또한 "자

식을 갖지 못한다는 사실을 매우 애석해"했지요.[6]

편지들은 하나같이 절실히 필요하다고 호소했지만 록과 멘킨은 연구를 포기할 수밖에 없다고 생각하고 있었다. 인간의 난자를 예측 가능한 방법으로 수정시킬 수 없다면 현실적인 불임 치료법이 될 수는 없었다.

세계대전 직후에는 IVF를 진지하게 시도하려는 움직임이 없었지만, 1951년 핀커스의 동료였던 민 창Min Chang은 멘킨이 실패한 이유를 해명해줄 수도 있는 소견을 관찰했다. 그는 정자가 난자를 수정시킬 수 있으려면 먼저 나팔관 속에서 화학물질에 의해 활성화되어 '수정 능력을 획득'해야 한다고 주장했다. "정자를 여섯 시간 동안 나팔관 안에 머무르게 한 후에는 분명 수정이 일어나는데, 어쩌면 인간이 수정 능력을 가지려면 정자의 생리적 변화가 선행되어야 하는지도 모른다."[7] 지금 와서 생각해보면 너무도 당연한 설명이지만, 이로써 IVF로 불임 치료를 할 수 있는 가능성은 더욱 줄어들었다. "수정 능력에 관련된 화학물질"이 무엇인지 아무도 몰랐으므로, 결국 "수정 능력을 획득"하려면 우선 배우자의 정자를 여성의 나팔관 안에 몇 시간 동안 머무르게 할 수밖에 없었던 것이다. 그다음에 다시 정자를 꺼내서 난자와 함께 둔 후 수정이 일어나기를 기다려야 했다. 이렇게 복잡한 과정을 시도하려는 사람은 아무도 없었으므로 이러한 시술은 비현실적이었다.

불임 치료로서 IVF가 재조명받기 시작한 것은 1960년 국립의학연구소the National Institute of Medical Research 도서관에서 있었던 사건 덕분이었다. 당시 시험관 내에서 쥐 난자의 성숙을 연구하던 젊은 생리학자 밥 에드워즈는 이러한 경험을 인간 난자로 발전시키고 싶었다.[8] 그러나 그는 이미 1930년대에 핀커스가 똑같은 연구를 수행했다는 사실을 몰랐다.

어느 날 아침 도서관의 편안한 정적 속에서 과학 논문을 읽다가, 읽기를 멈추고 조용히 중얼거렸다. "빌어먹을!" 고개를 들어 주위를 둘러보았지만 아무도 내 말을 듣지 못했다. 그 순간, 도서관 안에 있던 어느 누구도 내가 발견한 사실이 새로운 것이 아님을 깨닫게 된 순간 급작스럽게 나를 덮친 실망감을 눈치채지 못했다. 피임약을 개발한 것으로 유명한 미국인 그레고리 핀커스가 이미 25년 전에 케임브리지의 연구소에서 토끼의 난자를 연구하던 중 똑같은 결과를 보고했던 것이다. 그는 내가 했던 것처럼 토끼의 난자를 배양액 속에 넣고 똑같은 방식으로 난자가 성숙하는 과정을 지켜보았다. 그러나 핀커스는 한발 더 나아갔다. 조그만 난소 표본에서 채취한 인간 난자로 똑같은 실험을 했던 것이다. 그는 인간의 난자가 토끼의 난자 성숙 과정과 얼마나 흡사한 경과를 거치는지 자세히 기술했다. 연구자들은 누구나 최초가 되고 싶어 한다. 나 역시 예외는 아니다. 나는 도서관에 잠시 침울한 상태로 앉아 있었다. 내 발견의 참신성이 갑자기 날아가버렸던 것이다.[9]

그런데도 에드워드는 생각했다. "그래도 25년간이나 아무도 후속 연구를 하지 않았다는 것은 놀라운걸." 그리하여 에지웨어 종합병원Edgware General Hospital 부인과 의사 몰리 로즈Molly Rose의 도움으로, 수술 중 채취한 인간 난소 조직을 꾸준히 공급받아 핀커스의 소견, 즉 난자가 정자를 받아들여 수정 가능한 상태로 성숙하는 데는 수 시간이 걸린다는 사실을 확인하려 했다. "한껏 희망에 부풀었지요. 그러나 3개월이 지나자 확신이 조금씩 줄어들기 시작했어요. 저는 수많은 난자를 배양했어요. 그리고 잔뜩 기대에 부풀어 세 시간, 여섯 시간, 아홉 시간, 열두 시간 후에 관찰했지만 겉으로 보기에 조금이라도 변화가 있는 난자는 하나도 없었어요. 난자들이 시치미를 뚝 떼고 저를 쳐다보고 있는 것 같았어요. 배지를 이것저것 바꿔도 난자들은 성숙하지 않았어요. 6개월 후에는 모든 희망이 완전히 사라져버렸죠. 핀커스는 틀렸던 거예요."[10] 에드워즈의 소견은 중요한 의미를 지니고 있었다. 그는 시험관 안에서 인간의 난자가 성숙하는 데 쥐나 토끼의 난자와 똑같은 시간이 걸린다고 주장했던 핀커스가 확실히 틀렸다는 사실을 입증한 것이었다. 그 사실은 명백해졌지만 여전히 수수께끼는 남았다. 왜 인간의 난자는 시험관 안에서 성숙하지 않는 것일까? 밥 에드워즈는 인간은 다른 포유동물과 "아주 다르다"고 추론하는 것 말고는 다른 설명을 떠올릴 수 없었다.

2년이 흘렀다. 그간 밥 에드워즈는 다른 일에 관심을 쏟고 있었다.

때로 인간의 난자를 다시 연구하고 싶다는 생각을 떨쳐버릴 수 없었어요. 1963년 어느 날 아침, 차를 몰고 밀 힐Mill Hill로 가던 중에 인간과 같은 영장류의 난자에 내재된 성숙 프로그램이 작동하려면 원래 설치류보다 훨씬 긴 시간이 걸리는 것이 아닐까 하는 생각이 떠올랐어요. 열두 시간 이후에야 핵의 변화가 시작되어 염색체가 보이기 시작하는 것은 아닐까? 그냥 직감일 뿐이었지만 마지막으로 시도해볼 만한 가치는 있었죠.

　　다시 한 번 부인과 의사 몰리 로즈에게 난소 조직을 얻었고, 에드워즈는 네 개의 난자를 채취했다.

　　이제 남은 것은 기다리고 기다리는 일뿐이었죠. 너무 일찍 들여다봐서는 안 된다고 생각했어요. 첫 번째 난자는 열여덟 시간 후에 관찰하기로 했어요. 정확히 열여덟 시간 후 들여다보았는데, 애석하게도 핵에 아무런 변화가 없었어요. 성숙의 징후가 전혀 없었죠. 실패였어요. 초조해져서 두 번째 난자를 들여다보았어요. 첫 번째와 똑같았어요. 또다시 실패란 사실을 인정할 수밖에 없었지만 아직 두 개의 난자가 남아 있었어요. 그중 하나를 여섯 시간 후에 보기로 했어요. 그때쯤이면 난자들은 24시간을 배지 속에 있는 셈이었죠. 세 번째로 현미경을 들여다보았을 때 설레는 마음을 억누를 수 없었어요. 틀림없이 뭔가 변화가 시작되고 있지 않겠어요? 아직은 그런 기미가 보이는 것뿐이었지만, 인내심을 발휘해야 했어요. 네 시간이 천천히, 너무나 천천히 흘러가고 마침내 마지막 난자를 관찰했을 때 평생 느껴보지 못한 흥분을 맛보았죠. 믿을 수 없게도 28시간이 지난 후 염색체들이 난자의 중심부를 따라 나란히 늘어서기 시작했던 거예요. 보려고 애쓰지 않아도 멋지고 뚜렷하게 보이는 그 모습은 그간의 모든 노력을 보상하고도 남는 것이었죠. 쥐의 난자와 똑같이 살아 있는 채로 성숙하여 내재된 프로그램을 시작하고 있는 인간의 난자였어요. 바로 그곳, 마지막으로

남은 한 개의 난자 속에 인간 생식 프로그램의 모든 비밀이 놓여 있었어요.[11]

결국 인간의 난자도 시험관 안에서 성숙되는 것이었다. 다만 다른 동물에 비해 훨씬 오래 걸릴 뿐이었다. 밥 에드워즈는 그의 발견을 《랜싯》지에 보고하면서, 약삭빠르게도 25년 전에 발표된 핀커스의 연구에 대해서는 한 마디도 언급하지 않았다.[12]

1940년대 미리엄 멘킨의 IVF 프로그램이 실패한 데는 민 창의 수정 능력 이론 말고도 또다른 이유가 있었던 셈이다. 그레고리 핀커스가 인간의 난자가 신속하게 성숙한다고 주장하는 바람에 난자가 정자를 받아들일 준비가 되기도 전에 너무 일찍 정자를 집어넣었던 것이다. 정리하자면 수정이 일어나려면 정자를 적어도 24시간 후에 난자에 넣어야 하지만, 그전에 우선 민 창이 주장한 나팔관 속에 존재하는 미지의 화학물질에 노출시켜 수정 능력을 획득해야 했다.

어쩌면 당연한 일이지만, 에드워즈는 수정 능력이라는 창의 이론이 핀커스의 관찰만큼이나 잘못된 것으로 밝혀지리라는 사실을 몰랐다. 그 결과, 그는 아무런 소득 없는 연구에 또다시 3년을 허비했다. 1965년, 에드워즈는 볼티모어로 초빙되어 수정 시험 접시에 나팔관을 잘게 잘라 집어넣는가 하면, "붉은털원숭이의 나팔관 속에서 인간의 난자를 수정시키려고 시도한 후 12~24시간 뒤에 난자를 채취"하는 등 수정 능력을 획득하기 위해 생각할 수 있는 모든 방법을 시도해보았다. 모두 실패였다. 6개월간 그는 난자를 전혀 수정시킬 수 없었다. 다시 영국으로 돌아온 그는 여성 자원자들을 대상으로 수정 능력 시험을 계속했다. 아주 작은 플라스크 안에 정자를 넣은 후 "수정 능력 획득 인자"에 의해 변화하기를 기대하며 밤새껏 자궁 속에 넣어두기도 했다. 역시 아무 일도 생기지 않았다.[13] 다시 한 번 에드워즈는 교착 상태에 빠졌다. 수수께끼의 수정 능력 획득 인자가 무엇이든 그 물질이 인간 난자의 수정에 결정적인 역할을 하는 것만은 명백했다. 그 인자가 무엇인지 밝혀내지 못한다면 더이상 진전을 기대할 수는 없었다.

2년 후에 창의 수정 능력 이론 또한 옳지 않다는 사실이 입증될 때까지 에드워즈는 다른 과학적 문제로 관심을 돌릴 수밖에 없었다. 케임브리지 생리학 연구소에서 에드워즈와 함께 일하던 동료 배리 배비스터 Barry Bavister가 당분과 중탄산염, 약간의 쇠고기 단백질이 들어 있는 배지 속에서 햄스터 난자에 정자를 더하면 쉽게 수정이 된다는 사실을 발견했던 것이다. 햄스터에게 통한다면 사람에게도 효과가 있지 않을까? 제대로 효과가 있었다. 제대로 만든 배지 속에서 인간 난자를 충분히 오랫동안 성숙시킨 후 정자를 집어넣으면 대부분 수정이 일어났던 것이다.[14] 그렇게 간단할 수가 없었다. 1940년대에 멘킨 박사가 시험관 내 실험에 실패한 이후 흘러가버린 30년은 잘못된 생각이 과학 발전을 얼마나 지연시키는지 보여주는 뼈아픈 증거가 되었다.

수정은 매우 간단한 것으로 밝혀졌지만, 이로 인해 밥 에드워즈의 업적은 더욱 두드러졌다. 어떠한 과학적 추구에서든 어떤 실험을 할지 결정하는 것은 어떤 방법이 효과가 있을지에 대한 몇 가지 전반적인 철학적 인식에 의해 뒷받침되어야 한다. 1940년대 멘킨의 연구 이후 사람들은 시험관 안에서 인간의 난자를 수정시킨다는 것은 불가능하지 않을지 는 몰라도 엄청나게 어려운 일이라고 생각했기 때문에, 1960년대에 밥 에드워즈가 연구를 시작했을 때 철학적 인식은 그토록 간단한 방법이 효과가 있을 리 없다는 쪽이었다. 해결 방법이 있다면 틀림없이 매우 복 잡할 것이라는 생각했지만 사실은 매우 간단한 방법으로 문제를 해결 할 수 있다는 것을 깨닫게 되기까지, 그는 인간 수정에 관해 확립된 '사 실', 즉 난자의 성숙에 관한 핀커스의 연구와 창이 제시한 수정 능력 획 득이라는 개념 등 과학적 오류를 하나도 아닌 두 가지나 입증해야 했던 것이다.

호르몬에 관한 이해

인간의 난자를 시험관에서 수정시킬 수 있다는 사실을 입증하기 위해 밥 에드워즈가 고군분투하는 동안, 여성 생식 호르몬을 이해하는 데 중 요한 발전이 이루어지면서 '임신 촉진제'를 사용한 임신 촉진과 경구용 피임약을 사용한 임신의 예방이 모두 가능해졌다. 이 과정에 관여하는 중요한 호르몬은 네 가지다. 두 가지는 뇌의 맨 아래 위치한 뇌하수체에 서 분비되는 난포자극호르몬FSH과 황체호르몬LH이다. 난포자극호르몬 이라는 이름은 '난포', 즉 난자의 성숙을 '자극'하기 때문에 붙여진 것이 며, 황체호르몬은 성숙한 난자가 난소에서 떨어져 나와 나팔관을 타고 내려가는 과정을 촉진시킨다. 나머지 두 가지 호르몬은 난소에서 분비 되는 것들로, 성숙한 난포에서 만들어지는 에스트로겐과 배란이 일어난 후 난포의 잔유물(황체)에서 만들어지는 프로게스테론이다. 이 호르몬은 모두 1920년대에 발견되었는데 '음성 되먹이기', 즉 난소에서 분비된 호르몬이 뇌하수체 호르몬 분비에 영향을 미치고 뇌하수체 호르몬이 다시 난소 호르몬에 영향을 미치는 방식으로 작용한다.[15]

간단히 말하면 다음과 같다. 월경 주기가 시작되면 뇌하수체에서 FSH가 분비되어 난소에서 난자를 품고 있는 난포를 성숙시킨다. 난포는 에스트로겐 생산을 시작하여 에스트로겐 농도가 올라가기 시작한다. 에스트로겐은 뇌하수체에 '되먹임' 신호를 전달하여 FSH의 분비를 중단시킴으로써 LH의 대량 분비와 배란을 유도한다. 이제 난자가 빠져나가고 남은 난포는 황체로 변하여 프로게스테론을 분비하는데, 이 호르몬은 자궁 내막을 수정란이 착상하기 좋은 환경으로 변화시킨다. 물론 수정되지 않는 경우가 훨씬 많으므로 프로게스테론 수치는 떨어지며 이에 따라 월경이 시작된다. 난소 호르몬의 음성 되먹이기 신호가 없어지면 뇌하수체에서 FSH 수치가 다시 오르기 시작하여 또다른 난포를 성숙시키는 과정이 반복된다.

임신 촉진제와 경구용 피임약은 모두 이러한 '음성 되먹이기' 현상을 이용한 것이다. 임신 촉진제는 폐경기에 접어든 여성의 소변에서 얻어지는데, 그 이유는 다음과 같다. 난소가 기능을 중단하면 난소 호르몬, 즉 에스트로겐과 프로게스테론의 수치가 급격히 떨어진다. 이에 따라 뇌하수체에서 FSH와 LH의 분비를 억제하는 '음성 되먹이기' 기전이 더 이상 작동하지 않으므로, 이러한 호르몬들이 대량으로 생산되어 소변으로 배설된다. 소변에서 호르몬을 분리하여 불임 여성에게 투여하면 배란을 자극할 수 있는 것이다. 소변으로 배설되는 FSH와 LH를 합쳐서 인간 폐경 생식선자극호르몬Human Menopausal Gonadatrophin, 즉 HMG라고 한다.[16] 이와 반대로 경구용 피임약에는 에스트로겐과 프로게스테론이 들어 있다. 이들은 뇌하수체에 대한 '음성 되먹이기'를 증강시켜 FSH와 LH의 분비를 중단시키므로 배란이 방지되는 것이다.

이러한 시나리오에 들어맞지 않는 중요한 호르몬이 하나 더 있다. 난자가 수정되어 임신이 되면 자궁 내막이 난자를 받아들일 만한 환경을 유지하고 월경기가 되어도 떨어져 나가지 않아야 한다. 이러한 환경은 처음에는 난자가 빠져나가고 남은 난포에서 분비되는 프로게스테론에 의해 유지되지만, 시간이 지나면서 배아 자체, 정확히 말하자면 초기 태반(즉, 융모막)에서 분비되는 호르몬이 그 역할을 맡게 된다. 인간 융모 생식샘자극호르몬Human Chorionic Gonadatrophin, HCG이라고 하는 이 호르몬은 임신한 여성의 소변에서 대량으로 발견된다. 따라서 배란 장애로 인한 불임은 각각 폐경 후 및 임신한 여성의 소변에서 분리한 두 가지 천연 화학물질인 HMG와 HCG를 이용하여 만든 임신 촉진제로 치료할 수 있다. 월경 주기 초기에 HMG를 투여하면 고농도의 FSH로 인해 난포의 성숙이 촉진된다. 이후 월경 주기가 반쯤 진행되었을 때 HCG를 투여하면 LH와 마찬가지로 배란을 일으킬 수 있는 것이다. 이러한 치료는 1954년에 처음으로 제안되어 1960년에 임상에 도입되었다.[17]

물론 임신 촉진제는 나팔관이 막힌 경우가 아닌 배란 장애로 인한 불임을 치료하는 데 사용되지만, 다음과 같은 이유로 IVF의 발달에 매우 중요한 역할을 하게 된다. 첫째, 1960년대에 이러한 약의 사용이 대중적으로 널리 알려지면서 밥 에드워즈는 인간 난자의 수정에 관한 연구가 나팔관 폐색으로 인한 불임 치료에도 적용될 수 있을 것이라고 생각하게 된다.[18] 또한 임신 촉진제를 사용하면 IVF를 시행하는 동안 '수확'할 수 있는 난자의 개수를 늘리는 데 매우 유용하므로, 전체적인 과정이 훨씬 효율적으로 진행된다. 그러나 가장 중요한 이유는 이러한 약으로 인해 월경 주기 중 여성호르몬이 상호작용하는 방식, 특히 뒤에 설명하겠지만 자궁 내막이 수정란을 받아들일 수 있는 상태를 유지하는 데 있어서 프로게스테론의 중요성을 정확히 이해하는 일로 관심이 집중된 것이다.

복강경

수정에 관한 밥 에드워즈의 연구에는, 자궁적출술 등 부인과적 대수술을 받는 여성이 개복한 상태일 때 난소에 접근하여 채취한 난자가 필요했다. 그러나 IVF가 실용적인 과정이 되려면 다른 방법을 통해 난자를 채취해야 했다. 그 해결책은 배꼽 아래를 약간 절개한 후 금속 튜브를 복강 내로 집어넣어 난소에서 난자를 채취하는 방법, 즉 복강경이었다.

복강경은 현재 부인과 영역에서 워낙 널리 사용되고 있기 때문에 1967년 당시 영국 전역에서 이 기법에 경험을 지닌 사람이 패트릭 스텝토 한 명뿐이었다는 사실이 믿어지지 않을 정도다. 그는 부인과 의사들이 부딪히는 가장 어려운 문제, 즉 골반통을 앓고 있는 환자를 "직접 안을 들여다보고" 수많은 원인 중 난소 낭종인지, 자궁 외 나팔관 임신인지, 또는 기타 염증성 질환인지 명확히 감별해내는 데 있어서 복강경의 무한한 잠재성을 알고 있었다. 또한 스텝토는 복강경을 이용하여 나팔관을 묶는 불임 시술에도 능했으며, 임신 촉진제를 투여하는 동안 복강경으로 난소에서 무슨 일이 일어나는지 관찰함으로써 다태 임신(한 번에 둘 이상의 태아가 임신되는 것— 옮긴이)을 피할 수 있다고 주장했다.[19]

1967년 3월, 그는 복강경의 다양한 장점을 기술한 〈부인과 영역의 복강경Laparoscopy in Gynaecology〉이라는 논문을 발표했다.[20] 케임브리지의 연구실에 앉아 있던 에드워즈가 어떻게 스텝토에 관한 소문을 들었는지 분명하지는 않지만, 그는 수정을 위해 인간 난자를 채취하는 수단으로서 복강경의 잠재력에 생각이 미쳤다. 전화로 간단히 대화를 나눈 뒤, 그들은 1968년 1월 6일 왕립의학회Royal Society of Medicine 회의에서 정식으로 만났다. 밥 에드워즈는 그 순간을 이렇게 회상한다.

솟아오른 연단을 향해 늘어선 녹색 의자마다 유명한 부인과 의사와 내분비 전문의가 앉아 있었다. 토론 주제 중 하나는 다태 임신이 너무 자주 발생한다는 임신 촉진제의 단점에 관한 것이었다. 강연자가 말을 이었다. "사전에 난소를 쉽게 관찰할 수만 있다면, 다태 임신을 미리 알 수 있을 것입니다. 얼마나 많은 난자가 자라나고 있는지 알 수 있을 테니까요. 어쩌면 복강경이라는 새로운 방법을 여기에 적용할 수 있지 않을까요?"

의자에 앉은 사람들은 말이 없었다. 점잖은 모임이었고 의장이 나무망치를 세게 내려쳐 사람들을 불편하게 만들 필요도 없었다. 그러나 내 앞에 앉아 있던 매우 중요한 인물처럼 보이는 신사가 갑자기 자리에서 일어났다.

"아닙니다." 그는 독단적인 태도로 말했다. "복강경은 전혀 쓸모가 없어요. 복강경으로는 난소를 볼 수 없습니다. 제가 해봤어요."

그는 부인과 영역에서 복강경이란 단지 속임수에 불과하다는 암시를 던지고 있었는데, 그때 강연장 뒤편에서 다부진 몸매를 한 백발의 신사가 누가 보기에도 그런 말은 참을 수 없다는 태도로 벌떡 일어섰다. '쓰레기'라는 말을 입에 담지는 않았지만, 그의 말은 매우 직설적이었고 통렬했다. 단호한 태도로 자신이 복강경을 통해 난소만이 아니라 나팔관과 그 밖의 생식 기관을 어떻게 볼 수 있었는지 자세히 설명했다. "사실상 복강 내부를 모두 볼 수 있습니다. 당신 같은 사람은 정말 구제불능이로군요. 나는 하루에도 몇 번씩 복강경을 시술합니다. 그 과정은 매우 간단하고, 불과 몇 분이면 끝납니다."

말할 것도 없이 올덤 종합병원의 패트릭 스텝토였다. 나는 즉시 믿을 수 있고 존경할 수 있으며 함께 일할 수 있는 사람이라고 느꼈다. 그는 자신이 무엇을 원하는지 알고 있었다. 절대적으로 확신에 차 있었으며, 자신의 주장을 입증하기 위해 가져온 슬라이드들을 보여주겠다고 제안했다. 강연이 끝나고 로비로 나왔을 때 왕립의학회의 대리석 기둥 근처에서 그에게 다가갔다.

"패트릭 스텝토 씨죠?"

"그렇습니다."

"저는 밥 에드워즈입니다."[21]

　　4개월 후인 1968년 4월 1일, 밥 에드워즈는 패트릭 스텝토가 복강경을 통해 채취한 여성의 난자들을 수정시킬 '연구실'(사실은 오래된 창고에 불과했다)을 만들기 위해 각종 기구와 현미경, 배양액을 가지고 올덤에 있는 패트릭 스텝토의 병원을 처음 방문했다.

성공을 향한 기나긴 여정

밥 에드워즈가 IVF에 두 번째로 관여한 기간은 1968~1978년의 10년이었는데, 그중 후반기 7년은 성공적인 임신을 위해 노력했다. 결국 성공하긴 했지만, 그 과정에서 겪은 고난과 절망은 말로 할 수 없을 정도였다. 이 기간 내내 스텝토와 에드워즈는 목표에 거의 다가섰다는 사실을 알고 있었지만, 나중에 보면 명백하지만 당시로서는 알 수 없는 이유로 실패를 거듭했다. 더욱 힘들었던 것은 영국 지도를 보면 알 수 있듯이 남동부의 케임브리지에서 북서부 도시인 올덤까지 직선거리로 264킬로미터가 넘는 길을 '출퇴근하듯' 오가야 했다는 점이었다. 1960년대 후반만 해도 고속도로가 없었던 시절이라 일반 도로를 이용해야 했다. 10년간 에드워즈와 동료였던 진 퍼디Jean Purdy는 모든 노력이 수포로 돌아갈 것 같은 절망감을 안고 1년에도 몇 번씩 고된 여행을 감내해야 했다.

처음에는 모든 일이 더 바랄 수 없을 정도로 잘 풀리는 것 같았다. 그들은 우선 난자의 개수를 최대화시킬 수 있는 임신 촉진제 투여 계획을 수립한 후, 난자를 채취하기에 가장 적절한 시점을 확정했다. 치료 주기의 처음 절반에 해당하는 기간 동안 여성들에게 HMG를 세 번 투여하여 두세 개의 난자를 동시에 '성숙'시켰다. 그후 HCG를 한 차례 투여하여(LH의 효과를 모방하기 위해) 배란을 유도했다. 그다음에는 패트릭 스텝토가 복강경을 시행하여 난소에서 최대한 많은 난자를 채취했다. 이 난자들을 배양액 속에 넣은 후 정자를 집어넣으면 항상 수정되었다. 연구 초기에 가장 불확실했던 점은 이러한 방식으로 얻어진 수정란이 정상적으로 발달할 것인가 하는 문제였으므로, 우선 수정란이 성장하도록 최대한 오랫동안 그대로 둔 후 비정상적인 징후가 나타나지 않는지 현미경으로 검사해야 했다. 이상 징후는 전혀 없었다.[22]

첫 번째 환자의 치료를 시작할 시점이 다가오자, 그토록 멀리 떨어진 곳을 오가며 실험적인 치료 프로그램을 수행하는 데 따라 문제가 걷잡을 수 없이 커졌다. 밥 에드워즈는 이렇게 회상했다.

> 올덤까지 머나먼 거리를 끊임없이 오가며 보냈던 세월의 부작용이 드러나고 있었다. 랭커셔에서 체류하는 기간이 길어지면서 가정생활이 엉망이 되었던 것이다. 일 때문에 아이들과의 약속을 지키지 못하거나 마지막 순간에 모임을 취소하고, 장비와 기타 필요한 것을 챙긴 후 차를 불러 급히 북쪽으로 올라가야 하는 일 때문에 루스(Ruth, 에드워즈의 아내)의 얼굴에 그늘이 드리워지는 일이 너무 잦았다. 진[퍼디] 또한 비슷한 문제를 겪고 있었다. 한번은 올덤에 오랫동안 머물렀다가 집에 돌아갔더니, 동네에 새로운 이웃이 생긴 것은 물론 케임브리지의 연구실에도 새로운 동료들이 있는 것을 보고 놀랐던 기억이 아직도 생생하다.[23]

해결책은 패트릭 스텝토가 올덤에서 케임브리지로 옮기는 것이었다. 뉴마켓 종합병원Newmarket General Hospital의 국민보건서비스 전문의 자리가 공석이 될 가능성이 있었는데 그렇게 되면 밥 에드워즈는 오가는 거리가 15킬로미터 정도로 줄어들 것이었다. 그러나 여기에는 특별 예산이 필요했으므로 그들은 의학연구위원회에 도움을 청했다. 그들이 공동 명의로 제출한 신청서는 IVF 프로그램의 윤리적 측면에 대한 '심각한 의문' '영장류 예비 연구가 없다는 점' 그리고 복강경은 '순수하게 실험적 목적'을 위해서만 사용해야 한다는 등 세 가지 이유로 거부되었다.

이는 무엇보다 올바른 정보가 전달되지 않았던 탓이 컸겠지만, 어쨌든 에드워즈와 스텝토는 지금까지 하던 대로 연구를 계속하며 성공한다면(그들은 성공이 멀지 않았다고 생각했다) 의학연구위원회의 견해가 변할 것이라는 희망을 품고 환자를 치료할 수밖에 없었다.

이리하여 다시 한 번 긴 거리를 오가는 일이 시작되었다. 1971년 12월, 첫 번째 환자에게 IVF를 시행했다.

이 순간이 얼마나 중요한지 생각하며, 패트릭은 엄마가 되고 싶어 하는 첫 환자의 자궁경관을 통해 캐뉼러[가느다란 플라스틱 튜브]를 밀어넣었다. 캐뉼러 속의 배양액에는 배아가 들어 있었다. 액체가 분산되면서 배아가 자궁 속 오목한 곳으로 옮겨 가는 데는 몇 초가 걸렸다. 그러나 모든 사람들이 한껏 희망에 부풀었는데도 재이식된 배아는 자궁벽에 착상하지 못했으며, 마침내 임신이 되지 않았다는 숨길 수 없는 증거로 월경이 시작되자, 최초의 IVF 시도가 실패로 돌아갔다는 사실을 깨달았다.[24]

이후 6년 동안 모든 시도가 실패로 돌아갔다. 예비 연구를 통해 성공이 임박했다는 사실이 입증되어 있었으므로 그동안의 실망은 상상조차할 수 없었다. 치료 과정의 모든 단계를 하나하나 검증해가면서 확인했지만, 배아를 재이식할 때마다 자궁 내막에 '달라붙어' 임신에 실패하는일이 반복되면서 절망감만 커져갈 뿐이었다. 이 시기를 에드워즈는 다음과 같이 기록했다. "치료가 실패로 돌아갈 때마다 적어도 일시적으로패배했다는 사실을 받아들이고 초조하게 기다리는 남편에게 전화를 걸어 '죄송합니다. 또 실패했습니다'라고 말할 수밖에 없었다. T. S. 엘리엇은 계속 도전한다는 이유만으로 패배하지 않는 사람에 관해 말했다. 오직 그러한 의미에서만 우리는 아직 패배하지 않은 것이었다."

1973년 11월, 밥 에드워즈는 처음 여덟 번의 IVF를 통한 임신 시도가'성공하지 못했다'고 보고했다.[25] 새로운 돌파구가 필요했다. 배아가 자궁에 착상하는 것이 문제라면 치료 주기의 후반부 절반 동안 황체에서분비되는 프로게스테론이 자궁 내막에 배아를 적절히 유지시키지 못할가능성이 있다고 생각했다. 운명적으로 그는 프로게스테론 보충제인 프리몰루트Primolut를 투여하여 주기의 후반부를 '도와주기'로 결정했다.이러한 시도 또한 이후 2년간 10여 차례의 IVF에 전혀 도움이 되지 않았다. 그러나 1975년 여름, 휴가 중이던 에드워즈는 드디어 패트릭 스텝토로부터 다음과 같은 전보를 받았다. "임신 검사 양성. 급히 전화 바람.패트릭." 에드워즈는 이렇게 회상했다. "그 임신은 크나큰 진전이었다.이는 시험관 안에서 배아의 수정 방법을 확실히 알고 있으며, 착상 시도방법에도 문제가 없다는 사실을 알려주는 결정적인 증거였던 것이다."

불행하게도 임신은 자궁 외 임신으로 판명되어 수술로 제거해야 했다.[26] 프로게스테론을 사용하여 주기의 후반부를 도와주려는 시도 역시 계속 실패를 거듭하던 어느 날, 에드워즈는 유일하게 임신에 성공할 수 있었던 것이 어쩌면 배아가 자궁이 아니라 월경 중에도 내막이 떨어져 나가지 않는 나팔관에 착상했기 때문이 아닐까 하는 생각을 퍼뜩 떠올렸다. 나중에 발견한 바에 의하면, 프리몰루트는 의도한 대로 자궁 내막을 '보강'해주는 것이 아니라 거꾸로 자궁 내막의 소실을 촉진시켜 낙태제로 작용하는 셈이었다. 이 단계에서 그토록 실패를 거듭한 것은 우연이 아니었다.

모든 일을 다시 시작하는 수밖에 없었다. 1976년 초반부터 임신 촉진제를 바꾸고, 난자와 정자를 동시에 자궁에 넣어 자궁 내 수정을 시도하며, 최종적으로 임신을 촉진시키기 위한 의학적 치료는 하지 않고 최대한 자연 상태에 가까운 과정을 추구하는 등 다양한 방법이 시도되었다. 마침내 성공을 가져온 것은 마지막 전략이었다.

임신 촉진제인 HMG와 HCG를 사용하는 방법의 이론적 장점은 모두 난자의 수확률을 높이고 배란 시기를 조절하여 패트릭 스텝토가 언제 난자가 성숙하여 정자를 받아들일 준비가 되었는지 알고 정확한 시점(HCG를 주사한 지 36시간 후)에 복강경을 할 수 있다는 것이었다. 그러나 에드워즈는 IVF에 반드시 필요하다고 생각했던 이러한 과정이 사실은 미묘한 방식으로 착상이라는 중요한 과정을 방해하여 오히려 실패의 원인이 되었는지도 모른다고 생각했다. 그렇다면 이러한 과정을 없애버려야 했다. 임신 촉진제를 쓰지 않는다면 임신이 될 만한 난자를 얻어낼 가능성은 줄어들겠지만, 동시에 스텝토와 에드워즈의 연구가 여성의 월경 주기라는 자연적인 리듬에 따라 진행된다는 것을 의미하기도 했다. 이제는 주기의 전반부에 개입하는 것이 아니라 여성 자신의 FSH가 자궁 내에서 난자를 품고 있는 난포를 성숙시키도록 두고 보았다. 열흘 후부터 소변의 LH 수치를 관찰하기 시작했는데, 이는 월경 주기가 중반부로 접어들면서 LH의 배설이 급속도로 늘어나면 24~36시간 후에 배란이 일어난다는 사실을 알고 있었기 때문이다. 또한 LH가 급속도로 증가하는 소견에 따라 언제 복강경을 하여 난자를 채취해야 할지도 결정했는데, 때로는 한밤중에 복강경을 해야 하는 경우도 있었다.

레슬리 브라운은 1977년 11월 이렇게 새로운 방법으로 치료받았던 두 번째 여성이었으며, 곧 세 번 임신되었다. 세 번 중 두 번은 결국 유산되었는데, 한 번은 애석하게도 21주에 양수천자(출생 전에 태아의 건강상태 진단을 위해 양수를 채취하는 것—옮긴이) 후 일어났고 두 번째는 염색체 이상 때문이었다. 두 번째 아이가 태어났더라면 그러한 이상이 임신 방법으로 인해 초래된 것이라는 그릇된 추론에 의해 IVF를 시도하는 데 엄청난 장애가 되었을지도 모른다.

결국 10년간 노력한 끝에 두 명의 아이가 임신되어 생존했다. 이들은 1978년 7월에 태어난 루이즈 조이 브라운과 1979년 1월에 태어난 남자 아이 앨리스터Alistair였다.[27] 10년간의 노력 끝에 두 명의 아이를 얻은 이 연구의 가장 두드러진 특징은 나중에 모든 것이 너무나 단순했다고 판명되었다는 점이다. 결국 최초의 '시험관' 아기는 소변에서 LH를 측정하여 'LH 대량 분비'를 알아내는 방법, 복강경을 통한 난자 채취, 수정란을 며칠간 키울 수 있는 배지, 그리고 마지막으로 수정란을 다시 자궁 속으로 돌려보내는 가느다란 플라스틱 튜브 등 네 가지 간단한 기술에 의해 가능했던 것이다.

루이즈 브라운이 태어나자마자 IVF 치료는 다시 원점으로 돌아왔다. 처음에는 다른 연구자들에 의해, 그리고 이후 스텝토와 에드워즈 또한 그들이 1971년에 처음 시작했던 치료 방법으로 돌아갔던 것이다. 1981년, 오스트레일리아에서 앨런 트라운슨Alan Trounson이 이끄는 연구진은 배란을 촉진시키기 위한 HCG와 함께 '수확 가능한' 난자 수를 늘리기 위해 임신 촉진제인 클로미펜clomiphene을 사용하여 네 건의 임신에 성공했다고 보고했다. 이러한 방법과 몇몇 다른 변형을 통해 1980년대 내내 IVF가 성공을 거두는 기초가 마련되었다.[28]

결국 스텝토와 에드워즈는 매우 유감스럽지만 1971년에 처음 개발했던 전략이 옳았다는 사실을 깨달았다. 월경 주기의 후반부를 보강하기 위해 프리몰루트를 '추가하지' 않고 원래 방법을 고수했다면 훨씬 빨리 성공을 거두었으리라는 점은 명백하다. 그러나 이런 말은 지금이니까 할 수 있는 것일 뿐, 이러한 '실수'야말로 과학 연구의 본질적 문제를 드러내는 전형적인 예라는 사실을 간과해서는 안 된다. 정의상 과학 연구란 돌파구를 기대하며 미지의 영역을 타진하는 일이다. 특히 IVF의 문제는 성공률이 원래부터 매우 낮았기 때문에, 스텝토와 에드워즈가 자신들의 방법이 과연 옳은지 알기가 매우 어려웠다. 그들은 프리몰루트를 추가하면서 처음에 추구했던 기법을 너무 성급하게 포기했고, 그래서 전혀 다른 이유로 실패했다. 그리고 이런 일은 항상 일어난다.

여기에서 중요한 것은 과학자들은 효과가 있는 것을 실제로 발견할 때까지는 어떠한 방법이 왜 효과가 없는지 결코 알지 못한다는 점이다. 세월이 흐른 뒤 돌이켜보면 명백한 사실도 당시로서는 결코 명백하지 않다. 이러한 점이야말로 과학적 성취의 또다른 측면, 즉 인간적 측면을 들여다볼 수 있는 단초가 된다. 그것은 전혀 알 수 없는 것을 이해하려 애쓰는 과정에서 불가피하게 동반되는 절망의 시간 동안 그들을 지탱해주는 정신적 용기다. 스텝토와 에드워즈에게 주어진 보상은 7년간의 고난 끝에 태어난 두 명의 어린이가 이후 20년에 걸쳐 4만 건의 임신이라는 성과로 이어졌다는 점이다.[29] 또한 머지않아 IVF는 '원인 미상의 불임'과 정자 수 감소로 인한 남성 불임을 비롯한 수많은 종류의 불임을 치료하는 데도 효과적이라는 사실이 밝혀졌다. 오늘날 '불임으로 인해 삶이 황폐화'되었을지도 모를 부부들이 아이를 얻어 풍요로운 삶을 누리는 모습을 흔히 볼 수 있게 된 것은 모두 스텝토와 에드워즈 덕분이다.

1984년 | 헬리코박터, 소화성 궤양의 원인

세계대전 후 의학에서 열두 번째이자 마지막 결정적인 순간은 어찌 보면 가장 중요하지 않은 것처럼 보인다. 1983년, 오스트레일리아의 젊은 의사 배리 마셜Barry Marshall은 위벽에서 "정체를 알 수 없는 구불구불한 간균"(새로운 종류의 반월형 세균)의 존재를 보고하고, 나중에 이 세균에 헬리코박터(나선 모양의 간균이라는 뜻)라는 이름을 붙였다. 결국 이 세균은 위염, 위궤양, 위암을 비롯한 몇몇 상부 위장관 질병의 중요한 원인임이 밝혀졌다. 마셜의 발견은 상당히 흥미로운지는 몰라도, 소아 백혈병을 완치시키거나 장기이식을 실현하기 위한 수십 년간에 걸친 노력과 같은 수준에 놓고 볼 수는 없다. 따라서 이 발견을 명예의 전당에 포함시킨 데는 설명이 필요할 듯하다.

세계대전 후에 이루어진 치료 혁명은 젊은이와 중년 및 노년 인구의 질병 양상에 상당히 다른 영향을 미쳤다. 항생제와 예방접종을 통한 감염성 질병의 통제로 가장 큰 이익을 본 것은 젊은 층이었다. 젊은이에게는 주로 낭포성 섬유증 등 유전 질환, 미숙아 관련 문제, 사고 또는 천식 등 알레르기 질환이 심각한 의학적 문제가 되었다. 반대로 노년층에서는 연령에 따른 영향이 매우 강한(즉, 신체 조직의 노화에 의해 발생하는) 순환기 질환과 암, 관절염과 백내장 등 '만성 퇴행성' 질환이 문제였다.

대략 말하자면, 현대의학의 발전으로 인해 질병의 부담은 주로 삶의 양극단에 있는 연령층에 국한된 셈이다. 매우 어린 아이들과 고령층을 제외하고 10대에서 50~60대에 이르는 대부분의 사람들은 전반적으로 놀랄 만큼 건강한 상태를 유지하게 되었다. 이에 따라 실제로 중간층에서 발생하는 질병, 즉 당뇨병, 류머티즘성 관절염, 다발성 경화증, 조현병, 파킨슨병 등 많은 질병의 단일한 특성에 관심이 집중되었다. 정의상 이러한 질병은 노화와 관련된 것이 아니며 갑자기 발병하는 것처럼 보인다. 이러한 모든 질병의 공통적인 특징은 그 원인을 모른다는 것이다.

원인이 없을 수는 없다. 다발성 경화증 환자의 신경이 손상되고, 류머티즘성 관절염 환자의 관절에 만성적으로 염증이 지속되는 데는 반드시 원인이 있을 것이다. 그러나 이들을 연구하는 데 쏟아 부은 비상한 노력과 엄청난 자금에도 불구하고 그 원인은 아직도 미궁에 묻혀 있다.

따라서 의학의 중심에는 아직도 거대한 무지의 바다가 놓여 있는 셈이다. 아직도 중간 연령층에서 흔한 질병의 원인을 알지 못하며, 원인을 모르기 때문에 예방하거나 완치시키는 것도 불가능하다. 물론 조현병이라면 클로르프로마진, 류머티즘성 관절염이라면 코르티손 등 일부 질병은 세계대전 후 발견된 한두 가지 약으로 증상을 경감시킬 수 있지만, 항생제로 감염증을 치료하는 것처럼 가장 근본적인 병리적 과정을 해결하지 못한다는 점에서 고식적인 치료에 불과하다.

위궤양(소화성 궤양)은 유전적 요인, 잘못된 식습관, 어디에서든 빠지지 않는 '스트레스'에 의한 위산 과다 분비와 관련이 있는 것 같기는 하지만, 역시 정확한 원인이 밝혀지지 않은 중간 연령층의 질병 가운데 하나였다. 이러한 상황에서 마셜 박사가 '촉발 인자'로서 단일한 세균을 발견했다는 사실은 질병에 관한 이해의 성격뿐 아니라 치료 방식 또한 크게 변화시켰던 것이다. 소화성 궤양의 원인이 그렇다면, 중간 연령층의 다른 질병에 대해서도 단일한 원인을 찾아낼 수 있지 않을까?

따라서 헬리코박터 파일로리H. pylori의 발견은 이러한 질병의 원인을 찾아낸다는, 의학에 마지막으로 남은 위대한 지적 도전의 길을 충격적인 방식으로 밝혀준 사건이다. 한 가지 세균이 소화성 궤양을 일으킨다면, 다발성 경화증이나 류머티즘성 관절염 또한 아직 밝혀지지 않은 감염성 병원체에 의해 발생하는지도 모를 일이기 때문이다.

1984년 여름, 32세의 오스트레일리아 의사 배리 마셜은 소화불량으로 고생하는 환자의 위에서 채취한 헬리코박터라는 세균이 잔뜩 들어 있는 혼합물을 삼켰다.[1] 이런 식으로 자신의 몸을 이용한 실험은 길고도 독특한 역사를 지니고 있다. 과학을 추구하는 과정에서 수많은 연구자들이 상당한 개인적 위험과 불편함에 스스로의 몸을 노출시켜왔다. 1892년 당시 로베르트 코흐Robert Koch가 발견한 콜레라균이 실제로 콜레라의 원인이 아니라고 생각했던 독일의 과학자 막스 폰 페텐코퍼Max von Pettenkoffer는 78세의 나이로 최근에 발병한 환자의 대변에서 채취한 콜레라균을 섞은 음식물을 삼켰다. 얼마 후, 그는 심한 설사와 복통에 시달리며 자신의 의심이 잘못되었다는 사실을 깨달았다. 1930년 1월에는 당시 통념과는 반대로 포도상구균이 식중독을 일으킬 수 있다고 확신한 시카고의 의사 게일 대크Gail Dack가 일부러 상한 케이크를 먹기도 했다. "나중에 저녁을 먹기 위해 자리에 앉으려던 그는 갑자가 뛰쳐나가 한 시간 동안 화장실에서 보내야 했다. 부인은 심한 구토와 설사가 반복되는 와중에 이렇게 말하는 소리를 들었다. '오, 이건 정말 멋진 일이야!' 하지만 대크 부인의 생각은 달랐다. 남편이 곧 죽을지도 모른다고 생각한 그녀는 남편의 동료를 불렀지만, 해줄 수 있는 일이라고는 회복될 때까지 침대 곁을 지키는 것뿐이었다."[2]

마셜 또한 페텐코퍼나 대크와 정확히 같은 이유로 자신의 몸을 대상으로 실험을 감행했다. 어떤 질병에서 발견된 세균이 그 질병의 원인이라는 이론을 검증하려는 것이었다. 그리고 세균에 감염된 혼합물을 삼킨 지 1주일도 안 되어 구토와 복부 불편감을 동반한 소화불량 증상에 시달리게 되었다. 친구들은 그가 숨 쉴 때 "썩은" 냄새가 난다는 것을 알아차렸다. 동료가 내시경으로 그의 위를 관찰하자, 내벽에 벌겋게 염증이 생겨 있었으며 생검 조직에서는 염증성 세포와 함께 "표면에 달라붙어 있는 간균"이 관찰되었다. 마셜은 항생제 치료를 시작했으며, 24시간 내에 증상이 완전히 없어졌다.

마셜 박사의 실험 결과는 뻔한 것처럼 보일 수도 있다. 감염성 병원체가 들어 있는 혼합물을 마시면 위벽에 이상 반응이 나타나는 것은 당연하지만, 1984년 당시에 이러한 견해는 일반적이지 않았다. 통념은 굳건했으며, 그럴 수밖에 없었던 것이 위 속의 염산 농도는 콘크리트에 구멍을 뚫고 고깃덩어리를 녹이며 30분 내에 모든 세균의 99.99퍼센트를 죽일 정도로 높았기 때문에 어떤 세균이 그 속에서 살아남아 위에 병을 일으킨다고는 생각할 수 없었던 것이다.[3] 마셜의 실험은 이러한 통념이 잘못되었다는 것을 입증했다. 위 속이라고 해서 전혀 세균이 살지 않는 것이 아니었다. 헬리코박터와 같은 일부 세균은 이렇게 적대적인 환경에서 살아가도록 적응했다.

그렇다면 왜 그전에는 아무도 이러한 상관관계에 주목하지 않았을까? 1960년대에 광섬유식 내시경이 개발된 이래, 위는 신체에서 가장 세심하게 관찰된 장기였으므로 이 세균의 존재를 관찰할 기회가 적었다고는 할 수 없다. 그러나 세균이 그 자리에 있었다고 해도 표본을 관찰한 병리학자들은 세균을 보지 않았거나, 보았더라도 무시해버린 것이 확실하다. 또는 위 속에서는 어떠한 세균도 살아남을 수 없다는 도그마에 사로잡혀 위염이나 소화성 궤양의 원인을 다양한 환상적인 설명에서 찾으려 했는지도 모른다.

위벽이 부식성이 강한 염산으로부터 손상을 입지 않는 것은 그 표면을 한 층의 점액이 덮고 있기 때문이다. 궤양이나 위염은 보통 위산이 과도하게 분비되거나 점액성 보호층에 문제가 생겼을 때 발생하는 것으로 생각한다. 이러한 모델을 이용하면 소화성 궤양의 중요한 원인 두 가지를 쉽게 설명할 수 있다. 첫 번째는 매우 드물게 발생하는 졸링거엘리슨

Zollinger-Ellison 증후군이란 병으로, 췌장 종양에서 분비된 호르몬(가스트린)이 위산 분비를 엄청나게 증가시켜 상부 위장관에 난치성 궤양을 일으킨다. 두 번째는 점액층을 파괴하는 아스피린 등의 약에 의해 점액층 아래에 있는 세포들이 위산에 노출되는 경우다. 그러나 이러한 원인을 적용할 수 없는 대부분의 위궤양을 설명할 때는 항상 어려움이 따랐다. 이에 따라 '성격'과 '스트레스'라는 두 가지 이론이 도입되었는데, 이는 모두 만성적인 불안에 의해 위산 분비가 '정상 범위 이상'으로 유지된다는 가정을 근거로 한 것이었다.

소화성 궤양에서 성격의 역할은 질병을 정신분석학적 이론으로 해석했던 1930년대와 1940년대로 거슬러 올라가 살펴볼 수 있다. 1935년, 미국의 정신분석학자 프란츠 알렉산더Franz Alexander는 소화성 궤양 환자는 부모와 권위적인 존재에 관한 '의존 감정'에 맞서 싸우고 있다고 주장했다. 무엇이든 겉으로 드러나는 것과는 반대라는 뻐딱한 가정을 근거로 하는 프로이트의 이론에 따르면, 이렇게 '맞서 싸우는 것'은 사실은 부모에게 의존하고 싶은 '욕망'이 은폐된 셈이다. 따라서 알렉산더에 의하면, 궤양은 젖을 받아먹기를 원하는 '유아기적' 상태로 퇴행한 사람에게서 발생하는 것으로 "이러한 욕구는 비어 있는 위에 끊임없는 자극으로 작용하여 기능 이상을 일으킨다". 1950년대에 이르면 개인에 대한 정신분석학적 강조가 부모를 비난하는 쪽으로 변해간다. 런던 태비스톡 Tavistock 연구소의 엘사 골드버그Elsa Goldberg 박사는 소화성 궤양 환자의 어머니들이 "부단히 노력하고 가정에서 지배적이며 강박적"인 데 반해, 아버지들은 "건실하고 내성적이며 수동적"이라는 사실을 발견했다.[4]

성격 이론은 위산 분비를 증가시키는 만성적인 불안의 원인으로 '내적 갈등'을 강조했지만, 1940년대에 뉴욕 병원의 스튜어트 울프와 하워드 울프가 '톰'이라는 불운한 노동자를 대상으로 수행했던 일련의 실험에서 대두된 '스트레스' 이론은 외적 요인에 초점을 맞춘다.[5] 톰은 56세의 아일랜드인으로, 9세 때 아버지가 부엌의 들통에 남겨놓은 엄청나게 뜨거운 조개 수프를 마시는 바람에 식도에 심한 화상을 입었다. 이 사고로 생긴 식도 협착으로 어떤 음식도 삼킬 수 없었으므로, 의사들은 별수 없이 배에 직접 위로 통하는 구멍을 뚫고(위조루술) 그곳을 통해 음식을 위로 집어넣도록 가르쳤다. 스튜어트와 하워드는 위조루술 부위를 통해 가느다란 플라스틱 튜브를 집어넣어 위산 분비량을 측정했는데, 이는 톰의 기분과 정서적 상태와 연관이 있었다. 예를 들어, 직장을 잃게 될까 봐 걱정한다든지, 현재 살고 있는 '불쾌한 동네'에서 환경이 좋은 지역으로 이사할 수 없다고 우울해한다든지, 의붓딸이 방광암이 의심되어 진찰받는 동안 불안감에 사로잡혔을 때 증가하는 양상을 보였던 것이다. 이 연구를 통해 그들은 정서적 안정감이 위협받는 상황에서는 (위산의) 분비가 증가한다는 결론을 내렸다. 이에 따라 언뜻 보기에 매우 과학적인 한 가지 관념이 생겨났는데, 이는 향후 20년이 넘도록 자명한 사실로 받아들여져서 의심을 품는 것조차 이상한 일로 여겨졌다. 스트레스는 위가 텅 빈 상태에서 위산 분비를 촉진시키며, 그 결과 소화성 궤양이 생긴다는 것이다. 이러한 개념은 수많은 독립적인 연구를 통해 명백히 입증되었는데, 그중에는 한 쌍의 원숭이 중 한 마리에게 스스로와 다른 원숭이에게 가해지는 전기 충격을 피하기 위해 '실행' 책임을 맡기는 잔인

1984년: 헬리코박터, 소화성 궤양의 원인

하고도 기발한 연구도 있었다. 모든 쌍에서 '실행 원숭이'에게 소화성 궤양이 발생했으며, 심지어 위 천공으로 죽은 경우도 있었다.[6]

소화성 궤양에 관한 정신신체증 설명이 정식으로 부정된 적은 없지만, 차츰 위산과 기타 호르몬 분비를 증가시키는 체질 또는 유전적 요인을 강조하는 경향이 나타났다. '위산 과다'가 문제라는 믿음은 1976년에 위산 분비를 감소시키는 궤양 치료제 시메티딘cimetidine이 도입되면서 확실히 입증된 것처럼 보였다. 그러나 다양한 이론들의 주된 문제는 왜 애초에 특정한 사람에게 소화성 궤양이 시작되는지 전혀 설명하지 못한다는 점이었다. 사실 모든 과정을 설명할 수 있는 미지의 '시작 요인'이 있을 수도 있다는 인식조차 없었다. 지난 100년간 소화성 궤양이 변화해온 양상을 살펴보면 틀림없이 감염성 병원체가 연관되어 있을 가능성이 강력하게 드러나는데도 그러했다.

소화성 궤양은 20세기 전까지만 해도 드문 질환이었지만, 이후 50년간 계속 증가하여 결국 성인 열 명 중 한 명이 이 병을 앓기에 이르렀다. 그러나 1960~1972년에 갑자기 발생률이 급격히 감소하면서 거의 50퍼센트가 줄었다.[7] 이토록 '급격한 변화'를 성격이나 부모의 훈육 방식 또는 직업적 스트레스와 연관지어 설명하는 것은 불가능하다. 따라서 배리 마셜이라는 젊은 의사에 의해 뒤늦게 발견된 감염성 요인이 필연적으로 주목받은 것이다. 그렇다면 마셜은 오랫동안 모든 의사들이 속아 넘어갔던 이 흔한 질병의 원인을 어떻게 발견했을까?

1983년, 서부 오스트레일리아의 로열 퍼스 병원Royal Perth Hospital에 근무하던 로빈 워런J. Robin Warren 박사는 급성 위염 환자의 위에서 채취한 생검 조직에서 "작고 구불구불한 간균"을 발견했다. 그는 이렇게 보고했다. "이 세균의 특징은 위 생검 조직의 절반 가까이에서 그다지 신경 쓰지 않아도 보일 만큼 많은 숫자가 관찰되었는데도, 임상 의사와 병리학 전문의 모두 그 존재를 전혀 모르고 있었다는 점이다."[8] 이때 같은 병원에 근무하던 신참 의사 마셜은 재미있는 연구 프로젝트를 찾고 있었는데, 워런은 지금 막 생검 조직에서 "작고 구불구불한 간균"이 발견된 환자들을 더 자세히 연구해보라고 제안했다. 워런은 자신이 관찰한 소견의 중요성을 깨닫지 못했던 것 같았고, 마셜은 의학 연구 경험이 없었으므로 자신이 하는 일이 매우 중요한 발견으로 이어지리라고는 기대도 하지 않았다. 마셜이 중요성을 깨닫게 된 것 역시 우연에 의한 것으로, 위 생검 조직에서 '미확인 간균'이 발견된 환자 중 한 명이 흉부 감염으로 테트라사이클린이라는 항생제로 치료받은 후 소화불량 증상이 개선되었다는 사실을 알게 되었을 때였다. 마셜은 즉시 내시경으로 환자의 위벽을 관찰한 후, 그 세균이 자취를 감추었다는 사실을 발견했다. 결론은 명백했다. 환자의 증상과 위벽에 있던 세균이 항생제 치료 후 모두 없어졌다면, 그 세균이야말로 증상의 원인이었다.[9]

새파랗게 젊은 의사 하나가 스스로 발견한 것에 짜릿한 흥분을 느끼든 말든 아랑곳하는 사람은 없었지만, 마셜 박사는 열광적인 흥분으로 경험 부족을 메꾸어갔다. 그후로 12주간 그는 184명의 환자에게 내시경을 시행했으며(하루에 네 명꼴이다), 찾고 있는 것의 정체를 확실히 알게 되었다. 위염 환자뿐 아니라 소화성 궤양 환자도 거의 모두 이 세균을 갖고 있었다. 헬리코박터 감염증의 놀랄 만큼 높은 유병률이 확실해지기 시

작했던 것이다.[10]

이 특별한 세균의 특성과 행동 양상을 이해하기 위한 다음 단계는 배양하는 것이었는데, 이는 놀랄 만큼 어려웠다. 표준적인 방법에 따라 배지가 들어 있는 배양 접시에 세균을 접종하고 48시간 동안 배양한 후 세균 증식의 증거를 찾아보았지만 아무것도 관찰할 수 없었다. 35번째로 배양을 시도했을 때 중간에 5일간의 부활절 휴가가 껴 있는 바람에 배양 접시를 사흘간 더 배양하게 되었다. 휴가를 마치고 돌아온 미생물학자들은 배양 접시 곳곳에 헬리코박터의 작은 집락이 형성되어 있는 것을 발견했다.[11] 이제 많은 수의 헬리코박터를 확보한 마셜은 자신의 몸을 대상으로 중요한 실험을 감행하여 이 세균이 단순히 위의 염증성 변화에 '관련된' 정도가 아니라 염증의 실제 원인이라는 사실을 규명한 것이다. 세균이 원인이라면 논리적으로 항생제를 사용하여 완치시킬 수 있을 것이었다. 앞에서 말했듯이 소화성 궤양에 대한 효과적인 치료로 제산제인 시메티딘이 이미 개발되어 있었지만, 치료를 중단하면 1년 안에 궤양이 재발하곤 했다.[12] 마셜의 생각이 옳다면 항생제로 헬리코박터를 제거하면 궤양이 치유된 후에도 계속 치유 상태가 유지될 것이었다. 이러한 가정은 사실로 확인되었다. 1990년《랜싯》지에 발표한 '난치성' 소화성 궤양 환자 50명을 대상으로 한 연구에서, 항생제를 사용하여 헬리코박터를 완전히 박멸시킨 환자들은 "궤양이 재발하지 않았다". 반면 항생제를 사용하지 않고 표준적인 항궤양 약물만 사용한 환자들은 89퍼센트가 1년 안에 또다시 궤양을 경험했다.[13] 이제 소화성 궤양 환자들은 수년간 제산제를 복용하는 대신 일주일만 항생제를 복용하면 되었다. 질병의 '원인'을 아는 것이 중요하다는 사실을 이만큼 강력하게 입증한 예는 없을 것이다.

이 이야기는 여기에서 끝나지 않는다. 헬리코박터는 위염과 소화성 궤양에만 관여하는 것이 아니라 일부 위암에도 관여한다는 사실이 곧 명백해졌다.[14] 얼마 지나지 않아, 전 세계의 소화기 전문의들은 환자의 위에서 헬리코박터를 찾아내고 항생제를 사용하여 궤양을 치료하는 일에 몰두하게 된다. 지금 보면, 초기의 집단적 자기기만의 규모에 놀라지 않을 수 없다. 당시 의사들은 사실상 모든 환자들에게 발견되는데도 이 세균을 보지 못했을 뿐 아니라, 소화성 궤양이 감염성 병원체에 의해 생긴다는 사실을 분명히 보여주는 수많은 증거들을 조직적으로 잘못 해석했던 것이다.

헬리코박터는 위산의 부식 효과에 대해 어떻게 스스로를 보호하는 것일까? 헬리코박터는 매끈한 나선형을 띤 매우 특이한 세균으로, 꼬리를 움직여 얻은 추진력을 이용하여 매우 빠른 속도로 위산 속을 통과하여 위벽의 점액층에 숨을 곳을 찾아낸다. 위벽 세포를 직접 뚫고 들어가 궤양을 일으키는 것은 아니지만 다양한 독소를 분비하여 염증을 일으키는데, 염증 부위에 생기는 진물과 찌꺼기를 영양소로 삼는 것으로 생각된다. 이러한 방식으로 헬리코박터는 거친 환경에 완벽하게 적응하며 일단 감염이 일어나면 평생 지속될 가능성이 높다.[15]

수많은 위장 질병에서 헬리코박터의 역할이 규명되자, 직접적으로 연관된 질병뿐만 아니라 모든 질병에 대한 과학적 이해가 변화하는 또 한

1984년: 헬리코박터, 소화성 궤양의 원인

번의 '패러다임의 변화'가 일어났다. 헬리코박터가 발견되기 전에는 위염, 소화성 궤양 및 위암 등 세 가지 중요한 위장 질환을 각기 다른 이론으로 설명했다. 즉, 소화성 궤양은 스트레스로 인한 위산 과다 분비가 원인이며 위암은 식초에 절인 음식이나 소금 또는 질산염 비료가 어떤 방식으로 위벽에 손상을 일으켜 생긴다는 식이었다.[16, 17] 그러나 이런 이론들은 사실상 '지식의 외양'에 불과한 것으로, 이러한 질병을 어떻게 예방하고 완치시킬 수 있는지에 대해서는 통찰하지 못했다. 이때 아직 사고가 표준적인 틀에 사로잡히지 않은 마셜이 등장한 것이다. 행운은 자유로운 정신의 편이었다. 그가 소화성 궤양이 감염성 질병일 수도 있다는 '상상조차 어려웠던 일'에 생각이 미칠 수 있었던 것은 젊고 경험이 부족했기 때문이었다. 그리고 자기 몸을 대상으로 실험한 뒤로 모든 것이 제자리를 찾았다. 헬리코박터는 모든 중요한 위장 질환에 공통적인 생물학적 설명을 제공했으며, 동시에 치료와 예방을 가능하게 만들었다. 효과적인 치료의 가능성을 열어주는 일관성 있는 생물학적 설명과, 그와 달리 심리학적 측면에서든 식습관의 측면에서든 질병의 책임을 환자에게 돌리고 환자가 택할 수 있는 대안을 전혀 제시하지 못하는 잘못된 설명의 차이를 이토록 분명히 보여준 예는 없을 것이다.

　실로 헬리코박터의 발견이 의미하는 바는 여기에서 그치지 않는다. 이 발견으로 인해 다발성 경화증이나 류머티즘성 관절염 또는 당뇨병 등 아직 원인이 밝혀지지 않은 질병 가운데 얼마나 많은 질병이 비슷한 방식으로 완치할 수 있는 생물학적 원인을 지니고 있을까 하는 의문이 대두된 것이다. 이 문제는 뒤에서 다시 다루기로 한다.

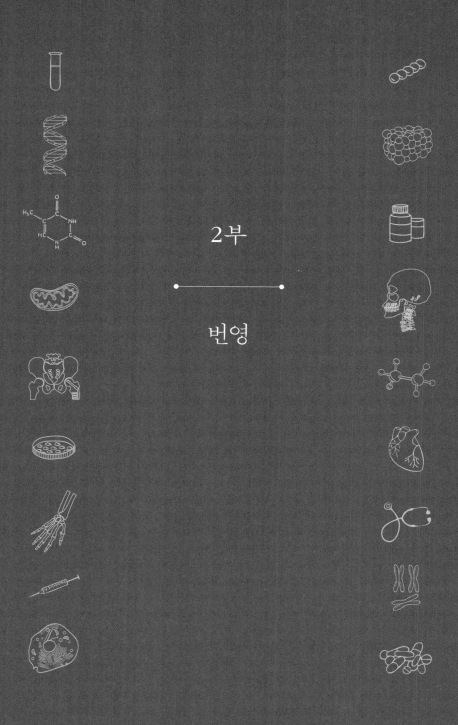

2부

번영

chapter

01

의학의 빅뱅

1946년에 발표한 〈과학: 영원한 미개척지Science: the Endless Frontier〉라는 영향력 있는 에세이에서 미국의 물리학자 배너바 부시Vannevar Bush는 과학을 가리켜 세계대전 후 경제적 번영으로 통하는 "필수적인 열쇠"를 제공해줄 "대부분 미개척 상태로 남아 있는 오지"라고 표현했다. 그 자신도 "세계 역사상 가장 큰 규모로 이루어진 과학적 역량의 동원", 즉 5년도 안 되는 기간에 20억 달러를 쏟아 부어 아무것도 없는 상태에서 최초의 원자폭탄을 만들어낸 맨해튼 프로젝트에 참여했으며, 그 결과 만들어진 원자폭탄은 일본의 두 도시 히로시마와 나가사키에 투하되어 파국적인 결과를 빚었다. 부시는 원자핵 분열을 통해 얻어진 이 경이로운 힘이 머지않아 "철통같은 감시하에 놓인 군사적 기밀"에서 "무한한 에너지의 원천"으로 변화하여 평화와 산업 발전에 쓰일 것이라고 예측했다.

과학이 "영원한 미개척지"가 될 것이라는 배너바 부시의 낙관적인 기대는 이후 20년간 반복적으로 입증되었다. 1948년에는 트랜지스터가 발명되어 컴퓨터의 계산 능력을 100만 배 향상시킴으로써 전자 시대를 열어젖혔다. 5년 뒤인 1953년에는 프랜시스 크릭과 제임스 왓슨이 DNA의 구조를 밝혀 유전 암호의 수수께끼를 풀었다. 1961년에는 유리 가가린이 지구 궤도를 도는 데 성공하여 우주 개발 경쟁이 시작되었고, 이는 8년 후 최초의 달 착륙이라는 성과로 이어졌다. 그러나 이렇게 기념비적인 사건들과 비교하더라도 세계대전 후 치료 혁명의 빅뱅은 가장 기념비적인 사건으로서 30년간에 걸쳐 다양한 과학 분야에서 수많은 발견을 이루어냈다. 지금까지 기술한 '결정적인 순간'은 굵직한 사건을 나열한 데 불과하다. 이러한 성취의 근거가 되었던 과학적 사건들을 제대로 평가하려면 수천 명의 화학자들이 실험실에 앉아 수백만 가지의 화합물을 합성하고 시험하는 장면을 떠올리거나, 수많은 생리학자, 내분비학자, 신경화학자가 예를 들어 뇌하수체의 미묘한 호르몬 조절이라든지 뇌 속의 신경전달물질의 작용 기전을 규명하기 위해 들인 시간과 노력을 생각해봐야 할 것이다.

세계대전 후 의학적 성취의 놀라운 규모는 끊임없는 의문을 불러일으킨다. 그러한 영감은 어디에서 왔을까? 어떻게 지속되었을까? 이러한 성취가 과학적 해결책의 본질과 과학적 혁신의 기원에 관해 무엇을 가르쳐줄 수 있는가?

열두 가지 결정적인 순간들을 살펴볼 때 가장 두드러진 특징은 공통점이 거의 없다는 점이다. 과학적 발견에 이르는 길은 너무나 다양하고 행운과 우연에 좌우되는 일이 많아서, 일반화하기에는 의심스러울 수밖에 없다. 하워드 플로리가 상대적으로 쉽게 페니실린의 치료적 잠재성을 재발견한 일은 필립 헨치가 물질 X의 정체를 규명하기 위해 20년간 끊임없이 실패를 거듭하다가 우연한 행운으로 그것이 코르티손이었다는 사실을 밝혀낸 과정과는 판이하게 다르다. 마찬가지로 외과 분야의 두 가지 '결정적인 순간', 즉 개심술과 이식수술 사이에도 공통점이 거의 없다. 개심술은 기술적으로 매우 어려울뿐더러 인공심폐기라는 혁신이 없었다면 가능하지 않았을 것이다. 반면 이식수술은 기술적으로는 매우 단순하지만, 아자티오프린을 사용하여 면역 관용을 유도할 수 있다는 사실이 우연히 밝혀지지 않았다면 실현할 수 없었을 것이다. 과학적 발견의 이러한 다양성을 가장 잘 보여주는 예는 밥 에드워즈와 배리 마셜의 경험을 비교하는 것이다. 애초에 밥 에드워즈는 시험관 내 수정이라는 주된 연구를 시작하기도 전에 인간 수정에 관해 널리 받아들여지던 통념이 하나도 아닌 두 가지나 잘못되었다는 사실을 입증해야 했으며, 이를 깨닫는 데만 7년이라는 절망의 시간이 필요했다. 대조적으로 배리 마셜의 경우에는 모든 일이 쉽게 풀렸다. 소화성 궤양에서 헬리코박터의 중요성을 발견한 것은 그가 의학 연구에 경험이 없었기 때문에 남들이 생각할 수 없었던 것, 즉 소화성 궤양이 감염성 질환일 수도 있다는데 생각이 미쳤기 때문이다.

그럼에도 혁신의 경로는 매우 다양해 보이지만 모두 저변에 흐르는 강력한 생각과 사건에 영향을 받아 그 '일부'로 생겨난 것이 분명하며,

이러한 사건 중 가장 중요한 것은 바로 전쟁이었다. 전쟁의 급박함에 의해 혁신의 속도가 빨라진 것은 말할 필요도 없으며, 결정적 순간 가운데 최소한 네 가지 사건은 전쟁 중의 필요에 의해 탄생한 것이었다.

화학무기에 대한 해독제를 찾는 과정에서 앨프리드 길먼과 루이스 굿맨은 질소 머스터드를 림프종에 걸린 쥐에게 주사하여 종양이 "더이상 만져지지 않을 만큼 작아졌다"는 소견을 관찰했다. 또한 군 정보국에서 독일 공군 조종사들이 부신 호르몬 주사를 맞고 1만 미터가 넘는 고도를 비행할 수 있다는 소문을 입수하는 바람에, 미국 국방연구위원회National Defense Research Council에서 온갖 어려움을 무릅쓰고 연구를 시작하여 결국 코르티손을 합성해냈던 것이다.

또한 노르망디상륙작전의 디데이부터 전상자들의 생명을 유지하면서 심장에 박힌 탄환이나 포탄 파편을 제거하는 수술을 시작했던 미국의 외과 의사 드와이트 하켄의 예에서 보듯, 전쟁은 심장 수술의 발전에도 크나큰 영향을 미쳤다. 외과 의사들(하켄을 포함하여)은 이러한 경험에서 용기를 얻어 좁아진 판막을 넓히는 등 심장 수술을 시작할 수 있었던 것이다. 페니실린도 빼놓을 수 없다. 하워드 플로리에게 당시 분위기를 지배하던 됭케르크 정신(Dunkerque spirit, 위기에 처했을 때의 불굴의 정신. 2차 세계대전 때 영국·프랑스군이 이곳에서 후퇴한 데서 유래한 말―옮긴이)이 없었다면 1941년에 옥스퍼드 대학 병리학과를 화학 공장으로 개조하여 페니실린을 생산하겠다는 과감한 결정을 결코 내리지 못했을 것이다.

배너바 부시가 제시한 과학이 "영원한 미개척지"라는 개념과 밀접한 관련이 있는 두 가지 다른 영역에서도 전쟁의 영향을 찾을 수 있다. 맨

해튼 프로젝트에 참여한 중요 인물 중 한 사람으로서 부시는 국가적 자금 지원과 연구 방향에 대한 중앙집중적 통제의 위력을 눈으로 확인할 수 있었다. 이러한 교훈은 고스란히 살아남았고, 국가 차원에서 엄청난 규모로 연구에 투자하는 것이 향후 발전의 밑거름이 된다는 개념은 그대로 의학 분야로 연결되어 결국 국립보건원National Institutes of Health이나 국립암센터 등 수십억 달러의 투자가 필요한 거대한 연구 기관들을 낳았다.

그러나 더 중요한 것은 1945년에 연합국이 승리를 거두면서 그간 억눌려온 유토피아를 꿈꾸는 에너지가 분출하기 시작했다는 점이다. 과학의 무한한 가능성은 "더 나은 세상"을 창조할 것이며, 배너바 부시에 의하면 그 형태는 "논리적인 법칙과 인간 이성의 본질에 의해 이미 예정되어 있었다". "급속한 발전을 위해 필요한 것을 미리 정확하게 내다볼 수 있는 비전을 가진 사람, 이것들을 어디에서 찾을 수 있는지 비상한 감각으로 알아내고 공개된 장으로 끌어낼 수 있는 놀라운 재주를 지닌 사람"이 신세계의 창조자가 될 것이었다. 오늘날의 관점에서 볼 때 그토록 열정에 넘치는 낙관주의는 너무 순진해서 당황스럽기조차 하다. 그러나 이러한 낙관주의만이 이 시기에 수많은 의사와 과학자가 해결할 수 없는 것처럼 보였던 문제를 기꺼이 받아들인 이유를 설명해줄 수 있다. 과학의 가능성이 진정으로 무한하다면 소아암을 정복하는 것이나 장기이식, 개심술 등 모든 것이 가능할 것이기 때문이다.

전쟁과 관련된 이러한 치료적 혁신이 한데 모여 '임계질량'을 형성했다. 즉, 의학 연구의 많은 분야가 높은 수준으로 활성화되어 향후 발전을 위한 연쇄 반응에 불을 붙인 것이다. 편의상 이러한 내적 역동성을 여섯 가지 주제로 나누어볼 수 있을 것이다. 이번 장의 나머지 부분에서 다루게 될 처음 두 가지 주제는 항생제와 스테로이드의 동시 발견과 의학 연구의 '상호연결성'이다. 2부의 나머지 장에서 다루게 될 네 가지 주제는 각각 1940년대에 의학의 지배적 이념으로 떠오른 '임상 과학'의 부흥, 약제학의 혁명을 낳은 화학과 자본주의의 결합, 테크놀로지의 기여 및 '생물학의 수수께끼' 등이다.

지금 돌아볼 때, 세계대전 후 의학적 발전은 항생제와 스테로이드라는 두 주춧돌 위에 세워졌다는 것은 명백하다. 또는 앞에서 사용한 은유법으로 돌아가자면 이 두 가지 발견은 세계대전 후 의학적 혁신이라는 연쇄 반응에 불을 붙인 뇌관과도 같다. 항생제의 결정적인 역할을 인정하는 데는 아무런 문제가 없지만, 코르티손 또한 동등한 중요성을 갖는다는 주장은 논쟁거리가 될 수도 있을 듯하다. 항생제와 스테로이드의 치료적 효과가 다른 것은 분명하지만, 두 가지 약이 상호보완적이기도 하다는 사실이 매우 중요하다. 항생제는 가장 흔한 질병의 원인인 감염증을 치료하며, 스테로이드는 원인이 오랫동안 밝혀지지 않은 많은 병에 유용하다는 사실이 입증된 것이다. 폐렴은 페니실린으로 치료하고 류머티즘성 관절염에는 스테로이드를 사용하듯이, 두 가지 약은 모두 특정한 질병에 효과적이지만 또한 질병의 모든 범주들을 바꾸어놓기도 했다. 항생제는 한때 정형외과 의사들을 그토록 괴롭혔던 뼈와 관절의 감염, 이비인후과 의사들을 바쁘게 만들었던 귀와 부비동과 상기도의 감염, 또는 불임과 산모 사망의 중요한 원인이었던 여성 생식기관의 감염 등 만성적인 감염에 의해 초래된 비참하기 짝이 없는 질병의 엄청난 부담을 일소해버렸다. 스테로이드로 말하자면 천식, 습진, 만성 활동성 간염, 중증 근무력증, 다발성 동맥염, 시신경염 등 언뜻 보기에는 매우 다르지만 과도한 염증이 조절되지 않아서 생기는 공통점을 지닌 질병을 치료하는 데 이전에는 상상조차 할 수 없을 만큼 뚜렷한 방식으로 가치를 입증한 바 있다.

이것으로 끝이 아니다. 항생제와 스테로이드는 의학의 일상적 진료 원칙을 변화시켰을 뿐 아니라, 앞서 언급했던 '과학의 가능성'은 무한하며 지금 해결되지 않는 문제들도 언젠가는 반드시 극복되리라는 관념에 긍정적인 증거가 되었다. 실제로 이 약들은 이러한 관념을 실현하는 데 중요한 역할을 했다. 1963년, 스테로이드는 아자티오프린과 함께 이식 장기에 대한 면역학적 거부반응을 극복하는 데 결정적인 돌파구를 마련했으며, 1971년에 도널드 핀켈이 백혈병에서 50퍼센트의 완치율을 달성하는 데 사용한 처방의 네 가지 약물 중 하나이기도 했다. 항생제는 몇몇 중요한 항암제를 개발하는 데 원천이 되었으며, 면역 기능이 약화된 환자를 심한 감염의 위험에서 보호하여 장기이식을 할 수 있게 했다.

항생제와 스테로이드가 장기이식과 항암 치료의 성공에 이토록 중요한 역할을 했다는 사실은 세계대전 후 의학 발전의 '내적 역동성', 더 적절히 표현한다면 의학 연구의 '상호연결성'이라고도 할 수 있는 과정의 두 번째 특징, 즉 서로 다른 과학 분야의 발전이 특정 순간에 동시에 일어나 치료 혁명을 일으키는 방식을 생생하게 보여준다. 이러한 방식으로 앙리 라보리가 수술 환자에서 관찰했던 '행복한 고요함'이 클로르프로마진이라는 형태로 정신과 영역에서 약리학적 혁명의 초석이 되었는가 하면, 비오른 입센이 수술장에서 쿠라레를 사용해본 경험이 소아마비로 죽어가는 어린이들의 생존 가능성을 완전히 뒤바꿔놓을 수 있었던 것이다.

IVF의 개발은 더 복잡한 상호연결성의 예로, 첫 번째 시험관 아기가 탄생하기까지는 태아 발생 초기에 있어서 인간 수정의 문제를 연구하는 발생학, 여성 생식 호르몬의 작용 기전을 규명하는 내분비학, 혈액 속에 존재하는 미량의 호르몬을 정확하게 측정하는 방사면역분석법, 패트릭 스텝토가 난소에서 난자를 채취할 때 사용했던 복강경의 설계에 필수적인 광학 등 네 가지 독립적인 분야가 결합해야 했다. 세계대전 후 의학의 결정적인 순간을 따로따로 떼어놓고 본다면 매우 다양하고 독립적인 것처럼 보이지만, 누적적 진보라는 의학 발전의 본질 한가운데에는 이러한 사건들 사이의 상호연결성이 자리 잡고 있는 것이다.

이렇게 전체적인 시각으로 바라보면 세계대전 후 의학이 눈부신 발전을 거듭한 이유를 설명할 수 있을 것 같다. 그러나 사실 그렇지 않다. 사건들을 자세히 들여다보고 음미하는 순간 전혀 새로운 수준의 설명이 드러난다. 첫 번째는 전통적인 의학 철학이 진보라는 이름하에 소위 '임상 과학'이라는 새롭고도 혁명적인 개념으로 대체되었다는 점이다. 이제 환자를 위한 최선의 이익은 질병을 과학적으로 꼼꼼하게 연구하는 행위에 부차적인 것이 되었다. 두 번째는 의심할 바 없이 가장 강력한 요인이라고 할 수 있는 것으로, 화학적 과정에 의해 의약품을 만들어내는 제약산업이 놀라운 성공을 거두면서 몇 개 되지 않던 유용한 약이 짧은 기간 동안 수천 가지로 늘어났다는 점이다. 예상대로 세 번째는 인공심폐기, 혈액투석, 내시경 등 의학적 개입의 새로운 영역을 '열어젖혀서' 불가능은 없다는 점을 입증한 과학기술의 힘이다. 마지막으로 흥미로운 현상이 남아 있는데, 그것은 몇 가지 가장 중요한 발전의 근원이 오늘날까지도 합리적 설명의 범주를 벗어나는 불가해한 생물학적 수수께끼로 남아 있다는 점이다.

chapter

02

임상 과학: 의학의 새로운 이념

𝕏

1935년 1월 13일, 조지 5세는 영국에서 가장 큰 교도소인 웜우드 스크럽스 바로 옆에 위치해 있으며 한때 구빈원Workhouse Infirmary이라고 불렸던 런던 서부의 해머스미스 병원을 방문했다. 이곳은 영국 최초의 교육 기관으로서 애초에 "전문의들을 교육시키고 의학적 지식의 발전 과정에서 의학 연구를 장려"할 목적으로 세워진 영국 의학대학원Post-graduate Medical School 부지로 선정된 것이었다. 그것은 '성대한 모임'이었다. 왕은 이사회 의장으로 미래의 수상이 될 네빌 체임벌린의 형 오스틴 체임벌린을 비롯하여 "하나같이 빛나는 학문적 업적을 쌓은 당대 최고의 의사들"의 영접을 받으며 다음과 같은 희망을 피력했다. "이 학교가 병동과 연구실의 이상적인 조합 속에서 전국 방방곡곡에서 모인 교수와 학생들이 한마음 한뜻으로 (…) 신의 가호 속에서 발전하기를 바라노라."[1]

그러나 이 학교는 설립되자마자 전쟁이 발발하는 바람에 폐교 위기에 처했다. '의학 지식의 발전'은 더 시급한 일에 우선권을 양보해야 했다. 학교의 의학 관계자들은 대부분 다른 곳으로 파견되었고 '필수 인력'만 남아 병원을 운영했는데, 그들의 임무 또한 독일군의 공습으로 인한 민간인 사상자를 돌보는 데까지 확대되었다. 그런데도 이 엄중한 시기에 '필수 인력'으로 병원에 남았던 존 맥마이클John McMichael, 실라 셜록 Sheila Sherlock 및 에릭 바이워터스Eric Bywaters가 수행한 연구를 통해 학교가 표방했던 의학의 경향, 즉 '임상 과학'은 향후 25년간 앞으로 설명할 뚜렷한 이유에 의해 의학적 진료와 철학에 혁명을 일으키게 된다.

1941년 3월 에릭 바이워터스는 《영국 의학 저널》에 공습으로 무너진 집에 파묻혔다가 구조된 민간인 사상자들의 사지에 발생한 압착 손상을 보고하면서, "특이적이며 지금까지 보고되지 않은 증후군"을 기술했다.

환자는 한쪽 사지에 압력이 가해진 상태로 수 시간 동안 파묻혀 있었다. 입원 당시, 사지가 부어 있고 일부 국소적으로 무감각한 부위가 있는 것 외에는 상태가 좋았다. (…) 수 시간 후 혈압이 떨어지면서 창백해졌고 몸은 차가워졌으며 땀을 흘리기 시작했다. 혈장과 때때로 전혈을 수차례 투여하여 혈압을 회복시킬 수 있었다. 그러나 이제는 괴저가 임박했을 때 볼 수 있는 변화를 모두 나타내는 사지의 혈액 순환으로 인해 불안감이 계속 커져만 갔다.

환자는 소변량이 줄기 시작했고, 결국 신부전이 발생하여 혼수상태에 빠진 후 "보통 1주 이내에 갑자기 사망한다". 바이워터스는 이러한 "지금까지 보고되지 않은 증후군"을 '압궤 증후군crush syndrome'이라고 부를 것을 제안하면서 으깨진 근육이 콩팥을 막아 생긴다고 정확히 추측했는데, 신부전을 치료할 수 없었던 당시로서는 더이상 해줄 것이 없었다. 바이워터스의 논문에서 가장 두드러진 특징은 이 새로운 증후군을 보고하면서 하루하루 환자가 지속적으로 악화되어가는 과정을 혈압, 헤모글로빈, 소변량, 요소 및 기타 생화학적 검사치와 함께 자세히 기록한 방식이었다. 실로 이 논문은 그때까지 보고된 것 중에 신부전으로 인해 사망하기 전에 일어나는 생화학적 변화를 과학적으로 관찰한 것 가운데 가장 자세했다.[2]

실라 셜록의 연구는 전쟁으로 인해 제기된 또다른 문제, 즉 군인들에게 생기는 황달의 원인, 특히 가장 중요한 세 가지 원인인 감염성 간염(A형 간염), 수혈에 의한 간염(B형 간염) 및 성병을 비소로 치료하는 과정에서 합병증으로 생긴 간염을 감별하는 일의 어려움을 다루었다. 이 연구 또한 바이워터스의 연구와 마찬가지로, 이러한 간염이 모두 치료 방법이 없다는 점에서 '학문적' 의미를 지니고 있었다. 그러나 복벽을 통해 바늘을 찔러넣어 간 조직을 채취(간 흡인, 현재는 간 생검이라고 한다)한 후 현미경으로 검사해보면 가치 있는 정보를 얻을 수 있지 않을까? 셜록은 "아급성 간 괴사, 정신병에 의한 전신마비(후기 매독으로 인한 뇌병증. 당시에는 이 병을 정신질환의 일종으로 생각했기 때문에 이러한 이름이 붙었다―옮긴이) 및 직장암으로 빈사 상태에 있던" 한 명을 포함하여 126명의 환자를 대상으로 간 흡

임상 과학: 의학의 새로운 이념

인을 시행했는데, 검사 때문에 두 명이 사망했다. 그녀는 '미만성'(전체를 침범), '구역성'(한 영역에 국한) 및 '잔류 섬유화'(간 조직이 섬유 조직으로 변화) 등 세 가지 유형의 병리학적 변화를 발견했으나, 이러한 유형과 간염의 근본 원인 사이에는 아무런 상관관계가 없었다.[3]

마지막으로 존 맥마이클은 군대와 관련된 또다른 의학적 문제, 즉 대량 실혈 후 심장의 혈역학적 변화를 연구했다. 이 연구는 팔의 정맥을 통해 카테터를 삽입한 후 오른쪽 심장까지 밀어넣는 데 동의한 자원자들을 대상으로 했다. 카테터를 통해 1리터의 피를 몸 밖으로 빼내면서 심장 내 압력을 측정했던 것이다.[4]

지금 와서 생각해보면 이 세 가지 연구는 실용적인 적용 범위는 제한적인 데다 매우 단순해 보일 수도 있다. 그러나 그 중요성은 연구가 수행된 상황에 있다. 어떤 연구든 쉬운 것은 없겠지만, 이들이 환자를 돌봐야 한다는 1차적인 책임을 수행하면서 이 연구를 함께 수행했다는 사실은 지식에 대한 열정과 갈망을 보여주는 것이다. 이러한 열정이야말로 의학의 모습을 변화시킨 새로운 이념, 즉 임상 과학이 무엇인지 정의하는 특징이라고 할 수 있다. 의학에 있어서 이러한 철학이 세계대전 전에 존재했던 철학과 어떻게 다른지 설명하기는 어렵지만, 세계대전이 일어나기 전에 영국 의학계에서 가장 두드러진 인물이었던 런던 세인트 바살러뮤 병원의 '토미' 호더'Tommy' Horder와 유니버시티 칼리지 병원의 토머스 루이스Thomas Lewis를 비교하여 그 일단을 엿볼 수 있다.

호더 경은 런던의 모든 전문의들이 열망해 마지않는 성공의 절정을 상징하는 인물이었다. 부자인 데다 멋쟁이여서 회진으로 병원에 나올 때는 롤스로이스를 타고 다녔고, 항상 실크해트를 멋지게 쓰고 있었다. "토미[호더]는 폭넓은 경험과 예리한 판단력으로 볼 때 의심할 바 없이 당대에 가장 위대한 임상 의사다. 자그마한 체구에서는 지혜와 인간적인 면모가 배어난다."[5] 도싯 지역에서 포목상의 아들로 태어난 그는 의과대학에서 모든 상을 휩쓴 끝에 첫 번째 직업으로 왕실 주치의였던 새뮤얼 지Samuel Gee의 주치의 자리를 얻게 되었는데, 지의 적극적인 추천으로 얼마 안 있어 가장 영향력 있는 사람들의 그룹에 낄 수 있었다.

호더의 개인병원을 찾는 환자들은 당대의 인명사전이나 다름없었다. 앤드루 보너 로, 램지 맥도널드, 네빌 체임벌린 등 세 명의 수상과 제임스 배리, 서머싯 몸, 레베카 웨스트, 허버트 조지 웰스 등 유명 작가들도 있었고, 토머스 비첨, 맬컴 사전트, 헨리 우드 등 음악가들도 있었다. 또한 그는 새뮤얼 지의 후임으로 왕실 주치의가 되어 에드워드 7세를 필두로 조지 5세, 에드워드 8세, 조지 6세 및 엘리자베스 2세의 자문의로 활약했다.[6]

토미 호더의 성공에는 그만한 이유가 있었다. 그는 매우 뛰어난 의사로서 정교한 검사가 없던 시대에 '임상적 방법', 즉 환자의 병력과 진찰 시 발견된 신체적 징후로부터 어디가 잘못되었는지 알아내는 능력에만 의존하여 정확히 진단을 내릴 수 있었다. 이러한 방식은 과학기술이라는 거추장스러운 장식물이 배제된 전통적인 진료 방식으로서, 의사와 환자 간의 인간적 관계를 가장 중요한 특징으로 한다. 호더 경이 부와 명성을 누리는 동안, 웨일스에서 광산 기사의 아들로 태어난 토머스 루이스는 유니버시티 칼리지 병원 지하실에서 새로 발명된 심전도 기계를

임상 과학: 의학의 새로운 이념

이용하여 다양한 부정맥을 연구하는 데 힘을 쏟고 있었다. 이 연구는 수천 명의 심전도 기록을 분석한 후 개의 심장에 전극을 설치하여 전기 신호가 전달되는 정확한 방식을 규명하는 극히 어렵고 복잡한 일이었다. 유명한 심장 전문의 폴 화이트Paul White는 그 과정을 이렇게 묘사했다.

> 루이스는 모닝코트를 입고 연구실 수술대 옆에 서서 한 손으로 개의 심장을 마사지하며 내게 짧은 인사를 건넸다. (⋯) 때로 나는 옥스퍼드가를 걸어 그를 숙소까지 바래다준 후 연구실로 돌아오곤 했다. 몇 주간 매일 밤 우리는 다양한 실험적 조건에서 얻어진 고양이와 개의 심전도상 간격을 1만 분의 1초 단위까지 측정했다. 그는 내게 한밤중까지 일하는 방법을 가르쳐주었다. (⋯) 내가 만나본 최고의 스승이었으며, 면도칼처럼 날카로운 두뇌로 어려운 일을 척척 해치우는 사람이었다.[7]

이 연구 결과 탄생한 것이 529쪽에 걸쳐 400개의 그림과 1,000개가 넘는 참고문헌을 수록하여 "진정한 걸작a truly magnificent volume"이라고 평가받은 《심박동의 메커니즘과 도해 기록The Mechanisms and Graphic Registration of the Heartbeat》이라는 책이다.

젊은 시절에 루이스는 유명한 생리학자들의 영향을 받았는데, 그중한 명인 스탈링E. H. Starling은 루이스와 호더의 진료 방식에서 중요한 차이점을 이렇게 요약했다. "내 생각에는 이것이 유니버시티 칼리지의 정신 같은 것인데, 단순히 진료비를 받기 위해 환자를 진단하고 무엇을 해줄지 결정하는 것이 아니라 다음에 더 잘하기 위해 이 증례에서 무엇을 얻을지 생각하는 것이다." 루이스의 전기 작가인 아서 홀먼Arthur Holman 은 이렇게 설명한다.

> 루이스의 모든 연구에는 이러한 요소, 즉 임상적인 문제에 실험적인 방법을 적용해본다는 원칙이 있었다. 오랜 세월에 걸쳐 그는 이러한 원칙을 '진보적 의학' '실험적 의학' 등으로 부르다가 최종적으로 '임상 과학'이라는 용어를 사용하게 되었다. 그는 임상 과학이 다른 모든 과학과 마찬가지로 가치 있는 것이라는 점을 열렬히 신봉했으며, 나중에 이러한 원칙은 유니버시티 학파로 자리 잡게 된다. (…) 이 점에 관해 1930년대 영국에서는 일생 동안 임상 연구를 전업으로 삼기란 거의 불가능하다고 생각했다는 점을 고려해야 한다. (…) 그가 이러한 원칙을 들고 나왔을 때 전업 연구자라는 개념은 의료 현장의 긴장을 견디지 못하는 사람들이 선택하는 도피처 같은 것으로 생각되었다.[8]

여기서 과학이란 본질적으로 생리학적 조사 방법을 인간에게 적용하는 것이다. 그때까지 200년간 생리학자들은 동물을 해부하여 심장이 어떻게 뛰는지, 신경이 어떻게 작동하는지 연구했다. 이제 임상 과학이라는 형태로 정확히 똑같은 방법을 환자에게 적용하려는 것이다. 그 유용성은 명백했다. 호더의 '임상적 방법'에 의한 의학으로는 더이상 앞으로 나아갈 수 없었다. 더 정교하게 다듬고 새로운 요소를 추가하는 것은 가능했지만, 그 방법은 본질적으로 19세기 후반에 부검실에서 얻은 지식을 기반으로 한 것이었다. 반면 임상 과학은 실제로 루이스가 수행했듯이 심장의 비정상적 리듬을 연구하거나, 젊은 제자인 맥마이클 등이 심한 실혈 후 순환계에 정확히 어떤 일이 일어나는지 연구했던 것처럼 가능성이 무한한 듯 보였다. 그것은 질병을 '더 잘' 이해할 수 있고, 어쩌면 '더 나은' 치료 방법을 알아낼 수도 있는 '새로운' 지식이었다. 적어도 토머스 루이스와 몇몇 사람들은 이러한 개념에서 큰 영감을 얻었고, 그 분위기는 1935년 해머스미스 의학대학원 개교식에서 절정에 달했다.

그러나 존 맥마이클은 임상 과학에 대한 루이스의 개념으로부터 작지만 매우 중요한 한 발을 내딛었는데, 그것이야말로 무엇보다 진정 근본적인 출발점이 될 것이었다. 1943년 12월, 토머스 루이스를 좌장으로 하여 런던의 유니버시티 칼리지 병원에서 열린 한 학회에서 맥마이클은 카테터를 심장 안으로 삽입하여 실혈 후 혈압 하강을 직접 측정한 연구 결과를 발표했다. 발표 끝에 루이스는 "놀랍고도" 강력하게 연구 자체를 중단해야 한다는 사실을 알게 되었다고 했다. "본 연구는 런던 의학계 전체에 충격을 주었고, 많은 의사들은 이 연구 방법이 부도덕하며 심지어 비윤리적이라고까지 생각했다."[9]

맥마이클이 이 학회에서 사실상 루비콘 강을 건넜다는 점은 향후 전개 과정에 빼놓을 수 없는 중요성을 갖기 때문에 좀더 자세히 설명할 필요가 있다. 카테터를 조작하여 심장 안으로 밀어넣는 기법은 치명적인 심장 이상을 유발할 가능성이 있기 때문에 생명을 위협하는 일로, 당연히 '화를 자초'하는 것으로 생각되었다. 더욱이 실혈로 인한 저혈압은 수혈만 해주면 치료가 되므로, 치료적 관점에서 본다면 맥마이클의 실험을 통해 얻은 지식은 명백히 '사소한' 것이라고 할 수 있었다. 카테터를 심장 안에까지 집어넣어 혈압이 떨어지는 정확한 기전을 엄밀하게 측정한다는 것은 말이 안 되는 일이었다.

이것은 루이스가 제시한 임상 과학의 개념에 해당하지 않는 것처럼 보였는데, 그것이 문제였다. 임상 과학이 발전하려면 내적인 제한이 있어서는 안 되며, 항상 기술적으로 가능한 한계까지 스스로를 밀어붙여야 했다. 이것이야말로 의료란 직업적 계약으로서 한 개인으로서 환자에게 최선의 이익이 무엇인가를 생각하는 것이 의사의 유일한 관심사라고 보는 호더의 관점으로부터 과학의 발전이 환자의 복지보다 우선한다는 관점으로 의학의 중심이 변화한 결정적인 순간이었다. 이러한 새로운 질서 속에서 환자들은 야심찬 젊은 의사가 유명 의학 잡지에 발표하기 위해 실험을 진행하는 "흥미로운 임상적 재료"가 되었다. 한 젊은 의사는 이렇게 쓴 바 있다. "우리가 수행하는 많은 연구가 환자들에게는 전혀 도움이 되지 않는다. 오히려 실제로는 해를 끼칠 가능성도 있다. 따라서 연구를 하려면 어느 정도는 이런 면에 대해 눈을 감거나, 최소한 실험 대상인 환자들에게 미칠 계산된 위험을 감수해야 한다."[10]

루이스가 자신의 제자가 수행한 공격적인 실험 방법에 대해 의구심을 가졌을지는 몰라도 의학적 발전이 가속화되면서 이러한 일은 정당화되게 마련이었다. 따라서 1944년 대량 실혈 후 혈압 하강 기전에 대한 맥마이클의 실험과 때를 같이하여 앨프리드 블래록은 수년 내에 개심술의 개가를 이끌어낼 팔로 사징이라는 선천성 기형을 교정하기 위한 첫 번째 '청색증 아기' 수술을 시행한다. 외과 의사들이 수술하는 해부학적 기형의 정확한 본질을 이전부터 알고 있었다는 사실은 분명하며, 이러한 수술을 성공적으로 수행할 수 있는 유일한 방법은 맥마이클의 기법을 이용하여 카테터를 심장 안으로 밀어넣은 후 이를 통해 조영제를 주사하여 심장의 해부학적 이상을 규명하는 것뿐이었다. 비슷하게 실라 셜록의 '간 흡인' 또한 환자들에게는 큰 도움이 되지 않았을지 몰라도, 논문을 발표하자마자 그녀는 수십 명의 황달 환자를 의뢰받았다. 이들을 치료한 경험이 축적되면서 그녀는 빠른 시일 내에 간 질환 분야에서 세계 최고의 전문가가 되었다. 에릭 바이워터스의 경우, 모든 환자가 사망했으므로 '압궤 증후군'에 대한 세심한 연구는 아무 소용이 없는 것처럼 보였지만, 전쟁이 끝날 무렵 신부전에 관한 지식으로 인해 빌헬름 콜프 등 학자들이 해머스미스로 모여들었고 콜프는 그가 고안한 투석기로 때맞춰 "지금까지 보고되지 않은 증후군"으로 죽었을지도 모르는 환자들의 목숨을 구하게 되었다.

세계대전 후 10년 동안 연구직을 "의료 현장의 긴장을 견디지 못하는 사람들이 선택하는 도피처"로 보던 상황은 완전히 역전되었다. 이제 야심찬 의사들이 두각을 나타내기 위한 유일한 길은 존 맥마이클의 예에서 보듯 연구직 과학자가 되는 것이었다. 그가 학장으로 있는 동안 의학대학원은 의학적 발전에 대한 놀랄 만큼 낙관적인 신념으로 영국을 이끌어가는 의료 기관이 되었다. '새로운' 항생제, '기적의 약' 코르티손, 소아 백혈병의 치료, 방사성 동위원소를 이용한 갑상선 기능 연구 등 이 시기에 이루어진 수많은 성취는 의학 연구의 범위를 놀랍도록 확장시켰다. 임상 과학이라는 복음이 해머스미스로부터 온 세상으로 퍼져나가서

얼마 후에는 모든 교육 병원에서 그 교리를 채택하게 된 것이다.[11]

임상 과학이 세계대전 후 의학적 성취에 기여함에 따라 가장 어려운 문제도 결국에는 해결되리라고 믿는 분위기가 조성되었다.

임상 과학이 남긴 유산에는 매우 중요하지만 흔히 간과되는 또 하나의 측면이 있다. 지금 생각해보면 소아 백혈병의 치료를 시도했던 초기 또는 신장이식의 '암흑시대' 동안, 이 분야의 개척자들이 엄청난 고난과 높은 사망률에도 불구하고 계속 연구를 해나갔다는 사실을 이해하기 어렵다. 어떻게 그 모든 것을 견뎌낼 수 있었을까? 매우 복잡한 질문이긴 하지만, 1967년에 출간된 모리스 팹워스Maurice Pappworth의《인간 기니 피그Human Guinea Pigs》라는 책에서 그 해답의 일부를 찾을 수 있다.[12] 팹워스는 리버풀 출신으로 토미 호더처럼 뛰어난 임상 의사였던 코언 경 Lord Cohen 밑에서 수련받았다. 그는 임상적 방법의 전통을 수호하는 선구자가 되었으며 저서인《의학 입문A Primer of Medicine》을 통해 확립한 원칙으로 시험을 치르며 여러 세대에 걸쳐 젊은 의사들을 양성했는데, 이 책에서는 진단을 내릴 때 환자의 병력을 듣고 신체를 검사하는 전통적인 임상적 기술이 임상 과학자들이 적극적으로 지지하는 검사와 연구에 비해 우월하다는 사실을 일관성 있게 강조한다.[13]

팹워스는《인간 기니피그》의 서두에서 가이스 병원 외과 윌리엄 헤니지 오길비William Heneage Ogilvie의 견해를 인용했다. "실험 의학이라는 과학은 의사들이 환자들의 종이라는 오래된 신념과 환자들이 자신과 사랑하는 사람들의 생명을 의사의 손에 맡긴다는 완벽한 신뢰를 사람들의 마음속에서 없애버릴 수 있다는 점에서 새롭고도 사악한 것이다."[14]

환자가 인간 기니피그가 된다는 임상 과학의 '사악한' 측면에 대해 팹워스는 유아, 임산부, 정신질환자, 죄수, 노인과 죽어가는 사람을 대상으로 행해진 수많은 실험을 예로 들었다. 이러한 실험들은 정도 차이는 있지만, 하나같이 잔인하고 위험하며 무의미한 것이었다. 그가 든 예에서 맥마이클이 대중화시킨 심도자술은 버밍엄 출신의 몇몇 의사들에 의해 얼굴에 마스크가 씌워진 채 억지로 자전거 위에 앉혀진 환자의 팔에 심장 내부의 압력을 잴 수 있는 카테터가 연결된 고상한 형태의 고문 기술로 그려졌다. 팹워스는 이러한 실험은 불쾌한 경험일뿐더러 가장 중요한 것은 환자들이 모두 빈혈, 갑상선 기능항진 또는 다양한 폐쇄성 폐질환 등 심각한 상태에 있다는 점이라고 지적했다. 이러한 실험은 환자에게 전혀 도움이 되지 않을 뿐 아니라, 이를 통해 얻어지는 지식 또한 실험을 수행하는 사람들이 그 결과를 과학 잡지에 기고하여 지속적으로 경력을 쌓아갈 기회를 주는 것 외에는 거의 가치가 없는 것이므로 다른 누구에게도 도움이 되지 않는다는 것이었다.

《인간 기니피그》를 읽은 의학자들은 격분했으며, 팹워스는 그 대가를 톡톡히 치렀다. 의학계로부터 배척당하고 세상을 떠나기 1년 전까지 왕립의사협회Royal College of Physicians 회원 자격도 인정받을 수 없었다. 이것은 의사들이 발전을 위해 필수적으로 실험해야 할 필요성에 의한 '과학주의'가 의사와 환자 사이에 맺어진 '개인적' 관계라는 호더의 개념에 반대되는 것으로 변질되어버린 임상 과학의 피할 수 없는 이면이었다. 그럼에도 이러한 의학적 잔인함은 한계를 뛰어넘기 위해 필요한 인내심이라는 측면에서 반드시 필요한 조건이었다. 임상 과학이라는 이념은

의학의 개척자들이 실험적 치료를 계속하는 데 필요한 정서적 분리 상
태를 제공해주었던 것이다.

chapter
03

신약의 보고

1930년대에 새로 면허를 받은 의사라면 효능이 입증된 열 가지 남짓한 약을 가지고 매일 진료실에서 마주치는 수많은 질병을 치료했을 것이다. 그 약이란 류머티즘 열에는 아스피린, 심부전에는 디곡신, 갑상선 기능 저하증과 당뇨병에는 호르몬제인 티록신과 인슐린, 매독에는 살바르산, 진정제가 필요한 환자들에게는 브롬화물, 간질에 쓰는 바르비투르산염, 진통제로 사용하는 모르핀 등이었다. 그러나 그가 은퇴할 무렵인 30년 후에 약물 목록은 무려 2,000개 이상으로 늘어났다. 그가 의과 대학생이던 1927년에 교과서로 구입한 세실Cecil의 《내과학Textbook of Medicine》 초판 역시 1960년에 이르러 편집장인 폴 비슨Paul Beeson이 다음과 같이 말했듯 이 모든 변화를 담고 14판이 출간되었다.

초판을 다시 들춰보면 쓸 약이 거의 없다는 데 놀라지 않을 수 없다. 스트리키닌, 비소 화합물, 고추 팅크, 생강 팅크, 묽은 염산, 붕산, 브롬화물 등 1927년 당시에 사용되었던 많은 약이 사라졌다. 초판에서 언급된 약물 가운데 현재 사용되는 것은 약 30가지에 불과하다.

이어서 비슨 박사는 14판에서 다룬 수많은 귀중한 신약을 열거한다.

86종의 항생제, 5종의 항히스타민제, 10종의 합성 스테로이드, 35종의 기타 호르몬제, 9종의 혈액응고 조절제, 13종의 항간질제, 31종의 세포독성 또는 면역억제제, 18종의 진통제, 11종의 진정제, 39종의 자율신경 조절제, 15종의 영양제, 11종의 이뇨제와 7종의 새로운 중독 치료제.[1]

그는 의사들이 처방할 수 있는 약의 범위가 크게 늘어나면서 의학의 역할에 대한 인식 또한 완전히 달라졌다고 했다. 또한 1930년대에 의사가 되었다면 환자들에게 해줄 수 있는 것이 거의 없을뿐더러 앞으로도 해줄 것이 거의 없으리라는 생각에 '치료적 허무주의자'가 되었을 것이라고 했다. 어쨌든 그는 부검실에서 많은 시간을 보내며 질병으로 처참하게 망가진 장기를 수없이 보았는데, 이러한 질병에 대해 의사로서 해줄 수 있는 치료가 없었다. 1905~1919년에 옥스퍼드 대학 의학부 흠정교수를 지낸 위대한 윌리엄 오슬러William Osler는 이렇게 말했다. "우리는 마법이 아니라 지식으로 환자를 치료하며, 지성으로 돌보며, 고통을 덜어주기 위해 최선을 다하는 동안 돌팔이 의사들처럼 완치를 약속하거나 '계속 진행하며 멈출 수 없는 질병'을 완치시키려 시도하여 의술의 평판을 손상시켜서는 안 됩니다."[2]

의학계에 심대한 영향을 미친 오슬러의 견해는 의학에서 의심스럽고 입증되지 않은 치료법을 추방하기 위한, 1830년대까지 거슬러 올라가는 지난한 노력의 결과였다. 사람들의 상태를 회복시킨다는 것은 비현실적이므로, 오슬러에게 의학의 목적은 낫게 하는 것이 아니라 무엇이 문제인지 정확히 진단하고 가장 가능성이 높은 결과를 예측하는 것이었다. 따라서 그는 폐렴에 관해 "저절로 좋아지는 질병으로, 지금까지 알려진 실행 가능한 어떠한 방법으로도 치료하거나 경과를 단축시킬 수 없다. 젊은 의사들은 지금 넘쳐나고 있는 잡다한 약물 치료가 환자에게 도움이 되기보다 오히려 해가 되는 경우가 많다는 사실을 명심해야 한다"고 기술했던 것이다.

의사는 이전에 치료 불가능했던 질병을 치료할 수 있는 새롭고 놀라운 약물이 개발되면서 의학의 가능성에 대해 지적으로 엄격하지만 허무주의적인 시각이 거의 사라지는 것을 목격했다. 그는 이미 오래전에 치료적 허무주의를 버렸으며, 이제 그와 환자들은 거의 모든 질병에 치료약이 틀림없이 개발될 것이라고 기대했다.

그렇다면 1930년대에 그토록 드물었던 치료약이 1960년대에 이르러 봇물을 이룬 까닭은 무엇일까? 당연히 과학의 발전으로 인해 질병으로 문제가 생긴 신체 기능을 바로잡을 수 있는 화학물질을 만들어내는 일이 가능해졌다고 생각할 것이다. 사실은 그렇지 않다. 플레밍이 우연한 관찰로부터 페니실린을 개발한 일, 헨치가 류머티즘성 관절염에서 코르티손의 놀라운 효과를 발견한 일, 또는 라보리가 수술 환자들에서 '행복한 고요함'을 예리하게 알아차린 결과 클로르프로마진을 개발한 일 등 '결정적인 순간'을 설명하면서 누차 언급했듯, 대부분의 약들은 우연히 발견되었다. 어떤 병을 치료하는 데 사용되는 약이 다른 병에도 효과가 있다는 사실이 '우연히' 발견되거나, 약의 부작용을 치료에 활용할 수 있다는 사실이 '우연히' 발견되기도 했다. 심지어 약물 선별 과정 중에 생겨난 약도 '우연히 발견된 것'으로 생각할 수 있는데, 수만 가지 선별 대상 물질 가운데 몇 가지가 결핵이나 암에 효과를 나타낼지 예측조차 할 수 없었기 때문이다. 실로 1930~1980년대에 발견된 모든 약은 행운이나 우연 또는 뜻밖의 관찰에 그 기원을 두고 있다. 다른 방법으로 이러한 약을 발견한다는 것은 다음과 같은 이유로 불가능했다.

화학물질인 약물은 세포벽의 구성 성분, 세포 내에서 단백질이 합성되는 과정 또는 어떤 세포의 기능을 다른 세포에 연결시켜주는 화학적 전달 물질 등 어떤 식으로든 세포의 화학적 구성 성분에 영향을 미침으로써 작용을 나타낸다. 그렇다면 화학자가 어떤 질병의 치료약을 의도적으로 고안할 때 화학물질로 교정하려는 문제를 세포 수준에서 이해해야 한다. 따라서 세포의 현미경적 세계에 대한 사실을 알아야 하는데, 놀랍게도 치료 혁명의 시기에는 세포의 작동 방식에 대한 지식이 거의 전무했던 것이다.

세포의 화학적 특성과 약물을 사용하여 그 특성을 어떻게 변화시킬 수 있는지에 대한 지식에서 치료 혁명의 원동력을 얻을 수 없다면 방정식의 다른 요소, 즉 약물 자체의 화학적 특성에서 원동력을 얻을 수밖에 없다. 이쪽은 상황이 매우 달랐다. 1930년대 무렵, 화학은 매우 정교한 과학으로서 어떠한 화학물질이든 그 조성과 탄소, 수소, 산소 및 황의 상대적인 양, 구조와 분자의 결합 방식, 그리고 무엇보다 한 가지 화학물질이 어떻게 다른 물질로 변하는지 밝혀낼 수 있었던 것이다.

본질적으로 치료 혁명은 '단서', 즉 어떤 화학물질이 특정 질병에 어떠한 효과를 나타낸다는 우연한 발견에 의해 시작되었다. 이런 소견이 밝혀지면 화학자들은 이를 중심으로 연구를 시작하는데, 화학의 힘은 한 가지 단서가 발견되었을 때 문자 그대로 수천 가지 관련 화합물을 생산할 수 있다는 점이었다. 이 단계가 마무리되면 얻어진 화합물을 질병을 앓고 있는 환자(또는 비슷한 상황으로 만들어진 동물 '모델')에게 투여한 후 어떤 일이 일어나는지 살펴보는 실험을 진행했다. 화학적 변형의 범위가 엄청났기 때문에 세포 수준에서 어떤 문제가 있는지, 합성된 물질이 그 문제를 바로잡을 수 있는지 알지 못해도 조만간 대박이 터지게 마련이었다.

이러한 과정을 '비과학적'이라고 할 수는 없다. 오히려 모든 단계가 과학과 연관되어 있었다. 화학은 정교한 과학이었으며, 새로운 화합물을 합성하려면 대단한 기술과 창의성이 필요하다. 화학물질이 질병의 증상을 변화시키는 효과를 조사하고 평가하는 데도 엄정하고 체계적인 과학적 방법이 필요하다. 그러나 역시 가장 중요한 것은 모든 일의 출발점이 되는 '단서'가 오로지 우연에 의해 발견된다는 점이다.

따라서 세계대전 후 치료 혁명은 대단한 과학적 통찰에 의해 시작된 것이 아니라 오히려 정반대였다고 할 수 있다. 즉, 의사와 과학자는 무엇이 문제인지 자세히 모르면서도 합성 화학을 이용하여 맹목적이고 무작위적으로 수세기 동안 찾아 헤맸던 치료 방법을 발견할 수 있었던 것이다. 이러한 과정은 의학적 발전이 이루어진 전통적 방식과는 확연히 다른데, 치료 혁명의 출발점이 된 화학물질의 역사를 살펴보면 이 사실을 더 확실히 이해할 수 있다. 1933년에 독일의 화학자 게르하르트 도마크 Gerhard Domagk가 발견한 설파제가 바로 그것이다.

1927년, 화학 회사인 바이엘은 도마크를 연구소장으로 임명하여 합성염료들이 감염성 질환의 치료에 사용할 수 있는 항균 특성을 가지고 있는지 조사하도록 했다.

연구 원칙은 동료인 요세프 클라렐Josef Klarer이 새로운 화학 염료를 합성한 후 넘겨주면, 그는 수막염, 임질, 산욕열 등을 일으키는 다양한 세균에 실험적으로 감염시킨 쥐를 대상으로 이 염료들을 시험하는 것이었다. 체계적인 독일식 연구 방법의 전형적인 예였다. 도마크는 사후 부검과 동물 장기의 현미경 검사를 직접 도맡았는데, 이때는 누구도 그에게 접근할 수 없었고 전화도 받지 않았으며 방문객을 만나지도 않았다. "더이상 서 있을 수 없을 때까지 부검을 했으며 더이상 눈뜨고 있을 수 없을 때까지 현미경을 들여다보았다."

1932년까지 처음 4년간, 도마크의 연구는 "특별히 잘될 것 같은 조짐이 보이지 않았다". 원래 가죽 염색에 유용하리라는 기대로 합성된 적색 염료인 프론토실이 등장한 것은 바로 이때였다. 1932년 12월, 도마크는 연쇄상구균에 감염시킨 두 그룹의 쥐를 대상으로 표준적인 실험을 수행했다. 프론토실을 투여한 그룹은 살아남았으며 대조군은 죽었다.[3] 도마크는 2년간 연구 결과를 발표하지 않았지만, 1933년에 당시로서는 절단하는 것만이 유일한 치료 방법이었던 전격성 피부 감염이 네 살 난 딸의 손에 발생하자 프론토실의 효능을 개인적으로 경험하게 된다. 프론토실을 사용하여 아이를 완치시킬 수 있었던 것이다.

1935년, 도마크가 쥐를 대상으로 한 실험 결과를 발표한 지 수개월 내에 파리 파스퇴르 연구소의 과학자들은 세균을 사멸시키는 프론토실의 치료 효과가 염료로서의 화학적 특성과 아무런 관계가 없다는 사실을 발견했다. 활성 성분은 염료 자체가 아니라 염료에 연결된 설포나마이드라는 화학물질이었던 것이다.[4]

설파제는 이렇게 간접적인 경로를 통해 발견되었다. 그 복잡한 내력을 따라가기에 앞서 감염성 질환, 특히 분만 후 여성에게 생기는 산욕열, 단독(도마크의 딸에게 생겼던 피부 감염), 성홍열 등 연쇄상구균이 일으키는 질병의 치료가 설파제로 인해 어떻게 변했는지 살펴보는 것이 좋을 듯하다. 1930년대 영국에서는 매년 산욕열로 1,000명이 넘는 여성들이 목숨을 잃었다. 연쇄상구균이 질 내 조직에 생긴 상처를 통해 피 속으로 들어가 생기는 이 병은 패혈증과 쇼크를 일으켜 수일 내에 사망에 이르렀다. 도마크가 프론토실을 발견한 후, 런던 퀸 샬럿 모자병원Queen Charlotte's Maternity Hospital 연구부장인 레너드 콜브룩Leonard Colebrook은 수개월 사이에 38명의 여성을 치료하여 그중 35명을 완치시킬 수 있었다. 증례에 대한 설명에는 새로운 치료 방법에 대한 놀라움이 담겨 있었다. 예를 들어 자궁이 심하게 감염되었던 36세 여성에 대해 그는 이렇게 설명했다. "매우 상태가 중하고 쇠약해졌으며 의식이 혼미했다. 입원 후에도 프론토실을 투여할 때까지 악화일로를 걸었다. 극적인 회복이었다."[5] 프론토실의 치료 효과 덕분에 산욕열의 사망률은 1937년 1,000건의 정상 출산당 2.5건에서 3년 후에는 0.5건 미만으로 급격히 떨어졌다.

의사와 간호사에게 특히 큰 위협이 되었던 피부 감염인 단독 또한 비슷한 경과를 보였다. "대부분의 대형 병원에는 [직원 중에] 이 병으로 비참하게 사망한 기록이 있게 마련이다. 내가 개인적으로 아는 증례는 모두 패혈증 환자를 보살피다 손가락을 찔리거나 긁혀 감염된 것이었다. (…) 삽시간에 연조직염[피부감염]이 생긴 후 팔로 번지고, 고열과 강직이 동반되면서 패혈증이 시작된다." 단독으로 인한 사망률 또한 산욕열과 평행선을 그리며 떨어졌다. 이것이 전부가 아니었다. 설파제는 '연쇄상구균성 인후염'에도 효과를 나타냈는데, 당시는 이 병이 관절, 신장 및 심장 판막을 침범하여 각각 관절염, 신부전 및 판막 질환으로 인한 심부전을 일으키는 류머티즘열의 원인이라는 사실이 막 밝혀진 참이었다. 설파제는 프랭클린 루스벨트의 아들과 1943년 12월 카르타고에서 폐렴에 걸린 윈스턴 처칠의 생명을 구하기도 했다.[6]

설파제의 발견이 얼마나 대단한 일이었는지 새삼 강조할 필요는 없을 것이다. 하지만 설파제가 현대의학에 미친 영향에 대한 이야기는 이제 시작일 뿐이다. 이 약은 페니실린이 발견될 때까지 감염성 질환에 유일하게 효과적인 약물로 널리 사용되었음은 물론, 엄청난 과학적 관심의 초점이 되었다. 이에 따라 곧 전혀 예상하지 못했던 수많은 치료 효과가 속속 밝혀지기에 이른다.

1939년 게르하르트 도마크가 행운에 의해 설파제의 세균 감염 치료 효과를 발견하고 얼마 후 런던 미들섹스 병원의 도널드 우즈Donald Woods는 이 약이 앞에서 설명했던 경쟁적 억제라는 기전에 의해 작용한다는 사실을 발견했다. 간단히 말해서, 설파제의 구조가 필수 비타민인 엽산의 중요한 구성 성분인 PABA라는 물질과 매우 유사하다는 사실을 발견한 것이다. 인간은 음식을 통해 엽산을 섭취하지만, 세균은 스스로 엽산을 합성해야 한다. 설파제는 세균이 스스로 엽산을 합성하는 화학적 대사 과정에서 PABA 대신 사용되어 "잘못된 부속품이 합성 과정을 중단"시키는 기전에 의해 치명적인 결과를 나타낸다는 것이 우즈의 추론이었다.[7]

이 발견 후 미국의 조지 히칭스와 거트루드 엘리언은 세포 분열을 중단시켜 암과 기타 유사 질환의 치료에 유용하게 사용될 '잘못된 부속품'을 발견할 수 있으리라는 희망에 같은 원리를 DNA에 적용했다. 이후 20년 동안 백혈병 치료제(6-mp), 장기이식을 가능케 했던 면역억제제 아자티오프린, 통풍 예방약 알로푸리놀 및 바이러스 질환 치료제 아시클로버 등이 이러한 방법을 통해 개발된다.[8]

1940년 5월 25일, 옥스퍼드 대학 병리학과에서 하워드 플로리가 이끄는 연구진은 페니실린을 이용하여 연쇄상구균에 감염시킨 쥐를 대상으로 7년 전 도마크가 했던 것과 정확히 똑같은 실험을 수행했다. 이때만 해도 항생제의 진정한 잠재력이 완전히 인식되지 않았으므로, 도마크의 실험이 없었다면 플로리는 이 실험을 하지 못했을 것이다. 이런 식으로 설파제 또는 도마크의 세심한 실험 방법은 항생제의 위력이 발견되었던 초기에 결정적인 역할을 했다.

같은 해에 고용량의 설파제를 투여한 환자들에게서 소변량이 눈에 띄게 늘어나는 특이한 부작용이 보고되었는데, 나중에 밝혀진 바에 따르면 설파제가 신장에서 한 가지 효소를 차단하기 때문이었다. 체내의 수분량을 감소시킬 수 있다면 심부전 환자가 숨이 찬다든지, 신부전 환자의 조직에 부종이 생기는 등 조직 속에 수분이 저류되어 생기는 몇몇 심각한 증상은 물론, 고혈압이나 실명에 이르는 녹내장 등 많은 질병에 도움이 될 것이었다. 당시는 이러한 질병에 효과적인 치료가 없었는데 화학자들은 이 특이한 부작용에 착안하여 설파제의 분자 구조를 연구하기 시작했으며, 머지않아 강력하게 혈압을 하강시키는 벤드로플루자이드 bendrofluazide, 심부전과 신부전 치료제로 쓰이는 이뇨제(frusemide, 푸로세마이드), 녹내장 치료제인 아세타졸라마이드acetazolamide 등이 연이어 발견된다.[9, 10]

1941년 볼티모어에 위치한 존스 홉킨스 의과대학의 맥칼럼F. V. Mc-Callum이 쥐에 설파제의 유도체를 투여했을 때 갑상선이 현저히 커진다는 사실을 관찰한다. 후속 연구에서 그는 티오우레아thiourea라는 화학물질이 티록신의 합성을 차단하여 이론적으로 갑상선 기능 항진증, 즉 갑상선중독증 치료에 사용할 수 있다는 사실을 발견했다.[11] 같은 해, 쥐에서 나병균의 증식을 차단하는 또다른 설파제가 발견된다. 결국 이는 또 하나의 설파제인 댑손dapsone을 재발견하는 계기가 되었으며, 이 약은 아직도 나병 치료에 중심적인 역할을 하고 있다.[12]

1942년 몽펠리에 대학Montpellier University 의학부의 마르셀 자봉Marcel Jabon이 장티푸스를 치료하기 위해 설파제의 유도체를 투여한 환자 중 일부는 혈당이 떨어져 매우 위험한 상태에 빠진다는 사실을 발견한다. 이로써 이 약을 당뇨병 치료에 응용할 수 있을 가능성이 제기되어 설포닐우레아sulphonylurea가 개발되었고, 인슐린과 함께 당뇨병 치료의 중추적 역할을 담당하게 된다.[13]

1946년 또다른 설파제의 유도체가 말라리아에 약한 효과를 나타낸다는 사실이 발견되어 프로구아닐proguanil이 발견되었으며, 아직도 이 무서운 질병의 예방에 사용되고 있다.[14]

이제 합성 화학이 어떻게 의학을 변모시켰는지 어느 정도 짐작할 수 있을 것이다. 도마크에 의해 '우연히' 발견된 황, 수소, 질소, 탄소 및 산소 원자로 이루어진 단순한 화합물인 설파제는 이렇게 모든 감염성 질환의 치료에 혁신을 일으켰던 것이다. 그리고 이후 20년간에 걸쳐 고혈압(뇌졸중), 당뇨병, 심부전, 녹내장, 갑상선중독증, 말라리아 및 나병 치료제들이 직간접적으로 설파제와 연관되어 발견되었다. 뿐만 아니라, 히칭스와 엘리언의 연구를 통해 그 작용 기전이 밝혀지면서 엄청나게 넓은 치료 분야가 새롭게 개척되어 암, 통풍 및 바이러스 질환의 치료가 가능해졌던 것이다.

이렇게 행운이나 우연 또는 뜻밖의 관찰에 의해 약물의 특성을 발견한 경우는 앞에서 살펴보았던 결정적 순간의 수많은 예로부터 얼마든지 찾을 수 있다. 당시는 질병에 대한 과학적 이해가 너무나 제한적이어서 어떤 의도를 가지고 약을 설계하기에는 지적인 기반이 부족했으므로 이러한 발견이 다른 방식으로 이루어질 수는 없었을 것이다. 애석하게도 이렇게 수많은 신약이 쏟아져 나오면서 의학의 모든 측면을 어떻게 변화시켰는지 차근차근 설명한다는 것은 불가능한 일이다. 신약 발견의 황금기에 의학의 모든 분야에서 이루어진 성취를 10년 단위로 요약한 298쪽의 표를 통해 이 거대한 현상에 대해 개념을 잡을 수는 있을 것이다. 표에 수록된 대부분의 약이 현재까지도 사용되고 있다.

화학이 의학에 적용되면서 생겨난 잠재력을 완전히 이해하는 데 필요한 마지막 요소는 극히 경쟁적인 '자본주의적' 제약산업이다. 제약회사들은 설파제, 항생제 및 코르티손의 발견에서 얻은 교훈을 결코 잊지 않았다. 이러한 약의 잠재적 시장이 너무나 엄청났고 한 가지 발견만으로도 얻을 수 있는 수익이 너무나 컸기 때문에, 그들은 연구 분야에 대규모 투자를 단행하여 끌어모을 수 있는 화학자는 모두 채용하기 시작했다. 새로운 화합물을 합성할 가능성은 실상 무궁무진했으며, 이를 가장 잘 수행할 수 있는 방법은 산업의 형태를 취하는 것이었다. 이러한 과정은 다음 발견이 어디에서 이루어질지 예측할 수 없기 때문에 투자 수익이 보장되지 않는 고위험 사업이지만, '위험'이야말로 자본주의의 본질이다. 치료 혁명의 역동성은 의학과 생물학이라는 과학보다는 자본주의의 창의력과 화학 사이의 시너지 효과에 의한 것이었다.

치료 혁명을 추진하는 낙관주의와 활기 넘치는 분위기는 필립 헨치가 코르티손의 치료적 효능을 발견한 지 얼마 뒤 제약회사인 업존에서 벌어진 사건에서 잘 드러난다. 추출 방법 때문에 코르티손의 생산 비용은 여전히 매우 높았으므로 더 저렴한 생산 방법을 찾아내는 제약회사는 엄청난 금전적 이익을 볼 것이었다.

연구부서의 고위직들은 코르티손을 대규모로 생산할 수 있는 새롭고 실용적인 방법을 찾아내기 위해 무려 일곱 팀이 한꺼번에 진행하는 프로그램을 계획했다. 한 팀은 담즙산에서 코르티손을 생산하는 머크 사(원래 필립 헨치에게 코르티손을 제공했던)의 방법을 변형시키는 임무를 맡았다. 두 번째 팀은 콜타르에서 얻은 물질 등 간단한 원료로부터 코르티손을 합성해보기로 했다. 세 번째 팀은 효모를 이용하여 쉽게 얻을 수 있는 스테로이드를 화학적으로 전환시켜 코르티손을 만드는 방법을, 네 번째 팀은 녹색 미나리아재비의 뿌리에서 추출한 스테로이드 화합물로부터 코르티손을 얻는 방법을 연구하기로 했다. 다섯 번째 팀은 부신피질에서 만들어진 스테로이드에서 효소를 이용하여 코르티손을 얻을 수 있을지 알아볼 예정이었다. 또 한 팀은 코르티손 합성 과정에서 특히 어려운 단계를 미생물을 이용하여 해결할 수 있을지 연구할 예정이었다. 그리고 마지막 시도로서 업존은 씨앗 속에 코르티손을 쉽게 합성할 수 있을 가능성이 있는 물질이 함유되어 있다고

	감염성 질환	암	정신질환
1940년	페니실린 스트렙토마이신 PAS 클로람페니콜 테트라사이클린 세팔로스포린	항생제 코르티손 메토트렉세이트 6-mp	리튬
1950년	니스타틴 에리스로마이신 반코마이신 카나마이신 안포테리신 B 그리세오풀빈 메트로니다졸	티오테파 클로람부실 멜팔란 사이클로포스파마이드 액티노마이신 5-FU	클로르프로마진 이미프라민 마르실리드 메프로보메이트 할로페리돌
1960년	푸시딘산 린코마이신 겐타마이신 에탐부톨 클로트리마졸 트리메토프림 리팜피신 아만타딘 이독수리딘	다우노마이신 블레오마이신 L-아스파라기나아제 빈크리스틴 시스플라틴	디아제팜 클로르디아제폭사이드
1970년	카베니실린 인터페론		플루옥세틴 클로자핀

류머티즘성 질환	순환계 질환	내분비질환	기타: 신경질환(N), 혈액질환(H), 위장관질환(G), 호흡기질환(R)
항생제 코르티손 메토트렉세이트	리그노카인 하이드랄라진 아세타졸라마이드	카르비마졸 스틸베스테롤 바소프레신	항생제 코르티손 비타민 B12(H) 비타민 K(H)
페닐부타존 하이드록시클로로퀸 사이클로포스파마이드	클로피브레이트 메틸도파 디소피라마이드 스피로놀락톤 클로로티아지드	클로르프로프라마이드 펜포르민 HRT	비사코딜(G) 제VIII인자(H) 프리미돈(N) 에토석시마이드(N) 이소프레날린(R)
인도메타신 이부프로펜 페니실라민 알로푸리놀 메페남산	프로프라놀롤 베라파밀 프로세마이드 콜레스티라민 클로니딘 아밀로라이드	'피임약' 브로모크립틴 HCG 클로미펜 타목시펜	아자티오프린 L-도파(N) 카바마제핀(N) 닐록손(N) 발프로산 나트륨(N) 카베녹솔론(G) 살부타몰(R) 크로모글리크산 나트륨 (R) 클로르메티아졸(G)
디플루니살 피록시캄	캡토프릴 니페디핀 아미오다론 디피리다몰		사이클로스포린 메토클로프라마이드(G) 시메티딘(G) 케노데옥시콜린산(G)

보고되어 유명해졌지만 어디에서 자라는지조차 모르는 스트로판투스 strophanthus라는 식물을 찾기 위해 제약회사와 정부 기관에서 파견하는 여섯 개의 아프리카 탐사대 중 하나에 참여하여 그 식물을 찾아 재배할 수 있을지 알아보기로 했다. 300명에 달하는 연구부서 직원 중 절반을 훌쩍 넘는 숫자가 코르티손 연구에 투입되었던 것이다. 그때까지 회사가 연구 목적으로 수행했던 가장 큰 규모의 도박이었다.[15]

이토록 정신없는 활동을 더욱 복잡하게 만든 것은 승수효과였다. 더 많은 화학물질이 합성되고 약물이 생산될수록 연구실이나 병동에서 다른 유용한 치료적 방법을 탐구해보도록 관심을 끄는 '우연한' 관찰이 이루어질 가능성이 커진 것이다. 그 결과는 의사들이 진료실에서 성경처럼 들여다보는 약전藥典의 신판이 나올 때마다 확인할 수 있었는데, 1960년대에는 매년 100종이 넘는 신약이 등록되었다. 그러나 이러한 과정이 무한정 지속될 수는 없었다. 머지않아 시험해볼 수 있는 새로운 화합물도 끝이 보일 터였다. 그후에는 어떻게 되었을까?

chapter
04

과학기술의 승리

　신약의 발견과 함께 세계대전 후 의학이 눈부시게 발전하는 데 또 하나의 원동력이 된 것은 바로 과학기술이다. 이 두 가지 요소는 질병의 원인을 깊게 이해하지 않고도 질병이라는 문제에 대한 경험적 해결책을 제공했다는 점에서 비슷하다. 그러나 대부분의 신약이 '우연'에 의해 발견된 반면, 기술적 해결책은 잘 규정된 문제에 대한 매우 의도적이며 구체적인 답이라는 점에서 그 혁신의 방식은 신약이 발견된 방식과 정확히 대척점에 있다.

　많은 의학적 문제들은 기술의 발전에 따라 쉽게 해결될 수 있는 것으로 판명되었는데, 이때 기술은 생명 유지, 진단 및 수술 등 세 가지 범주로 나누어볼 수 있다(302쪽 표 참조). 생명 유지 영역에서 집중 치료실, 특히 조직에 적절한 산소 공급을 유지하여 급성 질환을 앓는 사람들이 생

■ 의학 기술의 세 가지 형태

생명 유지[1]	집중 치료 인공호흡기	투석 심박 조율기
진단[2]	CT 촬영기 MRI 촬영기 초음파	PET 촬영기 혈관조영술 심도자술
수술[3]	관절 치환술 인공수정체 인공와우	인공심폐기 수술 현미경 내시경

리적 기능을 회복할 때까지 생명을 유지시켜주는 인공호흡기 등 몇 가지 기술은 앞에서 살펴본 바 있다. 투석과 심박 조율기는 신부전이나 잠재적으로 생명을 위협하는 심장 박동의 이상 등 만성 질환자의 생명 유지 기능을 장기간 연장시켰다.

또한 새로운 진단 기술에 의해 신체의 구석구석을 자세히 살펴볼 수 있게 되었다. CT와 MRI 덕분에 이제는 뇌 속을 분명히 들여다볼 수 있게 되었는가 하면, 초음파 덕분에 이전에는 볼 수 없던 자궁 속에서 자라는 태아의 모습도 임신된 순간부터 관찰할 수 있게 되었다.

마지막으로 인공심폐기와 관절 치환술 등 수술 기법의 발달은 심장 수술이라는 전혀 새로운 분야를 창조하고 정형외과 영역을 완전히 변모시켰다.

이러한 기술적 혁신의 중요성은 굳이 설명할 필요가 없을 것이다. 그러나 영향의 포괄성이란 측면에서 가장 중요한 것은 바로 광학이었다. 자이스 사의 수술 현미경과 내시경이 등장하면서 외과 의사들은 '더 많은 것을 볼 수' 있을뿐더러 '더 많은 것을 할 수' 있게 되었으며, 그 과정에서 이비인후과, 안과, 신경외과, 성형외과, 재식replantation외과, 부인과, 정형외과, 복부외과 등 모든 외과 분야에 중대한 변화가 생겼다.

수술 현미경

수술 현미경의 잠재력을 올바로 평가하기 위해 우선 주변에서 흔히 볼 수 있는 머리 부분의 직경이 1밀리미터인 핀을 떠올려보자. 그리고 핀의 머리가 동맥이라고 상상하라. 이제부터 이 동맥을 같은 크기의 다른 동맥에 실로 꿰매어 연결해야 한다. 하지만 수술 현미경으로 25배 확대한다면 외과 의사의 눈에는 혈관 양끝의 직경이 약 2.5센티미터로 보이게 되어 섬세한 기구만 있다면 얼마든지 꿰매어 연결할 수 있다. 바로 이것이 미세수술의 세계다.[4]

미세수술은 1954년 독일의 광학 회사인 자이스에서 최초의 쌍안식 수술 현미경을 출시하면서 시작되었다. 그 잠재력을 처음 알아본 것은 이비인후과 의사들이었는데, 중이中耳의 뼈가 경화되어 청력을 상실한 환자를 수술하는 광경을 어깨 너머로 한번이라도 본 사람은 쉽게 이해할 수 있을 것이다. 외이도를 들여다보면 커튼처럼 드리워진 고막을 쉽게 발견할 수 있다. 시술자는 메스로 고막 아래쪽 절반을 절개한 후 텐트처럼 위로 들어 올려 중이 속에 있는 세 개의 작은 뼈를 노출시키는데, 이때 가장 먼 곳에 위치한 등자뼈(말을 탈 때 발을 걸치는 등자와 비슷하게 생겨 이런 이름이 붙었다)는 청각을 담당하는 기관인 내이의 반고리관과 거의 맞닿아 있다. 이경화증이란 문자 그대로 등자뼈가 움직이지 못하게 되어 고막으로부터 음파의 진동을 전달하지 못하는 병이다. 수술 시에는 등자뼈 가운데에 작은 구멍을 뚫고 그 구멍을 통해 진동을 전달할 수 있도록 움직이는 피스톤을 밀어넣어 움직임을 회복시킨다. 수술 현미경을 사용한 후로, 이러한 수술을 비롯하여 귓속 깊은 곳에서 이루어지는 섬세한 수술에 얼마나 도움이 되었을지 상상하기란 어렵지 않다.[5]

　그다음으로 혜택을 본 사람들은 백내장 환자의 인공수정체 이식술에 엄청난 성공을 거둔 안과 의사들이었는데, 인공수정체 이식술은 찬리의 고관절 치환술과 함께 가장 성공적인 '대중' 수술로 연간 수만 건이 시행되었다. 1948년, 세인트 토머스 병원St Thomas's Hospital의 안과 의사였던 해럴드 리들리Harold Ridley는 백내장이 생긴 수정체를 제거하는 과정을 지켜보던 한 학생의 말에서 번뜩이는 영감을 얻었다. "수정체를 인공물로 교체할 수 없다는 것은 정말 애석한 일이네요." 이 순진한 말에 영감을 얻은 리들리는 몇 년 전 2차 세계대전 중 전투기 조종사의 안구 손상을 치료했던 경험을 떠올렸다. 비행기 유리창이 깨지는 바람에 눈으로 파고들어간 유리 조각은 놀랍게도 안구를 거의 손상시키지 않았었다. 리들리는 눈이라는 기관이 유리 조각 같은 이물을 견뎌낼 수 있는 "선택받은 성소"일지도 모른다고 생각했다. 그렇다면 백내장으로 인해 혼탁해진 수정체를 플라스틱 수정체로 교체하는 일이 실제로 가능할 것이었다. 2년 후 첫 번째 20건의 증례 보고서에서 그는 조심스럽게 낙관했지만, "일부 환자에게서는 수정체 표면의 삼출액이 완전히 없어지지 않아 여전히 시각을 방해했으나, 어느 정도 시간이 경과하면 완전히 깨끗해지리라는 희망이 헛된 것만은 아니다"라고 쓰기도 했다. 동료 의사들의 생각은 달랐으며, 이전에 그에게서 교육받았던 의사는 이렇게 말하기도 했다. "그가 발표한 결과에 대해 동료 의사들이 퍼부어대는 거센 비난과 대놓고 불신감을 드러내는 태도에 맞서려면 대단한 배짱이 필요했다."[6]

리들리의 실패율이 매우 높았기 때문에 다른 의사들은 그 뒤를 따르겠다는 생각을 하지 않았지만, 1950년대 자이스 수술 현미경이 등장하고 더 가벼운 신형 인공수정체가 개발되면서 결과가 현저히 향상되었다. 백내장만이 아니라 녹내장 또는 망막 박리나 안구 속의 젤리 같은 물질로 안구의 형태를 유지시켜주는 '유리체' 역시 "자이스 현미경이 없었다면 현재와 같은 안과 수술은 상상조차 할 수 없을 것이다."[7]

수술 현미경은 매우 작은 혈관을 다루는 수술에 빼놓을 수 없는 기구가 되어 신경외과, 성형외과 및 절단된 사지의 재식수술 등 세 가지 전문 분야의 범위를 크게 확장시켰다. 첫 번째로 성공적인 재식수술은 1962년 보스턴에서 기차에 깔려 팔이 완전히 절단된 12세 소년을 대상으로 이루어졌다. 8년 뒤, 그는 "재식수술을 받은 손으로 한 상점에서 물건을 슬쩍하여" 경찰에 체포되었다. 중국인들은 이러한 수술에 특히 능숙해서, 1963년에 상하이의 제6인민 병원Sixth People's Hospital에서 최초의 손 재식수술 증례로 보고했던 27세 남성은 나중에 탁구 선수권 대회에서 우승하기도 했다.[8]

신경외과 영역에서 뇌출혈을 일으키는 혈관과 동맥류의 수술은 사망률이 매우 높지만 수술 현미경을 이용한 처음 40건의 증례 중에는 사망한 경우가 한 건도 없었다. "시야 확대를 도입한 것은 실질적으로 이 분야의 모든 수술을 완전히 변화시켰다."[9]

마지막으로 성형외과 영역에서 미세수술은 심한 화상 환자의 피부 이식 분야에 혁신을 일으켜서 1917년 해럴드 길리스Harold Gillies 경이 유틀란트해전에서 심한 화상을 입은 수병의 얼굴을 재건하면서 고안했던 표준 기법을 완전히 대체했다. "이 불쌍한 수병은 심한 화상으로 소름이 끼칠 정도로 흉측한 몰골이었으며 거의 옴짝달싹도 할 수 없었다. 코와 입술, 눈꺼풀, 귀와 목 등의 형체가 모두 타버렸고 양손은 오그라들어 끔찍하게 변형되었다. 그렇게 심한 화재에서 살아남은 사람들을 만나 어떠한 일에도 꺾이지 않는 낙관주의를 실감할 때까지는 이토록 심한 화상을 입고도 인간이 생존할 수 있다는 사실을 상상조차 하기 어려울 것이다." 길리스는 수병의 가슴에 있는 공여 부위에서 피부 이식편을 박리하면서 한쪽 끝('줄기 피판')을 남겨두었다. 그후 이식편을 튜브 모양으로 돌돌 말아 얼굴의 화상 부위로 돌려 재부착했다. 줄기 피판은 재식 부위에 새로운 혈관이 자랄 때까지 이식편에 혈액 공급을 유지했고, 자체 혈액 공급이 이루어지면 피부 이식편을 줄기 피판에서 분리시키고 튜브를 다시 펴서 입과 코를 덮었다.

길리스는 '성형외과의 아버지'로서 다음 전쟁에서 또다시 끔찍한 화상 환자들이 발생했을 때 적절히 대처할 수 있는 후학들을 길러냈다. 바로 1940년의 브리튼전투였다. 켄트 주 상공에서 격추된 영국군 조종사들은 이스트 그린스테드 병원East Grinstead Hospital에 입원하여 길리스의 제자 가운데 한 명인 아치 맥킨도Archie McIndoe 경으로부터 치료를 받았다. 그곳에서 그들은 경의를 표하는 말로 맥킨도의 "기니피그"가 되어 길게는 2년 동안이나 치료를 받았다. 무려 20번 이상 수술 받은 사람도 있었는데, 그런 경우 완전히 망가진 모습을 회복하기 위해 팔과 어깨, 가슴 등에서 줄기 피판을 만들어 위쪽으로 끌어다가 피부 이식편을 얼굴에 부착했다. 시술 결과는 완벽하지는 않았지만 시간이 지나면서 조금 나은 모습이 되기는 했다.[10]

그후 1972년에 상당히 급작스럽게 미세수술에 의한 "자유로운 피부 이식"이 처음으로 보고되면서 "튜브 모양의 줄기 피판"을 만들어 새로운 혈액 공급이 시작되기를 기다리는 대신, 피부를 조금 떼어내도 큰 지장이 없는 신체 부위(처음 보고된 증례는 사타구니였다)에서 피부 전층 이식편을 떼어 필요한 부위(발목)로 옮겼다. 그리고 나서 수술 현미경을 이용하여 이식편의 미세 혈관들을 수여 부위의 미세 혈관에 연결하고 동맥을 막아두었던 클램프를 풀면서 "피부 이식편의 색깔을 보면 즉각 혈액공급이 시작된다는 사실을 알 수 있었다. 17일 후 봉합사를 제거하자 길다란 음모가 발목에서 자라는 것을 볼 수 있었다. 공여 부위는 완전히 아물었다".[11] 2년간에 걸친 20여 회의 수술을 단 한 번으로 줄였다는 점에서 이러한 발전의 중요성을 새삼 설명할 필요는 없을 것이다.

요약하자면 자이스 수술 현미경은 이비인후과, 안과, 신경외과 및 성형외과의 모습을 완전히 바꾸어놓았다. 동시에 내시경을 통해 신체 내부를 볼 수 있게 되자 부인과, 정형외과 및 복부외과 등 다른 분야에서도 비슷한 일이 일어났다.

내시경

단순 흉부 엑스레이 촬영에서 전신 CT에 이르기까지 피부 아래 신체의 구석구석에서 무엇이 잘못되었는지 '볼 수' 있는 방법은 많지만, 단순히 보는 것뿐만 아니라 예를 들어 위 속에서 출혈을 일으키는 혈관을 소작해야 한다면 출혈 부위를 직접 눈으로 보면서 소작 기구를 그 부위로 접근시킬 수 있는 기구를 사용할 수밖에 없다. 이러한 기구를 '내시경 endoscope'이라고 하는데, 그리스 어원을 살펴보면 '안에서'라는 뜻의 접두사 'endo'와 '관찰하다'라는 동사 'skopein'으로 이루어져 '무언가를 보'는 데 그치는 것이 아니라 '의도적으로 관찰한다'는 뜻을 포함하고 있다.

내시경에는 두 가지 유형이 있는데 각기 특정한 광학적 조건을 충족시켜야 한다. 사용 목적이 위, 대장 또는 방광 등 속이 비어 있는 장기를 '의도적으로 관찰하는' 것이라면 완벽하게 구부러져 모든 방향을 관찰할 수 있으며, 가운데 구멍이 뚫려 있어서 생검용 핀셋이나 소작 기구를 원하는 부위로 밀어넣을 수 있어야 한다. 그러나 복강과 같은 폐쇄된 공간을 관찰하면서 여성 생식기관이나 장에 시술을 해야 한다면, 그 속으로 수술 기구를 집어넣을 수 있고 광학적으로는 수술 과정을 명확히 볼 수 있을 정도로 높은 품질을 제공하는 경직성 내시경이 필요하다.

두 가지 유형의 내시경은 그 기원이 19세기 후반으로 거슬러 올라가지만, 당시는 광학 시스템이 없었기 때문에 널리 사용되지 못했다. 즉, 위벽을 관찰하기 위한 위내시경은 '반유연성semi-flexible' 탓에 위의 일부밖에 볼 수 없었으며, 복강경을 통해 관찰되는 복강 내부의 영상 또한 질이 너무 낮아서 시술을 전혀 시행할 수 없었던 것이다. 런던 임페리얼 칼리지 강사였던 해럴드 홉킨스는 1954년에 완벽하게 유연한 광섬유 내시경을, 5년 후에는 복강경 영상의 질을 80배 향상시킨 홉킨스 결합 렌즈rod-lens 시스템을 개발하여 두 가지 문제를 모두 해결했다.

해럴드 홉킨스는 1918년에 레스터에서 빵집 주인의 아들로 태어났다. 1939년, 고향의 대학에서 물리학과 수학을 전공한 후 광학기구 제조업체에서 잠시 근무했다. 전쟁 중에는 항공기 제작부Ministry of Aircraft Production 산하에서 과학 연구 장교로 복무했으며, 1947년에 런던 임페리얼 칼리지 교수진에 합류하여 레딩 대학 응용물리학 교수로 임용되기까지 20년간 재직했다. "해럴드 홉킨스는 풍부한 상상력과 불굴의 투지, 놀라운 호기심을 갖춘 뛰어난 물리학자였다. 그의 지성은 기초 물리학의 가치에 대한 변함없는 확신에 의해 항상 의욕에 넘쳤다."[12] 유감스럽게도 자세한 사항은 너무 전문적이라서 홉킨스가 어떻게 놀라운 업적을 이루었는지 정확히 설명할 수 없다. 따라서 그가 이러한 기구들을 개발하기까지의 과정과 이로 인해 일어난 수많은 변화들을 설명하고자 한다.

1951년, 한 디너파티에서 홉킨스는 세인트 조지 병원St George's Hospital 소화기 전문의인 휴 게인즈버러Hugh Gainsborough 옆에 우연히 앉게 되었는데, 그는 당시 사용되고 있던 위내시경의 "부적절한 요소들"에 대해 불만을 늘어놓았다. 가장 정교하다고 하는 반유연성 내시경조차 대단한 전문적 기술을 필요로 하는 데다 환자에게 상당한 불편을 초래했으며 시야가 제한되어 위첨부와 십이지장 입구에 "맹점"이 생긴다는 것이었다. 따라서 진단적 유용성이 심각하게 제한되었고, 의사들은 환자의 증상을 설명할 때 "뭔가 놓치지" 않았다고 완전히 확신할 수 없다는 것이었다. 게인즈버러 박사는 위벽을 완벽하게 관찰하려면 끝을 몇 가지 방향으로 돌릴 수 있는 위내시경이 필요하다고 했다.

이 문제를 궁리하던 홉킨스는 보통은 직진하는 성질을 가진 빛이 특별한 상황에서는 구부러지기도 한다는 사실을 입증한 빅토리아 시대의 유명한 과학자 존 틴들John Tyndall의 실험을 떠올렸다. 1870년, 런던 왕립학회Royal Society에서 시연을 통해 틴들은 조명을 비춘 물그릇을 사용하여 그릇 옆면에 뚫린 구멍을 통해 물줄기가 흘러나오도록 하자 빛이 물줄기의 굴곡을 따라 진행한다는 사실을 입증했다. 이러한 효과는 곡면을 지닌 유리를 통해서도 재현할 수 있었다. 실제로 고대 그리스와 르네상스 시대의 베니스에서 유리공은 가느다란 원통으로 이루어진 아름다운 유리 공예품을 만들었는데, 아래에서 램프를 켜면 그 빛이 원통을 따라 진행하며 마법 같은 효과를 일으켰다.

홉킨스는 수만 개의 매우 가느다란 유연성 유리 섬유를 한 가닥으로 묶을 수 있다면 빛을 곡선으로 진행시킬 수 있으며, 그 빛이 비추는 곳을 광섬유를 통해 전송시켜 볼 수 있을 것이라고 생각했다. 그는 이 작업에 3년간 매달렸으며, 그 결과를 1954년 1월호《네이처》지에 자세히 보고했다. 광섬유 내시경이 탄생한 것이다.[13]

홉킨스는 광물리학자로서 광섬유 내시경의 원리를 의학적으로 적용시킬 수 있는 입장이 아니었지만, 미시간 대학에서 소화기학 연구원으로 근무하면서 당시 사용하던 위내시경의 "부적절한 영상과 불편함에 절망"하고 있던 남아프리카 출신의 배질 허쇼위츠Basil Hirschowitz라는 젊은 의사는《네이처》에 실린 홉킨스의 논문을 읽고 즉시 휴가를 냈다. 그는 런던으로 날아가 임페리얼 칼리지에서 홉킨스를 만났는데, 나중에 그를 가리켜 "따뜻하고 친절하며 매우 겸손하고 너그러운" 사람이라고 했다. 당시 홉킨스의 기구는 아직 개발 단계로 길이가 30센티미터도 안 되어 실제로 사용하기에는 적당하지 않았지만 "그 정의만으로도 충분" 했기 때문에 허쇼위츠는 미국으로 돌아가 이것을 토대로 실용적인 기구를 만들었다.[14] "유리 섬유를 만드는 데 사용한 기구는 물리학부에서 잡 동사니들을 끌어 모아 제작했는데 250달러도 들지 않았다. 원리는 수직으로 위치시킨 유리 막대의 끝을 약 20센티미터 길이의 원통형 용광로에서 녹여 가느다란 실 모양으로 뽑아내는 것이었다." 그렇게 만든 유리섬유는 20만 가닥에 이르는 섬유의 끝이 정확히 같은 방향을 향하도록 드럼통(처음에는 원통 모양의 2파운드짜리 오트밀 통을 사용했다)에 감아 한동안 그대로 두었다. 어렵고 매우 시간이 걸리는 이 과정에는 기술적인 문제도 많이 발생했는데, 가장 큰 문제는 '혼선', 즉 두 개의 유리섬유가 인접해 있을 때 빛이 한쪽에서 다른 쪽 섬유로 넘어가면서 영상이 손실되는 것이었다. 따라서 유리섬유들을 서로 절연시키는 방법이 필요했는데, 이 문제를 해결한 것은 허쇼위츠의 동료였던 래리 커티스Larry Curtiss였다. "처음에 그가 굴절 지수가 더 낮은 유리관 안에서 광학 유리봉을 녹여 두 가지 유리를 단일한 합성섬유로 뽑아내자고 제안했을 때, 물리학부에서 똑똑하다는 사람들은 모두 비웃었다. 다행히 그는 주장을 굽히지 않았으며, 결국 현대 유리섬유의 기원이 되는 유리 코팅 유리섬유를 개발했다." 허쇼위츠 박사가 래리 커티스의 절연 방법이 지닌 가능성을 처음 본 것은 "8~9미터 떨어진 방에 있는 백색 광원에서 단 한 개의 섬유를 사용하여 빛을 전송한 12월 말의 어두운 오후였다. 우리는 절연과 지나친 빛의 손실 문제가 해결되었다는 것을 깨달았다. 이제 이 과정을 적용하고 발전시키는 문제만 남아 있을 뿐이었다. 성공이 눈앞에 다가온 것이다."

6주도 지나지 않아서 허쇼위츠 박사는 최초의 현대적 광섬유 위내시경을 만들 수 있었다. "나는 두껍고 무서워 보이지만 유연한 막대를 쳐다보다가 양손으로 기구를 집어 들고 용기를 내어 마취하지 않은 후두가 저항하는데도 불구하고 그것을 삼켰다." 며칠 후, 그는 첫 번째 환자로서 십이지장 궤양으로 고생하던 한 치과 대학생의 부인에게 그 기구를 시험해보았다. 새로운 위내시경은 허쇼위츠의 희망을 훨씬 뛰어넘어 기존의 반유연성 위내시경을 "모든 면에서 쓸모없는" 것으로 만들어버렸다. 조명은 2.5배 밝아져서 위 점막의 모든 부분을 볼 수 있게 되었다.

홉킨스의 광섬유 내시경은 의료의 수많은 부분을 변화시켰지만 크게 진단과 치료 등 두 가지 범주로 나누어볼 수 있다. 광섬유 내시경을 이용하여 의사들은 유례없이 깊고 먼 곳까지 들어가 지금까지 알려지지 않은 영역을 볼 수 있게 되었다. 위내시경으로는 위 점막만 보는 것이 아니라 유문부를 통과하여 십이지장까지 들어갈 수 있고, 여기서 다시 췌장과 담도로 접근할 수 있다. 반대쪽에서 생각해보면 광섬유 대장경은 대장의 모든 부분을 통과하여 소장과 만나는 부위까지 들어갈 수 있다. 폐와 방광도 더 깊은 곳까지 관찰할 수 있게 되었다. 내시경의 사용법은 익히기도 쉬워서, 여러 기관에서 발생하는 모든 증상의 원인을 찾는 데 일상적으로 이용할 수 있다. 예를 들어 장출혈이라면 가장 직접적이고 믿을 수 있는 방법, 즉 장을 직접 들여다보고 문제가 있는 부위를 찾아낼 수 있는 것이다. 일단 출혈 부위를 찾아내면 조직을 떼어내어 현미경으로 검사함으로써 정확한 진단을 내릴 수 있어서 치료에도 큰 영향을 미치게 되었다.

광섬유 내시경에 의해 진단의 정확도가 향상됨에 따라 치료적 가능성도 확장되었다. 예를 들어 큰 수술을 하지 않고도 위에서 출혈을 일으키는 동맥을 소작하거나 장 속에 있는 용종을 잘라낼 수 있게 된 것이다.[15]

홉킨스의 두 번째 광학적 혁신은 광섬유 내시경의 개발을 이끌었던 디너파티 후 6년이 지난 1957년에 이루어졌다. 이번에는 리버풀의 비뇨기과 의사인 짐 가우Jim Gow란 사람이 홉킨스를 찾아온 것이 발단이었다. 가우는 전쟁 중 북아프리카 전선에 투입되어 엘 알라메인 전투에 참여했다. 승리를 거둔 연합군이 노획한 전리품 중에서 그는 방광 내부를 들여다볼 수 있는 금속제 라이츠Leitz 방광경을 발견했다. 그가 보기에 이러한 기구 중에서는 전 세계에서 가장 정교한 제품이었다. 그는 전쟁이 끝난 후 비뇨기과학을 전공하리라는 기대로 그 물건을 손에 넣었다. 가우는 사진 찍는 것이 취미였는데, 비뇨기과 의사로 일하며 취미를 살려 전쟁 중에 손에 넣은 라이츠 방광경을 통해 방광의 모습을 사진으로 찍어 진단에 이용했으며 특히 종양의 치료 반응을 관찰하는 데 사용했다.[16] 애석하게도 결과는 별로 만족스럽지 않았다. "수많은 시도 끝에 광학 시스템이 적절하지 못할 뿐 아니라 조도가 부족하다는 사실을 깨달았다." 짐 가우는 리버풀 대학 물리학과에 도움을 요청했고, 그들은 런던으로 가서 해럴드 홉킨스를 만나보라고 권고했다.

홉킨스는 내키지 않았지만 결국 라이츠 방광경을 광학적으로 평가해주기로 했고, 짐 가우의 목적을 달성하려면 "충분한 조도를 위해 전송률을 50배 증가시켜야 한다"는 계산 결과를 알려주었다. 현재 사용 중인 기구의 설계를 향상시킨다고 해도 최대한으로 증가시킬 수 있는 전송률은 기껏해야 두 배였다. 그 차이를 좁히려면 경직성 내시경의 광학 시스템 전체를 다시 고려해야 했다.

라이츠 모델은 장축을 따라 수 센티미터 간격으로 배열된 렌즈를 전달 시스템으로 사용하여 접안렌즈에 확대 영상을 전달하는 방식이었다. 홉킨스는 이러한 광학 구조를 완전히 바꾸기로 했다. 얇은 유리 렌즈 사이의 원통형 공간에 공기가 들어 있는 방식이 아니라 유리 튜브 사이사이에 얇은 렌즈 모양의 공기가 들어간 내시경을 구상했던 것이다. 이러한 홉킨스 결합 렌즈 내시경은 기존 라이츠 시스템에 비해 광전송률이 80배나 향상되었다. 이제 짐 가우의 방광 내부 사진은 밝은 날 야외에서 촬영한 사진만큼이나 선명해졌다.[17]

이렇게 선명한 영상을 얻게 되자 내시경을 통해 단순히 사진을 찍는 것보다 훨씬 많은 일을 할 수 있다는 사실이 분명해졌다. 특히 복강과 같은 폐쇄된 공간에 복강경을 삽입하여 광섬유 내시경과 마찬가지로 많은 종류의 수술을 할 수 있게 되었다. 배꼽 바로 아래를 약간 절개하고 복강경을 밀어넣는다. 의사는 복강경을 들여다보고 난소, 나팔관, 간, 소장 등 장기의 위치를 파악한다. 수술하려는 장기의 위치가 파악되면 복강경을 통해 기구를 집어넣을 수 있으므로, 이전 같으면 대수술이 필요했던 환자도 치료할 수 있는 것이다.

새로운 방법의 잠재력을 처음으로 깨달은 것은 부인과 의사들이었다.

독일에서는 킬의 쿠르트 셈Kurt Sem이 아이를 그만 낳기 위해 불임수술을 원하는 여성들에게 복강경을 통해 전기 소작기를 집어넣어 나팔관을 폐쇄시키는 새로운 방법의 유용성을 입증했다. 이후 20년간 그는 자궁외 임신과 난소 낭종 파열, 나팔관 손상 등 모든 부인과 수술을 복강경으로 시행했다.[18] 영국에서는 밥 에드워즈의 동료였던 패트릭 스텝토가 복강경을 이용하여 난소에서 성숙된 난자를 채취한 후 수정시킴으로써 첫번째 수정관 아기의 탄생을 이끌었다.[19]

장과 간 수술 분야에서 복강경의 사용은 더 더디게 진행되었다. 1983년에 복강경을 통한 최초의 담낭 제거술이 시행되어, 이전 같으면 복부를 크게 절개한 후 열흘간의 회복기가 필요했던 대수술을 '하루짜리 수술'로 변화시켰다. 3년 후에는 컴퓨터 칩이 장착된 텔레비전 카메라가 복강경 끝에 달린 제품이 나오면서 '열쇠구멍' 또는 '최소 침습' 수술 시대의 막을 열었다. 부인과 영역과 마찬가지로 탈장 수술과 악성 종양 및 비장, 위, 대장의 일부를 제거하는 수술 등 이전 같으면 개복했을 수많은 수술이 빠르고 상처도 거의 남지 않는 방식으로 이루어져서 환자들은 수술 당일 퇴원할 수 있게 되었다.[20]

이러한 경향은 현재 진행형이다. 정형외과 의사들은 무릎과 어깨 관절 내부를 내시경으로 들여다보고 외상으로 인한 손상을 치료한다.[21] 이비인후과 의사들은 내시경을 통해 코 뒤쪽의 공기 순환을 개선하는 수술로 만성 부비동염을 완치시킬 수 있다.[22] 심지어 예전 같으면 옆구리에 커다란 흉터가 남았을 신장 적출술도 이제는 내시경을 통해 시행할 수 있게 되었다.[23]

해럴드 홉킨스는 천재였다. 수술 현미경과 함께 그가 개발한 현대적 내시경이 미친 영향은 그 자체로도 매우 중요할뿐더러 세계대전 후 의학에 과학기술이 미친 영향의 가장 중요한 특징을 잘 보여준다. 20세기 초반 이래 외과 의사들이 다양한 내시경 시술을 시도한 것은 사실이지만, 내시경은 여전히 일부 열성적인 의사들의 영역이었으며 결과 또한 신뢰할 수 없었다. 홉킨스가 이룩한 두 가지 광학적 혁신의 의미는 모든 의사가 쉽게 내시경을 사용할 수 있게 되면서 그 혜택을 보는 환자 숫자가 엄청나게 늘어났다는 점이다. 따라서 기술적 혁신의 영향은 의료적 중재의 범위를 확대시켰을 뿐만 아니라, 복잡한 과정을 단순화시켜 혜택의 폭을 넓혔다는 데서도 찾아볼 수 있다. 앞으로 살펴보겠지만 이러한 사실은 양날의 칼로 작용하게 된다.[24]

chapter

05

생물학의 수수께끼

⚕

결정적인 사건에는 수많은 이유가 있다. 현대의학의 기원을 파헤치다 보면 매우 다양한 수준에서 그러한 이유들이 드러난다. 지금까지 살펴본 모든 요인, 즉 전쟁, 임상 과학, 엄청난 신약, 과학기술의 개가 등 어느 하나 빼놓을 수 없다는 것은 분명하지만 가장 기본적인 요소라고 해야 할 두 가지 층위가 흔히 간과되기도 한다. 첫 번째는 과학적 혁신에 필요한 인간적·도덕적 품성이다. 과학적 발견은 돌이켜보면 너무나 명백한 것처럼 보이기 때문에 그 과정을 설명하는 데는 항상 어려움이 따른다. 그러나 미지의 영역을 끈기 있게 파헤친 사람들은 연구가 성공을 거둘지, 아니면 아무런 소득 없이 막다른 길에 도달할 것인지 전혀 알 수 없었기 때문에 매우 다른 전망을 지니고 있었다. 또한 소아암의 완치법을 연구했던 도널드 핀켈이나 시험관 내 수정을 연구했던 밥 에드워즈처럼 연구가 수십 년에 걸쳐 진행되는 경우, 실패를 반복하거나 주변에서 공공연하게 적대감을 드러내는 일이 많았으므로 여기에 맞서 연구를 지속하려면 대단히 강인한 성격을 지녀야 했다.

그들은 당연히 지적이고 통찰력이 있었지만, 해럴드 홉킨스 같은 몇 사람을 제외한다면 천재는 아니었다. 이 사실로 인해 자연의 '선물'이라는 흔히 간과되는 현대의학 발전의 두 번째 기본적인 요소를 발견하게 된다. 옳다고 믿는 것에 대한 강단과 과학적 창조성 또는 타고난 지성이 아무리 뛰어난들 항생제나 스테로이드 또는 제약학적으로 발견된 약을 몇 가지 기본 원칙만으로 만들어낼 수는 없었다. 이러한 약물은 당대(또는 지금까지도)의 과학보다 훨씬 심오하고 복잡한 '자연의 선물'이라고 이해해야 할 것이다.

우선 수수께끼 중에서도 수수께끼라고 할 수 있는 항생제와 이를 생산해내는 세균 및 곰팡이를 생각해보자. 항생제에 대한 일반적 인식은 ('1941년: 페니실린' 장에서 설명했듯) 한 가지 미생물이 생존 가능성을 극대화시키기 위해 다른 미생물종을 파괴하려고 만들어내는 일종의 화학무기로, 매우 우연한 기회에 인간의 감염성 질환에도 효과적이라는 사실이 발견되었다는 것이다. 셀먼 왁스먼이 이러한 원칙에서 영감을 얻어 흙속에 존재하는 방선균을 연구했고, 그 결과 오늘날 흔히 사용되는 수많은 항생제들이 개발되었다. 그러나 왁스먼은 스트렙토마이신이라는 위대한 발견으로 노벨상을 수상한 지 불과 몇 년 만에 자신의 '화학전' 이론이 여러 가지 이유로 틀렸다는 사실을 깨달았다. 그는 항생물질을 생산하는 능력을 가진 미생물이 몇 안 되기 때문에 항생물질이 미생물의 생존 경쟁에 중심적인 역할을 할 수는 없다고 지적했다. 더 구체적으로 그는 흙 속에 다른 세균들을 사멸시킬 만큼 충분한 양의 항생물질이 존재한다는 사실을 입증할 수 없었다. 설사 그만큼의 항생물질이 존재한다고 해도 흙 속에 있는 다른 경쟁 세균들은 인간의 감염성 질환을 치료하는 과정에서 관찰되는 것처럼 급속히 내성이 생길 능력을 지니고 있다. 더욱이 그는 "각각의 세균이 항생물질을 생산하려면 세균마다 반드시 고유한 영양소들이 필요한데, 이 영양소들은 항생물질을 생성하는 세균이 각자 처한 환경에서 지배적인 종이 되는 데 필요한 알맞은 조합이나 충분한 양으로는 존재하지 않는다"라고 썼다. 이러한 이유와 함께 비슷하게 설득력 있는 다른 이유들을 들어 왁스먼은 항생제가 "완전히 우연한 현상… 그 존재의 이면에는 어떠한 목적도 찾아볼 수 없다"라는 결론을 내렸다.[1]

이러한 견해는 존재하는 모든 것에는 그 이유와 필요성이 있다는 널리 인정되는 과학적 견해와는 너무 다르고 이단적이라 왁스먼이 틀렸다는 생각이 들 것이다. 그러나 항생제의 명백한 무목적성은 예외적이지 않다. 과학자들은 자연계를 완전히 이해하고 있다는 주장의 정곡을 찌른다는 이유로 그간 입에 올리는 것조차 금기시되었던 생물학의 일반적 현상, 즉 '2차 대사'의 한 예일 뿐이다. 이 말에는 약간의 설명이 필요하다.

세균에서 인간에 이르기까지 지구 표면에 존재하는 모든 생물은 일정한 화학적 특징을 공유하고 있다. 모든 생물의 세포는 단백질, 지방, 탄수화물이라는 동일한 거대 분자로 이루어져 있으며, 생명 기능을 유지하고 생식하는 데 필요한 '에너지'는 동일한 화학 반응을 통해 생산된다. 이러한 반응에 의해 생산되는 생명에 필수적인 화학물질들을 1차 대사산물이라고 한다. 이와 별도로 특히 세균과 식물은 2차 대사산물이라는 엄청나게 다양한 화학물질(항생물질을 포함하여)을 생산하는데, 이것들은 생명을 유지하는 데 필수적이지는 않지만 생명체의 특징이라고 할 수 있다. 따라서 감자의 세포는 1차 대사산물과 수분 그리고 셀룰로오스로 이루어져 있지만 감자가 감자일 수 있는 것은 비소, 알칼로이드, 질산염, 탄닌, 옥살산 등 150가지가 넘는 2차 대사산물의 조합 때문이다. 풀, 과일, 야채, 꽃, 곰팡이 및 미생물도 마찬가지다. 이들은 모두 엄청난 규모의 화학 공장으로, 2차 대사산물로 많은 양의 화학물질을 생산한다. 지금까지 알려진 2차 대사산물은 2만 가지가 넘지만 수많은 생물종이 아직 연구되지 않은 상태이므로 실제 숫자는 몇 갑절 더 많을 것이 확실하다.

이러한 2차 대사산물은 영국 대청(청색 물감)이나 티리언 퍼플 등 수많은 천연 염료와 재스민, 장미 또는 백단향 등 향수의 근본 물질로 인류사에도 중요한 역할을 해왔다. 코카인, 대마초 및 모르핀 등 환각 작용을 지닌 물질과 아스피린(버드나무 껍질에서 채취), 디곡신(디기탈리스 풀에서 채취) 등의 치료제, 액티노마이신과 빈크리스틴 등의 항암제, 항생제 등 수많은 약물 또한 2차 대사산물에서 비롯된다. 가장 중요한 것은 이들이 꽃의 색깔과 향기, 과일과 야채의 맛과 질감 등 자연계의 다양성을 만들어 내는 원천이라는 점이다.

2차 대사산물의 일부는 포식자를 쫓거나 꽃의 향기와 같이 벌을 꾀어 수분을 촉진하는 등 식물이나 세균의 생존과 번식에 있어서 중요한 역할을 수행하기도 한다. 그러나 대부분은 항생제의 예에서 보듯 "순전히 우연한 현상… 그 이면에는 어떠한 목적이 없"는 것으로 생각된다. 이런 맥락에서 본다면 항생제는 치료 혁명의 시발점이 된 "수수께끼 중에서도 수수께끼"가 아니라 현대과학의 이해력을 넘어선 곳에 존재하는 훨씬 큰 수수께끼의 한 예에 불과하다. 왜 생명체들은 생존을 유지하는 데 필요하지 않은데도 그토록 많은 복잡한 화학물질들을 대량으로 생산하는 것일까?[2]

치료 혁명의 두 번째 주춧돌인 코르티손도 '자연의 선물'이기는 하지만, 매우 다른 형태라고 할 수 있다. 양쪽 신장 위에 붙어 있는 조그마한 부신에서는 신체 내 수분량을 조절하는 많은 호르몬을 분비한다. 이들은 당분 대사를 통해 몸속에서 다양한 화학 반응을 일으키는 데 필요한 에너지를 제공할 뿐 아니라, 에스트로겐과 테스토스테론 등 중요한 성 호르몬의 필수적인 전구물질이기도 하다. 그러나 이 호르몬들이 코르티손을 매개로 염증 조절 과정에 핵심적인 역할을 한다는 사실은 필립 헨치가 류머티즘성 관절염이 너무나 심했던 첫 번째 환자 가드너 부인을 치료할 때까지 아무도 알지 못했다. 한 논평자는 또다른 부신 전문가가 부신 추출물이 염증 치료에 효과가 있을 가능성이 있느냐는 질문을 받고 "그런 가능성은 상상할 수도 없습니다"라고 대답한 사실을 인용하며 "이 역사적인 발견의 가장 특이한 점은 그 의외성이다"라고 했다.[3]

따라서 류머티즘성 관절염은 물론 200개의 다른 질병에 있어서 코르티손의 효과를 발견한 일은 항생제만큼이나 예기치 못한 것이었다. 그러나 이 사건은 의학적 발견의 의외성이라는 본질의 표면을 건드린 데 불과한 것으로, 왜, 더 정확하게는 어떻게 코르티손이 염증 반응에 관여하는 세포에 영향을 미치는지 묻는 단계로 나아가야 한다. 이 질문에 답하려면 세포가 어떻게 작동하는지 자세히 알아야 하는데, 그러려면 한 개의 세포를 수백만 배로 확대한 모습을 떠올리는 것이 가장 좋은 방법이다. 생물학자인 마이클 덴턴Michael Denton은 그 모습을 생생하게 기술한 바 있다.

세포 표면에는 거대한 우주선에 나 있는 둥근 창처럼 생긴 구멍이 수백만 개 뚫려 있는데 이들이 열리고 닫히면서 다양한 물질이 지속적인 흐름을 이루어 안팎으로 드나든다. 이러한 구멍 가운데 하나를 통해 세포 안으로 들어가보면 최고의 기술과 아찔할 정도의 복잡성으로 이루어진 세계를 보게 될 것이다. 세포의 경계로부터 끝도 없는 복도가 모든 방향으로 뻗어 있는데, 어떤 복도는 핵 속에 있는 중앙 기억 저장소로 통하는가 하면, 다른 복도는 조립 공장들로 통한다. 핵 자체도 엄청나게 큰 구형 돔으로 그 속에는 수 킬로미터에 이르는 DNA 분자의 나선형 사슬이 한 개도 빠짐없이 말끔하게 겹쳐져 쌓여 있다. 핵 바깥에는 엄청나게 많은 종류의 제품과 원료가 복도를 따라 질서정연하게 움직이면서 온갖 조립 공장으로 들어가고 나온다.

완벽한 질서 속에 이루어지는 이토록 많은 물질의 움직임에 내재된 통제 수준에 경탄을 금치 못할 것이다. 인공 언어와 해독 시스템, 정보의 저장과 검색을 위한 메모리 뱅크, 부품과 요소의 자동 조립 과정을 조절하는 정교한 통제 시스템, 품질 관리에 이용되는 검증 장치, 모듈화된 조립식 제작 원리를 이용한 조립 공정 등 실생활 속에서 사용하는 첨단 기계들의 특징과 유사한 요소를 세포 속에서 찾아볼 수 있다. 눈앞에 펼쳐지는 광경은 지구상에서 인간이 수행하는 모든 제조 활동을 더한 것만큼 다양한 기능을 수행하는 거대한 규모의 자동화된 공장을 방불케 하는 것이다. 그러나 불과 몇 시간 만에 모든 구조 전체를 복제할 수 있다는 점에서 어떤 최첨단의 기계도 지니지 못한 기능을 갖춘 공장이다.

> 거대한 삼나무부터 인간의 뇌에 이르기까지 지구상에 존재했던 모든 생물체를 만들어낼 수 있는 궁극적 능력을 지닌 이 놀라운 기계가 모든 구성 요소를 단 몇 분 만에 만들어낼 수 있으며, 그 크기는 인간이 지금까지 만들어낸 기능적인 기계 중 가장 작은 것의 수천조 분의 1에 불과하다는 사실에 생각이 미치면 정신이 아득해진다.[4]

이러한 표현대로 이 '경이로운 기계'가 애초에 어떻게 존재하게 되었는지 궁금하기 짝이 없는 일이다. 더욱 당면한 관심은 한 분자의 코르티손이 어떻게 염증 반응을 가라앉히는 방향으로 세포 기능을 변화시키는지 밝혀내는 것일 텐데, 이는 375쪽에 있는 세포의 내부 작동 원리에 관한 그림을 참고하면 좋다.

우선, 코르티손 분자는 세포 표면에 존재하는 다른 분자, 즉 수용체를 찾아 결합하여 수백만 개의 둥근 창 가운데 하나를 통과해야 한다. 서로 결합한 두 개의 분자는 핵으로 통하는 길, 즉 통로를 따라 내려가 핵에 도달하면 아직 밝혀지지 않은 기전을 통해 빽빽하게 겹쳐져 있는 DNA 가닥 중에서 염증을 조절하는 데 관련된 수많은 단백질 중 한두 가지를 코딩하는 유전자를 찾아낸다. 코르티손 분자는 수용체에 결합되어 아직 알려지지 않은 방법으로 관련 부위의 DNA를 자극함으로써 전령RNAm-RNA라는 복제본을 만들어내고, 이 복제본은 핵 밖으로 빠져나와 세포질로 들어간다. 세포질 속에서 mRNA는 리보솜이라고 하는 단백질 공장을 찾아가 정보 수신용 테이프와 같은 방식으로 항염증 단백질의 제조 지침을 제공하며, 이 단백질은 최종적으로 세포 외벽으로 운반된 후 전신을 순환하는 혈액으로 방출된다.

동시에 다른 코르티손 분자는 다른 종류의 세포에서 DNA의 다른 부분에 작용하여 역시 염증 반응을 경감시키는 다른 항염증 단백질을 생산한다. 코르티손은 20가지에 이르는 서로 다른 단백질의 생산을 증가 또는 감소시키는데, 전반적인 효과는 너무나 복잡해서 설명하기조차 불가능하지만(사실상 아직까지 완전히 규명되지도 않았다) 결국 류머티즘성 관절염 환자의 벌겋게 부어오른 관절에서 염증을 가라앉히거나, 급성 천식 발작 시 생명을 위협하는 기도 협착을 경감시키거나, 기타 수많은 고통스러운 질병의 증상을 개선시킨다.

1948년에 필립 헨치가 가드너 부인에게 첫 번째 코르티손을 주사했을 당시에는 세포의 작동 방식이라든지, 세포가 어떻게 항염증 단백질의 생산을 자극하는지에 대한 개념이 전혀 없었다. 따라서 코르티손이 기본 원칙에 의해 합성될 수 없었다는 것은 자명하다. 이러한 원칙들은 1948년 당시에는 알려지지 않았기 때문이다. 코르티손은 '자연의 선물'

일 수밖에 없었던 것이다.

이러한 점에서 코르티손은 예외적이라고 할 수도 없다. 정확히 똑같은 원리가 사실상 모든 신약에 적용되기 때문이다. 이 약들은 모두 수용체와 결합하여 세포 안으로 들어가고 핵 내부로 운반된 후 DNA가 특정한 단백질을 부호화하는 방식에 영향을 미쳐 효과를 나타낸다. 따라서 치료 혁명은 실질적으로 화학자들이 수만 종의 화학물질을 합성한 후 그중 한두 개가 오로지 우연에 의해 앞서 설명한 과정을 거친다면 대박이 터지리라는 기대 속에 맹목적으로 시험해보는 거대한 룰렛 게임이었다. 실제로 모든 정신질환, 류머티즘 질환, 심장질환 및 백혈병 치료제는 이런 방식으로 발견되었다.

이제 하워드 플로리나 필립 헨치, 수많은 다른 사람들이 과학적 천재성이 없는데도 어떻게 그토록 많은 것을 이루어낼 수 있었는지 짐작할 수 있을 것이다. 그들은 애당초 만들어낼 필요도 없었고 심지어 어떻게 작용하는지 알 필요조차 없었던 복잡하고 강력한 화학물질들의 치료적 가능성을 시험해볼 수 있었던 결정적인 순간에 우연히 그곳에 있었을 뿐이다. 이러한 '생물학적 수수께끼'들을 우연히 발견하고 이용한 것이야말로 현대의학의 발전을 뒷받침한 기반이며, 나중에 설명하겠지만 동시에 쇠퇴한 이유이기도 하다. 어쨌든 질병에 큰 영향을 미칠 수 있는 자연의 선물은 그 숫자가 제한될 가능성이 많으므로, 이렇게 '룰렛' 같은 방식으로 신약을 발견하는 데는 한계가 있다. 머지않아 혁신의 속도는 느려질 수밖에 없고 따라서 신약의 '보물창고' 또한 '텅 빈 곳간'이 될 것이다.

하지만 이것으로 끝이 아니다. 의사와 과학자들이 자연의 수수께끼가 그토록 중요한 역할을 했다는 사실을 인정하거나 실제로 인식하지 않은 상태에서 현대의학의 발전을 자랑스럽게 생각했으리라는 것은 어쩌면 예상할 수 있는 일인지도 모른다. 그들은 자신들의 지적인 기여가 실제보다 더 대단하며, 자신들이 실제로 아는 것보다 더 많이 알고 있다고 믿게 되었다. 그들은 기술과 신약 개발 분야에서 혁신이란 놀랄 정도로 경험적인 성격을 지니고 있었기 때문에 질병의 원인이나 자연사自然史를 깊이 이해하지 못한 상태에서도 치료를 극적으로 향상시킬 수 있었다는 사실을 깨닫지 못했다. 다음 장에서 설명하겠지만, 의학이 모든 문제를 해결할 수 있으리라는 기대가 치료적 혁신의 쇠퇴와 상충하는 순간, 잘못된 생각과 알지도 못하면서 안다고 주장하는 태도가 만연하게 된 것이다.

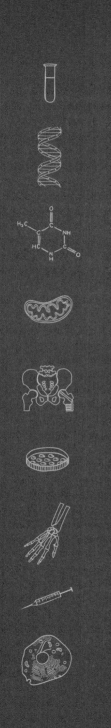

3부

낙관주의
시대의 종말

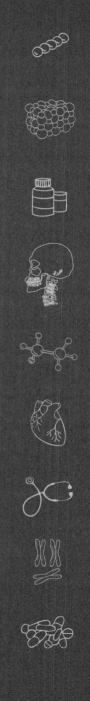

chapter
01

흔들리는 혁신

＞◁|ΙΟΙ|▷＜

"그리고 난 네가 여태껏 생각지 못한 무언가를 알고 있어. 삶과
역사에서 알게 된 거지. 종종 행복이며 번성이라는 피상적이고,
가시적이고, 구체적인 징조와 상징은 사실은 만사가 이미 하강
국면에 들어설 때 비로소 나타난다는 것을 난 알고 있어. 이러한
외적인 징조가 내부에 도착하기까지는 시간이 필요한 거야. 저
하늘의 별이 가장 밝게 빛날 때는 그게 벌써 꺼지기 시작하는 건
지 아니면 이미 꺼진 건지 알 수 없는 것과 마찬가지야."

– 토마스 만, 《부덴브로크가의 사람들》

1960년대 말에 이르자, 지난 사반세기 동안 이루어졌던 의학의 놀라
운 진보는 정점에 다다르게 된다. 소아암의 완치를 향한 점진적인 진보

는 난관을 거쳐 마침내 결실을 맺기에 이르렀고, 개심술과 신장이식을 통해 얻은 경험을 바탕으로 심장이식이라는 최고의 기술적 업적을 이루었다. 물론 이렇게 중요한 신기술이 '현장에 전달되어' 일상적 진료의 일부가 되는 데는 시간이 걸린다. 새로운 세대의 의사들이 적절한 기술을 습득하고 이를 가다듬어 개선하는 과정이 필요한 것이다. 따라서 영국의 병원에서 전문의 숫자가 급격히 늘어난 데서 알 수 있듯, 세계대전 후 치료 혁명의 잠재력이 완전히 실현된 것은 그다음 10년, 즉 1970년대였다.

치료 범위가 이렇게 확장되기 위해서는 소화기학(위와 장), 내분비학(호르몬), 종양내과학(암), 임상약리학(약물) 등 완전히 새로운 네 가지 분야가 탄생해야 했다. 급격히 늘어나는 투석과 이식 수요에 대응하기 위해 신장 전문의 숫자가 거의 네 배로 늘어났으며, 주로 관상동맥 질환의 치료 범위가 확장됨에 따라 심장 전문의의 숫자 역시 두 배가 되었다. 이제 완치가 가능해진 백혈병과 림프종 및 기타 혈액암을 치료하기 위해 혈액 전문의의 숫자가 네 배로 늘어났고, 정신질환이 치료 가능한 질병이 되었기 때문에 정신과 전문의 숫자가 거의 두 배가 되는 등 변화가 계속되었다.[1]

통계 숫자가 이 시기의 낙관주의와 열광적인 분위기를 그대로 전달해 줄 수는 없다. 그 분위기를 짐작하려면 내과 의사, 외과 의사, 마취과 의사, 소아청소년과 의사, 병리 전문의 등 30명 정도의 전문의가 근무하는 일반적인 지역 병원의 상황을 상상해봐야 한다. 병원은 1970년 이후로 계속 확장일로에 있었으며, 소아암, 신부전 및 심장병 등 새로운 치료 분야에 관심을 두고 전문의를 늘리고 있었다. 수술 현미경 사용법을 익힌 안과 의사가 합류한다면 백내장 수술 후 새롭게 개발된 '인공수정체 이식술'도 할 수 있었다. 존 찬리로부터 고관절 치환술을 배운 정형외과 의사를 고용할 수도 있었다. 젊고 영리하고 전문 분야에서 최신의 업적을 남기려 애쓰는 새로운 전문의들은 저마다 자신들의 과(科)를 개설하고 소화기학 전문의라면 내시경, 심장 전문의는 인공 심박동기와 심장의 내부 구조를 살펴보기 위한 심초음파 등 새로운 장비를 들여놓는다. 더 나아가 새로 지어진 중환자실 덕분에 이전 같으면 다른 병원에 의뢰해야 했을 신부전 환자나 중상 환자 등 중환자를 치료할 수 있는 시설과 전문 인력을 갖추게 된다. 바야흐로 의학은 모든 질병을 다룰 수 있는 지적인 활력과 자원을 갖춘 극히 세련된 기업 활동으로 성숙한 것이다.

그러나 의학은 세계대전 후 갑작스럽게 극적인 상승 곡선을 그리기 시작한 것과 마찬가지로 1970년대 말이 되면 거의 비슷하게 극적으로 종말을 맞게 된다. 토마스 만의《부덴브로크가의 사람들》이라는 탁월한 소설 속에서 주인공이 예리하게 관찰한 것처럼, 머리 위에서 밝게 빛나는 별빛은 수백만 년이 걸려 우리에게 도달하기 때문에 그 빛을 볼 때쯤에는 애초에 빛을 만들어낸 에너지는 이미 소멸해버린 후일 수도 있다. 마찬가지로 눈앞에서 찬란하게 타오르고 있는 의학의 성공이라는 빛은 지난 30년간에 걸친 과학적 노력의 결과 만들어진 것이었다. 앞으로도 그러한 원동력을 유지시킬 수 있는 새로운 아이디어, 신선한 연구와 혁신의 시도는 어디에 있을까?

끝이 없을 것처럼 보였던 의학 발전의 상승 행진이 보이지 않는 장벽에 부딪힌 것은 언뜻 보기에 서로 무관한 몇 가지 사건이 함께 작용한 결과라고 할 수 있다. 이런 이유로 의학대학원의 임상약리학 교수 콜린 돌러리Colin Dollery는 누구나 선망해 마지않는 록 칼링 연구 기금Rock Carling Fellowship의 논문 제목을 〈낙관주의 시대의 종말〉이라고 했던 것이다. 이후 의학대학원이라고 불리게 되는 이 기관은 세계대전 후 '임상 과학'이라는 혁명적인 새로운 이념의 요람이 된다. 돌러리는 1960년에 존 맥마이클의 제자로 연구진에 합류하여 조만간 고혈압을 치료 가능한 질병으로 바꾸어 뇌졸중 예방 효과를 나타내게 될 약물의 연구에 뛰어든다. 이때 같은 병원에서는 심장외과 전문의인 빌 클릴랜드가 영국 최초로 개심술을 시행했으며, 랠프 섀크먼Ralph Shackman이 최초의 신장이식을 시도하고 있었다. 논문에서 돌러리 교수는 이러한 결정적인 순간을 아쉬워하며 1978년의 현실로 시선을 돌린다.

> 문제들은 점점 커지고 해결책은 점점 멀어지는 것 같다. (…) 과학으로서 의학의 도덕성과 비용 효과는 어려움에 직면해 있다. (…) 의학 연구의 위계에서 최상층에 속하는 몇몇을 비롯하여 많은 사람들이 향후 발전에 비관적이다. 낙관주의 시대는 끝난 것이다.[2]

왜 '낙관주의 시대'는 종말을 맞은 것일까?

이듬해, 제임스 윈가든James Wyngaarden은 워싱턴 D.C.에서 있었던 미국 의사협회 회장단 연설에서 '멸종 위기에 처한 임상 연구자The Clinical Investigator as an Endangered Species'라는 제목의 연설을 했다. "수년간 의대생들과 젊은 의사들 사이에서는 의학 연구에 관한 관심이 점점 줄어들고 있습니다. 교수 집단을 이끄는 사람들의 눈에는 채용할 수 있는 인재들이 갈수록 줄어들고 있다는 사실이 분명히 보입니다." 윈가든은 국립보건원에서 박사후 과정을 희망하는 의사들에게 주는 수련 수당의 수혜자가 줄어들고 있다는 사실로 이러한 경향을 분명히 알 수 있다고 했다. 최근 10년간 그 수는 반으로 줄어서 정점을 기록했던 1968년에 3,000명이었던 데 비해 이제는 1,500명에 불과했다.[3]

1년 후에는 세계대전 후 치료 혁명의 위대한 수호자였던 제약산업 역시 어려움을 겪고 있다는 사실이 처음으로 밝혀졌다. 유명한 과학 잡지인 《네이처》의 편집자는 "신약의 부족 사태"를 알아챘다.[4] 버밍엄에 위치한 애스턴 대학의 프레드 스튜어드Fred Steward 박사는 자세한 분석을 통해 "새로운 화학물질new chemical entity, NCE", 즉 진정한 신약의 개발 속도가 1960년대에는 연간 70종을 넘었던 것이 1970년대 들어 20종 미만으로 급격히 감소했다고 보고했다. "세계대전 이후 생물학적으로 중요한 수많은 화학물질이 발견되기 시작하여 한동안 혁신을 위한 생산적인 기반이 마련되었으나, 이후 그 성과는 줄어들고 있다." 새로운 약물을 찾아내는 일 또한 갈수록 힘들어지고 있었다. 가장 최근에 발견된 "새로운 화학물질"들을 분석한 결과 "중간 정도의 치료적 이익"을 제공한다고 생각되는 약물조차 3분의 1에 불과한 것으로 나타났던 것이다.[5]

불길한 징후는 또 있었다. 거의 100년 동안 의학의 최신 발전 상황을 알고 싶어 하던 내과 의사, 외과 의사 및 가정의는 《의학연보The Medical Annual》를 구독했다. 이 잡지는 이름 그대로 매년 가장 최근에 이루어진 혁신들을 요약하여 소개했다. 명망과 권위를 갖춘 이 잡지의 편집장인 로널드 보들리스콧Ronald Bodley-Scott은 "소아 백혈병 치료에 있어서 가장 어려운 도전들"을 해결하기 위한 노력으로 유명한, "날카로운 지성과 탁월한 의술을 갖추고 놀랄 정도로 열심히 일하는 사람"이었다. 정성스러운 편집으로 유용한 정보를 명료하게 전달하는《의학연보》에 로널드 경의 초대를 받아 글을 싣는다는 것은 대단한 영광이었다. 목표는 두말할 것도 없이 의사들에게 '최신' 지식을 제공하는 것이었지만, 세계대전 후 의학의 전개 과정에서 중요한 순간을 그때그때 논평한 이 잡지는 나중에는 중요한 역사적 문서의 위치를 차지하게 된다.[6]

그런데 1983년에《의학연보》의 구성이 갑자기 바뀌었다. 더이상 독자들에게 최첨단 의학적 아이디어를 전달하기 위해 노력하지 않았다. 대신 1차 진료의와 수련의를 겨냥한 '1차 진료에서 환자 참여'나 '행동 변화-흡연' 등의 기사를 실어 '교육적'인 내용을 지향했던 것이다. 이렇게 따분하고 보잘것없이 몇 년간 겨우 명맥을 유지하던 끝에 이 잡지는 결국 폐간되고 말았다.

콜린 돌러리가 "낙관주의 시대"가 "종말을 맞고 있다"고 선언한 지 5년 내에 미국 의사협회 회장은 임상 과학자들이 "멸종위기종"이 되었다고 선언하고,《네이처》는 "신약의 부족 사태"를 경고하고 나섰으며,《의학연보》는 세계대전 후 의학의 발전을 소개한다는 본연의 역할을 포기했던 것이다. 이러한 사건의 중요성을 알아차리기는 어렵지 않다. 세계대전 후 의학 발전에 주춧돌 역할을 했던 임상 과학, 의약 화학, 그리고 뒤에서 살펴보겠지만 이들과는 조금 다른 이유로 기술적 혁신 등이 한꺼번에 난관에 봉착했다. 그 의미는 명백하다. 세계대전 후 끊임없이 진행되던 발전이 종말을 맞은 것이다. 세계대전 후 의학 역사에 있어 이 중요한 순간은 지금까지 거의 주목받지 못했다. 그러나 이 시기를 자세히 고찰할 필요가 있는 것은 분명하다.

신약의 부족 사태

1995년, MIT의 리처드 워트먼Richard Wurtman은 지난 50년간에 걸친 혁신적인 약물의 목록을 검토한 후 이렇게 말했다. "지난 30년간은 성공을 거둔 경우가 놀랄 정도로 드물다. 사망률과 이환율에 가장 큰 영향을 미치는 질병에 대한 효과적인 치료 방법은 거의 발견되지 않았다." 새로운 화학물질의 숫자는 1960년대 내내 연간 70건 정도였지만, 1971년에 이르면 연간 30건 미만으로 떨어져서 다시는 회복되지 않았다. 연간 30종이라도 계속 개발된다면 많은 질병에 큰 영향을 미칠 수 있을 것이므로 상당히 훌륭하다고 할 수 있을 것이다. 그러나 문제는 그렇게 간단하지 않다. 1970년대 이후 선보인 많은 '신약'은 더 저렴한 기존 약물로 치료할 수 있는 질병에 대한 값비싼 치료법에 불과했던 것이다.[1]

혁신의 감소에 대한 가장 흔한 설명은 탈리도마이드 사태의 여파로 안전성 관련 규정이 훨씬 까다로워졌다는 것이다. 오늘날에는 어떻게 그런 규정이 없을 수 있는지 상상조차 하기 어렵다. 파리의 정신과 의사들인 들레와 드니케르는 롤랑 사에서 클로르프로마진을 합성한 지 수개월 만에 그 약으로 조현병 환자를 치료하기 시작했다. 클로르프로마진의 가장 중요한 유도체인 항우울제 이미프라민imipramine은 합성된 지 수주 만에 독성 시험이나 체내 약리학 시험 또는 정식 임상 시험을 거치지 않고 환자들에게 투여되었다. 그러나 이미프라민은 이런 식으로 사용할 수 있었던 마지막 약물이다. 1966년, 서독과 오스트레일리아를 시작으로 전 세계에 걸쳐 임신 초기 수면제로 탈리도마이드를 처방받았던 산모에게서 팔과 다리가 없는 아이가 태어났다는 사실이 보고되기 시작했다. 팔다리가 없다는 것은 매우 충격적인 기형이므로, 이후 20년간 탈리도마이드 희생자들의 성장 과정을 기록한 사진들은 대중의 뇌리에 상징적 의미, 즉 제약산업의 태만과 탐욕에 대한 은유로 각인되었던 것이다.[2]

신약에 대해 엄격한 시험을 요구하는 법안을 도입해야 한다는 움직임은 멈출 수 없었다. 1969년 이후로 영국에서는 동물을 대상으로 한 초기 독성 시험이 의무화되었으며, 이후 몇 단계에 걸친 인간 임상 시험을 통과해야만 약물의 시판 승인을 받을 수 있게 되었다. 이에 따라 혁신적인 약을 개발하는 모든 과정이 훨씬 복잡해졌고, 비용이 훨씬 많이 들었으며, 제약업계에서는 이를 불필요하다고 주장했다. 동물을 대상으로 한 약물 독성 시험의 결과가 어떻든 인간에게도 똑같은 결과가 나타날 것이라고 절대적으로 확신할 수 없었고 일부 약에서 예기치 못했던 부작용이 생기는 것은 불가피한 일이었는데도, 적어도 만전을 기한 것처럼 보이기 위해서 규제 기관에서는 제약업계에 엄청난 양의 데이터를 요구했다. 시간이 한없이 걸리는 일이었다. 1978년에 이르자 각 신약의 '개발 기간'은 10년으로 늘어났으며, '개발 비용'은 1960년대에 500만 파운드였던 것이 1970년대 중반에는 2500만 파운드, 1990년대에 이르러서는 1억 5천만 파운드로 증가했다. 이러한 부담은 불가피하게 혁신의 의욕을 꺾었으며 몇몇 유용한 약물은 독성 시험 한두 가지를 통과하지 못하여 개발 과정에서 '탈락한' 것으로 보인다. 규제 강화와 혁신 속도의 저하 사이에 밀접한 관계가 있다는 것은 자명하므로 지나친 규제가 황금알을 낳는 거위를 죽인다고까지는 할 수 없을지도 몰라도 황금알을 낳는 횟수를 줄인다고는 생각할 수 있을 것이다.[3]

그러나 '신약의 부족 사태'에는 규제의 강화 못지않게 중요한 또다른 이유가 있었다. 세계대전 후 치료 혁명의 가장 특이한 측면은 천식 발작 중 어떻게 기도가 좁아지는지, 조현병 환자의 뇌 속에서 신경전달물질이 어떤 작용을 일으키는지 등 질병에 대한 가장 기본적인 이해가 없이 일어났다는 점이다. 이러한 무지의 바다를 건널 수 있었던 것은 제약회사의 연구직 화학자들이 수백만 종의 화합물을 합성하고 잠재적 치료효과를 연구할 수 있었던 설비 덕분이었다.

그러나 제약회사들은 조만간 이러한 방식으로 시험할 수 있는 새로운 화학물질이 동나리라는 사실을 알고 있었다. 1960년대 중반 이래로 이렇게 다소 조잡한 방식으로 신약을 개발하는 과정을 세련되고 '과학적'인 방식으로 변화시킬 수 있으리라는 희망이 있었다. 제약회사의 연구부서는 세포의 생화학적 기능에 관해 훨씬 많은 것을 알고 있었으며, 뇌나 다른 부위에서 세포 사이에 신호를 주고받는 데 이용하는 수많은 화학적 신호전달물질들을 발견한 상태였다. 따라서 이제는 기대하지 못했던 것을 발견할 수 있으리라는 희망으로 어둠 속을 헤매기보다는 새로운 지식을 활용하여 일정한 기능을 지닌 약을 의도적으로 설계하는 것이 훨씬 좋은 방법이라고 생각되었다. 이러한 접근법이 완전히 새롭지는 않았다. 조지 히칭스와 거트루드 엘리언은 DNA 합성을 방해하는 약물을 의도적으로 설계하여 아자티오프린을 비롯한 약들을 발견한 바 있다. 그렇지만 많은 사람들이 제약산업의 미래가 '약물 설계'에 있다는 사실을 확신하게 된 것은 제임스 블랙 경이 프로프라놀롤(심장의 베타 수용체를 차단하여 협심증을 완화)과 시메티딘(장에서 히스타민 수용체를 차단하여 위산 분비를 줄이고 궤양을 치유) 등 두 가지 고전적인 약물을 발견했을 때였다.[4]

이러한 과정에서 밝혀진 흥미로운 모순은 신약을 발견하기 위한 '과학적'인 접근법이 예상보다 훨씬 효율성이 떨어지며, 특히 기존의 맹목적이고 무작위적인 방법과 비교했을 때 더욱 그렇다는 점이다. 논리적으로 생각했을 때 인간 질병의 문제를 세포와 유전자와 단백질 등 가장 기본적인 수준에서 해명할 수 있다면 그 원인이 무엇이든 바로잡을 수 있어야 한다. 직관적으로는 말이 될지 몰라도 이러한 접근법은 생물학적 다양성을 고려할 때 이를 실현할 수 있을 정도로 많이 '안다는 것'이 실제로 가능하다는 예상을 근거로 한다. 반대로 기존 신약 개발 과정은 맹목적으로 우연에 의존했지만 적어도 예기치 못한 일이 일어날 가능성을 열어둔 셈이었다. 다시 말하면 페니실린이나 코르티손 등은 과학적인 접근법으로는 절대로 발견할 수 없었을 것이다.

그렇다고 신약을 발견하기 위한 과학적 접근법이 1970년대 중반 이래로 유용한 약을 전혀 발견해내지 못했다는 것은 아니다. 최근에는 B형 간염 백신과 에이즈 치료를 위한 '삼중 요법'을 개발하는 데 성공하기도 했다.[5] 그러나 1990년대 중반 당시 10대 '블록버스터' 약물, 즉 수십억 달러 규모로 판매되어 제약업계의 이윤을 유지해준 약들은 대부분 개발된 지 20년 이상 경과한 항생제, 소염제 및 항우울제의 새롭거나 값비싼 변종들이다.[6] 이러한 약은 조금 더 효과가 좋을 수도 있고 부작용이 적거나 투여하기 편할 수도 있지만, 몇몇 예외적인 경우를 빼고는 클로르프로마진이 조현병의 치료를 변화시킨 것처럼 새로운 치료 영역을 개척하는 데 의미 있는 영향을 미쳤다고 할 수 없다. 앞으로 생명공학이 더 많은 신약을 쏟아낼 것이라고 상당히 기대했지만, 인슐린, 성장 호르몬, 제VIII인자 등 화합물 역시 몇몇 예외적인 경우를 빼고는 치료적 측면에서 기존에 사용되었던 것보다 더 우수하지 않은 것으로 드러났다. 더욱이 이 약은 훨씬 비싸다.

최근에 개발된 약의 가장 놀라운 특징은 과연 조금이라도 장점이 있는지가 상당히 의심스럽다는 점이다. 피나스테라이드finasteride라는 약은 테스토스테론 대사를 차단하도록 '과학적으로 설계'되어 전립선 비대증 환자의 전립선 크기를 감소시키고 수술의 필요성을 줄여줄 것으로 기대를 모았다. 그렇게만 되었다면 실로 중요한 돌파구가 마련되었겠지만, 《뉴잉글랜드 의학 저널》에서 논평을 통해 지적했듯 "[환자에게서] 증상의 변화는 대단치 않았다"[7]. 마찬가지로 신경전달물질인 GABA의 작용을 방해하는 신세대 간질 치료제 또한 현재 사용 중인 항간질약에 비해 조금도 낫다는 증거가 발견되지 않아서《영국 의학 저널》에서는 논평을 통해 "낮은 평가를 받았다"고 일축해버렸다.[8] 다발성 경화증과 알츠하이머병에 대한 새로운 치료제도 장점이 거의 없는 것으로 나타나 "임상적 가격 효율성이 첫 번째 장애물에 걸려 넘어졌다".[9]

암과 치매 등 심각한 질병에 대한 치료법을 찾는 데 실패했다는 사실에 절망한 제약업계는 수익성이 높은 시장을 찾아 다른 쪽으로 눈을 돌릴 수밖에 없었다. 대머리 치료제 리게인, 남성 발기부전 치료제 비아그라, 비만 치료제 제니칼, 우울증 치료제 프로작 등 노화에 따라 감소하기 마련인 사회적 기능이나 특성을 회복시키는 것이 주목적인 소위 '생활 스타일' 약들이 쏟아져 나왔다. 제약업계는 '신약의 부족 사태'가 지나친 규제 때문이라고 비난했지만, 문제는 그보다 훨씬 심층적인 것으로 보인다. 새로운 규제 요건이 엄격한 것은 사실이지만 그래도 혁신적인 약을 개발할 여지가 남아 있는데, 할시온halcyon 시대였던 1950년대와 1960년대에 비해 수백 배 규모로 연구에 투자했는데도 이러한 약이 개발된 적이 없었다. 의기소침해질 수밖에 없는 이러한 분석은 지나친 단순화라는 의심의 눈초리를 받기 쉽지만, 제약업계의 부침을 보여주는 객관적인 지표, 즉 시장 실적을 통해 확인된 바 있다. '블록버스터 약물' 덕분에 제약업계는 수익성을 유지하고 있었지만 엄청난 연구비(상위 열 개 회사가 1994년 1년간 지출한 연구비만 60억 파운드에 이른다)와 2000년 전후로 수익성이 좋은 제품의 특허 만료 예정 시점이 임박했다는 이중의 압력에 의해 한때 노다지를 캐는 것처럼 보였던 많은 회사들의 존속 여부가 불투명해지면서 각자 정체성을 포기하고 서둘러 수십억 파운드 규모의 합병을 단행할 수밖에 없었다. 글락소Glaxo와 웰컴Wellcome, 스미스 클라인 앤 프렌치Smith, Kline & French[SKF]와 비첨스Beechams, 미국의 업존과 스웨덴의 파마시아Pharmacia, 산도즈Sandoz와 시바Ciba의 합병이 줄줄이 이어졌다.[10] 영국 제약산업협회 회장을 지냈던 존 그리핀John Griffin은 합병의 광풍에 대해 이렇게 말했다. "이 회사들은 특허 만료가 임박한 기존 활성 성분의 새로운 용도와 특이한 약물 전달 시스템 같은 것을 찾는 데 목을 매는 '아이디어 거지'다. (…) 경영진이 근본적으로 새롭고 건설적으로 생각할 능력이 없이 합병에나 열을 올리는 회사가 진정한 혁신을 이루어낼 수 없다는 점은 매우 명백하다."[11]

1970년대 전후로 제약산업의 운명이 이토록 뚜렷한 대비를 보이는 것은 연구 투자의 규모와 혁신적인 약물 사이에 뚜렷한 역상관관계가 나타난다는 깊은 모순에 그 원인이 있다. 이 점을 인식한 제약업계는 1990년대 초반에 새로운 약물의 기초가 되어줄 혁신적인 치료 효과를 지닌 '선도적 화합물'을 발견할 수 있으리라는 희망을 안고, 자동화기법을 이용하여 수백만 가지 화학물질의 생물학적 활성을 조사하는 방식으로 신약 개발 전략의 방향을 바꾸었다. 기법 자체는 과거에 비해 훨씬 정교해졌지만, 1940년대와 1950년대에 걸쳐 중요한 약을 발견하던 과정으로 회귀하는 것은 이러한 전략이 '제 몫을 할지' 좀더 두고 봐야겠지만 매우 의미심장하다.[12]

chapter

03

기술의 실패

불은 프로메테우스가 신에게서 훔쳐 인간에게 전해준 '원천 기술'이다. 제우스는 크게 노하여 프로메테우스를 쇠사슬로 바위에 묶어놓고 매일 독수리가 간을 쪼아 먹게 하는 형벌을 내렸다. 이 형벌은 매우 가혹해 보이지만, 한 가지 점에서는 제우스가 옳았다. 기술이란 전혀 상반된 두 가지 측면을 지니고 있다. 기술을 지닌 사람들은 기술로 인해 엄청난 힘을 갖게 되지만, 거꾸로 기술의 노예가 되어 모든 행동을 통제당하기도 한다.

기술은 낙관주의 시대가 종말을 맞으면서 주된 조류와 어긋나기 시작했다. 1980년대는 진단 영상기법(CT와 MRI, 초음파 등의 기법)[1], '중재적 영상의학'(플라스틱 카테터로 좁아진 동맥을 넓히는 혈관 성형술)[2], 훨씬 정교한 내시경 기법 등의 측면에서 중요한 시기였으며, 결국 이러한 기술이 한데 모여

최소 침습 수술이라는 탁월한 기술적 성취가 이루어졌다.[3]

그런데도 이러한 혁신의 배경에는 의료 기술이 통제 불능 상태에 빠졌다는 일반적이고도 상당한 근거를 지닌 인식이 자리 잡기 시작했다. 이번 장에서는 우선 덜 심각한 것부터 시작하여 세 가지 사례를 들고 그 결과를 살펴보려 한다. 첫 번째는 '과잉 진단'(진단 기술의 남용), 두 번째는 헛된 기대를 품고 부적절한 상황에서 이루어지는 태아 상태 모니터링, 세 번째는 사망에 이르는 과정을 불필요하게 연장시키는 집중 치료다.

진단 기술의 남용

항상 통찰력이 뛰어난 사람으로서 장기이식에 이바지한 공로로 노벨상을 수상한 피터 메더워는 사람들이 '기술과 과학'으로서 의학의 성격을 이야기할 때 '기술'이 환자에게 공감하고 이야기를 나누는 데 관련된 측면이며 '과학'은 올바른 진단을 내리기 위해 복잡한 검사 결과를 해석하는 데 따르는 어려움이라고 생각하는 오류를 범한다는 사실을 깨달았다. 그는 정반대라고 주장한다. 의학에 있어서 진정한 '과학'이란 환자와 자세한 이야기를 나누고 질병과 관련된 징후를 찾아내기 위해 신체검사를 하는 과정에서 불거진 의학적 문제의 성격을 완벽하게 이해하는 것이다. 이러한 토미 호더 스타일의 오래된 진료 방식으로도 90퍼센트의 환자에게서 어디가 잘못되었는지 정확히 알아낼 수 있다. 반면에 의학의 '과학'적 측면을 대표한다고 생각되는 기술적 장비와 신기한 검사를 과신하면 일을 그르치는 경우가 많다. 메더워의 논리를 따라가다 보면 의사들이 더 많이 검사할수록 의학의 '과학적' 측면은 (신뢰할 수 있는 지식을 얻는다는 의미에서) 점점 줄어든다는 재미있는 역설에 도달하게 된다. 실제로 1970년대 후반의 의사들은 1970년대 초반에 비해 두 배나 많이 검사를 '시행'해서, 환자가 병원에 입원했다 하면 빈혈이 생기고 때에 따라서는 수혈이 필요할 정도로 많은 혈액을 채취하는 바람에 '의학적 흡혈주의'라는 신조어가 생길 정도였다.[4] 1981년 《랜싯》 지에 실린 논평에서는 "겉으로만 그럴싸해 보일지도 모르지만, 검사 결과가 정확하다는 안도감은 수영 실력이 시원치 않은 사람이 구명조끼에 대해 느끼는 것과 똑같은 호소력을 지닌다"라고 전제한 후, "혹시나" 선배 의사들이 결과를 물어보았을 때에 대비하여 신참 의사들이 요청하는 "만일에 대비한 검사", 결과가 어떻게 나오든 진단에 도움이 될 가능성이 별로 없는 "일상적 검사", 특정 질병에서 비정상적인 결과가 나온다는 사실이 이미 알려져 있는데도 "의사가 똑똑하다는 것을 드러내기 위해" 요청하는 "추정 검사" 등 의사들이 불필요한 검사를 많이 시행하는 몇 가지 이유를 열거했다.[5]

기술적 데이터에 대한 집착은 오늘날 기술적으로 전문화된 진단 기술을 갖추어야만 의사가 될 수 있다는 보편적인 현상의 일부다. 즉, 소화기 전문의는 소화기 질병을 많이 안다고 끝나는 것이 아니라 위나 대장 내시경을 할 수 있어야 한다. 심장 전문의 또한 청진기를 이용한 전통적 기법만으로는 충분하지 않고 '카테터 검사', 즉 카테터를 정맥과 동맥 속으로 밀어넣어 심장 내부의 압력을 측정할 수 있는 능력을 반드시 갖추어야 한다.

물론 소화기 전문의나 심장 전문의가 이러한 기술을 갖춘다고 나쁠 것은 없지만, 결국 간단한 방법으로 알아낼 수 있는 정보를 얻는데도 이러한 수단을 이용하게 된다. 예를 들어 환자의 병력을 듣고 진찰하는 전통적인 임상 진료 방법으로도 소화성 궤양을 쉽게 진단할 수 있지만, 현대의 소화기 전문의들은 상복부 통증을 호소하는 모든 환자에게 내시경을 시행하여 궤양을 눈으로 확인하고 치료 후에는 완치되었는지 확인하기 위해 또 한 번 내시경을 하는 방법을 선호한다. 세인트 바살러뮤 병원의 마이클 클라크Michael Clark는 자신이 의사이면서도 이러한 진단 기법의 부적절한 사용은 지적 퇴행의 증거라고 주장했다. "1960년대에는 젊은이들이 위장관에 대해 많은 지식을 쌓고 이러한 지식을 임상에 적용하는 지적 도전을 할 수 있는 발전 중인 분야라는 이유로 소화기 전문의가 되었지만, 오늘날 젊은 소화기 전문의들은 또다른 내시경 기술을 배울 수 있을 경우에만 행복감을 느낀다. 1960년대의 짜릿함은 사라지고 관음증의 시대가 도래한 것이다."[6]

소화기 전문의들에게 내시경의 큰 장점은 돈이 된다는 점이다. 영국의 경우 전문의에게 비보험 진료를 받았을 때 표준적인 진료비는 100파운드 내외이지만, 보험 회사들이 '중간 정도의 수술'로 등급을 매겨놓은 내시경을 전문의가 시행할 경우 비용은 네 배에 이른다(미국과 같은 민간 의료 시스템에서는 내시경과 '카테터 검사'가 전문의의 수입 중 80퍼센트를 차지한다). 이러한 '과잉 진단', 즉 문제가 명확한데도 많은 검사를 하는 현상은 사소한 것처럼 보일 수도 있지만 비용이 많이 들뿐더러 의학적인 만남에 이질적 요소를 도입하여 지혜와 경험의 중요성을 떨어뜨리고 헛된 객관성을 조장한다는 더 심각한 문제를 낳는다.

태아 상태 모니터링: 첨단 기술로 제 발등 찍기

의학의 수많은 분야에서 과학기술이 성공을 거두자, 의사들은 모든 문제에 기술적 해결책이 있을 것이라고 믿게 되었다. 분만 중 태아 상태 모니터링에 의해 신생아 손상이나 사망을 예방할 수 있다고 믿는 것이 좋은 예다. 그 논리는 이렇다. 대부분의 분만이 병원에서 이루어지기 시작한 것과 때를 같이하여 산모와 유아 사망률이 감소했다. 이 사실로 당연히 의료의 혜택으로 분만이라는 위험한 일이 엄마와 아기에게 훨씬 안전해졌다고 생각한다. 그런데도 분만 중에 아기가 사망하는 일은 여전히 일어나며(미국의 경우 연간 3,000명 정도), 뇌성마비 등 심한 뇌 손상을 입고 태어나는 아기들은 그 몇 배에 이른다(약 1만 5000명). 이렇게 불운한 일이 생기는 것은 진통 중 태아에게 산소 공급이 차단되기 때문이라는 사실이 널리 인정되고 있으므로, 이 과정에 의료가 개입하여 언제 태아가 '고통받고' 있는지 판정한다면 이를 비상사태로 간주하고 응급 제왕절개를 시행하여 나쁜 결과를 피할 수 있을 것이다. 1974년에 이러한 논리를 주창했던 남캘리포니아 대학의 산과 의사 에드워드 퀼리건Edward Quilligan과 리처드 폴Richard Paul은 이렇게 주장했다. "분만의 스트레스에 의해 태아가 사망할 수 있는 것이 명백하므로 분만이 뇌 손상의 원인 중 하나라고 가정한다고 해서 비합리적이라고 생각되지는 않는다."[7] 이러한 추론은 실제로 "비합리적이지 않"았다. 그들은 원숭이 태아가 자궁 속에 있을 때 모체의 자궁벽에서 태반을 분리하여 산소 공급을 차단시킨 조잡한 실험을 통해 관찰된 소견이 이러한 논리를 뒷받침해주는 것처럼 보인다고 주장했다. 분만 후 원숭이 태아를 안락사시켜 뇌를 조사한 결과, "뇌성마비에 이환된 인간 피험자에서 관찰된 것과 동일한" 특정한 양상의 뇌 손상이 뚜렷하게 나타난 것이다.[8]

1960년대 후반에 전통적으로 '태아의 곤란 상태'를 평가하는 방법을 개선시킨 두 가지 기술적 발전이 이루어지자, 태아가 산소 부족 상태에 빠질 가능성을 미리 알려서 뇌성마비의 비극을 예방할 수 있으리라고 산과 의사들은 기대했다. 첫 번째는 산모의 복부에 끈으로 묶어두면 태아의 심박수를 신호음으로 알려주는 모니터로, 태아에게 문제가 생겼을 때 빠른 '가속'과 '감속'을 통해 객관적인 증거를 제공해주었다. 두 번째는 진통이 시작된 직후 아기가 산도를 내려오기 시작하는 순간 두피에 바늘을 찔러넣어 소량의 혈액을 채취한 후 그 산성도를 측정하는 것으로, 아기가 산소 부족 상태에 빠져 뇌 손상을 입기 쉬운 상태인지 알려주는 유용한 경고 표지 역할을 했다. 이러한 과정에 필요한 장비를 구입하고 간호 인력을 교육시키는 데 필요한 초기 비용이 상당하리라는 사실은 분명했지만(미국의 경우 약 1억 달러로 추산되었다), 퀼리건과 폴은 태아 상태 모니터링 기술로 뇌 손상을 입은 어린이의 수를 반으로 줄일 수 있다면 장기적인 의료비에서 절약되는 비용(그들은 20억 달러로 추산했다)이 이를 상쇄할 것이라고 주장했다.[9]

이렇게 설득력 있는 주장에 확신을 갖게 된 산과 의사들은 1970년대 내내 태아 상태 모니터링 시스템을 앞다투어 도입했으나, 그 결과 임산부들의 이익을 대변하는 '자연분만' 운동이 일어나면서 강력한 역풍을 맞게 되었다. 문제는 논리적으로 아무리 그럴싸하게 들린다고 해도 태아 상태 모니터링은 많은 여성들의 분만 경험에 심각할 정도로 나쁜 영향을 미친다는 점이었다. 모니터링 결과를 믿을 수 있으려면 산모의 움직임을 극도로 제한해야 하는데, 이는 곧 산모가 오랜 시간 똑바로 위를 보고 누워 있어야 한다는 것을 의미한다. 그동안 대부분의 산모는 한쪽 팔에는 수액을, 다른 쪽 팔에는 혈압을 측정하기 위해 압박대를 감고 있는 경우가 많다. 사실상 꼼짝도 못하는 셈이다. 태아 상태를 모니터링하기 위한 성가신 제약은 생리적으로 부자연스러울 뿐 아니라, 산모가 자유롭게 돌아다니거나 자세를 바꿀 수 없기 때문에 진통을 불필요하게 연장시켰다.

가장 중요한 질문은 과연 효과가 있는 것인가 하는 점이었다. 모니터 시스템이 '과민한' 경향이 있어서 사실 아기가 안전한데도 위험 신호를 내보내곤 했기 때문에 제왕절개 분만이 급증했는데도, 퀼리건과 폴은 분만 중 합병증이 현저히 줄어들었다고 주장했다.[10]

그러나 이러한 주장은 시간이 흐를수록 신빙성을 잃었다. 태아 상태 모니터링은 이들이 주장한 것처럼 엄밀한 과학이 아니었다. 나중에 밝혀진 바에 의하면, 출산 중 어느 정도 산소 부족 상태를 겪은 아이들의 84퍼센트는 감지하는 데 실패했으며 "반대로 위험한 상태라고 생각되었던 대부분의 유아가 매우 건강했다". 1980년대 초, 《영국 의학 저널》은 10년 전 태아 상태 모니터링에 대한 기대를 열렬히 지지했던 것과는 반대로 수많은 기술적 어려움에 환멸을 나타냈다. "태아 심박수 패턴은 산-염기 상태(두피에 바늘을 찔러 채취한 혈액의 산성도)와 상관관계가 좋지 않다. (…) 태아의 경과는 데이터를 올바로 해석하는 것뿐만 아니라 분만실 인력이 얼마나 적절하게 대처했는지에 따라 달라진다."[11]

변호사들이 뛰어들지 않았다면 태아 상태 모니터링의 유행은 다른 의학적 유행처럼 서서히 사라져버렸을 것이다. 애초에 뇌성마비 등 '부정적인 결과'를 예방할 수 있다고 주장했을 때는 미처 생각하지 못했던 문제가 있었는데, 아기가 좋지 않은 상태로 태어난 경우에 부모 입장에서는 '비정상적인' 심장 모니터링 결과라는 확실한 증거가 있는데도 산과 의사가 부주의하여 제대로 대처하지 못했다고 생각하는 것이 '비합리적이지 않다'는 점이다(또한 법정에서는 적대적인 전문가가 증인으로 출석하여 사실상 어떠한 결과든 '비정상'이라고 증언할 수 있었기 때문에, 검사가 태아의 상태에 객관적인 평가를 제공한다는 원래의 주장을 크게 약화시켰다).

1983년에서 1990년 사이에 영국에서 부주의에 관한 소송은 세 배나 늘어난 것으로 추정되었으며, 금전적 배상 규모 또한 건당 평균 70만 파운드에 이르렀다. 산과 의사는 전체 의사의 2.5퍼센트에 불과했지만, 이들이 지불한 법률 비용과 배상액은 의료계 전체가 부담한 액수의 30퍼센트에 이르렀다.[12]

이것은 부당하기 짝이 없는 상황이다. 약삭빠른 변호사들은 '완벽하지 못한' 아이가 출생할 때마다 산과 의사의 부주의 탓으로 돌릴 수 있게 된 것이다. 산과 의사들의 유일한 해결책은 애초에 태아 상태 모니터링의 이론적 근거가 되었던 생각, 즉 출생 시 산소 부족이 뇌 손상을 일으키는 흔하고 예방 가능한 원인이라는 주장을 부정하는 것밖에 없었는데, 실제로도 이러한 생각은 옳지 않았다. 산모 사망률과 태아 사망률은 1950년대 후로 계속 감소한 반면, 뇌성마비의 숫자는 사실상 변화가 없었던 것이다. 이러한 현상은 대부분의 뇌성마비(90퍼센트 정도)가 분만 중에 일어난 사건 때문에 생기는 것이 아니라, 그보다 먼저 임신 중에 뇌의 발생 과정에서 이상이 있었기 때문이라고 생각할 때만 설명이 가능했다. 한 산과학 잡지에 따르면, 이 사건은 "그릇된 유추와 가정을 근거로" 태아 상태 모니터링이 어린이의 뇌손상을 방지할 수 있을 것이라고 기대했던 "파국적인 오해"였다. 산과 의사들은 "도끼로 제 발등을 찍었던" 것이다.[13]

이 이야기에서 가장 흥미로운 부분은 시류에 휩쓸리지 않는 침착한 사람들이 애초부터 태아 상태 모니터링의 '잘못된 가정'에 대해 경고했으며, 산과 의사들도 이것을 쉽게 알아차릴 수 있었다는 점이다. 그들은 개인적인 경험으로 뇌성마비가 나타난 아기들이 반드시 난산이나 출산 합병증을 겪지는 않았다는 점을 알고 있었다. 그러나 전문가들조차 기술의 힘이 해답을 제공하리라는 기대 때문에 다른 방향으로 생각하려는 유혹을 뿌리치지 못했던 것이다.[14]

첨단 기술과 치솟는 사망 비용

세 번째이자 가장 중요한 기술의 남용은 생명 유지 기술을 이용하여 사망 과정을 연장시키는 것이다. 1952년에 코펜하겐의 소아마비 유행 중 비오른 입센 박사가 개척한 집중 치료의 원칙, 즉 호흡근의 기능이 회복될 때까지 어린이들의 생명을 유지하는 기술은 이후 연간 수천 명의 생명을 구했지만, 1970년대 중반에 이르면 엄청난 비용을 잡아먹으면서 말기 질환의 고통과 비참한 상태를 연장하는 수단으로 변질된다. 1975년, 연합통신United Press Agency에서 보도한 프랑코 장군의 최후의 순간에 관한 기사를 살펴보자.

> 프랑코 장군의 생존을 유지하기 위한 전투에는 최소한 넉 대의 기계
> 장치가 사용되고 있다. 가슴에 연결된 제세동기는 심박동이 느리거나
> 약해질 때마다 심장에 충격을 가해 박동을 정상으로 되돌린다. 펌프처
> 럼 생긴 장비는 혈류가 약해질 때마다 피를 뿜어내어 온몸을 순환시킨
> 다. 인공호흡기는 호흡을 도와주며, 투석기는 피를 깨끗하게 해준다.
> 위중한 상태가 25일간 지속되는 동안 프랑코 장군의 몸에는 여러 번
> 튜브가 삽입되어 기관지에 공기를 불어넣고, 코를 통해 영양을 공급하
> 고, 복강에 고인 복수를 배출시키고, 위 내 압력을 감소시켰다. 그가 중
> 대한 심장 발작을 세 번이나 일으켰다는 점을 고려할 때 이러한 노력
> 은 그 자체만 놓고 본다면 실로 대단한 것이다. 그는 응급수술도 두 차
> 례나 받았는데, 첫 번째는 파열된 동맥의 치명적인 출혈을 막았고 두
> 번째는 똑같은 이유로 궤양 출혈을 막기 위해 위 대부분을 절제했다.
> 그는 약 15리터에 이르는 혈액을 수혈받았다. 폐는 울혈 상태다. (…)
> 신장은 기능을 잃었고 간 기능도 약해졌다. 장은 주기적으로 마비 상
> 태에 빠졌다. (…) 때때로 직장 출혈에 시달렸다. 왼쪽 허벅지 속에는
> 혈전이 형성되어 퍼져나가고 있었다. 입속에는 어찌할 도리가 없을 정
> 도로 점액이 고였다.[15]

프랑코 장군은 유력자였으므로 치료에서도 특혜를 받았을 것이라고
생각할지 모르지만, 그의 최후에 관한 이 기사는 회복될 가능성이 점점

희박해지는 가운데 장기들이 차례로 기능을 잃을 때마다 기술적인 수단으로 그 기능을 대신하는 현대식 집중 치료 병동에서 생애의 마지막 날을 보내는 수많은 불운한 환자들과 그리 다르지 않다. 이 과정에는 많은 비용이 든다. 1976년, 미국에서는 의료비 중 절반이 환자가 생을 마감하는 마지막 60일 사이에 지출되었다. 보스턴에 위치한 히브리 노인 재활 센터Hebrew Rehabilitation Center for the Aged의 뮤리얼 길릭Muriel Gillick이 "상당히 많은 사람들이 의사들의 탐욕과 기술에 대한 열광으로 환자의 고통에 무관심하게 과잉 치료를 함으로써 죽어가는 사람의 생명을 잔인하고 불필요하게 연장시키고 있다고 생각한다"[16]라고 하면서 〈뉴욕타임스〉의 논평에서 이렇게 말했다. "죽음의 비용이 지나치다는 분노는 감정의 소모가 지나치다는 우려와 궤를 같이한다."

그러나 분명 친척들의 압력에 시달리거나 나중에 태만했다고 비난받게 될 것을 두려워한 나머지 '할 수 있는 한 최선을 다했다'는 것을 입증하는 수밖에는 별다른 도리가 없다고 느끼는 의사들에게만 잘못이 있다고 생각할 수는 없다. 가톨릭에 종부성사가 있듯이, 의학에도 종부성사가 있다. 병원에 입원한 환자는 인공호흡기 치료를 거치지 않고는 세상을 떠나는 것이 허용되지 않는다. 플로리다 남부의 한 병원에서 2년 동안 암이 악화되어 집중 치료 병동에 입원한 약 150명의 환자들을 대상으로 경과를 조사한 결과, 생존하여 집으로 귀가한 환자의 4분의 3 이상이 3개월 내에 사망했다.[17]

이러한 집중 치료 시설의 남용은 의료 기술이 얼마나 통제 불능 상태에 빠져 있는지 뚜렷하게 보여주는 예다. 그러나 할 수 있는 일이 없다.

프랑코 장군이 소름 끼치는 최후를 맞은 지 20년이 지난 1995년 즈음, 미국의 집중 치료 비용은 620억 달러에 이르렀는데(GNP의 1퍼센트에 해당한다) 약 3분의 1인 200억 달러는 완곡한 표현으로 PIC, 즉 잠재적으로 비효과적인 치료potentially ineffective care라고 불리는 과정에 쓰이고 있었다. 어린이 집중 치료 병동에서 미숙아로 태어난 앤드루라는 이름의 자녀를 돌보며 6개월을 보낸 후 부모가 남긴 다음과 같은 기록은 PIC를 받게 되어 "그 사용을 규정하는 윤리보다 훨씬 정교한 기계에 아무런 희망도 없이 사로잡힌" 환자들이 어떻게 되는지 통렬하게 그려내고 있다.

거의 모두 의인성[의사가 원인이 된]이었던 앤드루의 수많은 문제들을 생각해볼 때, 아이를 입원시킨 것이 얼마나 큰 재앙이었는지 분명히 드러난다. 인공호흡기에 의해 '목숨을 건진' 결과 우리 아이는 헤아릴 수 없이 많은 서맥(심박동이 느려지는 것)의 위기와 헤아릴 수 없이 많은 점액 흡입, 튜브 삽입, 채혈과 수혈을 견뎌야 했으며, '목숨을 건진' 결과 수많은 감염증과 골다공증 및 골절 그리고 발작을 겪어야 했다. 인공호흡기에 의해 '목숨을 건진' 결과 우리 아이는 인공호흡기의 부작용으로 길고 고통스럽고 값비싼 5개월을 버틴 끝에 결국 세상을 떠났다. (…) 마침내 죽는 것이 허락되었을 때 그를 '구하기' 위해 사용되고 있던 의학 기술은 발달을 저해당한 채 기능을 잃어버린 뇌를 지니고 손상받지 않은 장기가 거의 없는 상태로 기계의 부속품으로서 존재하는 '인간'이라는, 인간의 삶에 관한 그로테스크한 캐리커처를 완성한 뒤였다. 이것이 우리가 살아 있는 동안 영원히 마음속에 남을 우

리의 아들 앤드루에 대한 기억이다.[18]

　앞서 예로 든 기술이 '부적절'하게 사용되고 있는 세 가지 형태에 대한 묘사는 필요 이상으로 암울하다고 생각될 수도 있지만, 세계대전 후 치료 혁명에 필수적인 역할을 담당했던 기술적 혁신의 변화 능력이 거울에 비친 모습일 뿐이다. 문제는 기술 자체가 아니라 새로 발견된 권능에 반드시 필요한 자제력을 발휘할 수 없었던 의사라는 전문직의 지적·정서적 미성숙이었던 것이다.

chapter
04

멸종위기에 처한 임상 과학자

1979년, 제임스 윈가든이 미국 의사협회 회장단 연설을 통해 언급한 "멸종위기에 처한 임상 과학자"가 낙관주의 시대의 종말을 나타내는 세 번째이자 마지막 징표다.[1] 윈가든 박사는 국립보건원으로부터 박사후 과정 연구를 위한 수련 자격을 수여받은 의사 수가 지난 10년간 반으로 줄었다는 사실을 알게 되었는데, 이는 분명히 1970년대에 자격을 취득한 의사들이 이전 세대에 비해 의학 연구에 대한 열정이 식었다는 사실을 의미했다. 그는 이러한 현상이 적어도 부분적으로는 "시술 기반 전문 의학으로부터 비롯된 고소득의 유혹" 때문이라고 생각했다. 이것이 무슨 뜻일까? 이전 장에서 설명했듯이 소화기 전문의나 심장 전문의 같은 전문의들은 개인 진료를 통해 내시경이나 심도자술 같은 고유한 기술 또는 '시술'을 시행함으로써 많은 돈을 벌어들일 수 있었는데, 이를 가리켜 윈가든은 "이전 같으면 경제적인 보장을 뒤로 미루고 연구에 대한 지적 호기심을 기꺼이 선택했을 젊은 의사들 중 많은 사람들이 이제는 '젊은 의사-포르셰 증후군'을 나타내고 있다"라고 말했다. 세계대전 후의 과학적 이상주의로부터 영향받지 않은 첫 번째 세대인 이들이 연구실의 지적 흥분을 추구하기보다는 내시경이나 심도자술 등 새로 습득한 기술을 이용하여 개인 진료라는 수익성이 좋은 분야만을 선호한다는 주장은 부분적으로 사실이었다. 그러나 젊은 의사들이 연구에 흥미를 잃어버린 데는 훨씬 중요한 다른 이유가 있다. 토머스 루이스 경이 시작하여 존 맥마이클과 동시대의 의사들이 뒤를 이었던 임상 과학이라는 혁명이 이미 고갈되어버린 것이다.

의학적 연구에는 새로운 약을 합성하고 기술을 발명하고 질병의 동물 모델을 실험하는 등 수많은 형태가 있지만, 임상 과학의 독특한 특징은 '실험 대상자', 즉 질병을 앓고 있는 환자에게 접근할 수 있는 유일한 권리를 지닌 의사가 수행한다는 점이다. 대부분의 임상 과학은 부검실에 누워 있는 죽은 환자가 아닌 살아 있는 사람의 질병이라는 현상을 특수한 기법을 통해 관찰하거나 측정하는 것이다. 따라서 세계대전 후 의학대학원에서 존 맥마이클은 심장 카테터를 이용하여 심장 내부의 압력을 측정했고, 실라 셜록은 정확한 진단을 위해 생검 바늘로 황달 환자의 간 조직을 채취했다. 임상 과학의 역동성은 내부 장기를 명확하게 보여주는 CT나 MRI 같은 영상 기법에서 다양한 질병에서 혈액 내 존재하는 호르몬과 화학물질을 극미량 수준까지 측정하는 능력에 이르기까지 대부분 인간 생리의 특정한 영역을 측정할 수 있는 새로운 방법 덕분이었다.

치료 혁명으로 인한 신약 또는 새로운 기술은 '실험적'인 것이어서 임상 과학자가 그 효과를 평가할 수 있는 충분한 기회가 있었으므로 임상 과학에 새로운 차원을 더해주었다.

할 일은 넘쳐났다. 탐구되지 않은 분야가 널려 있었고, 오직 의사만 임상 과학을 할 수 있었으므로 다른 분야와의 경쟁도 거의 없는 데다, 병동과 외래에는 연구 대상으로 삼을 만큼 흥미로운 질병을 지닌 환자들을 지칭하는 끔찍한 미사여구인 '임상적 재료'가 가득했다. 젊고 똑똑한 의사들은 어떤 질병에 걸린 환자를 20~30명 모은 후 연구실로 오게만 하면 무엇인가를 측정하거나 새로운 치료의 효과를 시험해볼 수 있었다. 그후에는 결과를 정리하여 의학 잡지에 발표했다.

질병의 생리학적 과정에 대한 지식과 이해를 확장시킨 임상 과학을 과소평가하는 것은 아니지만, 질병이라는 '현상'을 관찰한다는 의미에서 '현상학적 접근'이라고 불린 이러한 방법에는 분명 지적 한계가 있었다. 선천성 심장 기형을 지닌 어린이들에게 카테터 연구를 하거나 황달 환자들에게서 생검 조직을 채취하는 방법으로는 더이상 유용한 지식을 얻을 수 없는 시기가 다가온 것이다. 더 많은 관찰 연구를 통한 임상 과학의 잠재력이 포화상태에 이른 것은 공교롭게도 치료 혁명의 하락과 때를 같이했다. 1970년대 후반에 이르자 임상 과학은 심각한 문제에 봉착했다.

젊은 의사들에게 매력을 잃은 이유를 설명해주는 임상 과학의 쇠퇴는 두 가지 방법을 통해 입증할 수 있다. 첫 번째는 낙관주의 시대의 종말 전후로 의학 잡지의 내용을 비교해보는 것이다. 《영국 의학 저널》

1970년 1월호는 뇌수막염 치료에 있어서 스테로이드의 효용, 패혈증 및 로열 프리 병(Royal Free disease, 같은 이름의 병원에서 발행한 '피로'의 유행병)의 치료 등 임상 과학의 전성기를 '여실히' 보여주는 논문이 실려 있었다. 임신 중 유산을 방지하기 위해 투여한 엽산의 유효성을 기술한 논문과 심장으로 통하는 중심 정맥인 하대정맥 폐쇄 환자에 관한 연구도 있었다. 당뇨병 치료제인 펜포르민phenformin이 혈당 조절 효과와 함께 환자의 체중 감량에 도움이 되는지 평가한 논문이 있는가 하면, 관절염이 생긴 관절에 직접 주사한 하이드로코르티손의 유효성에 관한 연구와 항생제인 테트라사이클린이 만성 신부전을 악화시킨다는 사실을 보고한 논문도 있었다. 독자들의 투고 역시 안면부 통증, 심부정맥 혈전증의 관리, 다양한 변비 치료 방법의 상대적 장점 및 겨드랑이 다한증 환자의 새로운 수술적 치료법 등 다양한 문제에 관해 자신의 임상 경험을 근거로 의견을 개진하는 의사들이 참여해서 임상적인 문제에 대한 관심이 주된 내용이었다. 전문의든 가정의든, 이 저널을 읽는 사람은 누구나 일상 진료에 직접적으로 관련된 일반적인 관심사가 무엇인지 알 수 있었던 것이다.[2]

1970년대 중반 이래로《영국 의학 저널》에서 임상 과학에 할애한 지면은 급격히 줄었다. 1990년대에 이르면 내용이 너무나 달라져서 같은 잡지인지 알아볼 수조차 없다.[3] 예를 들어 1995년 1월호를 보면, 야간 하지경련에서 퀴닌quinine의 유효성에 대한 대규모 통계적 분석, 유아기 체중과 향후 심장병이 발생할 가능성의 상관관계를 알아보는 역학 연구 및 약물 오용에 관한 젊은이들의 견해를 알아본 조사 등이 실려 있다. 산과 의사들이 '정상' 분만을 하는 산모를 봐야 하는지에 관한 '논쟁적 연구'와 '설명 후 동의'(연구에 참여하기 전에 피험자에게 연구의 장단점을 알리고 동의를 얻는 과정)에 관한 논문도 실려 있다. 이렇게 산만한 논문 사이에 임상 진료에 직접적으로 연관된 논문은 고령의 뇌졸중 환자 치료에서 혈액 응고 방지제의 유효성에 관한 한 편만 눈에 띨 뿐이다.[4]

임상 과학이 의학의 지적 생명력에 있어서 중심적인 위치에 있다가 주변부로 소외되었다는 사실을 단적으로 드러내는 두 번째 예는 중요한 연구 기관들, 특히 영국에서 1970년도에 의학 연구의 중심 기관으로 육성하기 위해 설립했던 임상연구센터Clinical Research Centre의 짧고도 순탄치 않았던 운명을 들 수 있다. 임상연구센터는 기관지염, 심장병, 뇌졸중 등 임상 과학의 흔한 의학적 문제들을 연구하는 특정한 목적을 지닌, 런던 북부의 해로Harrow 지역에 새로 설립된 지역 병원인 노스위크 파크Northwick Park의 부속 기관이었다. 여왕이 참석하는 공식적인 개원식이 열리기 한 달 전에 《영국 의학 저널》은 이렇게 논평했다. "시설이 잘 갖추어진 병원과 연구센터의 개원은 두말할 것도 없이 축하할 일이다." 시설이 잘 갖추어진 것은 확실했다. 자본 비용이 표준적인 병원의 세 배에 이르렀던 것이다. 다른 병원과 비슷한 전문 의료 인력 외에도 열네 개 연구 분야에 걸쳐 134개의 연구직이 포진하고 있었다. "의료 분야에 중요하고도 필수적인 투자로서, 이를 통해 의학연구위원회는 국제 의학 연구계에서 선도적 위치를 유지할 수 있을 것이다."[5]

그러나 이전 세대는 생각조차 할 수 없었던 연구 설비를 갖춘 '호화로운' 질병의 전당은 성공하지 못했다. 어쩌면 처음부터 이런 식으로 연구 기관을 시도하고 설립한다는 생각이 잘못이었는지도 모른다. 센터는 높은 운영비 때문에 이내 골칫덩어리로 전락했고, 형편없는 연구 성과는 큰 수치였다. 이 기관은 10년 남짓 지난 1986년에 "향후 높은 수준의 임상적 연구를 수행하는 데 반드시 필요한 공통적인 목적의식을 이루어낼 전망이 거의 없다"는 위원회의 보고가 나온 후 폐쇄 결정이 내려졌다.[6]

이전 시대의 업적과 비교당하는 것은 불가피했다. 1940~1960년대에 의학대학원과 다른 곳에서 이루어진 중요한 의학 연구들은 임상연구센터에서 일하던 사람들이 조달할 수 있었던 자금과 자원의 극히 일부에 지나지 않는 아주 적은 연구비만으로 이루어졌다. 따라서 이러한 '연구 생산성'의 차이를 설명할 수 있는 방법은 오직 두 가지뿐이다. 이곳에서 근무하던 사람들이 이전 세대에 비해 머리가 나쁘고 태만했다는 설명은 가능성이 별로 없기 때문에, 결국 지적 환경이 변하여 임상 과학이 질병에 의해 생긴 중요한 문제에 의미 있는 기여를 할 능력을 잃어버렸다고 생각할 수밖에 없다.

탈출구가 없다

1970년대 말에 이르러 의학의 진보가 거의 멈추었다고 하면 터무니없이 들릴 것이다. 소화성 궤양의 원인으로서 헬리코박터의 발견이나 심장 발작을 일으킨 사람의 생명을 구하는 데 혈전 용해제의 역할이 밝혀지는 등 몇몇 '결정적인' 순간이 아직 남아 있었다. 또한 1980년대에도 최소 침습 수술이라는 새로운 방법이 개발되는 한편, 유방암이나 대장암 등의 생존율 또한 그런대로 향상되었다.[7] 가장 중요한 것은 1980년대가 전 시대에 이루어졌던 혁신의 가치와 용도를 훨씬 정확하게 정의하는, 의학에 있어서 반드시 필요한 '미세 조정'의 시기였다는 점이다.

그런데도 낙관주의 시대가 종말을 고했다는 선고를 피할 수는 없다. 치료 혁명은 휘청거리고 있었다. 의학은 진정한 노력을 필요로 하는 다른 분야와 마찬가지로 주된 관심사, 즉 질병의 치료라는 요소에 의해 경계가 지어지므로, 성공을 거듭할수록 더이상의 발전이 제한될 수밖에 없다. 1950년대 이래 의학은 심장이식이라는 사건이 대여섯 가지 이상의 결정적인 순간에 의해 가능해졌듯이 한 가지 영역에서 얻은 지식을 다른 영역에 적용하고 이로 인해 얻어진 지식을 또다른 영역에 적용하는 양성 되먹임 기전을 통해 기하급수적으로 발전했다. 그러나 이러한 일이 가능해진 후에 심장 수술은 한계에 도달했으며 더이상 뻗어나갈 곳이 거의 없었다.

소화성 궤양에서 헬리코박터의 역할이 밝혀진 일에서 이미 살펴보았듯, 적어도 한 가지 이상의 마지막 중요한 '해결 가능한' 도전이 남아 있다. 의학의 중심에는 거대한 무지의 바다가 놓여 있다. 다발성 경화증, 류머티즘성 관절염, 파킨슨병을 비롯하여 삶의 초중반에 발생하는 수많은 질병의 원인이 아직도 밝혀지지 않은 것이다. 1980년대 초반부터는 이러한 질병의 '원인'을 찾아내는 일이 의학적 패러다임의 대세가 되었는데, 이제부터 그 이야기를 해보려 한다.

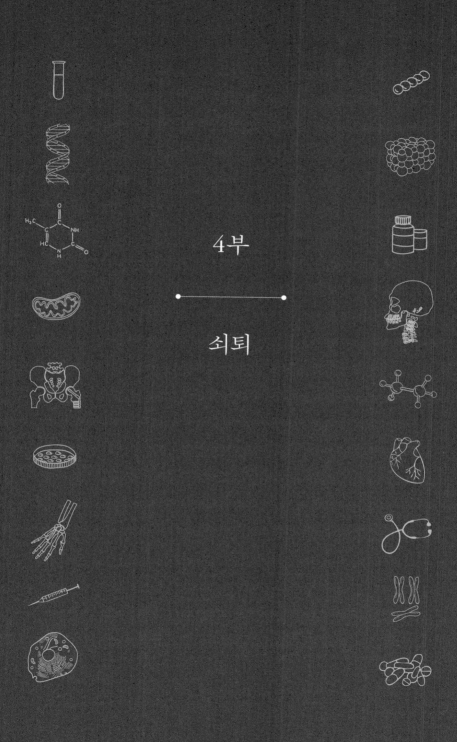

4부

쇠퇴

들어가며

역사적인 시각의 가치는 '돌이켜보는 지혜'를 통해 당시에는 전혀 명백하지 않았던 일을 분명히 알 수 있다는 점이다. 지금 생각해보면 이전 시대의 혁신이 폭넓게 적용되면서 의학이 전성기를 맞았던 1970년대에 겉으로 드러난 이면에는 의학적 발전의 지속적인 행진이 종말을 맞고 있음을 나타내는 중요한 경향이 매우 확실히 나타났다.

그러나 그것이 끝이라고 할 수 없다. 다시 한 번 돌이켜볼 때 역시 1970년대에 치료 혁명의 쇠퇴로 인해 남겨진 지적 공백 상태를 채울 전혀 새로운 패러다임의 기초가 마련되고 있었기 때문이다. 이러한 새로운 패러다임은 1980년대 들어서 그때까지는 세계대전 후 의학에서 미미한 역할만 수행했던 서로 매우 다른 두 가지 전문 분야, 즉 역학과 유전학의 주도하에 매우 극적으로 모습을 드러냈다. 두 가지 분야는 치료 혁명에 의해 질병의 근본 원인을 밝히는 데 주도적인 역할을 해왔던 경험주의를 넘어 새로운 영역으로의 발전을 약속했다. '사회 이론'을 들고 나온 역학자들은 암, 심장병, 뇌졸중 등 가장 흔한 질병이 건강하지 못한 '생활 습관'에 의해 생기는 것이며, 건강한 식사를 하고 환경오염에 대한 노출을 줄임으로써 쉽게 예방할 수 있다고 주장했다. 한편 유전학, 아니 '신유전학'(New Genetics, 멘델의 유전 법칙에 따른 유전학을 '고전 유전학'이라고 한다면, DNA의 분자적 구조가 밝혀진 이후의 유전학을 신유전학이라고 한다. 분자유전학과 같은 뜻으로 생각하면 이해가 쉬울 것이다—옮긴이)이라고 부르는 분야에서는 1970년대에 이루어진 놀라운 발전에 힘입어 몇 가지 질병에서 비정상적인 유전자를 발견할 수 있으리라는 가능성이 열린 참이었다. 서로 다른 가면을 쓰고 나타난 이 두 분야에서 추구하는 매우 다른 두 가지 설명, 즉 인간 발달에 있어서 선천성(유전자)과 후천성(사회적 및 환경적 인자) 사이에는 매혹적인 상호보완성이 존재한다.

이 새로운 패러다임이 재빨리 의학의 지적 공백을 채울 수 있었다는 사실은 경험적인 치료 혁명의 위력이 추락하고 있는 상황을 충격적으로 증언한다. 그러나 그 과정에서 역학자들과 유전학자들의 주장은 애당초 제대로 꼼꼼하게 검증된 적이 없었으며, 이론적 타당성을 의심할 만한 이유가 충분했다. 사회 이론은 언뜻 보기에 충분히 타당한 것처럼 보이지만, 수백만 년간 진화를 거듭한 결과 존재하게 된 인간은 엄청나게 다

양한 환경에서 생존할 수 있다. 따라서 20세기 중반에 들어 갑작스럽게
'생활 습관'에 의해 생긴 치명적인 질병에 취약해졌을 가능성은 매우 낮
다. 마찬가지로 유전학 또한 자연선택의 법칙에 의해 진행된 진화라는
과정을 통해 불운하게도 불량한 유전자를 지니고 태어난 사람들이 자손
을 얻을 정도로 오래 생존할 수 있을 가능성이 낮기 때문에 질병의 원인
에 중요하거나 변화 가능한 인자로 작용할 가능성은 거의 없다. 사회 이
론과 신유전학은 서로 다른 방식으로 막다른 골목에 도달하여 애초의
약속을 실현하는 데 실패한다. 그들의 실패야말로 바로 현대의학의 '쇠
퇴'다.

chapter

01

신유전학의 멋진 신세계

><

신유전학의 시대

대부분의 의학 연구자는 최근 들어 발전 속도가 느려졌다는 사실을 인정하면서도 말을 마치기 무섭게 새로운 전성기가 "바로 코앞에 다가왔다"는 낙관적인 전망을 덧붙인다. 이러한 낙관주의의 근원은 분자생물학, 즉 세포 속에 존재하는 분자에 관한 과학이다. 그렇다면 분자란 무엇일까? 현미경으로 세포를 들여다보면 한가운데에 생명의 암호인 유전자를 구성하는 DNA 분자로 가득 채워져서 어두운 색깔을 띤 공 모양의 핵이 보일 것이다. 핵을 둘러싸고 있는 부분을 세포질이라고 하는데, 여기에는 다른 종류의 전문화된 분자, 즉 유전자의 DNA로부터 받은 메시지를 전환시켜 몸을 구성하는 수천수만 가지의 단백질, 호르몬, 효소를 만드는 '공장'이 자리 잡고 있다. 이러한 분자들이야말로 생물학에서 가장 중요한 부분이다. 과학을 통해 도달할 수 있는 궁극적인 목표가 바로 이곳에 있다. 원론적으로, 이러한 생명의 필수 요소가 어떻게 작용하는지 이해하고 나면 모든 것이 명백해질 것이다.

분자생물학을 의학에 적용시키는 것을 흔히 신유전학이라고 한다. 그 잠재력을 보여준 것이 각 세포핵 속에 들어 있는 유전자를 구성하는 30억 개의 DNA 분자를 낱낱이 규명한 인간 게놈 프로젝트다. 유전자는 단백질을 부호화한다. 질병을 해결할 수 있는 방법을 찾는 것은 이러한 단백질이 암이나 다발성 경화증 같은 질병에서 어떠한 기능 이상을 일으키고 있는지 알아내어 바로잡는 문제일 뿐이다. "유전학 연구는 19세기 미생물학 혁명 이래 우리의 건강에 가장 중요한 영향을 미칠 것이다." 옥스퍼드 의과대학 너필드Nuffield 기금 교수인 존 벨John Bell의 말이다. 노팅엄 대학병원의 존 새빌John Savill 교수는 이러한 연구가 "기계 군단처럼 무지를 체계적으로 타파하고 과학과 의학에 전례 없는 기회를 약속한다"고 주장한다.[1]

신유전학의 개가를 알리는 기사는 매일같이 신문을 통해 접할 수 있다. 1997년에 헤드라인을 장식했던 몇 가지를 꼽아본다면 "유전자 연구, 골다공증에 희망의 빛을 던지다" "항암 유전자 발견" "과학자들, 노화의 비밀 발견" "유전자 치료, 관절염 환자에게 희망을" "피부질환 완치 유전자 발견 전망" "세포 성장 유전자를 통한 암 완치의 길" "섬유화 유전자 연구에서 고무적인 소견 발견" "어린이 당뇨병 관련 네 가지 유전자" "유전자 이식을 통한 빈혈 치료" 등 헤아릴 수도 없다. 이러한 헤드라인에 약간의 과장이 섞여 있다고 해도, 또한 '희망' '전망' '단서'와 같은 단어가 자주 사용되는 것으로 보아 아직 실현된 것은 아니라고 해도, 정말로 중요한 일이 일어나고 있다는 인상을 받게 된다. 이런 일이 정말로 가능할까? 신유전학이 "전례 없는 기회를 약속한다"는 주장의 타당성 또는 무효성을 검증하는 것이야말로 세계대전 후 의학의 역사에 대한 평가의 핵심이라는 점은 명백하지만, 이에 관련된 과학은 너무나 어렵기 때문에 사실 직접적으로 연관되지 않은 사람이라면 무슨 일이 어디까지 진행되고 있는지 정확히 이해하기란 불가능하다. 당사자들은 당연히 그들이 하고 있는 일의 중요성을 '좋은 쪽으로 말하'고 싶겠지만, 다른 사람들에게 잠재성에 대한 믿음은 그렇게 복잡한 일이라면 반드시 중요한 것이 아니겠느냐는 단순한 가정에 근거를 두고 있는지도 모른다. 이를 검증하고 균형 잡힌 판단을 내리는 유일한 방법은 지난 25년간 이 분야의 중심 개념이 발전해온 과정을 추적한 후, 의학에서 세 가지 실용적인 응용 분야, 즉 신약 개발 방법인 유전공학, 유전 질환의 진단 방법인 유전학적 선별, 그리고 유전적 결함을 바로잡기 위한 유전자 치료 등을 살펴보는 것이다.

우선 유전자가 어떻게 작용하는지 간단히 알아보자. 375쪽의 그림을 참고하면 더 분명히 이해할 수 있을 것이다. 1953년에 제임스 왓슨과 프랜시스 크릭이 DNA의 구조가 나선형 계단 모양(이중나선)이라고 발견했던 때로 거슬러 올라가야 한다.[2] 이 계단의 바깥쪽에는 두 가닥의 당 분자(데옥시리보스)로 이루어진 '뼈대'가 있으며, 이 뼈대로부터 네 개의 핵산, 즉 아데닌·구아닌·시토신·티민(머리글자를 따서 AGCT라고 한다) 분자가 뻗어 나와 서로 평행을 이루며 차례로 배열된다. 두 개의 평행한 핵산 사

슬이 화학 결합에 의해 연결되면 계단의 '발판'이 만들어진다. 데옥시리
보스와 핵산Nucleic Acid으로 이루어진 발판이 결합하면 DNA가 되는 것
이다.

이러한 '계단 구조'가 특별히 중요한 것은 왓슨과 크릭이 기술했듯이
세포 분열이 일어날 때마다 유전 정보를 복사하기에 매우 알맞게 되어
있기 때문이다.

> 우리는 복제가 일어나기 전에 결합[두 개의 평행한 핵산 사슬, 즉 '뉴
> 클레오티드nucleotide'를 연결하는]이 끊어지고 두 개의 사슬이 서
> 로 풀려 분리된다[계단 모양이었던 것이 가운데에서 양쪽으로 갈라진
> 다]고 생각한다. 그후 각각의 사슬은 새로운 반대쪽 사슬이 만들어지
> 는 주형(틀) 역할을 하여 결국 이전에 존재했던 사슬 두 쌍이 만들어지
> 는 것이다. 더욱이 뉴클레오티드 쌍의 순서는 정확히 동일하게 복제된
> 다.[3]

다음으로는, 수많은 단백질(핵산, 호르몬 등)을 부호화하는 '유전자'가
핵산(또는 뉴클레오티드)에 의해 구성되는 방식을 명확히 할 필요가 있다.
각각의 단백질은 아미노산이라는 20가지의 단순한 구성 요소가 고유
한 방식으로 결합되어 만들어진다. 하나씩 따로 존재한다면 네 개의 뉴
클레오티드AGCT는 네 개의 아미노산만을 지정할 수 있겠지만, CCG,
CGC, GCG 등으로 세 개씩 짝을 짓는다면(삼중체) 모두 64개의 순열이
가능하므로 20가지의 아미노산을 부호화하는 데 충분하다. 이런 식으

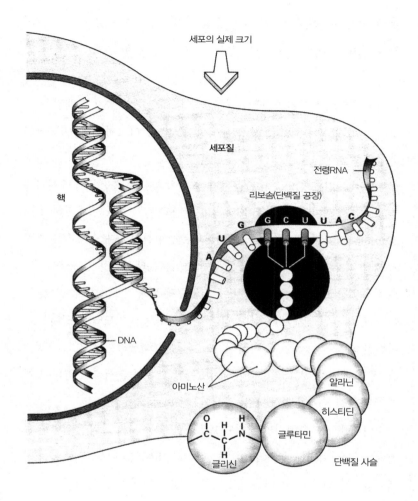

세포의 실제 크기

세포질

전령RNA

리보솜(단백질 공장)

핵

G C U U A C
U
A

DNA

아미노산

알라닌

히스티딘

글루타민

글리신

단백질 사슬

DNA 이중나선은 두 개의 평행한 데옥시리보스 분자의 사슬로 이루어져 있는데, 이 사슬에는 뉴클레오티드가 세 개씩 짝지어 일정한 순서로 결합한다. 단백질 합성을 위한 유전 정보는 한 가닥의 전령RNA에 의해 전달되는데 전령RNA는 핵을 빠져나간 후 부호화된 정보를 세포질 속의 단백질 제조 공장인 리보솜에 전달한다.

신유전학의 멋진 신세계

로 90개의 뉴클레오티드가 세 개씩 짝을 지어 한 개의 유전자를 이루고, 각 유전자는 30개의 아미노산을 부호화하여 결국 한 개의 단백질을 만든다.

마지막으로 유전자의 '메시지'(뉴클레오티드 90개의 순서)가 단백질을 구성하는 30개의 아미노산으로 전환되는 방식을 알아보자. 각 아미노산의 유전자를 포함하고 있는 DNA 절편이 풀린 다음 주형 역할을 하여 평행한 뉴클레오티드의 사슬이 만들어지는데, 이 사슬은 유전자의 메시지를 전달한다고 해서 전령RNA라고 한다. 전령RNA는 핵막을 통과하여 세포질로 나간 후 단백질 제조 공장인 리보솜에 결합한다. 리보솜은 전령RNA를 정보 수신용 테이프를 읽듯이 판독하는데, 첫 번째 뉴클레오티드 삼중체를 판독한 후에는 주변에서 삼중체에 해당하는 아미노산을 끌어온다. 다음번 삼중체를 읽으면 다시 해당하는 아미노산을 끌어오고, 이러한 과정이 계속된다. 따라서 90개의 뉴클레오티드 서열로 구성된 한 개의 유전자로부터 30개의 아미노산이 고유한 순서로 배열되어 한 개의 단백질 분자가 만들어지는 것이다.

지나치게 단순화했지만 이것이 1958년에 프랜시스 크릭이 설명한 유전학의 '중심 원리central dogma', 즉 "DNA는 RNA를 만들고 RNA는 단백질을 만든다"는 이론이다.[4] 그 결론은 매우 명백하다. 유전적 질병의 결함, 즉 돌연변이는 유전자의 뉴클레오티드 서열이 잘못되었기 때문에 생긴다. 이로 인해 전령RNA가 잘못된 메시지를 전달하면 아미노산이 잘못된 순서로 배열되고, 이에 따라 단백질이 잘못되어 낭성 섬유증에서는 폐가 손상되고 헌팅턴 무도병에서는 뇌세포가 변성되는 등 유전

376

4부 쇠퇴

질환이 생기는 것이다.[5] 이러한 유전자의 작동 원리가 분명히 밝혀지기까지 얼마나 엄청난 지적 문제를 극복해야 했는지, 이 원리가 완전히 밝혀지는 데 걸린 15년간 과학자들이 얼마나 엄청난 흥분을 느꼈는지 설명하기란 불가능한 일이다. 그렇지만 1970년 당시로서는 이러한 DNA의 원리를 이해한다고 해도 실용적으로 적용할 수 있는 곳이 전혀 없었으며, 심지어 전망조차 없었다는 사실이 중요하다. 분자생물학자들은 대장균 실험을 통해 유전자의 작동 원리("DNA는 RNA를 만들고 RNA는 단백질을 만든다")를 확립했지만, 핵이라는 한없이 작은 공간 속에 압축된 DNA 속에 부호화되어 있는 한없이 많은 정보 속 어딘가에 감추어진 개별 유전자에 관한 '세부 사항'은 전혀 알지 못했던 것이다. 캘리포니아 대학 생물학과 교수인 크리스토퍼 윌스Christopher Wills는 이 상황을 매우 적절한 비유를 통해 설명했다.

《웹스터 신 국제사전》3판은 엄청나게 무거워서 무릎 위에 올려놓기도 힘들다. 도서관에 가보면 전용 독서대 위에 자랑스럽게 놓여 있는 커다란 사전이다. 지금 세어보니 한 줄에 약 60글자가 들어 있고, 한 칸마다 150줄이 쓰여 있으며, 세 칸이 모여 한 쪽이 된다. 한 쪽당 2만 7000자가 쓰여 있는 셈이다. 사전은 약 2,600페이지이므로 그 속에는 7000만 자가 쓰여 있을 것이다. 인간의 게놈 속에는 약 30억 개의 뉴클레오티드 분자가 들어 있으므로 그 정보를 단순히 나열하는 데만도 이렇게 거대한 사전 43권이 필요하다. 이들을 편의상 웹스터라고 부르자. 각각의 웹스터는 두께가 9센티미터 정도이므로 인간의 게놈에 실린 정보를 43권의 웹스터에 수록한다면 3.6미터에 이르는 서가를 가득 채울 것이다. (…) 이제 한 권의 웹스터를 서가에서 꺼내 아무 페이지나 펼쳐보자. 특징 없는 회색 글자들이 띄어쓰기나 줄 바꿈도 없이 한없이 이어져 있는 모습이 눈에 들어올 것이다. 각각의 줄을 자세히 살펴보면 이렇다.

TTTTTTTTTGAGAGATTTGCTGCTGCT

43권으로 이루어진 책 속에는 언뜻 보기에는 똑같아 보이는 이러한 문자열이 100만 개도 넘게 들어 있다.

물론 실제로 각각의 뉴클레오티드 분자는 이들을 표시하기 위해 사용되는 대문자CGAT의 크기에 비해 엄청나게 작기 때문에 30억 개의 DNA 뉴클레오티드를 연속된 한 줄로 배열해도 그 길이는 25밀리미터에 불과하다. 그러나 25밀리미터 DNA 가닥은 직경이 약 0.005밀리미터에 불과한 핵에 모두 들어가야 한다. 이는 놀라운 재주다.

부피로 볼 때 DNA 분자는 지금까지 인간이 고안해낸 가장 정교한 컴퓨터 시스템이 담고 있는 정보의 100조 배가 넘는 양을 담고 있다.[6]

여기서 잠깐 생각해보자. 수정이 일어난 직후 한 개의 세포로 이루어진 수정란은 43권의 웹스터에 해당하는 유전 정보를 수조 분의 1로 축소시켜 핵 속에 지니고 있으며, 이 정보는 향후 수개월간 수십억 번에 걸쳐 자가 복제가 일어난다. 유전자는 각 세포가 몸의 앞면과 뒷면, 머리와 사지를 지닌 태아의 기본적인 구조를 형성하도록 지시를 내리고, 그 세포들이 신경이나 근육이나 간세포로서 특화된 기능을 수행하도록 지시를 내리며, 특화된 세포들이 아동기와 청년기, 성년기를 거치면서 서로 연결되고 상호작용을 일으켜 뇌나 심장, 간 등 특정한 기능을 수행하는 장기를 형성하도록 지시를 내리는 방법을 '알고 있는' 것이다. 각 세포의 핵에 보존된 생물학적 정보의 놀라운 잠재성은 우주의 무한한 크기와 장대함에 비견할 만한 것이다.

따라서 1970년에 "DNA는 RNA를 만들고 RNA는 단백질을 만든다"라는 표현으로 유전자의 작동 원리를 정리하려 노력하던 대부분의 분자생물학자들이 성취의 한계에 도달했다고 믿은 것은 놀랄 일이 아니었다. 유전 정보라는 뚫고 들어갈 길 없는 거대한 건초 더미 안에서 각각의 유전자를 구성하는 특정 뉴클레오티드 서열이라는 밀짚 한 가닥의 위치를 찾아낼 도리가 없었던 것이다. 노벨상 수상자인 맥팔레인 버넷 MacFarlane Burnet 경은 1969년에 유전자의 작동 원리를 이해한다는 "거대한 목표"가 이미 달성되었고 "아무도 그것을 다시 발견할 수 없"기 때문에 "위대한 이론의 시간이 왔다 가버렸다"라고 썼다.[7] 또는 다른 분자생물학자의 말을 빌리자면 "1970년대가 밝았을 때 DNA에 대한 기초적인 연구를 아직 접을 때가 아니라고 생각하는 것은 전 세계적으로 몇 명 안 되는 괴짜들[뿐]이었다. 그들의 말에 귀를 기울이거나 진지하게 받아들이는 사람은 아무도 없었다".[8] 그러나 이후 10년간 네 가지 기술적 혁신에 의해 난공불락으로 여겨지던 유전자의 복잡성이 밝혀지면서, 놀랍게도 "몇 명 안 되는 괴짜"가 옳았다는 사실이 입증되었다.

DNA 문자열 절단자 우선 해야 할 일은 게놈이라는 건초 더미 속에서 뉴클레오티드 서열이라는 각각의 밀짚을 훨씬 자세히 들여다볼 수 있도록 분리해내는 일이다.

모든 생물 중에서 가장 작은 존재인 바이러스는 생존과 복제를 위해 반드시 필요한 단백질을 만들어낼 수 있는 공간이 부족하기 때문에 세균(또는 인간) 등 자신보다 크기가 큰 생물을 감염시킨 후 단백질 생성 장치를 '빌려 쓴다'. 일단 세포 속으로 들어간 바이러스는 자신의 유전자를 세균의 유전자에 통합시켜 생존에 필요한 단백질을 생산하기 시작한다. 사람에 빗대어 말하자면, 세균들은 이런 식으로 이용당하는 데 분개한 나머지, 앙갚음으로 바이러스 유전자를 쓸모없는 작은 조각으로 잘라버림으로써 바이러스를 무력화시키는 다양한 효소를 생산한다. 이러한 '제한 효소' 또는 대중적인 용어로 'DNA 문자열 절단자'가 처음 발견된 것은 1968년이다. 이후 10년간 150가지의 제한 효소가 추가적으로 발견되었다. 이러한 문자열 절단자를 특정한 방식으로 조합하여 인간의 DNA에 가하면 30억 개에 달하는 뉴클레오티드 가닥이 다룰 만한 크기의 조각들로 잘라진다. 43권에 이르는 웹스터 사전을 한 장씩 뜯어내주는 셈이다.[9]

복사 그러나 이러한 조각(즉, 사전의 페이지)은 그것 자체로서는 아직도

CGAT 등의 부호가 끝도 없이 반복되는 해독 불가능한 뉴클레오티드 가닥일 뿐이므로, 많은 과학자들이 그 의미를 해독하는 일에 매달릴 수 있도록 이들을 수백 번 복사할 수 있는 방법을 찾아내야 했다. 이렇게 발견된 두 번째 기술에 의해 세균의 또다른 중요한 측면을 이용할 수 있게 되었다.

세균은 무성생식을 하는 존재로서 단순히 둘로 나뉘는 방법을 통해 스스로를 복제한다. 그러나 이 과정에서도 유전자를 구성하는 DNA와는 사뭇 다른 작은 원형 DNA 가닥(플라스미드)을 마치 잘 포장된 소포처럼 주고받으면서 유전 정보를 교환한다. 세균들은 이런 식으로 항생제에 내성을 지닌 유전자를 '돌려쓰기' 때문에 느닷없이 모든 세균이 페니실린에 내성을 갖게 되는 것이다. 원형 고리 모양의 DNA를 자른 후 인간 DNA 절편(문자열 절단 효소를 사용하여 얻은)을 삽입한 후 '다시 봉하여' 세균 속에 재삽입하는 식으로 플라스미드를 다룰 수 있다면 세균이 분열할 때마다 이렇게 만들어진 플라스미드도 복제될 것이다. 세균이 분열을 거듭하면 아주 많은 수의 인간 DNA 절편 복사물을 얻을 수 있다. 이 기술이 개발된 것은 1973년이었으며, 몇 년 후 하버드 대학의 부지런한 과학자 토머스 매니어티스Thomas Maniatis는 인간 게놈 전체를 포함하는 DNA 염기 서열의 '도서관'을 완성했다.[10]

유전자 찾아내기 인간 DNA를 작은 조각으로 잘라서 '복사'하는 데까지는 성공했지만, 정말 알고 싶은 것은 이러한 조각들이 어떤 역할을 하며 특히 단백질을 부호화하는 유전자에 해당하는 뉴클레오티드 서열을 지니고 있느냐는 점이다. 이것이야말로 1970년도 이전에 분자생물학자들이 절대로 해답을 발견할 수 없다고 생각했던 난제였다. 그들의 생각은 틀렸다. 1970년도에 두 명의 미국 과학자 하워드 테민Howard Temin과 데이비드 볼티모어는 각각 전혀 새롭고 매우 특수한 효소를 발견했는데, 이번에는 특정한 유형의 바이러스를 이용한 것이었다. 이것은 실로 결정적인 순간이므로 좀더 자세히 설명하려 한다.[11]

췌장에서 만들어져 혈당치를 조절하며 결핍 상태에 빠지면 당뇨병을 일으키는 인슐린이라는 호르몬을 생각해보자. 췌장 세포의 핵 속에서 인슐린을 부호화하는 뉴클레오티드 서열 또는 DNA 절편(인슐린 유전자)은 수많은 전령RNA를 만들어내고, 전령RNA는 핵을 빠져나가서 세포의 대부분을 차지하는 세포질 속에서 단백질 공장(리보솜)과 결합하며, 리보솜은 '삼중체 부호'를 해독하여 인슐린이라는 단백질을 구성하는 아미노산을 정확한 순서에 따라 결합시킨다. 이 과정은 유전학의 중심 원리, 즉 "DNA는 RNA를 만들고 RNA는 단백질을 만든다"는 원리에 정확히 들어맞는다. 테민과 볼티모어의 기념비적인 발견은 특정한 바이러스가 생산하는 어떤 효소가 이 과정을 거꾸로 수행하여 RNA로부터 DNA를 만들어낸다는 것이었다(이 과정은 '전사를 뒤집는' 것이므로 이 효소를 '역전사 효소'라고 부른다). 따라서 이론적으로 췌장 세포에서 인슐린 단백질을 부호화하는 RNA를 분리할 수 있다면 '역전사 효소'를 가하여 원래의 유전자를 얻어낼 수 있으므로 인간 게놈이라는 건초 더미에서 인슐린 유전자라는 밀짚 한 가닥을 찾아낼 수 있는 것이다. 얼마나 놀라운 일인가!

세포의 단백질로부터 RNA를 추출한 후 역전사 효소를 가하여 유전자를 얻는다면 모든 일이 끝난 것일까? 그렇지는 않다. 세포 안에는 이 과정이 제대로 작동하는 데 관여하는 RNA가 엄청나게 많으며, 사실 이러한 기법을 적용할 수 있는 상황은 두 가지밖에 없다. 첫째, 인슐린종이라는 췌장의 양성 종양이 있는데, 이 병에 걸리면 엄청나게 많은 인슐린이 생산되어 췌장 세포 안에 엄청난 양의 인슐린 RNA가 존재하므로 역전사 효소를 가하면 원래의 인슐린 유전자를 얻을 수 있다. 두 번째는 적혈구다. 적혈구는 고유의 기능을 수행하기 위해 조직에 산소를 전달하는 헤모글로빈이라는 단백질을 부호화하는 RNA를 다량으로 지니고 있다. 따라서 적혈구에 역전사 효소를 가하면 RNA로부터 헤모글로빈 유전자를 얻을 수 있다. 이렇게 하여 인슐린과 헤모글로빈 유전자가 최초로 분리되었는데, 쉽게 짐작할 수 있듯이 이는 매우 중요했다.[12]

유전자 해독 신유전학의 토대를 이루는 4중주를 완성하는 데 마지막 한 가지 기술이 남아 있었다. 1977년, 거의 동시에 영국 케임브리지 대학의 프레더릭 생어Frederick Sanger와 하버드 대학의 월터 길버트Walter Gilbert는 어떠한 DNA 가닥이든 뉴클레오티드 서열을 정확하게 알아내는 두 가지 매우 다른 방법을 기술했다. 단순히 인슐린 유전자를 찾아내는 데 그치는 것이 아니라, 유전자를 이루는 뉴클레오티드의 정확한 서열까지 알 수 있게 된 것이다.[13, 14]

이렇게 하여 1970년대라는 10년의 시간 동안 분자생물학자들은 43권의 웹스터 사전에 해당하는 정보를 수조 분의 1로 축소시켜놓은 틀에 갇혀 DNA에 관한 세부 사항을 전혀 알지 못하던 상태에서 특정 유전자의 본질을 정확히 알아내는 단계까지 나아갔던 것이다. 이렇게 간략한 설명으로는 관련된 지적 문제의 진정한 복잡성과 이 문제가 해결되면서 성취된 발전의 규모를 정확히 전달할 수는 없다. 1980년에 이르러 이러한 기법의 잠재성을 포괄적으로 나타낼 수 있는 것, 즉 명칭이 절실히 필요했다. 1980년, 《미국 인간 유전학 저널American Journal of Human Genetics》의 사설에 편집자인 데이비드 커밍스David Comings는 이렇게 썼다. "우리는 이전에 사용했던 방법에서 너무나 멀리 떠나왔고 이러한 기법이 갖는 잠재성이 너무나 크기 때문에 이를 가리켜 '신유전학'이라 부른다고 해서 호들갑을 떤다고 생각할 필요는 없을 것이다." 이리하여 그 이름은 '신유전학'이 되었다.[15]

여기서 1980년도의 상황을 생각해보자. 콜린 돌러리 경이 낙관주의 시대의 묘비명을 막 완성한 참이었다. 《네이처》지는 신약의 부족 사태를 개탄했고, 임상 과학자는 바야흐로 멸종 동물이 되어가고 있었다. 이때 신유전학이 말을 탄 기사처럼 갑작스럽고 예기치 못한 순간에 때맞춰 등장하여 비관주의와 의기소침 상태에서 의학을 구해냈던 것이다. 그것은 미래에 대한 신념을 회복시켜 1945년에 시작된 의학 지식의 끝없는 상승 궤도 속으로 돌려놓았다. 무엇보다도 그것은 유전자라는 신비한 수수께끼를 이해하고 모자 속에서 토끼를 꺼내듯 온갖 유전자들을 끄집어낼 수 있다는 기대를 통해 의사라는 직업의 지적 수준에 대한 대중의 인식을 강화시켰다. 무엇보다 중요한 것은 신유전학이 지적 분야로서 의학의 위상을 회복시켰다는 점이다. 의학은 진정 새롭고 중요한 발견을 해내는 분야로서, 관련된 사람들이 노벨상을 수상하는 명실상부한 과학이었다. 아직 웹스터 사전 43권에 해당하는 정보가 의미가 밝혀지지 않은 채로 있었으니 할 일은 무궁무진했다. 신유전학은 "19세기의 미생물학 혁명 이래 건강에 가장 중요한 영향"을 미칠 잠재력을 지닌 "신새벽"이었다.

그러나 사람들이 미처 알아차리지 못한 두 가지 허점이 있었다. 첫째, 잠깐 언급한 대로 유전자는 명백한 진화상의 이유로 인해 인간 질병의 중요한 원인이 아니기 때문에 이러한 지식을 의학적으로 응용하는 일이 제한적일 가능성이 높다는 점이다. 둘째, 신유전학 기법의 분석 능력에도 유전자는 이루 말할 수 없이 복잡하기 때문에 그 작동 원리를 깊이 이해하기 어렵다는 점이었다. 다음과 같은 뉴턴의 유명한 말은 이런 상황에서 사람들이 기대할 수 있는 바를 적절히 표현했다고 할 수 있을 것이다. "내가 세상 사람들에게 어떻게 보이는지는 모르지만, 스스로 생각할 때 전혀 밝혀지지 않은 거대한 진리의 바다를 눈앞에 둔 채 다른 것보다 더 매끄러운 조약돌을 찾으며 혼자 해변에서 노닐고 있는 어린 소년과 같다."

이러한 문제는 의학에서 신유전학의 실용적 적용이라는 문제를 살펴보면 명확해질 텐데, 편의상 세 가지 영역으로 나누어 설명하려 한다. 첫 번째는 인슐린 유전자를 세균에 삽입하여 인간 인슐린을 생산하면서 시작된 유전공학(생명공학이라고도 한다)이다. 그다음은 유전학적 선별이다. 단일 유전자 질환, 즉 단 한 개의 유전자에 생긴 결함으로 인해 발생하는 질병은 약 4,000종에 이른다. 다행히 이 질병들은 헌팅턴 무도병, 낭성 섬유증 및 낮형 적혈구 빈혈을 비롯한 선천성 혈액 질환 등 몇 가지를 제외하고는 매우 드물다. 관련된 유전자를 발견한다면 아기가 태어나기 전에 검사하여 결함 유전자를 지닌 경우만을 유산시킴으로써 예방할 수 있는 길이 열릴 것이다. 세 번째는 유전자 치료로, 의사들이 세포 속에 있는 비정상적 유전자 대신 정상적인 유전자를 삽입하여 잘못된 유전적 메시지를 올바른 메시지로 바꾸는 데 성공한다면 유전병을 완치시킬 수 있을 것이다.

유전공학의 가능성과 한계

유전공학이라고 하면 왠지 불길하게 들릴 수도 있지만, 사실 약을 만드는 새로운 방법일 뿐이며 복잡하거나 논란거리가 될 만한 구석은 없다. 인체는 신경전달물질, 호르몬, 효소 등 수천 가지 특화된 단백질로 이루어져 있다. 당연한 말이지만 이러한 단백질 가운데 하나 또는 몇 가지가 부족하거나 존재하지 않는다면 질병이 발생한다. 당뇨병은 (아마도) 췌장의 인슐린 생산 세포에 바이러스성 염증이 생긴 결과로 나타나는 것이며, 혈우병은 혈액 응고 단백질인 제VIII인자의 결함으로 인해 생기는 것이다. 치료는 명백하다. '누락된' 단백질을 다른 곳에서 가져다가 보충해주면 된다. 인슐린은 돼지나 소의 췌장을 갈아서 얻을 수 있으며, 제VIII인자는 헌혈자들의 혈장을 농축시켜 얻는다. 유전공학이란 이러한 단백질을 다른 곳에서 얻는 방법이다. 해당 유전자, 예를 들어 인슐린 유전자를 찾아낸 후 이것을 플라스미드(세균 속에 존재하는 고리 모양의 DNA) 속에 삽입하면 세균이 인간의 인슐린을 만들어낸다. 이것이 전부다. '공학', 즉 유전자를 세균의 플라스미드에 삽입하여 많은 양의 인슐린을 생산하는 과정은 매우 정교한 기술이지만 비도덕적이라 할 만한 요소는 없다.

유전공학이라는 개념은 인슐린이 의생명공학 제품으로서는 최초로 상업적인 성공을 거둠에 따라 무한한 가능성이라는 울림을 갖게 되었다. 이 이야기를 좀더 자세히 하려면, 1970년대 초반 신유전학의 초창기로 돌아가 두 명의 인물을 살펴봐야 한다. DNA를 절단하는 제한 효소('문자열 절단자')를 최초로 발견한 남캘리포니아 대학의 허버트 보이어Herbert Boyer와 세균의 플라스미드가 '복사' 과정에 매우 유용하다는 사실을 밝혀낸 스탠퍼드 대학의 스탠리 코언Stanley Cohen이 바로 그들이다. 1972년 11월에 하와이에서 열린 학회에서 스탠리 코언은 허버트 보이어가 자신이 발견한 문자열 절단자를 설명하는 강연을 듣고 그 가능성을 알아보았다. 그는 이렇게 회상했다. "그날 저녁 와이키키 해변 맞은편에 있는 음식점에서 나는 보이어에게 공동 연구를 제안했지요." 이 작업으로부터 신유전학 분야에서 최초로 성공적인 실험이 탄생한다. 코언은 보이어의 문자열 절단자를 사용하여 아프리카 발톱두꺼비Xenopus laevis의 세포에서 얻은 DNA를 절단한 후 대장균의 플라스미드에 '이어 붙였다'. 그후 플라스미드를 다시 세균에 삽입했더니 희한하게도 세균의 DNA와 함께 파충류의 DNA가 복제되었다. 이 실험은 기술적으로 매우 창의적인 것이었지만 실용적인 목적으로는 쓸모가 없었으며, 허버트 보이어가 또 한 번 지적인 도약을 통해 그 용도를 찾아내는 데는 (공식적으로는) 2년이 걸렸다. "이 기술을 상업적으로 이용할 수 있다면, 즉 세균을 이용해서 인슐린 같은 호르몬을 만들 수 있다면 엄청난 파급 효과가 있을 것이라고 생각했다." 이것은 유전학의 중심 원리를 "DNA는 RNA를 만들고 RNA는 단백질을 만들며 단백질은 돈을 만든다"라는 문구로 다시 쓸 수 있다는 것을 최초로 입증한 사건이었다.

한편 그 원리를 정확하게 이해하는 것 같지는 않았지만 DNA를 조작하는 새로운 기술을 통해 노다지를 캘 수 있을 것이라고 생각했던 28세의 벤처 투자가 로버트 스완슨Robert Swanson은 여기저기 유명한 분자생물학자들을 찾아다니고 있었다. 모든 사람이 거절했지만, 허버트 보이어는 1976년의 "금요일 오후에 몇 분 정도" 그를 만나기로 했다.

스완슨은 해야 할 과제를 제대로 하지 않았다. 보이어를 만나면서도 상업적으로 이용하려는 그 기법을 공동 발명한 사람과 이야기를 나누고 있다는 사실을 까맣게 몰랐던 것이다. 다만 누군가가 모호하게나마 긍정적으로 이야기해주었다는 데 뛸 듯이 기뻤다고 회상했다. 약속한 날 오후에 스완슨은 보이어의 연구실에 들렀다. 두 사람은 서로가 하는 말이 마음에 들어서 근처에 있는 처칠스Churchill's라는 주점으로 자리를 옮겨 맥주를 시키고 이야기를 계속했다. "그 만남이 있은 후, 그는 기술적인 측면에서, 나는 사업적인 측면에서 어떤 일이 가능할 것인지 생각했다. 우선 우리는 알려진 단백질의 목록을 작성하고, 어떤 시장이 가장 흥미로울 것인지 알아보는 일에 착수했다." 스완슨의 회상이다. 꿈에 부풀어 있던 그 시절에 사업을 시작하려는 결정은 엄청나게 많은 비용이 드는 일은 아니었다. 그 사업가(스완슨)와 분자생물학자(보이어)는 큰돈이라고는 할 수 없는 500달러씩을 출자하여 1,000달러의 초기 운영 자본으로 새로운 회사를 출범시켰다. 바로 제넨텍Genentec이다.[16]

'알려진 단백질' 목록의 맨 위에는 인슐린이 있었는데, 아직 유전자가 정확히 밝혀지지는 않았지만 머지않아 밝혀질 것으로 기대를 모으고 있었기 때문이었다. 유전자만 밝혀진다면 코언 - 보이어 실험 과정을 그대로 반복하여 인슐린 유전자를 플라스미드에 삽입한 후, 플라스미드를 세균에 다시 집어넣어 유전공학적으로 '인간' 인슐린을 무한정 생산할 수 있을 것이었다. 인슐린은 전 세계적으로 수백만 명의 당뇨병 환자라는 시장이 이미 확립되어 있었으므로 단연 1순위였다. 유일한 문제라면 돼지와 소의 췌장을 갈아 만든 인슐린이 이미 쓰고 남을 만큼 생산되고 있다는 점이었다. 또 한 가지 중요한 점은 돼지 인슐린의 구조가 실질적으로 인간 호르몬과 전혀 다르지 않기 때문에 혈당을 조절한다는 치료 목표를 충족시키는 데 아무 문제가 없었다는 것이다. 따라서 수천만 달러 규모의 초기 자본 투자가 필요한 데다 아직 한 번도 시도해보지 않은 기술을 사용하여 인간 인슐린을 생산한다는 것은 전혀 이점이 없어 보였다. 그러나 보이어와 스완슨은 서로 힘을 합쳐 새로운 능력을 얻게 되었는데, 그것은 두 사람 모두 유전공학은 무한한 잠재성을 지니고 있다는 생각, 즉 아이디어를 판매하고 있다는 점을 뚜렷이 인식한 것이었다. 그들의 신뢰성은 잠재적인 투자자들이 어디선가 한번은 들어봤을 가능성이 있는 것을 만들어내는 데 달려 있었고, 인슐린에 대해 들어본 적이 없는 사람은 없었다. 그들의 상품이 지닌 최고의 장점은 세균으로부터 유전공학적으로 얻어진 인슐린이 '인간'의 것이며, 돼지나 소에게서 얻은 어떤 제품보다도 우수하다는 암시를 전달하는 데 있었다. 또한 뒷받침할 증거가 없는데도 불구하고 그들은 전통적인 인슐린 제조법이 향후 수요를 감당하기에 부족하며, 그때는 자신들의 유전공학 제품을 통해서만 수요를 충족시킬 수 있을 것이라고 주장했다.

처칠스에서 만난 이듬해인 1977년, 예상대로 앞서 설명한 '역전사 효소'에 의해 인슐린 유전자가 발견되었다. 그리고 해를 넘겨 1978년 4월 24일, 보이어는 대장균의 플라스미드에 인슐린 유전자를 '이어붙이는' 방법으로 소량의 인간 인슐린을 얻었다고 발표했다. 2주 후 그들이 만난 지 거의 3년 만에 보이어와 스완슨은 거대 제약사인 일라이 릴리Eli Lilly 와 유전공학적으로 제조된 인슐린의 대량 생산 계약서에 서명했다. 바야흐로 유전공학의 붐이 일어나기 시작한 것이다. 1981년에 회사 제넨텍이 뉴욕 증시에 상장되자, 아직 인간 인슐린이나 잠재적인 제품들이 출시되기 전인데도 '매수 호가'는 주당 35달러에서 89달러로 뛰어올랐다. 하워드 보이어가 처음 투자한 500달러는 장부상으로는 8,000만 달러가 넘는 가치를 지니게 된 것이다.

주식 시장은 신뢰성에 따라 움직이는데, 신뢰성이야말로 스완슨과 보이어가 첫 번째 목표로 인슐린이라는 가장 잘 알려진 인간 단백질을 선택한 순간부터 추구하던 것이었다. 전략은 먹혔다. 제넨텍의 상장에 대한 유례없는 반응을 보면 앞으로 생명공학의 핵심적인 특징이 무엇인지 예측할 수 있었다. 사실상 전혀 이해하지 못하는 것의 상업적 가능성을 믿는, 투자자들의 요행을 바라는 성향이었다. 제넨텍 주식을 주당 89달러에 매수한 투자자 중에 분자생물학의 치료적 잠재성의 한계를 명확하게 이해하고 있는 사람은 거의 없었다. 그들은 오직 큰일, 허버트 보이어가《타임》지 표지에 등장할 만큼 '큰일'이 생기리라고만 생각할 뿐이었다.

> 빛바랜 청바지를 입고 가죽조끼를 열어젖힌 채 두 손으로 버드와이저 맥주 캔을 들고 있는 그의 모습은 1960년대의 잔재처럼 보인다. 그 시절에 그는 정기적으로 캘리포니아 버클리 거리를 따라 행진하며 민권운동과 반전 데모에 참여했을 것 같다. 수수한 외모에도 불구하고 허버트 웨인 보이어Herbert Wayne Boyer는 서류상으로는 어마어마한 부자다. 더 중요한 것은 그가 유전자 접합 기술을 대학 실험실로부터 산업과 교역의 시끄러운 세상으로 끌어내려는 새로운 과학자와 기업가 집단의 선두에 서 있다는 점이다.[17]

이와 비슷한 맥락에서 〈가디언〉 지의 제약업계 전문가 제임스 에릭먼James Erlichman은 "유전공학에 대한 재정적 보상은 엄청날 것"이라면서, 당시 널리 퍼져 있던 의견을 반영하여 미래에 대한 장밋빛 견해를 피력했다.

> 인간 인슐린은 상업적으로 큰 이익을 가져다줄 대규모 작전의 서막을 알리는 소규모 전투에 불과하다. 가격 경쟁력을 갖춘 인간 인슐린 대

량 생산의 비밀을 풀어내는 회사는 몇 번이고 이러한 위업을 달성할 수 있는 과학 및 기술적 지식을 얻게 될 것이며, 다른 약물은 물론 저렴한 식용 단백질이나 '바이오매스' 에너지 등 훨씬 수익성이 좋은 생명공학 관련 혁신 분야의 경쟁에서도 승리를 거둘 것이다.[18]

그러나 제넨텍이 당면한 과제는 인간 인슐린을 수익성을 확보할 수 있을 만큼 판매하는 것이었다. 돼지와 소에서 얻은 훨씬 값싼 인슐린의 공급이 수요를 충족시키지 못한다는 징후가 전혀 없는 상태에서 이는 간단한 일이 아니었다. 두 가지 전략이 마련되었다. 첫째, 당뇨병 환자들은 어쩌면 수십 년간 인슐린을 자가 주사할 수도 있으므로 구조적으로 아무리 비슷하고 가격이 싸다고 해도 '최고의 제품'을 써야 한다는 문구를 동원하여 인간 인슐린이 지닌 내재적 우월성을 적극적으로 홍보하기로 했다. 둘째, 의사들이 이러한 메시지를 '이해하지' 못할 경우 일라이 릴리는 기존 인슐린을 쉽게 구할 수 없도록 자사의 동물 기반 인슐린 생산을 '단계적으로 중단'하기로 결정했다.

'인간' 인슐린이 생명공학의 승리라는 사실을 부정할 수는 없지만, 그 장점은 실질적이라기보다는 명목에 지나지 않는다고 평가받을 수도 있었다. 예전에 생산하던 방식과는 매우 다르고 훨씬 과학적인 방식으로 약을 생산하겠다는 약속을 지키는 것은 실패하지 않을 수 없었다. 그러나 그렇지 않은 것으로 드러났다. 오히려 인간 인슐린은 상업적으로 가장 성공한 생명공학 제품으로 남아 있다. 사실, 실제로 의미 있는 치료적 발전이라고 할 수 있는 생명공학 약물은 간의 바이러스성 감염인 B형 간염에 대한 백신, 신장에서 분비되어 적혈구 생산을 자극하는 호르몬인 에리트로포이에틴EPO, 만성 골수성 백혈병 치료제 글리벡 등 몇 가지 되지 않는다.[19]

그 치료적 잠재성이 더 일찍 알려지지 않았다는 것은 유전공학이라는 개념이 얼마나 강력했는지 입증하지만, 그 이유는 매우 분명하다. 생명공학은 약을 생산해내는 데는 기술적으로 놀라운 방법일지 몰라도 유전자가 만들어낼 수 있는 것은 단백질뿐이므로 생명공학 제품의 유일한

■ 1995년 현재 사용 중인 생명공학 제품

약물	용도
인간 인슐린	당뇨병
인터페론 알파	털세포백혈병, B형 간염 및 C형 간염, 림프종과 백혈병에서 관해 유지
인간 성장 호르몬	왜소증
인터페론 베타 및 감마	만성 육아종병(감염 감소), 다발성 경화증, B형 간염 및 C형 간염
조직 플라스미노겐 활성 인자	혈전 용해제
에리트로포이에틴	신부전에서 빈혈 치료
G-CSF, GM-CSF	항암 화학요법 후 백혈구 자극
세레다제Ceredase	고셰병
B형 간염 백신	B형 간염 예방접종
DNA 분해 효소	낭종성 섬유증, 만성 기관지염
인터루킨-2	신장암, 흑색종, 백혈병, 난소암
제VIII인자	혈우병
항 IIb IIIa 항체	혈관 성형술 후 관상동맥 협착 방지

(출처: 매사추세츠 공과대학, 뇌 및 인지 과학부 리처드 워트먼 박사가 제공한 목록에서 발췌)

치료적 용도는 단백질이 결핍되었거나, 보충이 필요하거나(당뇨병에서 인슐린을 사용하는 것처럼), 암처럼 충분한 용량의 단백질을 투여한다면 어떻게든 질병에 영향을 미칠 수 있으리라고 기대하는 경우뿐이므로 활용도가 크게 제한되는 것이다.

당연히 유전공학은 조현병의 증상을 개선시켰던 클로르프로마진이나 이식장기에 대한 거부반응을 예방한다는 사실이 발견되었던 아자티오프린처럼, 치료 혁명을 이끈 완전히 새로운 화학물질들처럼 놀라운 것은 아니었다. 더욱이 1950년대와 1960년대에 제약 분야의 화학자들이 단일한 화학물질로부터 수천 가지 유도체를 손쉽게 합성할 수 있었던 데 비해, 생명공학은 기술적으로 너무나 복잡하기 때문에 혁신의 여지가 크게 제한된다. 1996년, 인간 인슐린이 유전공학 혁명을 일으킨 지 15년 후《랜싯》의 편집자는 "전 세계적으로 생명공학 연구 분야에 엄청난 돈을 쏟아 부었"지만 "그러한 투자의 결실로 내세울 만한 것은 거의 없다"고 통렬하게 비난했다 그는 브리티시바이오테크놀러지 사에서 1억 5000만 파운드의 비용을 들여 개발한 새로운 항암제 마리마스태트 Marimastat가 어쩌면 "생명공학업계가 기다려온 돌파구"가 될 수 있지 않을까 추측했다. 한 달 후, 마리마스태트의 효과는 전혀 치료를 하지 않은 경우와 비슷하다는 사실이 밝혀졌다.[20]

신우생학의 무모한 모험

1980년대 내내 신유전학은 모든 방향으로 뻗어나갔는데, 이러한 효과가 누적되면서 의학의 가능성이 변화하고 있다는 인상을 심어주었다.

분자생물학자인 허버트 보이어와 벤처 투자가인 로버트 스완슨이 인간 인슐린을 출시한 것과 같은 해인 1982년, 남캘리포니아 대학의 주디 창 Judy Chang과 유엣 웨이 칸Yuet Wei Kan은 태아가 아직 자궁에 있을 때 혈액 질환인 낫형 적혈구 빈혈을 진단하는 기법을 개발했다. 출생 전 유전자 선별을 통해 비정상 유전자를 지닌 태아를 발견하여 유산시킴으로써 유전 질환을 근절시킨다는 전혀 새로운 의학적 모험을 시작한 것이다.[21]

낫형 적혈구 빈혈에 관련된 돌연변이는 뉴클레오티드 삼중체인 GAG 가 GTG로 바뀐 것이다. 이에 따라 전령RNA는 '잘못된' 메시지를 헤모글로빈 단백질을 생산하는 리보솜에 전달하는데, 그 결과 발린(GAG로 부호화)이라는 아미노산이 글루탐산(GTG로 부호화)으로 치환된다. 이렇게 단 하나의 '잘못된' 아미노산이 끼어들면 헤모글로빈 단백질의 물리화학적 특성이 변하여 적혈구가 안쪽으로 함몰되면서 낫 모양을 띠게 된다. 헤모글로빈이 제 기능을 하지 못하므로 조직은 산소 부족 사태를 겪게 되어 환자는 가슴과 뼈에 통증을 느끼는 '낫형 적혈구 발작sickling crises'이 일어난다.

창과 칸의 기법은 문자열 절단자를 이용하여 DNA의 특정 뉴클레오티드 서열을 절단하는 것이었다. 즉, 헤모글로빈 유전자의 GAG 서열을 절단하는 제한 효소는 돌연변이 서열인 GTG는 절단하지 않으므로 낫형 적혈구 빈혈 환자는 헤모글로빈 유전자의 절편이 정상인과 다른 크기를 지니게 된다. 이론적으로 이 방법은 어떤 유전자가 비정상인지 알고 있는 모든 유전 질환에 적용할 수 있는데, 이에 따라 출생 전 진단이 '양성'인 경우 비정상적인 태아들을 유산시켜 유전 질환을 예방할 수 있으리라는 생각은 당연했다. 그러나 흔히 그렇듯 실제로는 모든 일이 그렇게 단순하지는 않다. 이러한 유전학적 선별의 원리를 제대로 알려면 한발 물러나 유전 질환을 전체적으로 바라볼 필요가 있다.

유전 질환은 5,000가지가 넘는다. 상당히 많은 것처럼 들리지만, 사실 유전 질환은 매우 드물며 DNA상 하나의 '자발적 돌연변이'가 부모로부터 자녀에게 유전될 때 발생한다. 자발적 돌연변이란 '저절로 생기는 것'이다. 이러한 자발적 돌연변이는 너무 많이 일어나는 데다 전혀 예측할 수 없으므로 유전학적으로 선별한다고 해도 '예방'할 수 없다. 결국 남는 것은 출생 전 유전학적 선별의 대상으로 적합한, 한쪽 또는 양쪽 부모로부터 잘못된 유전자를 물려받아 생기는 비교적 흔한 몇 가지 유전 질환뿐이다. 이들은 대부분 친숙한 질병들로, 낫형 적혈구 빈혈과 지중해 빈혈 등 혈액 질환, '혈액 응고' 단백질인 제VIII인자 유전자의 이상으로 인해 발생하는 출혈성 질환으로서 빅토리아 여왕이 유럽 왕실에 널리 전파시킨 것으로 유명한 혈우병, 폐 조직을 파괴하는 만성 감염증이 반복되는 폐 질환 때문에 결국 호흡 부전 상태에 빠지게 되는 낭성 섬유증, 근육이 지속적으로 약해지는 근육 퇴행 위축, 그리고 40대에 발병하여 치매를 일으키는 질병으로 미국의 포크 가수 우디 거스리Woody Guthrie 가 앓았던 것으로 유명한 헌팅턴 무도병이 있다.

이러한 유전 질환들은 앞에서 언급했듯이 혈우병에서 부족한 제VIII 인자를 수혈해주는 것 말고는 현재 치료가 불가능하다. 간혹 증상을 가라앉혀줄 수는 있지만, 출생 전 유전학적 진단과 선택적 유산을 통해 예방하는 것만이 유일한 방법이다. 다시 말해, 이러한 질병은 대부분 출생 후에 쉽게 진단할 수 있지만 유산에 해당하는 출생 후 조치, 즉 영아 살해는 1930년대와 1940년대 독일에서 시행되었던 우생학 프로그램 이래 서구에서는 허용되지 않으므로 진단이 내려질 즈음에는 이미 '예방'을 선택하기는 불가능한 것이다.

태아를 유전학적으로 선별하는 방법은 확실히 효과를 거둘 수 있으며, 특정 유전 질환이 뚜렷이 규정된 집단에서 흔히 발생하는 특수한 상황이라면 더욱 그렇다. 예를 들어, 키프로스에는 혈액 질환인 지중해 빈혈(매우 심한 빈혈이다)을 일으키는 비정상 헤모글로빈 유전자가 매우 흔하다. 인구의 4분의 1이 보인자이며, 1974년에는 51명의 어린이가 이 질병에 걸린 채 태어났다. 그러나 유전자 선별을 도입한 후 10년이 지나자 이 숫자는 두 명으로 줄어들었다.[22]

그러나 이러한 상황은 흔치 않으며, 영국에서 매년 수만 건의 분만 중에 한 명꼴로 태어나는 낭성 섬유증 유전자를 지닌 태아들을 찾아내는 문제와는 비교조차 할 수 없다. 이 경우에는 우선 문제가 있을 가능성이 있는 태아들을 찾아내야 하므로, 예비 과정으로 임신 초기에 양쪽 부모를 모두 검사해서 둘 다 '보인자'인 부부를 찾아내야 한다. 그후 태아들을 출생 전에 검사하여 비정상적인 유전자를 지닌 것으로 밝혀지면 유산시킬 수 있다. 이런 식의 출생 전 유전자 선별이 얼마나 복잡한지는 에든버러에서 10년간에 걸쳐 시행되었던 프로그램을 통해 드러난 바 있다. 이 기간 동안 2만 5000쌍의 부부가 검사를 받았다. 그중 양쪽 모두 보인자여서 태아가 낭성 섬유증을 지니고 태어날 '위험이 있다'고 밝혀진 부부는 22쌍에 불과했다. 22건의 임신 중 여덟 건에서 진단이 확정되어 태아를 유산시켰다. 그러나 엄청난 규모의 선별에도 불구하고 낭성 섬유증을 지닌 몇몇 아기들을 '놓칠' 수밖에 없었는데, 그것은 수많은 돌연변이가 이 병을 일으킬 수 있기 때문이다.[23]

이런 식의 대규모 산전 선별은 검사는 물론 검사를 수행할 전문 인력을 고용하는 데도 많은 비용이 들어가는 엄청난 사업이라는 점은 분명하다. 더욱이 모든 출산 전 검사와 마찬가지로 유전자 선별 과정은 불가피하게 부모들을 불안하게 만든다. 따라서 2만 5000쌍의 부부를 검사해서 0.03퍼센트에 해당하는 태아를 유산시킨 것이 그럴 만한 가치가 있는 일이었는지는 확실치 않으며, 《랜싯》지 역시 다음과 같이 조심스러운 논평을 내놓았다. "우리는 아직도 전국적인 유전자 선별 프로그램을 꼭 해야 하는지 더 생각해야 한다." 지금으로서는 프로그램이 시행되지 않을 가능성이 높다. 낭성 섬유증에 관해 이러한 결정이 내려진다면 훨씬 드문 다양한 유전 질환의 예방에 있어서도 출생 전 유전학적 선별을 타당한 선택으로 고려할 수 없다는 점은 명백하다.

낭성 섬유증 선별의 실용성이라는 주제는 신유전학을 둘러싸고 반복적으로 제기되는 문제, 즉 이론적인 이익과 현실 사이의 괴리를 잘 드러내므로 상당히 깊게 논의된 바 있다. 출생 전 유전자 선별에 대한 열광이 식어가자, 초점은 나이가 들어 암이나 심장병 등 심각한 질병에 걸릴 위험이 높은 사람을 미리 알아내려는 '유전 검사' 쪽으로 옮겨갔다. 심장병이나 암이 '집안 내력'인 경우, 비교적 젊은 나이에 병이 발생하며 매우 심하다. 이때 '원인'은 거의 항상 유전적인 것, 예를 들면 (심장병을 일으키는) 콜레스테롤 대사 또는 (젊은 나이에 유방암을 일으키는) 유방 발달에 관련된 돌연변이 유전자다.

불운하게도 젊은 나이에 이러한 질병으로 사망한 사람들이 많은 가족에서 태어난 사람들은 비슷한 운명을 피하기 위해 어떻게 해야 하는지 알고 싶어 한다. 유전 검사에는 두 가지 확실한 이익이 있다. '음성'인 사람, 즉 돌연변이 유전자를 지니고 있지 않은 사람은 질병이 생길 위험이 보통 사람보다 많지 않다는 사실을 확인하고 안도할 수 있다. 돌연변이를 지닌 사람은 유방암을 조기에 발견하기 위해 정기적으로 유방 조영술 등의 검사를 받거나 아예 가능성을 완전히 없애버리기 위해 자진해서 양측 유방 절제술을 받은 후 보형물을 사용하여 유방을 재건하는 등 사전 조치를 취할 수 있다.[24]

낭성 섬유증 등 비교적 흔한 유전 질환의 원인 유전자를 찾아내는 데 성공한 유전자 사냥꾼들은 이후 비슷한 방식으로 가족력으로 발생하는 암의 원인 유전자를 찾아내는 데 주의를 돌렸다. 1994년에 발견되어 BRCA1이라고 이름 붙여진 첫 번째 유방암 유전자는 모든 유전학적 발견에 동반되기 마련인 흥분과 추측을 불러일으켰다. 18개월 후에는 두 번째 유전자인 BRCA2가 발견되었다. 이러한 두 가지 유방암 유전자는 대부분의 '유전성' 유방암을 일으키는 원인이라고 생각되지만, 유방암의 95퍼센트를 차지하는 유전성이 없는 유방암에서는 정상이며, 따라서 유용한 정보를 전혀 제공하지 못한다. 더욱이 모든 유전 질환과 마찬가지로 이 유전자에 관해서도 수많은 돌연변이가 발견되었기 때문에 문제가 훨씬 더 복잡해졌다.[25]

결국 이렇게 흔한 질병의 유전 검사에 따르는 가장 중요한 문제가 대두된다. '유전성' 유방암을 일으키는 유전자가 나머지 95퍼센트의 유방암과도 관련이 있다면, 언젠가는 유전 검사를 통해 모든 사람이 나이가들어서 유방암이라는 심각한 질병이 발생할 가능성을 예측할 수도 있지않을까? 그러나 이러한 일은 실현될 수 없다. 비정상적인 유전자가 있는지 없는지 아는 것은 가족력으로 암이 발생하는 소수 집단에는 실제로유용할지도 모른다. 그러나 대규모 유전 검사는 그 결과가 밝혀지는 경우 생명보험에 가입하는 데 심각하게 부정적인 영향을 미칠 수 있으며, 개인 건강 보험료가 너무나 많이 올라 보험에 들 수 없는 상황이 벌어질수도 있다. 이러한 검사를 자청하는 것은 무모한 짓이 되므로 대안이 될수 없다.[26]

요약하면, 1980년대 초반에는 질병에 관련된 유전자를 발견하는 것이 자동적으로 낭성 섬유증 등 '흔한' 유전 질환의 예방을 비롯하여 의학의 영역을 크게 확장시키고, 동시에 성인병의 유전적 요인에 대한 과학적 지식을 심화시켜서 이러한 질병을 예방하거나 치료하는 데 도움이 될것이라고 생각했다. 그러나 현재 그 두 가지 목표는 어느 때보다도 불가능한 것으로 보인다. 이렇게 흥미로운 모순은 신유전학의 세 가지 위대한 약속 중 마지막에 해당하는 유전자 치료를 살펴본 후에 설명하겠다.

유전자 치료는 한낱 환상인가

지금까지 언급한 기술 혁신의 논리적 결론이자 신유전학의 으뜸가는 열망은 유전자 치료, 즉 유전자 자체를 물리적으로 변화시켜 유전적 결함을 바로잡는 것이다.

당장이라도 유전자 치료를 이용할 수 있을 것으로 기대되는 분야는 단일 유전자 이상으로 인해 발생하는 질병 중 동일한 집단에 속하는 것들, 특히 낭성 섬유증과 뒤셴 근육퇴행위축Duchenne's muscular dystrophy, DMD이다. 실제로 유전자 치료에 매력을 느끼는 큰 이유는 유전학적 선별에 내재된 우생학이라는 개념에 긍정적인 대안을 제공한다는 점이다. 예를 들어, 낭성 섬유증 유전자를 지닌 태아를 찾아내어 유산시키는 것보다 어린이들의 유전학적 이상을 바로잡을 수만 있다면 얼마나 좋겠는가!

그러나 어떻게 그런 일이 가능할까? 우선 유전자 치료에 적합한 질병을 일으키는 유전자를 알아내야 한다. 지금까지 살펴보았듯 분자생물학자들은 몇 가지 유전자의 위치를 알아내는 데 큰 성공을 거둔 바 있다. 다음 단계는 어떤 방법으로든 '정상' 유전자를 비정상적인 기능을 지닌 세포에 삽입시키는 것이다. 예를 들어, 낭성 섬유증이라면 이 병에 의해 침범되는 수백만 개의 기도 점막 세포에 정상 유전자를 삽입해야 한다는 뜻이다. 이때 정상 유전자를 비정상적 기능을 지닌 세포로 운반해줄 '매개체'로 가장 적합한 것은 바이러스다. 바이러스가 세포막을 뚫고 들어갈 수 있을 뿐 아니라 자신의 유전자를 숙주 세포의 DNA에 끼워넣을 수 있기 때문이다. 그런데 바이러스를 매개체로 사용하려면 우선 침입하려는 세포에 손상을 입힐 가능성이 있는 유전자를 제거하여 '무력화'시킨 후 정상 인간 유전자를 끼워넣어 '변형'시켜야 한다. 우리의 희망은 정상 유전자가 비정상적인 세포의 게놈에 일단 통합되고 나면 비정상 유전자의 작용을 대신하여 세포 기능을 정상으로 회복시키는 것이다. 이러한 과정은 과학의 놀라운 승리로 생각되며, 실제로도 그렇다.

최초의 유전자 치료는 1990년에 워싱턴 D.C.에 위치한 미국립암연구소National Institute of Cancer에서 시행되었다. 아홉 살 신시아 커트쉘Cynthia Cutshall과 네 살 아샨티 디 실바Ashanthi de Silva 등 두 명의 소녀는 신체의 면역 반응이 적절한 기능을 수행하는 데 필요한 유전자의 이상으로 ADA 결핍증이라는 매우 드문 유전 질환을 앓고 있었다. 백혈구의 일종인 'T림프구' 안에서 ADA(아데노신 탈아미노효소)라는 효소가 매우 낮은 수준으로 감소하면 에이즈 환자처럼 매우 심한 감염이 반복된다. 감염 위험이 상존하기 때문에 이 병을 앓는 아이들은 외부 세계와 차단된 공 모양의 플라스틱 속에서 비참하고 제한된 삶을 살아가야만 한다. 정맥에 주사하면 T림프구 기능을 회복시키는 특수한 제형의 ADA효소가 개발된 후 환자들의 예후가 크게 호전되었지만, 치료 비용이 1년에 10만 파운드에 이르렀다. 유전자의 이상이라는 근본적인 원인을 바로잡아 T림프구에서 자체적으로 충분한 ADA효소를 만들어낼 수만 있다면 훨씬 명쾌하고 효과적인 해결책이 될 것이었다.

두 명 중에 증세가 더 심한 아샨티 디 실바가 먼저 치료를 받았다. 1990년 9월 14일, 의사들은 아이의 몸에서 T림프구를 포함한 백혈구를 분리하여 정상 ADA유전자를 삽입한 후 '무력화시킨' 바이러스에 노출시켰다. 그후 정상적인 ADA유전자가 T 세포를 건강하게 만들어주기를 기대하며 다시 정맥을 통해 백혈구를 주입했다. 이 모든 과정은 임상적으로 순조롭게 진행되어 인간 유전자 치료의 시대를 열었다. 4개월 후에는 신시아가 같은 치료를 받았다.

극히 드문 질병을 대상으로 했지만, 최초의 유전자 치료 시도를 통해 그 원리가 합리적이라는 사실을 입증할 수 있었다. 그것은 의심할 여지 없이 매우 인상적인 기술적 성취였다. 그런데 T림프구의 수명은 몇 개월밖에 되지 않았다. 이 기간이 지나면 새로운 T림프구들이 생겨나므로 치료는 영구적인 것이 아니었다. 결국 유전자 치료를 1년에 수차례 반복할 수밖에 없는데, 당연히 엄청난 비용이 들었다. 더욱이 아샨티와 신시아는 모두 ADA효소 제제를 계속 투여받았기 때문에 유전자 치료가 감염을 예방하고 건강을 유지하는 데 어느 정도나 도움이 되었는지 알아낼 방법이 없었다.[27]

불치병에 대한 새롭고 우아하며 정교한 형태의 치료가 흔히 그렇듯, 이 실험 역시 하나의 출발로서 대단한 흥분을 불러일으켰다. 특히 사상 최초로 의사들이 개입하여 환자의 유전적 형질을 변화시켰다는 점에서 일대 전환으로 평가되며, 각종 매체의 1면을 장식했다. 낭성 섬유증이나 뒤셴 근육 퇴행 위축 등 비슷한 단일 유전자 질환과 일부 진행성 암에 대해 유전자 치료 실험을 해야 한다는 제안이 뒤를 이었다. 유전자 치료의 선구자인 남캘리포니아 대학의 시어도어 프리드먼Theodore Friedmann은 "유전자 치료의 개념과 기법은 한낱 환상으로부터 인간에 대한 임상적 적용의 시작으로 옮겨 갔다"고 말했으며, 이러한 정서는 ADA실험에 참여했던 국립보건원의 프렌치 앤더슨French Anderson 박사의 말에서도 드러난다. 그는 1992년 《사이언스》 지를 통해 "현재 기술로는 수백만이 아닌 불과 수천 명의 환자들만 치료할 수 있을 뿐이다"라고 전제하면서도 "인간 유전자 치료는 단기간 내에 상상에서 현실로 발전했다. (…) 현재 연구자들이 유전자 전이의 놀라운 응용 분야들을 다양하게 논의 중이므로, 향후 몇 년 사이에 유전자 치료를 다양한 질병에 적용할 수 있을 것이다"라고 말했다.[28]

그러나 '수천 명'을 치료할 수 있을 것이라는 비교적 겸손한 기대조차 지나치게 낙관적이었던 것으로 드러났다. 1995년, 앤더슨 박사가 예측한 지 불과 3년 만에 국립보건원은 내부 검토를 통해 유전자 치료가 비용이 많이 들뿐더러 아무런 쓸모가 없다고 결론내렸다. 당시 국립보건원은 유전자 치료 연구에 연간 2억 달러를 지출하고 있었으며, 투자자들이 '블록버스터'의 발견을 기대하며 유전자 치료 회사에 수억 달러를 쏟아 붓는 바람에 민간 기업을 통한 투자 액수는 그 몇 배에 달했다. 그러나 내부 검토 보고서를 작성한 두 명의 저자는 "간헐적으로 보고된 성공에도 불구하고 임상적 효능은 확실히 입증된 바가 없다. (…) 유전자 치료의 모든 기본적인 측면에는 중대한 문제들이 그대로 남아 있다"고 썼다.[29] 도대체 무엇이 잘못된 것일까? 이 보고서가 작성되기 3개월 전,《뉴잉글랜드 의학 저널》의 같은 호에 실린 두 편의 논문에 의해 유전자 치료의 신뢰성은 크게 무너졌다. 두 편 모두 유전자 치료가 아무런 효과가 없다는 결론을 내렸던 것이다.

첫 번째 논문은 낭성 섬유증을 앓고 있는 열두 명의 어린이를 대상으로 유전자 치료의 결과를 기술한 것이었다.[30] 낭성 섬유증은 비정상적인 유전자로 인해 기도 점막 세포에서 비정상적 단백질이 생성되는 병이다. 지나치게 끈적거리는 점액이 형성되어 기도 감염이 반복되고 결국 폐에 돌이킬 수 없는 손상을 입게 된다. 이러한 유전적 이상을 바로잡기 위해 어린이들의 코에 정상 유전자를 지닌 수백만 마리의 변형된 바이러스가 들어 있는 용액을 흘려 넣었다. 바이러스들이 기도 점막 세포를 감염시키면 비정상적인 유전자를 정상 유전자로 교체시킬 수 있으리라고 기대했던 것이다.

두 번째 논문은 열두 명의 근육 퇴행 위축 어린이들에게 유전자 치료를 한 결과를 보고했다. 이 병은 비정상 유전자에 의해 비정상적인 근육 단백질이 만들어져서 4세 이후로 근육이 점차 약해지는 병이다. 10세가 되면 대부분의 어린이들이 휠체어를 벗어나지 못하는 상태가 된다.[31] 연구에 참여한 열두 명의 어린이들에게는 정상 유전자를 지닌 원시 근육 세포를 한쪽 팔 근육에 직접 주사했다.

두 가지 실험 모두 효과를 거두지 못했다. 첫 번째 연구에서는 코에서 채취한 세포를 분석한 결과 열두 명 중 한 명만 정상 유전자가 이전된 증거를 나타냈는데, 그나마 효과가 오래 지속되지 않았을 뿐더러 근본적인 문제를 해결하기에는 불충분했다. 근육 퇴행 위축 실험에 참가한 열두 명의 소년들은 "주사를 맞은 환자 중 아무도 근력이 개선되지 않았다". 시카고 대학의 제프리 레이든Jeffrey Leiden 박사는 두 가지 실험에 대한 논평에서 그 결과가 "성공적인 유전자 치료"라는 목표에서 얼마나 멀리 떨어졌는지 지적하며, 성공적이려면 두 가지 질병 모두 "[손상된] 조직 전체에 걸쳐 많은 수의 세포에 정상적인 유전자가 도입되어 장기적으로 발현"돼야 한다고 말했다.[32]

언뜻 보기에는 '매개체', 즉 바이러스가 정상 유전자를 병적인 세포 안으로 삽입시키는 데 기대에 미치지 못하는 것이 성공의 가장 큰 걸림

돌 같았지만, 사실 문제는 훨씬 심각했다. 유전자 치료의 논리는 세포 속에 있는 약 2만 5000가지의 유전자가 서로 독립적으로 작동하므로 고장난 자동차 부품을 갈아 끼우듯 비정상적인 유전자를 교체할 수 있다는 가정을 전제로 한다. 그러나 한 가지 단백질을 부호화하는 유전자마다 그 작용을 조절하는 유전자가 있으며, 그 조절 유전자는 또다른 유전자에 의해 작용이 조절된다. 게놈이란 수많은 음표를 조화시켜 원하는 효과를 얻어내는 오케스트라와 같다. 하나의 음표를 바꾼다고 엉망으로 연주된 베토벤의 교향곡을 바로잡을 수 없듯이, 유전자의 작용을 조절하는 다른 유전자들과의 연관성을 고려하지 않고 정상 유전자만 세포 안으로 삽입한다고 해서 낭성 섬유증 같은 질병을 고칠 수는 없다.

유전자 치료 연구자들은 국립보건원 보고서에 대해 짐짓 태연한 척하며, 시어도어 프리드먼이 말했듯 그 치료적 잠재력이 "매우 과장되어 임상적 성공에 대한 희망과 사실을 혼동했을 가능성이 있다. (…) 우리 모두 이 분야의 성공을 비현실적일 정도로 장밋빛으로 포장했다. (…) 이루어질 수 없는 희망이다"라고 썼다. 그러나 그들은 이러한 일이 아직 초기이기 때문이라고 주장했다. "유전자 치료는 실패한 것이 아니다. 다만 아직 너무 미숙한 단계이므로 잠재성을 실현하지 못할 뿐이다."[33] 그럴지도 모르지만, 국립보건원의 내부 검토가 있은 지 몇 개월 후《네이처》지는 이렇게 보도했다. "꾸준히 이어지던 혁신적인 유전자 치료 실험 제안서들을 이제는 한 건도 찾아볼 수 없다."[34]

실패한 열망들의 목록

유전 공학, 유전학적 선별, 유전자 치료 등 서로 뚜렷하게 다르지만 응용 면에서 겹치는 부분이 많은 세 가지 분야로 이루어진 신유전학은 근본적인 문제에 대해 실로 새롭고도 명석한 해답을 내놓았다. 그러나 열광과 흥분과 엄청난 시간과 노력을 쏟아 부은 연구와 수만 편에 이르는 논문과 어마어마한 수의 신문 보도에도 불구하고, 실용적 유용성은 거의 찾아볼 수 없다. 유전공학은 인슐린과 같이 기존에 다른 방법으로 생산한 약을 만들어내는 훨씬 값비싼 방법에 불과하며, 치료적 이익 또한 미미하다는 사실이 입증되었다. 유전학적 선별은 흔한 유전 질환을 예방하는 데 아무 영향을 미치지 못했으며, 유전자 치료는 효과가 없었다. 이것으로 끝이라면 좋겠지만, 많은 기대를 모았던 몇몇 다른 분야에서도 신유전학은 기대를 충족시키는 데 실패했다. 가장 두드러진 예가 바로 돼지를 유전적으로 변형시켜 이식장기를 얻으려는 시도였다.[35]

이제 신유전학은 실패한 열망들을 모아놓은 끝없는 목록이 되어가는 것 같다. 신유전학이 지난 15년간 이루어진 위대한 과학적 성공담일 뿐 아니라 현재 모호한 상태에 있는 모든 문제를 밝혀줄 황금빛 미래로 통하는 열쇠라고 생각했던 의사와 대중에게는 엄청나게 충격적인 일이다. 신유전학의 성취에 대한 기대와 현실 사이의 이러한 괴리는 현재 의학이 처해 있는 상태에 대한 모든 분석에 핵심적인 요소다. 여기에서 서로 연관된 두 가지 의문이 생겨난다. "왜 신유전학의 무한한 가능성에 대한 믿음이 널리 퍼졌을까?" 그리고 이와 대립되는 "왜 신유전학은 그러한 가능성을 실현하는 데 실패했는가?" 하는 질문이 바로 그것이다.

우선, 왜 그토록 많은 사람들이 '무한한 가능성'을 믿었던 것일까? 신유전학은 1970년대 후반에 낙관주의 시대가 종말을 고하며 생겨난 지적 공백을 메우기에 딱 좋은 시간에 대두했다. 또한 신유전학은 진지한 과학으로서 1950년대와 1960년대에 걸쳐 수많은 신약을 개발해냈던 요행수에 의한 경험적 방법보다 훨씬 진지해 보였다. 그토록 진지했기 때문에 문제 유전자를 정확히 찾아내어 흔한 질병의 '궁극적 원인'을 제시하리라고 기대하는 것이 당연했다. 마지막으로 신유전학의 가능성은 유례없이 활발하게 홍보되었다. 상업적으로, 로버트 스완슨 같은 생명공학의 선구자들은 유전자를 세균에 삽입하여 약을 제조하는 기술적 복잡성이야말로 성인의 암이나 다발성 경화증 같은 불치병에 도움이 될 것이라는 개념을 팔기 시작했다. 수십억 달러에 이르는 투자금이 걸린 상황에서 이러한 가능성을 소리 높여 강조하는 것은 큰 이익을 가져다주었다.

신유전학의 가능성에 대한 이러한 강조는 매우 설득력이 있었기 때문에 대중들의 상상 속에서 DNA는 인간의 모든 생물학적 측면을 이해하는 열쇠를 제공하리라는 평판을 얻게 되었다. DNA야말로 우리가 무엇인지 결정하는 인간의 경전이요 사전이며 지도이자 청사진인 것이다. 따라서 논리적으로 신유전학은 '청사진'에 대한 이해를 제공함으로써 우리의 몸과 마음을 고양시키고 더 나은 인간, 더 건강한 인간으로 만들어줄 것이다. 분자생물학자들은 끊임없는 연구비를 궁극적으로 보장해주는 이러한 시각을 역설해야 할 이유가 충분했다.[36]

그러나 신유전학의 약속과 현실 사이에 존재하는 심연과도 같은 괴리는 왜 이 학문이 약속을 '실현'하는 데 실패했는지 수많은 의문을 불러일으킨다. 가장 먼저 떠오르는 명백한 제약은 유전자가 인간 질병에 있어서 중요한 인자가 아니라는 점이다. 이러한 생각은 수백만 년에 걸친 자연선택에 의해 환경에 적응하지 못한 생물들이 사라지는 과정에서 인간이라는 종이 이토록 성공적인 존재가 되었다는 사실을 생각할 때(지나치게 성공적이라고 주장하는 사람들도 많지만) 별로 놀라운 일이 아니다. 따라서 흔한 유전 질환이라 해봐야 몇 되지도 않고, 그나마 다른 질병에 비하면 흔하다고도 할 수 없다. 더욱이 암 등 성인의 질병에 관련된 유전자는 소수에 불과하며, 나머지 경우에 유전자는 몇 가지 요인 가운데 하나에 불과하다. 이 요인들 중 가장 중요한 것은 노화로, 여기에 대해서는 일상적인 삶 속에서 할 수 있는 일이 거의 없다.[37]

신유전학이 기대를 충족시키는 데 실패한 두 번째 이유는 유전자가 상상을 초월할 정도로 복잡하고 오묘하다는 점이다. 낫형 적혈구 빈혈의 유전학적 근거가 밝혀지면서 매혹적이고도 우아한 단순성이 드러난 것은 사실이다. 한 개의 뉴클레오티드 삼중체에 생긴 이상으로 인해 헤모글로빈 단백질에 '잘못된' 아미노산이 삽입되고, 이에 따라 적혈구의 물리화학적 특성이 변하여 '낫 모양'이 된다는 것이다. 1980년대 초만해도 이렇게 명확한 규칙들로 유전학을 이해할 수 있으리라 생각했고, 실제로 모든 질병이 낫형 적혈구 빈혈과 비슷하다면 모든 문제가 일거에 해결될 수도 있을 것처럼 보였다. 하지만 이제는 그보다 많은 것을 알고 있다. 낫형 적혈구 빈혈은 유전학적 이상이 매우 단순하다는 점에서 사실상 독특한 질병이다. 유전자의 작동 원리는 명확하고 쉬운 규칙에 의해 정해지는 것이 아니라, 모호하고 미묘하며 모순적이고 예측 불가능하다. 유전자는 뉴클레오티드 삼중체의 형태로 단백질을 구성하는 아미노산을 부호화한다는 중심 개념은 몇 가지 이유로 충분하지 못하다. 첫 번째 이유는 '언어학적'인 것이다. 모든 뉴클레오티드 삼중체는 환경이 달라지면 전혀 다른 의미를 지닌다. 하버드 대학의 생물학자인 리처드 르윈틴Richard Lewontin은 이렇게 설명한다.

> DNA 메시지로부터 인과관계를 지닌 정보를 알아내려 할 때 어려운 점은 복잡한 언어와 마찬가지로 같은 '단어'[뉴클레오티드]가 문맥에 따라 다른 의미를 지니며, 특정한 문맥에서도 다양한 기능을 수행한다는 점이다. 영어에서 행동을 의미하는 가장 강력한 단어는 'do'다. '당장 해라Do it now'란 말을 생각해보면 금방 이 사실을 알 수 있다. 그러나 대부분의 문맥에서 'do'라는 단어는 'I do not know'[아무런 의미가 없음]와 같이 사용된다. 이러한 'do'는 아무 의미가 없지만 문장의 배열에서 공간을 차지하는 요소로서 의심할 바 없이 언어학적인 기능을 수행한다. 세포에서도 GTA AGT라는 염기 서열은 보통 특정한 단백질 속에 발린과 세린이라는 아미노산을 삽입하라는 지침으로 판독되지만, 어떤 경우에는 유전학적인 메시지를 끊고 편집해야 할 위치를 표시하며, 또다른 경우에는 'I do not know'의 'do'처럼 공간을 차지하는 요소로서 서로 다른 메시지들을 적당한 간격으로 떨어뜨려놓는 역할을 하기도 한다. 유감스럽게도 우리는 세포가 이렇게 다양한 해석 중에 올바른 해석을 어떻게 찾아내는지 알지 못한다.[38]

또한 뉴클레오티드 삼중체가 어떤 의미인지 확신할 수 없는 것과 마찬가지로, 뉴클레오티드의 특정 돌연변이가 어떤 중요성을 갖는지도 확신할 수 없다. 낫형 적혈구 빈혈에서는 뉴클레오티드 서열에 발생한 단 한 가지 이상(GTA가 GAG로 변한 것)이 헤모글로빈 단백질에 '잘못된' 아미노산을 삽입하여(글루탐산이 발린으로 대체됨) 적혈구가 낫 모양으로 변한다. 그러나 낭성 섬유증에서는 질병의 원인일 가능성이 있는 뉴클레오티드의 돌연변이가 200가지도 넘게 발견되었으며, 아무런 영향을 미치지 않는 다른 돌연변이도 200가지 정도 된다. 더욱이 동일한 돌연변이가 동일한 질병을 일으킨다고 확신할 수도 없는데, 이는 망막에 존재하는 '광민감성' 단백질인 로돕신 유전자에 동일한 돌연변이를 지닌 자매로 입증되었다. 이 돌연변이는 색소성 망막염(망막 세포가 점차 파괴되는 병)을 일으켜 결국 환자는 실명되는데, 자매 중 동생은 실제로 실명했지만 언니는 로돕신 유전자에 정확히 동일한 돌연변이를 지니고 있는데도 시력이 매우 좋아서 야간 트럭 운전사로 일했다. 엄청난 노력을 기울인 끝에 마침내 색소성 망막염의 '궁극적인 유전적 원인'이 되는 특정 유전자의 특정 이상이 밝혀졌을 때, 그 '궁극적 원인'이란 결국 전혀 병이 없는 상태를 의미할 수도 있다는 사실이 함께 드러났던 것이다. 유전자의 작용 방식에 대한 전통적인 이해로는 설명할 길 없는 이러한 모순적인 복잡성은 사실 매우 흔하다. 동일한 유전적 질환이 몇 가지 유전자의 서로 다른 돌연변이에 의해 발생하는가 하면, 단일 유전자의 돌연변이로 인해 몇 가지 서로 다른 질병이 생기는 등 도저히 이해할 수 없을 정도로 복잡한 것이다.[39]

물론 현재 신유전학이 1970년대 말에 유전자의 작용 메커니즘이 밝혀진 후 대부분의 분자생물학자들이 과학적 이해의 한계에 도달했다고 느꼈던 이전 시대의 유전학과 똑같은 상황에 처해 있다고 주장할 수도 있다. 그렇다면 앞으로 더 많은 기술적 혁신이 일어나서 유전학적 선별과 유전자 치료가 가능해지는 날이 오지 않을까? 그럴지도 모르지만 신유전학의 실용적 적용은 지나치게 단순화된 유전자의 본질, 즉 "DNA는 RNA를 만들고 RNA는 단백질을 만든다"는 식으로 정보가 한 방향으로만 흐른다는 개념에 근거를 두고 있다. DNA가 '원본이 되는 분자로서 모든 것의 설계도가 되는 청사진'이라는 개념은 충분히 유효하지만, 유전자 자체는 그들이 속한 세포 전체라는 맥락 안에서 작동하는 다른 유전자들과 상호작용하지 않고서는 아무것도 할 수 없다. 버밍엄 대학 유전학부 명예교수이자 왕립학술원 회원인 필립 겔Philip Gell의 말을 빌리자면, "문제의 본질은 인과관계의 연쇄가 아니라 마치 거미줄처럼 얽혀 있어서 어디에서든 작은 변화가 생기면 나뭇가지에 기대어 거미줄을 지탱하고 있는 모든 부분의 장력에 즉시 변화가 일어나는 체계화된 네트워크를 다루고 있다는 것이다. 우리의 지식에서 불완전한 부분은 현재 비어 있을 뿐 아니라 원칙상 메워질 수 없는 것이므로 이러한 무지는 결코 해결될 수 없을 것이다."[40]

chapter

02

사회 이론의 유혹

> ◁▥▷

'치료'에서 '예방'으로

앞서 이야기했듯, 신유전학과 사회 이론 사이에는 질병의 원인을 설명하면서 인간의 발달에 대한 자연(유전자)과 환경(양육)의 독립적인 영향을 환기시키는 매혹적인 대칭적 유사성이 존재한다.

사회 이론이 대단한 호소력을 갖는 것은 질병에 대한 설명을 제공할 뿐더러 예방할 수 있는 길을 열어주기 때문이다. 1950년대에 브래드퍼드 힐이 흡연이 폐암의 원인적 역할을 한다는 사실을 규명한 사건의 가장 큰 중대성은 질병이라는 문제에 대해 '대중적 예방'이라는 전혀 다르면서도 강력한 대안이 있을 가능성을 제시했기 때문이다. 의심할 바 없이 대중의 금연을 강조하는 공공보건 캠페인은 폐암을 수술이나 약물로 치료해보겠다는 성공적이지 못했던 시도에 비해 폐암의 예방에 중점을 둠으로써 비교가 안 될 만큼 크게 실용적인 이익을 거둘 가능성이 있었다. 예방이 치료보다 낫다는 사실은 누구나 알고 있다. 실제로 치료 혁명의 수많은 위대한 업적, 즉 '수많은 신약'과 '기술의 승리'는 일상생활에서 흔한 질병을 예방할 수 있는 원인을 알아낼 수 있었다면 애초에 필요 없었을 것이다. 문제는 1970년대 중반까지 이러한 질병의 정확한 원인이 전혀 밝혀지지 않았다는 점이다. 그러다가 담배를 끊으면 폐암을 예방할 수 있다는 것과 같은 방식으로 대부분의 암은 물론 심장병과 뇌졸중 또한 생활 습관을 바꿈으로써 예방할 수 있다는 주장이 갑자기 등장하며 이러한 무지가 단번에 없어진 것처럼 생각되었으며, 이러한 확신은 점점 커져갔다. 사회 이론의 범위와 목표가 점점 커진 것은 실로 특별한 사건이었다. 1960년대 후반에 영국 의학협회British Medical Association에서 《의사의 지시》라는 고풍스러운 제목을 달아 발간한 소책자를 통해 흡연의 위험, "합리적으로 균형 잡힌 식단"의 장점, 그리고 특히 과체중을 피할 것을 권고한 것은 이런 맥락에서였다. 이 책자는 하루에 한 병 이상의 와인(또는 이에 상당하는 알코올)을 마실 경우 간을 손상시킬 수 있다고 경고했다. 하지만 그것으로 끝이 아니었다. 1990년대에 이르면 이렇게 합리적인(너무 뻔하긴 하지만) 권고는 삶의 모든 부분으로 확장된다. "합리적으로 균형 잡힌 식단"에 대한 권고는 심각한 질병들이 오로지 음식 때문이라는 주장으로 변형된다. 소금을 섭취하면 순환계에 부담을 주고 혈압이 올라 뇌졸중이 생기며 결국 사지마비가 되거나 사망에 이른다든지, 유제품이나 고기에 포함된 포화지방은 혈관벽에 쌓여 심장 발작에 의한 조기 사망의 원인이 될뿐더러 유방암이나 소화기 계통의 암을 비롯한 많은 암을 일으키는 데 '관련된다'든지 하는 주장이 등장한 것이다.

한편, 이와 비슷하게 과학적인 연구에 의해 공기 중이나 물속에 존재하는 미량의 화학물질과 오염물질 등 이전까지 알지 못했던 생활 속의 수많은 위험 인자들이 백혈병, 위암, 불임 및 기타 수많은 심각한 질병에 관련된다는 사실이 밝혀졌다. 이것은 토목 공학에 의해 깨끗한 물이 보급되면서 콜레라 등 수인성 전염병이 자취를 감추었던 19세기의 위대한 위생 혁명과 같은 거대한 규모의 의학이었다. 이제 사회 공학이 사람들에게 건강한 생활 습관을 받아들이도록 권장하고, 한편으로는 질병의 환경적 요인에 일격을 가하면서 비슷하게 유익한 효과를 거둘 수 있을 것 같았다.

그러한 주장에 대한 모든 증거를 평가하기는 매우 어렵지만, 그 기원은 의심할 바 없이 1976년 이전의 100년간 공중보건의 놀라운 향상이 의학의 발전 덕분이라는 통념에 대해 토머스 매키원Thomas McKeown 교수가 강력하고도 설득력 있게 비판한 데서 찾을 수 있다. 그는 정반대의 주장을 펼쳤다. 의사들이 스스로 지은 번쩍거리는 새로운 질병의 궁전에서 모든 현대적인 약과 기술에 자부심을 느낄지는 몰라도, 실제로는 영아 및 모성 사망률의 급격한 하락과 기대 수명의 놀라운 연장에 미미한 역할을 했을 뿐이라는 것이었다. 이러한 업적에 대한 공로는 사회적 변화에 돌려야 할 것이었다. "의학과 그것이 제공하는 서비스는 방향이 틀렸다. 건강을 결정하는 가장 중요한 요소인 환경의 영향과 개인의 행동에 대한 무관심에 근거를 두고 있기 때문이다."

매키원 교수의 요점은 잉글랜드와 웨일스 지역에서 폐결핵으로 인한 사망률의 감소를 나타낸 도표(417쪽 참조)에 요약되어 있다. 사망률은 1838년에 인구 100만 명당 4,000명으로 최고점에 도달한 후, 스트렙토마이신과 PAS가 도입된 1945년에는 100만 명당 350명으로 감소했고 1960년에 이르면 거의 0이 된다. 따라서 결핵의 감소 중 92퍼센트는 '사회적 인자'에 의한 것이며 8퍼센트만이 20세기 의학의 위대한 기적이라고 불리는 항생제에 의한 것이라고 생각할 수 있다. 이러한 사실로부터 매키윈은 "의학적 조치는 질병의 예방과 건강에 기여하는 바가 비교적 적다고 생각할 수 있다"는 결론을 내렸다. 그는 사회적 인자들이 주된 원인이라는 "직접적인 증거는 없다"고 인정했지만, 영양의 개선과 위생 및 주거 환경의 향상(특히 과밀 거주의 감소)으로 결핵의 극적인 감소를 설명할 수 있다는 주장은 충분히 타당성이 있다고 여겨졌다.[1]

비슷한 의견은 그전에도 개진된 바 있다. 매키윈이 단순히 과거에 있었던 일만 관찰했다면 크게 주목받지 못했겠지만, 그는 항생제(스트렙토마이신 등)가 결핵의 감소에 기여한 바가 거의 없는 것처럼 보인다는 사실을 1970년대 당시의 의학적 문제에도 적용할 수 있다고 추정했다. 그 유사성은 확실히 놀라울 정도였다. 그는 예방 가능한 질병을 크게 두 가지 범주로 나눌 수 있다고 주장했다. 결핵 등 감염성 질환을 포함하는 "빈곤에 의한 질병"과 암, 뇌졸중, 심장질환 등 사회가 풍요로워질수록 더 많아지는 "풍요에 의한 질병"이 바로 그것이다. 빈곤에 의한 질병은 사회가 부유해질수록 감소하지만, 풍요에 의한 질병은 엄격하고 금욕적인 생활 습관을 지킬수록 감소한다는 것이었다. "풍요로움과 관련된 병은 개인의 행동에 따라 결정된다. 예를 들어, 가공식품은 19세기 초반부터

■ 호흡기 결핵: 평균 연간 사망률(1901년 잉글랜드와 웨일스 인구로 표준화)

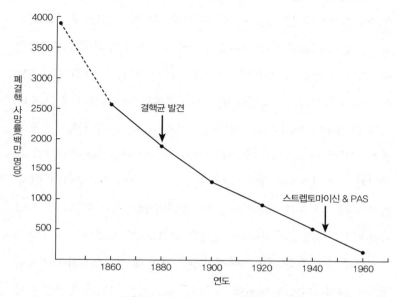

(출처: Thomas McKeown, The Role of Medicine, Oxford: Blackwell, 1979.)

널리 보급되었다. (…) 오랜 시간 앉아서 생활하는 방식은 교통수단이 도입되면서 시작되었고, 상당한 규모의 흡연은 최근 들어서야 생긴 경향이다."

이렇게 풍요에 의한 질병에 있어서 예방할 수 있는 특징을 규정한 것은 많은 이들의 공감을 얻었다. 이듬해인 1977년에 미국 보건성의 차관보는 국회 소위원회에서 이렇게 진술했다. "우리가 섭취하는 음식의 종류와 양이 암, 순환계 질환(심장질환과 뇌졸중) 및 기타 만성 질환의 원인과 관련된 주요 인자일 수도 있다는 생각에 많은 사람들이 동의하고 있습니다." 얼마 후 오스틴 브래드퍼드 힐 경과 함께 일했으며, 이제는 옥스퍼드 의과대학 교수가 된 리처드 돌 역시 이러한 생각에 동의함으로써 힘을 실어주었다. 관련 증거를 광범위하게 검토한 후, 그는 흡연을 제외하고는 음식 섭취로 서구 사회에서 발생하는 암의 70퍼센트를 설명할 수 있다는 사실을 알아냈다.[2] 그것으로 끝이 아니었다. 1980년, 일리노이 대학의 새뮤얼 엡스타인Samuel Epstein 교수는《네이처》지를 통해 나머지 암 가운데 20퍼센트는 공기나 물에 존재하는 미량의 화학적 오염물질 때문에 생기는 것이며 이론적으로 예방이 가능하다고 주장했다.[3] 이렇게 하여 매키원이 사회 이론을 들고 나온 지 4년 만에 '사회적 인자'를 변화시키는 데 주의를 기울인다면 매년 수많은 죽음을 예방할 수 있다는 이론의 진실성이 명백하게 입증된 것으로 생각되었다.[4]

질병에 대한 사회 이론은 이전의 30년에 비해 설명하기가 불가능할 정도로 파격적이었다. 이전에 이루어진 업적들은 어렵게 성취된 것이었다. 백혈병의 완치에 이르는 과정만 해도 무려 25년간에 걸쳐 과학의 다양한 영역에서 전문가들의 지식과 경험을 끌어 모아야 했고, 네 가지 이상의 항암제를 우연히 발견하는 행운도 따라주었기에 가능한 일이었다. 그러나 이제 유명한 의사와 과학자가 의학의 미래는 전혀 다른 방향에 놓여 있다고 주장하고 있다. 즉, 사람들의 식습관을 변화시키고 환경오염을 통제한다면 많은 질병이 눈 녹듯 사라져버리라는 것이었다. 과연 그렇게 간단할까? 전에는 왜 아무도 질병의 문제를 이런 식으로 인식하지 못했을까? 이렇게 쉽게 예방할 수 있는 흔한 병의 치료법을 찾느라 그토록 많은 시간과 노력을 낭비하지 않아도 되었을 텐데 말이다.

사회 이론은 사실이라고 믿기에는 너무나 환상적으로 들렸지만 수많은 사람들이 열렬히 지지하고 나섰다. 치솟는 의료비에 위기감을 느낀 정치가와 정책 입안자는 값비싼 병원 지향적 의료 서비스가 방향을 잘 못 잡은 것이며, 관심의 초점을 '예방' 쪽으로 옮긴다면 보건 서비스가 훨씬 효과적일뿐더러 비용 또한 크게 감소할 것이라는 매키원의 주장에 깊은 인상을 받았다. 1980년, BBC에서 주최하는 유명한 리스 강연Reith Lectures에서 젊은 변호사인 이언 케네디Ian Kennedy가 '의학의 가면을 벗기다'라는 주제를 들고 나온 데서 알 수 있듯, 이러한 정서는 지식층에서도 큰 반향을 불러일으켰다. "중대한 감염증들이 사라진 것은 질병에 대한 현대의학의 승리를 뚜렷이 드러내는 증거이지만, 이로 인해 의사들을 질병이라는 적과 맞서 성전을 수행하는 십자군인 양 그리는 '신화'를 만들어냄으로써 불행한 결과를 초래했습니다. (…) 이러한 전쟁을 계속하기 위해 점점 더 많은 돈을 쓰더라도 보건 의료의 질은 향상되지 않을 것입니다." 이어서 그는 "전체적인 계획"의 방향을 "예방과 보건 향상"으로 다시 잡아야 한다고 역설했다. 이런 말에 누가 이의를 제기할 수 있을 것인가?⁵ 이러한 전쟁이 벌어진 이래 '공중 보건'은 의학의 영역에서 천대받아왔으며, 개심술과 신장이식의 찬란한 성공에 밀려 하찮은 것으로 치부되었다. 이제 모든 것을 변화시켜 19세기 위생 혁명의 빛나는 전통 속에서 예방적 조치의 중요성을 다시 한 번 강조할 기회가 온 것이다. 스스로 "새로운" 공중 보건 운동이라고 이름 붙인 이러한 움직임은 1980년대 초반 이래로 끊임없이 진격하며 음식과 공기와 물에 도사린 위험에 대해 경고했다. 또한 매년 전혀 예상하지 못했던 일상생활 속의 위험을 밝혀냈고, 이에 따라 보건 정책 담당자들은 대중에게 어떻게 살아가야 하는지 훨씬 정확히 권고해줘야 한다고 느끼는 역동적인 과정으로 전개되었다.

그렇다면 이러한 권고는 어디까지 사실일까? 몇 가지 일반적인 사항을 염두에 둘 필요가 있다. 첫째, 사회 이론의 급진성은 음주는 적당히 하고 담배는 피우지 않으며 비만하지 않고 건강한 몸매를 유지하는 '건전한 생활 습관'을 추구하는 사람들이 더 건강하게 오래 산다는 자명한 이치를 훨씬 넘어섰다. 사회 이론은 매우 공격적이고, 구체적으로 흔히 섭취하는 음식과 환경오염이 질병에 있어 중요한 인자로 원인적인 역할을 한다고 주장했다. 둘째, 우리는 역사상 최초로 출현한 매우 독특한 사회의 구성원으로 대부분 천수를 누린 후 노화와 매우 강력하게 연관된 질병으로 사망한다. 따라서 '예방'(실제로 가능하다면)한다고 해도 추정되는 이익은 매우 적을 가능성이 높다. 더욱이 인간이라는 생명체는 섭취하는 음식의 양이나 종류가 변한다고 해서 혈압(뇌졸중과 관련된) 또는 콜레스테롤 수치(심장질환과 관련된) 등의 생리학적 기능이 크게 변한다면 생존할 수 없다. 이러한 기능들은 복잡하고 다양한 되먹이기 기전들이 한데 통합되어 '항정 상태'를 유지하는 '내부 환경milieu intérieur'에 의해 보호받는다. 따라서 이러한 요소들을 변화시켜 관련된 유형의 질병에 영향을 미치려면 식품 섭취 유형에 실로 엄청난 변화가 있어야 한다.

또한 수억 년에 걸친 진화의 최종 산물인 인간은 이렇게 경이로운 적응 능력 덕분에 동물종으로서 매우 성공적인 존재다. 아프리카의 대평원에서 극지의 황무지에 이르기까지 놀랄 만큼 다양한 서식지에서 살아갈 수 있으며, 실제로 번성하고 있다. 어떠한 동물도 이런 능력을 갖추고 있지 않기 때문에 20세기 말에 이르러 갑자기 어떤 이유로든 음식물 섭취에 미묘한 변화가 생겼다고 해서 치명적인 질병을 일으킬 것 같지는 않다.

마지막으로, 사회 이론의 근거는 흡연이 폐암을 일으키는 것과 똑같은 방식으로 우리의 생활 습관과 섭취하는 식품이 질병을 일으킨다는 추론을 근거로 하는 철저히 통계학적인 것이다. 이러한 논의를 할 때는 통계학적 추론은 내재적 일관성이 없다면 아무런 의미가 없다고 했던 오스틴 브래드퍼드 힐 경의 주장을 염두에 두어야 한다. 이 말은 흡연과 폐암 같은 환경적 인자와 질병 사이의 연관성에 관해 몇 가지 다른 증거를 살펴보았을 때 증거들이 모두 동일한 결론을 이끌어내야 한다는 것이다. 다시 말해, 식이성 지방과 심장질환 사이의 관련 여부가 아무리 타당성이 있어도 통계학적 증거에 한 가지라도 중요한 모순이 발견되면 그 주장을 바로 뒤집을 수 있다.

이제 사회 이론을 더 자세히 살펴보기 전에 매키원의 주장, 즉 의학적인 조치가 결핵 감소의 주된 원인이 아니라는 주장이 보기보다 훨씬 설득력이 없다는 사실을 짚고 넘어가야 할 것이다. 결핵균은 감염된 사람의 기도가 조금이라도 자극되어 기침이나 재채기를 하는 순간 주위로 퍼진다. 즉, 결핵 환자가 기침할 때마다 기도 분비물이 수백만 개의 작은 방울 모양으로 공기 중에 흩어지는데, 그중 일부에 실제로 결핵균이 들어 있어서 주위 사람들이 들이마시면 결핵에 전염된다. 결핵 환자가 죽거나 스트렙토마이신이 도입되기 전의 브래드퍼드 힐처럼 조악한 방법에 의해 완치될 때까지 비슷한 환자끼리 모여 있는 요양소에 격리시킨다면 전염을 막을 수 있으리라는 것은 분명하다. 한 역사가가 말했던 것처럼, 매키원은 어쩌면 고의적으로 이 중요한 사실을 모른 척했던 것 같다.

매키원은 1908년에 출간된 《결핵의 예방The Prevention of Tuber-culosis》이라는 고전적인 책에서 너무나 명백하게 입증된 사실, 즉 법에 의해 소모성 질환자들을 조잡한 진료 시설에 수용시켜 일반인들과 격리함으로써 전염을 막는 방법의 효과를 허위로 말했거나 제대로 이해하지 못했다. 잉글랜드와 웨일스 지역에서 이런 식으로 격리된 결핵 환자의 비율은 결핵 감염률이 지속적으로 감소한 것과 밀접한 상관관계가 있었다.

생활환경, 특히 주거 환경이 개선된 것이 결핵이 감소하는 데 중요한 역할을 한 것은 틀림없지만, '의학적인 조치', 즉 가래 검사로 결핵 감염자를 찾아내고 요양소에 수용하는 조치 또한 매우 중요했다. 이것은 어쩌면 전통적인 의미에서 '의학적인 조치'에 해당하지 않는 듯 보일지도 모르지만, 질병의 전염을 감소시려는 뚜렷한 의도를 지닌 의사들이 주도적으로 시행했다는 점에서 분명히 의학적 조치였다.[6]

극히 미미한 회의론만으로도 매키원의 주장을 충분히 뒤집을 수 있다면 그가 주장했던 사회 이론에도 그만큼 크게 손상을 입힐 수 있을 것이다. 여기에서 세계대전 후 의학에 있어 가장 뼈아픈 지적 논란이라고 할 '심장질환의 증가와 감소'에 대해 살펴보자.

사회 이론은 유효한가: 심장질환의 예

심장질환이라는 현대의 유행병은 1930년대에 갑자기 시작되었다. 초기 희생자들 가운데는 의사가 많았으므로 의사들은 사태의 심각성을 금방 인식할 수 있었다. 건강해 보이던 중년의 의사들이 어느 날 갑자기 뚜렷한 이유도 없이 쓰러져서 사망하곤 했던 것이다. 채 10년도 되지 않아 심장질환은 의학 잡지의 주간 부고란을 장식하는 가장 흔한 사인이 되었다. 새로운 질병은 이름이 필요했다. 섬유성 물질과 콜레스테롤이라고 하는 일종의 지방이 만나 만들어진 죽 같은 물질을 죽종※腫이라고 하는데, 이 병은 심장으로 혈액을 공급하는 동맥이 죽종으로 좁아져 있다가 동맥에서 혈액이 응고하는 것(혈전)이 원인이라고 생각되었다. 이 동맥은 심근에 산소가 풍부한 혈액을 공급하는데, 심장의 표면으로 뻗어나가기 전에 심장 맨 윗부분에서 만나 '왕관' 모양을 형성한다고 해서 '관상'동맥이라고 한다. 따라서 이 부분이 혈전으로 막히는 경우는 '관상동맥 혈전증'이라고 하지만, 사실 '심장 발작'이라는 이름으로 더 잘 알려져 있다.

1946년, 국왕의 주치의였던 모리스 캐시디Maurice Cassidy 경은 유명한 하비언 연설(Harveian Oration, 1656년에 전신 순환을 발견한 유명한 의사 윌리엄 하비의 재정적 지원 아래 시작된 연례 연설 행사. 매년 성 누가 축일[10월 18일]에 런던 왕립의사협회에서 개최된다—옮긴이)을 통해 관상동맥 질환이 새롭게 유행하고 있다는 사실을 강조했다. 우선 그는 10년 남짓한 기간 동안 심장질환 사망자 수가 열 배나 증가했음을 지적한 후, 자신의 임상 경험으로부터 "관상동맥 혈전증이 과거에 비해 훨씬 흔해졌습니다. 20년쯤 전에 진료했던 환자들의 기록을 살펴보다가, 당시에는 모르고 지나쳤지만 지금 보면 명확히 진단을 내릴 수 있을 만한 증례들을 몇 건 발견하긴 했습니다만, 이런 환자들은 매우 적었습니다"라고 말했다.[7] 그렇다면 건강하고 컨디션도 좋아 보이는 40~50대 남성이 이런 식으로 갑자기 생명을 잃는 이유는 무엇일까? 모리스 경은 어리둥절했다. 심장 발작의 원인이라고 생각되는 관상동맥 내 죽종의 존재는 서구 사회에서 노인에게 거의 예외 없이 나타나는 것처럼 보였다. 따라서 관상동맥 혈전증은 옛날에도 매우 흔한 질병이어야 했을 테지만 사실은 그렇지 않았던 것이다. 가슴을 짓이기는 듯 심한 흉통이 나타난 후 심장 발작으로 급사하는 특징적인 소견이 영국에서 처음 보고된 것은 겨우 20년 전인 1925년의 일이었다. "관상동맥 혈전증이 급작스럽게 생길 경우 매우 특징적인 임상 증상이 나타나지만, 이는 영국에서 거의 주목받지 못했으며 교과서에서도 그다지 중요하게 다루어지지 않고 있다."[8] 모리스 경은 혈전이야말로 이러한 유행의 수수께끼를 풀 수 있는 열쇠라고 생각했지만, 혈전이 생기는 이유는 "자신이 풀지 못한 문제"라고 인정했다.

이 문제를 해결하는 데 관심을 가졌던 사람 가운데 하나가 미네소타 대학 생리위생 연구소장이었던 당시 40세의 앤셀 키즈Ancel Keys였다. 그는 전쟁이 끝나면서 왜 그토록 많은 중년 남성들이 심장 발작으로 사망하는지 조사하는 일에 관심을 가졌다. 그의 과학적 관심은 영양에 있었으므로 동맥 내 죽종 속의 콜레스테롤이라는 화학물질에 주목한 것은 당연했다. 콜레스테롤은 주로 간에서 만들어져 혈류로 방출된 후 세포막의 필수적인 요소이자 남성의 테스토스테론 및 여성의 에스트로겐 등 많은 중요한 호르몬의 전구물질이 되는 등 우리 몸에서 필수적인 역할을 수행한다. 키즈는 달걀이나 아보카도 등의 식품에서 유래한 콜레스테롤이 다른 지방과 함께 혈중 농도가 올라가는 경우 동맥벽에 침착되어 심장 발작의 원인이 되는 죽종을 형성하는 것이라고 추정했다. 사실 원래부터 그의 생각은 아니었지만, 앤셀 키즈는 이후 몇 년간 이 문제를 매우 활발히 연구하여 자신의 것으로 만들어버렸다.[9]

우선 관상동맥 질환의 유발 요인에 관해 자세히 알아야 했다. 키즈는 흡연에 관한 브래드퍼드 힐의 유명한 박사 논문 연구의 방침을 따라 고향인 미니애폴리스에서 300명의 사업가를 대상으로 하는 '전향적' 연구에 착수했다. 체중을 측정하고 콜레스테롤 수치를 모니터링하고 혈압을 기록하면서 향후 25년간 건강을 추적했던 것이다. 이 연구로 인해 흡연, 고혈압 및 콜레스테롤 상승 등 세 가지 주요 '위험 인자'가 밝혀졌는데, 이들이 겹치면 관상동맥 질환의 위험이 크게 상승했다.[10] 이어서 그는 다양한 식이습관의 영향을 조사하기 위해 지역 정신병원을 찾았다. 30명의 조현병 환자를 대상으로 코코넛 버터, 옥수수기름, 쇠고기 지방, 평지씨 기름 등 함유된 지방의 종류와 양이 다양한 식품을 섭취한 결과를 수년간에 걸쳐 추적했다.[11] 이 연구로 포화지방(고기, 우유 및 유제품) 섭취량을 줄이고 다불포화지방(식물성 기름) 섭취량을 늘리면 혈중 콜레스테롤 수치를 낮출 수 있는 가능성이 제기되었지만, 이는 쉬운 일이 아니었다. 앞서 지적했듯 인간이라는 유기체의 생존은 생리학적 기능(혈중 콜레스테롤 수치와 같은) 등의 '내부 환경'이 섭취하는 식품의 종류와 양 등 '외적 요인extérieur'의 어지간한 변화에 민감하게 영향을 받아서는 안 된다.

따라서 혈중 콜레스테롤을 낮추려면 식습관에 상당히 큰 변화가 필요하다. 콜레스테롤 수치를 일정한 상태로 유지하기 위해 수많은 '되먹임' 기전이 작동하고 있으므로, 음식으로 섭취하는 지방의 양이 감소하면 간에서 콜레스테롤 합성이 늘어나 보충하기 때문이다. 또 한 가지 문제가 있었다. 콜레스테롤 수치가 높은 미네소타의 사업가들이 포화지방을 더 많이 섭취했기 때문에 '더 큰 위험성'을 지니고 있었다면 심장질환의 유행에서 지방 섭취량의 역할을 밝혀내기가 훨씬 간단했을 것이다. 그러나 실제로는 그렇지 않았다. 그들의 식습관은 다른 사람들과 별로 다르지 않았던 것이다.

이러한 의문은 키즈가 1951년 로마에서 열린 UN위원회의 좌장으로 회의에 참석했다가 나폴리 대학 생리학 교수가 나폴리에서는 심장질환이 "전혀 문제가 되지 않는다"고 말하는 것을 듣는 순간, 자신이 믿었던 것이 답이라는 사실을 우연히 깨닫게 될 때까지 수수께끼로 남아 있었다. 그 교수는 직접 와서 확인해보라고 키즈를 초청했다. 이듬해 그는 부인 마거릿(혈중 콜레스테롤 수치 측정을 전공한 생화학자였다)과 함께 나폴리로 가서 콜레스테롤 측정 장비를 설치했다. 곧 나폴리에 있는 친구들이 주변의 노동자들을 데리고 왔다. 이들의 콜레스테롤 수치는 미네소타의 사업가들의 3분의 1 수준이었다. 그렇다면 해답은 나폴리 사람들의 식단에 있어야 했다.

전체적인 상황은 매우 명백했다. 모든 사람이 지방질이 적은 고기를 1주일에 1~2번 소량 섭취했고, 버터는 거의 찾아볼 수 없었다. 우유 또한 커피에 넣어 마시는 것을 빼면 유아들이나 먹었다. 일하면서 먹는 '간식colazione'은 대부분 빵 한 덩이를 반으로 자른 후 속에 상추나 시금치를 잔뜩 넣어 구운 것이었다. 매일 먹는 파스타에는 보통 아무 것도 바르지 않은 빵을 곁들였고, 총열량의 4분의 1은 올리브 오일과 와인을 통해 섭취했다. 영양 부족의 증거를 찾아볼 수는 없었으나 노동자 계급 여성들은 뚱뚱했다.

이후 몇 년간 키즈는 전 세계를 돌아다니며 각국의 식사와 관상동맥 질환 사이의 관계를 조사했는데, 마침내 1956년에 일본의 후쿠오카와 핀란드의 북 카렐리아North Karelia 지역을 방문하게 되었다. 일본인들은 고기와 유제품을 거의 섭취하지 않는 대신 생선과 절인 음식이 많이 포함된 저지방 식사를 즐기는 것으로 유명하다. 지금 보면 너무나 당연하게도 마거릿 키즈가 일본의 농부, 점원, 광부의 혈액 검체를 분석한 결과 콜레스테롤 수치가 낮게 측정되었다. 한편 이들과 동행한 심장 전문의 폴 화이트Paul White는 "수 주간 대형 대학병원, 지역 병원 및 개인 병원에서 관상동맥 혈전증 환자를 찾아보려고 애썼다". 같은 해, 키즈는 연구팀을 이끌고 러시아 접경 지역에 있는 핀란드의 북 카렐리아 지역에 도착했다.

첫 번째 마을에는 남성 환자가 여섯 명이 누워 있는 진료소가 있었다. 한 명은 곰에게 물린 젊은이였다. 두 번째는 폐암 환자였고, 세 번째 병상에는 천식으로 쌕쌕거리는 노인이 누워 있었다. 다른 세 명은 모두 관상동맥 심장질환이었다. 나중에 우리는 숲에 가서 몇 명의 벌목꾼들과 함께 사우나를 했다. 그중 두 명은 협심증 때문에 일을 빨리 못한다고 털어놓았는데, 훨씬 더 흥미로웠던 것은 그 지역의 식습관을 엿볼 수 있었다는 점이다. 사람들이 즐겨 먹는 '목욕 후' 간식은 '기가 막히게 맛있는 핀란드산 버터'를 두껍게 바른 빵 위에 빵과 똑같은 크기의 지방을 제거하지 않은 치즈를 얹어 먹는 것이었다.[12]

그러나 일본인과 핀란드인의 콜레스테롤 수치와 심장질환 빈도의 현저한 차이는 유전적 차이로 인해 생겼을 가능성이 남아 있었다. 이듬해 키즈는 특유의 기발한 방식으로 이 질문에 접근했다. 1950년대에 일본 경제는 아직 2차 세계대전의 영향에서 벗어나지 못한 채 피폐한 상태였으므로 많은 일본인들이 일본과 미국 사이에 위치하여 문화적 절충지라고 할 수 있는 하와이를 거쳐 로스앤젤레스로 이민 갔다. 키즈는 하와이와 로스앤젤레스에 사는 일본인 이민자들을 검사한 후, 그 결과를 후쿠오카 토착민의 결과와 비교해보았다. 점진적인 변화를 뚜렷이 관찰할 수 있었다. 일본인들의 콜레스테롤 수치는 서구화될수록 상승했던 것이다. 키즈는 이렇게 썼다. "결론은 명백한 것 같다. 포화지방(고기, 우유 및 유제품) 형태로 공급되는 칼로리의 비율은 관상동맥 심장질환의 발생 빈도를 결정하는 중요한 인자다."[13] 이리하여 10년 전 모리스 캐시디 경이 "자신은 풀 수 없다"고 인정했던 문제에 대한 해답으로 식사–심장 이론, 즉 지나치게 많은 지방이 함유된 식사는 혈중 콜레스테롤 수치를 상승시키며, 이는 관상동맥 벽에 침착되어 관상동맥을 좁혀서 결국 심장 발작을 일으킨다는 이론이 탄생한 것이다.

1950년대 중반에 이르러 앤셀 키즈는 유행병으로서 관상동맥 심장질환은 '영양학적 질병', 즉 포화지방을 지나치게 많이 섭취한 탓이라는 자신의 가설이 충분한 타당성을 지니고 있으므로 틀림없이 옳다고 확신하게 되었다. 그러나 1957년에 미국 심장협회American Heart Association, AHA에서 심장 전문의들을 초청하여 그의 이론을 평가했을 때, 그들은 이 이론을 공개적으로 지지할 수 없었다. 미국 내에서는 개인의 식습관에 따라 혈중 콜레스테롤 수치나 이에 따른 심장질환의 위험이 달라지는 경향을 예측할 수 없었기 때문에 식품이 결정적 요인이 될 수 없다는 사실을 발견했기 때문이었다. 또한 그들은 두 가지 결정적인 약점에 주목했다. 첫째, 키즈의 이론은 1920년대부터 매년 기하급수적으로 증가하여 1950년대 초반에 이르러서는 중년 남성의 가장 흔한 사인이 된 심장질환의 충격적인 '유행' 패턴(430쪽 그래프 참조)을 설명할 수 없었다. 사람들의 식습관이 심장질환의 극적인 유행을 설명해줄 만큼 현저하게 변화하지 않았다는 것은 분명했다. 둘째, 키즈는 관상동맥 혈전증의 핵심적인 특징, 즉 관상동맥 내부에 혈전이 생성되어 심근의 혈액 공급을 차단하고 이에 따라 심장 발작이라는 증상이 급작스럽게 나타난다는 점을 설명하지 못했다. 그의 비평가 중 가장 유명한 사람인 옥스퍼드 대학의 흠정강좌 담당교수 조지 피커링은 이렇게 말했다. "[키즈의 이론은] 삶과 죽음을 가르는 사건에서 사소한 역할을 설명한, 사실상 나중에 덧붙인 말에 불과하다."[14]

이러한 모든 의구심은 키즈가 발견한 소견을 약간 다르게 해석한 결

과였다. '고지방' 식이는 흡연 및 고혈압과 함께 심장질환을 증가시키는
데 결정 인자가 아니라 기여 인자일 수 있었다. 서구식 식단은 일본 같은

■ **1920~1960년 동안 미국에서 심장질환으로 인한 사망률이 극적으로 증가했다.**

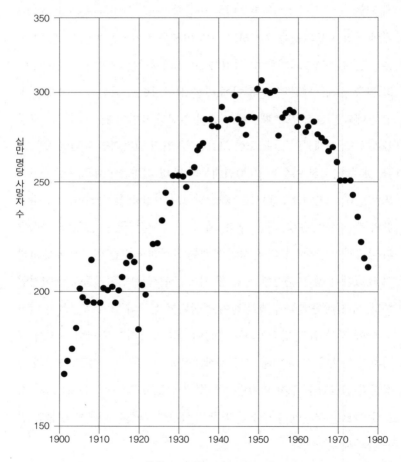

(출처: R. E. Stallones, 'The Rise and Fall of Ischaemic Heart Disease',
Scientific American, 1980, Vol. 243, pp.43~49)

국가에 비해 서구에서 평균 콜레스테롤 수치가 높은 이유를 설명해주는 것처럼 보였으며, 이는 다시 동맥 협착과 혈전 생성을 일으킬 가능성이 있었다. 더욱이 미네소타의 사업가처럼 콜레스테롤 수치가 쉽게 상승할 수 있는 유전적 소인을 지닌 사람이 서구 사회에서 산다면 더 큰 위험에 처하게 될 것이었다. 그러나 심장질환이 이토록 크게 늘어난 이유를 식습관으로 설명하려면 미국인들의 지방 섭취량이 실로 엄청나게 증가했어야 했는데, 실제로는 그렇지 않았다. 그 자체로는 자명해 보이는 키즈의 설명은 브래드퍼드 힐의 조건, 즉 역학적 증거는 '내적 일관성'을 갖추어 어떤 각도에서 검토하더라도 동일한 결론을 이끌어낼 수 있을 만큼 긴밀하게 연결되어 있어야 한다는 점을 충족시키지 못했다. 키즈의 설명은 심장질환이 실제로 콜레스테롤 수치와 '관련이 있다'는 점에서 절반은 옳았지만, 나머지 절반은 심장질환을 예방하기 위해 해야 할 일의 관점에서 보았을 때 유감스럽게도 잘못된 것이었다. 더욱이 그 결과로 콜레스테롤 수치가 감소한다고 해도 심장 발작의 위험을 간접적으로 감소시킬 수밖에 없는 상황에서 사람들이 서구식 식습관을 버리고 지중해식 또는 일본식 식습관을 선택하는 엄청난 변화를 기대하는 것은 매우 비현실적이다. 어쩌면 미묘한 차이일 수도 있지만, 미묘한 차이가 중요한 경우도 있는 법이다. 이리하여 결국 미국 심장협회에서는 "이러한 증거는 근본적인 식습관의 변화를 뒷받침할 정도로 구체적인 의미를 지니고 있지 않다"라고 결론 내렸다.[15]

미국 심장협회의 최종 판결은 상당한 타격을 주었다. 지난 10년간에 걸친 키즈의 과학적인 연구는 의심할 바 없이 인상적이었지만, 그의 해석을 뒷받침하지 못한다고 생각했던 것이다. 이제 키즈는 오랜 세월 엉뚱한 목표를 쫓아다녔던 수많은 과학자들 가운데 한 사람에 불과했다. 당황한 것은 그뿐만이 아니었다. 공식적으로 인정받지 못한다면 그를 추종해온 다른 과학자들의 경력 또한 종지부를 찍고 말 것이었다. 그 가운데 가장 눈에 띄는 인물은 시카고 대학의 제러마이아 스태플러Jeremiah Stamler로 키즈의 평생 친구였다. 1957년에 미국 심장협회의 보고서가 발표되었을 때 스태플러는 연구 제목에서 드러나듯 더 많은 운동과 금연, '건강한' 식단을 권장하여 실제로 심장질환을 예방할 수 있다는 사실을 입증하기 위해 관상동맥 질환 예방 평가 프로그램Coronary Prevention Evaluation Programme을 막 시작하려던 참이었다.[16] 그러나 미국 심장협회에서 '근본적인 식습관의 변화'가 필요하다는 사실을 인정하지 않았기 때문에, 키즈와 마찬가지로 곤란한 입장에 처하게 되었다. 자칫 의학적 사고의 주류에서 벗어나 희한한 식이요법을 내세우는 사이비라고 의심받게 된 것이다.

어떻게든 미국 심장협회를 설득하여 마음을 돌려야만 했다. 시간은 걸렸지만 어쨌든 수년 내에 관련 위원회의 구성에 변화가 있었고, 이번에는 키즈와 스태플러가 모두 위원이 되었다. 예상대로 다음 보고서의 어조와 내용은 이전 보고서와는 판이하게 달랐다. 겨우 두 쪽으로 줄어들면서 키즈의 이론이 지닌 중대한 문제점에 대한 내용이 모두 생략되었던 것이다. 더욱이 아직 '최종적인 증거는 없다'는 점을 인정하면서도, 이전 결론과는 달리 심장질환의 위험을 감소시키리라는 기대 속에서 식이성 지방의 섭취량을 줄일 것을 권고하고 있었다.[17] 원래의 결론을 뒤집은 것은 사소한 일처럼 보일지 몰라도 이후 40년간에 걸쳐 대중의 믿음, 정부 정책 및 의학적 진료에 엄청난 영향을 미쳤다.

그후 키즈와 스태믈러는 또 한 번의 행운을 맞이하게 된다. 심장질환을 설명하는 핵심적인 이론, 즉 관상동맥 혈전이 가장 중요한 인자라는 설명이 1964년에 혈액 응고 방지제의 이익을 평가한 권위 있는 연구 한 편으로 크게 타격을 받았던 것이다. 혈전이 결정적인 인자라면 혈액 응고 방지제를 사용했을 때 심장 발작 위험에 큰 영향을 미쳐야 할 것이다. 연구 결과, 이 약들은 혈액의 '응고능력'을 감소시킴으로써 심장 발작의 위험을 감소시키기는 했지만 이는 혈액 응고제의 부작용인 치명적 뇌출혈이 늘어나면서 고스란히 상쇄되었던 것이다.

이렇게 결정적인 순간을 맞아 키즈의 이론은 바야흐로 미국 심장협회의 공식적인 인정을 받고(그의 노력 때문이지만) 이렇다 할 반대 논리도 없는 상태에서 다시 수면 위로 떠올라 관상동맥 심장질환의 유행을 설명하는 핵심적인 위치를 차지했다. 심장질환의 유행은 너무 심해져서 사실 어떤 이론을 들고 나오더라도 지난 30년간 관상동맥 질환으로 사망한 젊은 남성의 숫자가 해마다 기하급수적으로 증가해왔으며 이러한 추세가 수그러들 조짐이 전혀 보이지 않는다는 사실에 대한 설명으로 받아들여질 터였다. 1980년대 에이즈의 유행과 마찬가지로, 관상동맥 질환은 공중 보건을 향상시키는 일에 종사하는 모든 사람의 절대적인 최우선 과제가 되었다. 1970년대 초반에 이르자 이러한 위험 인자들을 관리함으로써 심장질환을 예방할 수 있다는 반박할 수 없는 증거를 찾아내야 하는 순간이 왔다. 이를 위해 미국과 유럽의 학자들은 6만 명이 넘는 인력과 1억 파운드가 넘는 예산이 투입되는 의학 역사상 가장 규모가 크고 비용이 많이 들어간 과학적 실험에 착수했다.

미국에서는 36만 명의 중년 남성을 면담하여 위험 수준이 가장 높은 1만 2000명을 가려냈다. 이들은 대부분 흡연자로, 젊어서 고혈압 진단을 받았으며 콜레스테롤 수치가 현저히 높았다. 이들을 '치료'군과 '대조'군에 무작위로 배정하여 다중 위험 인자 중재 연구Multiple Risk Factor Intervention Trial, MRFIT를 시작했다. 이 연구가 복잡하고 비용이 많이 들어간 것은 사람들의 생활을 바꿀 필요성, 즉 원래 생활 습관을 버리고 다른 생활 습관을 받아들이도록 격려할 필요가 있었기 때문이었다. 혈압이 높은 사람들에게 적절한 약을 투여하여 제대로 된 치료를 제공하는 데는 어려움이 없었다. 반면에 담배를 끊는 것은 훨씬 어려운 일이었으므로 금전적 보상, 최면, 혐오 요법 등 생각할 수 있는 모든 방법을 동원하여 담배를 끊도록 격려했다. 그러나 이것은 콜레스테롤 수치를 낮추도록 식이습관을 변화시키려는 노력에 비하면 아무것도 아니었다. 근본적인 변화가 따르지 않고서는 실현 불가능한 일이었으므로 참여자들에게 엄청난 양의 영양학적 정보를 제공하고, 식료품을 구입하는 방법과 식당에서 어떤 음식을 주문해야 하는지 가르쳤으며, 좋아하는 음식의 조리법을 어떻게 바꿔야 할지 조언하고, 그들이 먹는 모든 것을 기록해달라고 요청했으며, 다양한 음식들을 먹지 않겠다는 내용의 서약서에 서명을 받았다. 참여자들에게는 오로지 저지방 치즈만 먹고 계란은 1주일에 두 개로 제한하며 모든 종류의 케이크, 푸딩, 패스트리를 피하고 고기 섭취량을 크게 줄여야 한다는 지침이 전달되었다. 이러한 비상한 노력은 결실을 거두어 참여자들의 식단에 포함된 포화지방을 평균 4분의 1 정도 줄일 수 있었지만, 실망스럽게도 콜레스테롤 수치는 겨우 5퍼센트 남짓 떨어졌을 뿐이었다.

이 연구에 참여한 사람들의 노력과 활력은 놀라운 것이었지만, 비상한 노력을 기울인다고 해서 반드시 현실에 적용되리라 기대하는 것은 비현실적이었다. 따라서 동시에 시작한 두 개의 연구 중 유럽에서 키즈의 가설을 수호하는 세력에서 지도자 격인 런던 위생대학London School of Hygiene의 역학 교수 제프리 로즈Geoffrey Rose가 계획한 두 번째 연구에 대해 관심이 높아졌다. 세계보건기구에서 후원하여 'WHO 연구'라고 불린 이 프로젝트는 규모가 훨씬 커서 영국, 벨기에, 이탈리아 및 폴란드 등지의 66개에 이르는 공장에서 약 5만 명이 참여했다. '중재'군에 속하는 노동자들에게는 집중적인 교육을 통해 생활방식을 바꾸도록 독려했으며, 저녁 시간의 회의, 전시회, 심장질환 상담 및 요리법 강습 등을 통해 뒷받침했다. '대조'군에 속한 노동자들에게는 아무 조치도 취하지 않았다.

기본 원칙에 의하면 서구 사회의 식단에서 포화지방 함유량이 증가하는 것으로 심장질환의 증가를 설명할 수 없으므로, 식습관을 변화시켜 극단적으로 지방 섭취를 감소시킨다고 해도 심장질환을 예방하는 효과를 거둘 가능성은 낮다고 여겨졌다. 이러한 예측은 사실로 드러났다. 다중 위험 인자 연구에서 수많은 사람들의 식습관을 변화시켜 고기와 계란과 케이크와 페스트리, 기타 수많은 음식에 대한 즐거움을 스스로 포기하도록 한 비상한 노력에도 불구하고 1982년에 발표된 결과는 '대조'

군에 비해 심장 발작 위험이 줄어들지 않은 것으로 나타났던 것이다.[18] 7개월 후, WHO 연구 또한 동일한 결과를 보고했다.[19]

키즈의 이론이 지닌 문제는 이것만이 아니었다. 그의 이론을 실험적으로 검증할 수 있는 방법은 두 가지뿐이었다. 첫 번째는 앞서 설명한 연구들처럼 사람들이 식습관을 바꾸도록 적극적으로 교육시킨 후 심장질환에 미치는 효과를 관찰하는 것이다. 이 방법은 효과를 거두지 못했다. 또다른 방법은 수십 년에 걸친 심장질환 발생률의 증가와 사람들이 섭취하는 식품의 주된 변화가 같은 방향으로 움직이는지 알아보는 것이다. 이는 앞에서 설명했듯이 이 이론의 가장 큰 약점이었다. 1940년대와 1950년대에 걸쳐 심장질환의 발생률이 20배나 증가했는데도 사람들이 섭취하는 지방의 양은 그만큼 증가하지 않았기 때문이다. 게다가 1980년대 초반에는 이러한 경향이 완전히 바뀌어서 심장질환의 발생률이 급격히 감소했다.[20] 주목할 것은 모든 연령, 계층, 민족군에 걸쳐 보편적으로 감소되었으며 미국, 캐나다, 뉴질랜드 및 오스트레일리아 등지에서 동시에 관찰되었다는 점이다. 따라서 심장질환에 대한 '생활 습관' 이론이 옳다면 미국뿐 아니라 다른 국가에서도 최소한 10년 전부터 식습관에 중대한 변화가 있어야 할 것이다. 437쪽 그래프에서 볼 수 있듯이 심장질환이 서로 다른 국가에서 동시에 급격히 증가했다가 마찬가지로 급격히 감소하는 동안 사람들의 식단에 함유된 지방의 비율은 거의 변하지 않았으므로 이러한 설명은 불가능하다. 실제로 심장질환의 감소 추세가 어느 때보다 두드러진 1980년대 초반의 상황을 설명하려면 다중 위험 인자 연구의 '중재'군에 시행된 것보다도 훨씬 크게 식습관이

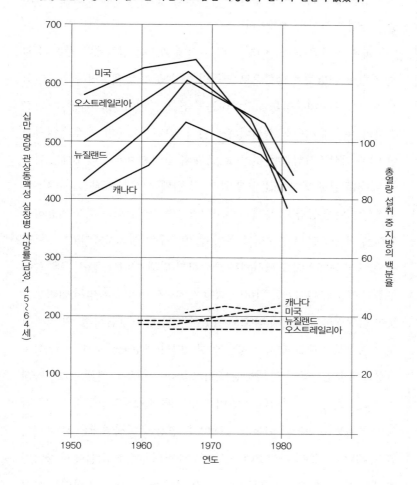

■ 심장질환의 증가와 감소는 식단에 포함된 지방량의 변화와 연관이 없었다.

변화해야 한다. 심장질환의 이러한 '증가와 감소' 양상은 오히려 감염성 질환의 '증가와 감소' 양상과 비슷하다. 즉, '사회적'이라기보다는 '생물학적' 양상으로 미지의 생물학적 요소가 관상동맥에서 죽종의 중증도나 심장 발작의 원인이 되는 혈전 발생 또는 양쪽 모두에 영향을 미치고 있을 가능성을 시사하는 것이다.

　사회 이론의 추종자들에게 이러한 전개 과정은 심각했다. 풍요에 의한 질병을 예방하는 방향으로 의학의 큰 물줄기를 재정립하려는 야심찬 프로그램의 대장정을 시작하려는 순간, 느닷없이 핵심 이론, 즉 심장질환의 유행에 서구식 식단이 관련되어 있다는 이론의 과학적 타당성이 매우 의심스러워졌던 것이다. 두 개의 강력한 이익집단에서는 이러한 패배를 결코 받아들일 수 없었다. 첫 번째는 키즈, 스태믈러, 로즈를 비롯하여 일생 동안 이 문제를 연구해왔으며 자신들의 이론을 입증하기 위해 수억 파운드의 연구비를 쏟아 부었던 수많은 학자들이었다. 두 번째 집단은 콜레스테롤 저하제를 개발하기 위해 이미 엄청난 돈을 쏟아 부었기 때문에 어디에든 팔아야 했던 제약회사들이었다. 앞서 살펴보았듯이 심장질환의 증가와 감소를 설명하는 미지의 '생물학적' 원인이 무엇이든, 콜레스테롤 수치가 평균 이상이어서 관상동맥 죽종 또한 심한 사람들에게 영향을 미칠 가능성이 가장 높다는 것은 명백했으므로 콜레스테롤이 전적으로 결백한 것은 아니었다. 결국 제약회사들과 식이요법의 주창자들은 키즈의 이론을 구해야 할 공통의 이해관계를 지닌 셈이었다. 제약회사들이 콜레스테롤 수치가 현저히 높은 사람들에게 강력한 콜레스테롤 저하제를 사용했을 때 심장 발작 가능성이 감소한다는 사실을 입증할 수 있다면(가능성은 매우 높았다) 이 병이 실제로 '예방 가능'하다는 증거가 될 터였고, 이는 다시 스태믈러와 키즈를 비롯한 식이요법 이론가들의 입지를 강화시켜줄 것이었다. 또한 그 결과 지나치게 많은 지방이 심장질환의 원인이 되므로 모든 사람들이 콜레스테롤 수치를 낮추어야 한다는 확신을 대중에게 심어줄 수 있다면 소수의 '고위험' 환자들을 넘어 콜레스테롤 저하제의 판매 시장을 훨씬 큰 규모로 확대시킬 수도 있을 것이다. 이는 실제로 일어난 일과 일치했다.

우선 식이요법의 주창자들을 살펴보자. 임상 연구의 부정적인 결과에도 불구하고 사회 이론이 살아남으려면 논쟁이 가능한 과학의 영역에서 베이컨과 계란(또는 비슷한 것)이 실제로 심장 발작을 일으킨다는 권위 있는 주장 쪽으로 초점을 이동시킬 필요가 있었다. 이러한 '사실 관리'를 실수 없이 수행하는 가장 좋은 방법은 이런 생각을 지닌 사람들로 '전문 위원회'를 만들어 보고서를 발표하는 것이다. 1961년, 키즈가 자신의 이론을 미국 심장협회에 의해 공식적으로 인증받은 것이 이러한 전략이다. 1980년대 초반 이후에는 이런 전문 위원회들이 우후죽순처럼 생겨나서 저마다 복잡한 과학적 증거를 검토한 결과 서구식 식단이 심장질환(그리고 뇌졸중, 당뇨병, 유방암 및 다른 수많은 질병)을 일으킨다는 동일한 결론에 도달했다고 주장하고 있다.

이러한 보고서의 메시지에 공감한 언론은 이를 대중에게 즉시 퍼뜨렸다. 이리하여 1985년 〈타임스〉의 독자들은 "서구식 식단은 의료계의 지도자들이 홀로코스트를 언급할 때처럼 묵시록적인 단어들을 동원하여 더이상 의학의 힘으로는 막을 방법이 없다고 하는 서구적 질병의 가장 중요한 단일 인자다"라는 메시지를 전달받기에 이르렀던 것이다.

사태가 심각해지자, 왜 아무것도 하지 않는가 하는 중요한 질문이 대두되었다. 이야기가 그럴듯해지려면 악당이 등장해야 하는데, 이 이야기에서는 식품업계와 농부라는 강력한 악의 힘이 전문가들의 가장 선량한 의도를 좌절시키고 있었으며, 그들과 한패거리로 몇몇 '부패한' 과학자 집단이 등장했다. "권위를 지닌 위치에 앉아 현재 영국인들이 섭취하는 양의 지방과 소금이 건강에 무해하다고 주장하는 사람들이 있다. 내가 알고 있는 한 그들은 모두 식품업계에 고용되어 있거나, 대가를 받거나, 연관되어 있다." 치명적인 식품을 대중에게 판매하려는 식품업계의 시도에 면죄부를 주는 과학적 회의론자들의 역할은 "150년 전 공무원들이 개방 하수 시스템 때문에 콜레라가 발생한다는 사실을 알고도 아무런 조치를 취하지 않았던 이래 가장 큰 추문"이었다.[21]

두 번째 이해 집단인 제약업계를 보자. 1984년, 콜레스티라민이라는 약이 '고위험' 집단에서 심장 발작으로 인한 사망률을 25퍼센트 감소시킨다는 사실이 발표되면서 콜레스테롤 저하제가 대량 처방될 가능성이 훨씬 높아졌다. 임상 시험 책임 연구자에 따르면, 이 결과는 심장질환을 예방할 수 있다는 '결정적 증거'를 제공하는 것이었다. 당연히 연구 참여자들은 모두 '매우 고위험' 상태였지만 "연구의 의미는 모든 연령군 및 콜레스테롤이 그다지 심하게 증가하지 않은 사람들에게도 적용시킬 수 있으며, 적용시켜야 한다".[22]

다음주 〈타임〉 지 표지에는 "콜레스테롤: 그리고 나쁜 소식은 바로…"라는 헤드라인과 함께 접시 위에 베이컨과 계란이 슬픈 표정을 한 얼굴로 배열된 사진이 실렸다. 기사는 이렇게 쓰고 있었다. "미안해요. 하지만 사실이에요. 콜레스테롤은 정말로 생명을 앗아간답니다." 《뉴스위크》도 이 연구가 모든 "미국인들에게 중요한 의미를 지닌 하나의 이정표"라는 전문가의 의견을 인용하며 같은 내용을 다루었다.

그렇다면 이 '획기적인 연구'의 참여자들은 어떻게 되었을까? 콜레스티라민은 반드시 음식에 뿌려 먹는 식으로 복용해야 하는데, 이렇게 하면 음식 맛이 매우 떨어지는 데다 참여자의 3분의 2는 중등도에서 심한 정도로 변비, 방귀, 속 쓰림, 헛배 부름 등의 부작용을 겪었다고 보고했다. 이러한 요법을 7년간 시행한 결과, 콜레스티라민을 복용한 1,900명 가운데 30명에게서 치명적인 심장 발작이 발생한 데 비해 비슷한 숫자의 대조군에서는 38명이 같은 결과를 나타냈다. 숫자만 놓고 본다면 과연 "심장 발작으로 사망할 가능성을 25퍼센트 낮추었다"고 해석할 수는 있었다(8을 38로 나눈 후 100을 곱하면 대략 25가 된다). 그러나 다른 각도에서 본다면 거의 2,000명이 7년간 그 모든 불편을 감수하고 콜레스티라민을 복용한 결과, 심장 발작을 피할 가능성이 개선된 것은 채 0.5퍼센트도 안 된다는 뜻이기도 하다(8을 2,000으로 나눈 후 100을 곱한 결과). 전반적으로 콜레스티라민이 아무런 차이를 일으키지 못했다는 점을 빼고 생각하더라도 '중재'군과 '대조'군에서 총사망자 수가 정확히 같았으며, 콜레스티라민을 복용한 환자들에서 심장질환 사망률이 약간 감소했다고는 해도 '다른 원인으로 인한' 사망 위험이 증가하여 전체적인 효과가 서로 상쇄되었으므로, 이러한 결과는 초라하기 짝이 없었다.

그러나 이러한 사정을 고려하기에는 '모든 사람들을 위한 콜레스테롤 저하'라는 금광은 너무나 매력적이었다. 어쨌든, 2,000명에게 7년간 콜레스티라민을 투여하는 데 들어간 총비용은 900만 파운드에 이르렸고 여덟 건의 치명적인 심장 발작을 예방했다고 하면 환자당 비용은 100만 파운드가 넘었고, 전반적인 사망률에는 차이가 없었기 때문에 생명을 구한 비용을 따진다면 무한대가 된다.

이제 '최후의 일격'이 남아 있었다. 제약회사에서 X라는 약의 효능을 극찬하고 나선다면 한번쯤 의심해보는 것이 당연하겠지만, '독립적' 전문가들이 '교육' 프로그램의 일환으로 그 약을 투여하는 것이 바람직하다고 보증해준다면 완전히 다른 문제가 된다. 아니나 다를까, 1984년 12월에 콜레스티라민 연구가 끝나고 (그리고 〈타임〉 지에서 힘을 실어준 지) 불과 몇 개월 만에 미국 국립보건원은 "대부분의 미국인은 혈중 콜레스테롤 수치가 바람직하지 않을 정도로 높"으며 콜레스테롤 수치를 낮추면 심장 발작 위험성이 낮아진다는 사실이 "합리적으로 의심할 수 없을 만큼 명백히 입증"되었으므로 낮춰야 한다는 두 가지 메시지를 담아 전국 콜레스테롤 교육 프로그램National Cholesterol Education Program을 출범시켰다.[23]

이 계획은 유례없는 성공을 거두었다. 건강에 조금이라도 신경을 쓰는 사람이라면 관상동맥 질환으로 조기에 죽을지도 모른다는 공포심에 앞 다투어 콜레스테롤 수치를 측정했고, 그중 4분의 1이 약물 치료를 시작했던 것이다. 금전적인 측면에서 본다면 제약회사, 콜레스테롤 검사 업체, 미국 등지의 사립 보건 의료 시스템, 환자들의 콜레스테롤 수치를 측정해주고 진료비를 청구하는 의사 등 모든 사람이 승리자였다. 제약회사에서 불을 댕긴 콜레스테롤 강박증의 총비용은 상상을 초월하는 것이었다. 1990년대 중반에 이르자, 전 세계적으로 다른 이상이라고는 전혀 없는 건강한 사람들이 연간 30억 파운드가 넘는 비용을 써가며 콜레스테롤 저하제를 복용하게 되었던 것이다.[24]

　제약업계와 사회 이론가들은 힘을 합쳐 승리를 거두었다. 수많은 전문 위원회 보고서를 통해 "현대인이 겪고 있는 심장질환의 유행은 서구식 식단이 주된 원인"이라고 대중을 설득한 끝에 임상 시험 결과가 뒷받침되지 않는 절체절명의 위기에서 승리를 낚아챈 것이다. 이는 다시 콜레스테롤 저하제를 처방받은 수백만 명에 의해 트로이의 목마가 되었다. '식사와 생활 습관'이 심장질환의 원인이라는 설명이 어떻게 기대한 것과 반대 효과를 일으켰는지 살펴보는 것은 흥미로운 일이다. 이러한 설명의 호소력은 단순히 식습관을 변화시켜 심장질환의 위험을 감소시킬 수 있으며, 약이나 수술이 필요 없기 때문에 의사에 의존하지 않아도 된다는 희망에 있었다. 그러나 '생활 습관' 이론은 거꾸로 의학의 영향력을 엄청나게 증가시켰다. 이제 의료인이 먹어야 할 음식과 먹지 말아야 할 음식을 정해주는 단계까지 이른 것이다. 더욱이 다른 문제라고는 전혀 없는 건강한 사람에게 평생 약을 복용해야 한다고 주장할 수 있는 근거를 마련해주기까지 했다. 이 모든 과정을 곰곰이 생각해보면 키즈의 이론이 1957년 첫 번째 미국 심장협회 위원회에서 생활 습관의 변화로 심장질환의 급격한 증가를 설명할 수 없다고 했던 것에 비해 '더 사실에 가깝다'고 할 수는 없다.

　키즈의 이론을 지탱하는 반쪽짜리 진실로 이루어진 유려한 장광설의 권위를 약화시키는 두 가지 사건은 혈중 콜레스테롤 수치가 아니라 관상동맥 내에 형성된 혈전이 심장 발작을 일으키는 가장 중요한 인자라는 사실을 '재발견'한 것과 지난 60년간에 걸친 심장질환의 증가와 감소가 감염성 원인에 의한 것이라는 정황적 증거였다.

혈전이 핵심적인 역할을 한다는 생각은 1960년대 중반에 혈액응고 방지제가 효과가 있는 것은 사실이지만 유감스럽게도 뇌출혈의 위험을 증가시킨다는 사실이 밝혀지고 난 후 사람들의 뇌리에서 잊혀졌다. 그러나 이는 혈전이 중요하지 않다는 말이 아니라 혈전을 방지하거나 용해시키는 더 좋은 방법을 찾아야 한다는 뜻이었다. 이상적으로 생각한다면 애초에 혈소판이 서로 들러붙어 혈전을 형성하지 않도록 방지하는 화합물과 심장 발작이 일어난 후 투여할 수 있는 강력한 '혈전 용해제' 등 두 가지 약이 필요하다.

사실 두 가지 약은 이미 오래전부터 있었는데, 전자의 경우 200년 전에 발견된 아스피린이 있다. 아스피린의 다양한 치료적 효과를 고려해볼 때, 이 약이 저해하는 공통의 근본적인 생리학적 과정이 있으리라고 추정하는 것은 자연스러운 생각이었으며 이는 사실로 밝혀졌다. 1971년, 영국의 생화학자인 존 베인John Vane은 아스피린이 다양한 조직에서 조직이 손상되면 단시간 내에 많은 양이 생성되는 밀접하게 관련된 일련의 화학물질들, 즉 프로스타글란딘의 효과를 차단시키며 프로스타글란딘의 일종인 트롬복산은 혈소판이 서로 들러붙어 동맥이나 정맥의 출혈 부위를 막는 과정을 촉진시킨다는 사실을 입증했다.[25] 소량으로도 혈소판이 혈전을 형성하는 과정을 차단시켜 심장질환과 뇌졸중 등 두 가지 심각한 순환계 질환을 예방할 수 있는 값싼 약이 발견된 것이다.[26] 이 중요한 발견으로 존 베인은 나중에 노벨상을 수상한다.

아스피린은 모두는 아니더라도 일부 심장 발작을 예방할 가능성이 있지만, 일단 혈전이 형성되면 동맥 속의 혈전을 용해시켜 심근으로 가는 혈류를 회복시키기 위한 보조적인 조치가 필요하다. 1980년, 워싱턴 대학의 마커스 디우드 박사는 스트렙토키나제(50년 전 연쇄상구균으로부터 분리된)라는 약이 급성 관상동맥 폐쇄 환자 126명 중 110명에게서 혈전을 용해시켰다는 사실을 입증했다.[27] 뒤이어 아스피린과 스트렙토키나제를 함께 사용하면 심장 발작을 일으킨 후 첫 4주 이내에 사망하는 환자 수를 반 이상 감소시킨다는 진정으로 놀라운 효과가 밝혀졌다.[28]

콜레스테롤에 대한 강박관념으로 인해 한편으로 밀려난 채 무시되었던 혈전이 매우 중요한 의미를 지닌다는 사실이 판명된 것이다. 그러나 많은 사람이 지적했듯이, 심장질환의 증가와 감소에서 관찰된 유행 양상이 감염증 등의 생물학적인 원인을 강력하게 보여준다는 점은 아직도 설명되지 않은 채 남아 있었다.

여기서 중요한 점은 동맥경화로 좁아진 동맥을 현미경으로 관찰해보면 염증이 관련되어 있다는 강력한 증거가 발견된다는 것이다. 그러나 이 과정에 관련된 구체적인 병원체는 1992년에 워싱턴 대학의 초추오 쿠오Chochuo Kuo 박사가 최근에 심장 발작으로 사망한 남아프리카공화국 출신 광부의 동맥벽에서 특수 염색 기법을 이용하여 클라미디아라는 세균을 발견할 때까지 수수께끼로 남아 있었다.[29] 이 발견으로 '비전형적' 세균인 마이코플라스마로부터 헤르페스 바이러스, 거대 세포 바이러스 등 몇몇 바이러스에 이르기까지 다양한 병원균이 관련된 만성 감염의 증거를 찾으려는 연구가 시작되었다. 연구 결과, 서로 작용을 주고

받는 몇 가지 감염성 병원체가 관여하는 것으로 여겨졌되었다. 스티븐 엡스타인Stephen Epstein 박사는《순환계 연구Circulation Research》라는 잡지에 이렇게 썼다. "동맥경화와 (…) 급성 혈전성 동맥 폐색이 일어나는 경향을 결정하는 것은 특정한 개인이 감염된 병원체 수의 총합이다."[30]

콜레스테롤을 둘러싼 기만은 그 규모가 너무나 커서 과연 이것이 진실인가 하는 생각이 들 정도다. 그러나 이는 그릇된 이론을 공식적으로 인정한 것이 한계점을 지나 그 주창자들의 전문가적 평판을 완전히 허물어뜨리지 않고서는 돌이킬 수 없을 정도에 이르렀을 때 필연적으로 나타날 수밖에 없는 결과다. 더욱이 이러한 사건들이 일어난 시간적 순서도 중요했다. 식사–심장 이론을 반박하는 실험적 증거는 1980년대 초반 의학의 새로운 패러다임을 제공하려는 사회 이론 진영의 주장이 한창 힘을 얻고 있던 바로 그 시점에 등장했다. 따라서 지지자들은 지금까지 요약한 방법으로 그 타당성을 주장하는 것 말고는 방법이 없었다.

사회 이론의 다른 측면을 살펴보기 전에, 식품과 심장질환(및 기타 많은 것) 사이의 연관성이 거의 모든 곳에서 옳다고 받아들여졌던 시절, 유명한 교수들이 정기적으로 TV에 출연하여 "현대 영국의 식단 때문에 수많은 사람들이 심장 발작으로 죽어가고 있다"고 주장하던 그 시절에 살고 있다고 잠깐 상상해보자. 키즈의 그럴듯한 이론이 어떻게 모든 병의 원인이 사람들의 생활 습관에 놓여 있다는 관념, 즉 서구적 식단이 흡연을 제외하고 실질적으로 모든 암의 원인이며, 공기와 물에 존재하는 극소량의 화학물질이 놀랄 정도로 다양한 질병을 일으키는 것이 명백하다는 관념에 신빙성을 부여해주었는지 상상해보는 것이다. 기쁘게도 사회 이론의 이러한 다양한 측면을 따로따로 자세히 검토해볼 필요는 없다. 단지 키즈의 이론이 못 박힌 바로 그 십자가, 즉 생물학이라는 십자가에만 초점을 맞추면 된다. 사람들이 섭취하는 식품의 작은 변화 같은 외부 환경의 단순한 변화가 콜레스테롤이나 혈압 등 생리학적 기능, 즉 내부 환경에 영향을 미치기란 매우 어렵다는 것은 생물학적 사실이다. 그런 일은 가능하지 않으며, 일본과 비교했을 때 핀란드의 심장질환 사망률 통계가 아무리 아름답고 그럴듯해 보이더라도 통계학으로는 생물학적 법칙을 변화시킬 수 없다. 따라서 이제 사회 이론의 다른 두 가지 주장을 지탱해주었던 통계학이 생물학에 의해 비슷하게 십자가에 못 박히는 과정을 살펴보려고 한다. 우선 암의 '원인'부터 시작해보자.

담배를 넘어: 리처드 돌 경과 암의 '원인'

암은 환자만이 아니라 주변의 가족과 친구에게도 극심한 고통을 주는 질병이다. 암의 원인을 발견하여 예방할 수 있다면 더할 나위 없이 좋겠지만, 널리 인정되는 몇 가지 중요한 예외(담배와 폐암, 석면 노출과 중피종 등)를 제외하고는 이러한 목표를 달성하기가 매우 어렵다. 암의 원인이 한 가지가 아니기 때문이다. 우선 암은 연령과 강한 연관성을 보이므로 (위험성은 10년이 지날 때마다 열 배씩 증가한다) 노화 과정 자체에 내재된 것으로 생각하는 편이 가장 합리적이다. 이러한 현상의 이유로 몇 가지를 추정해볼 수 있다. DNA 복제 및 복구 메커니즘은 나이가 들면서 기능이 떨어지는데, 이에 따라 세포들이 악성 세포로 전환될 위험이 커진다. 마찬가지로 면역계도 암세포로 변할 가능성이 있는 세포를 찾아내어 파괴하는 기능을 잃어버리기 때문에 이러한 세포들은 면역계를 '회피'하여 증식하게 된다. 정확한 기전이 어떻든 암과 노화의 관계는 너무나 강력하기 때문에 오로지 노화를 방지해야만 예방할 수 있다고 생각될 정도인데, 누구나 알고 있듯이 노화를 방지하는 일은 불가능하다.

이렇게 가혹한 현실을 직시한다면 섭취하는 식품에 따라 암이 생길 수 있다는 생각은 사기라는 느낌이 강하게 든다. 그런데도 1980년대 이후로 20년간 사회 이론가들은 주저하지 않고 담배에 의해 발생하는 암을 제외하고는 거의 모든 암이 서구식 식단에 의해 발생한다고 줄기차게 주장했다. 그 이유는 무엇일까?

1980년에 이르면 사회적 요인이 암을 일으키는 주된 원인이며, 유독한 항암제를 사용해도 성공을 거두지 못하는 치료보다 '생활 습관의 변화'에 의한 예방이 훨씬 좋은 방법이라는 견해를 고수한 매키윈 등이 큰 힘을 얻게 된다. 10년 전인 1971년, 세인트 주드 병원의 도널드 핀켈은 2년에 걸쳐 네 가지 항암제를 투여하면서 뇌에는 방사선 치료를 병행하는 고통스러운 요법 끝에 소아 백혈병의 완치율을 0.07퍼센트에서 50퍼센트 이상으로 끌어올렸다고 보고하여 전 세계를 놀라게 했다. 그러나 백혈병을 비롯하여 어린이와 젊은 성인의 치료 가능한 기타 암은 암에서 극히 일부에 불과했으며, 이에 따라 리처드 닉슨이 암과의 전쟁에 수십억 달러를 투자한다는 결정을 내리자 전문가들은 동일한 치료 원칙을 유방암, 대장암, 뇌종양 등 60세 이상에서 훨씬 많이 발생하는 수많은 연령과 연관된 암에 적용해보려 도전했다.

잘 알고 있듯이, 이러한 방법은 성공을 거두지 못했다. 몇몇 예외적인 경우를 제외하면 이러한 '연령 관련' 암은 항암제에 아예 반응하지 않거나 급속히 저항성을 띠므로, 결국 환자들은 극심한 부작용으로 생애의 마지막 수개월을 훨씬 큰 고통으로 보내야 했다. 1970년대 후반에 이르면 미국 내에서 항암 치료에 연간 수억 달러를 지출하는데도 완치 판정을 받는 숫자는 어린이와 성인을 합쳐 연간 5,000명에 불과했다. 완치 불가능한 연령 관련 암환자 숫자는 연간 70만 명인데, 이에 비해 보잘것없는 수준이었던 것이다.[31]

이렇게 강력하고 유해한 과잉 치료가 아무런 소용이 없다는 사실이 확실해지자, '틀림없이 더 좋은 방법이 있다'고 주장하는 사람들에게 유리한 환경이 조성되었다. 존 베일러 3세John Bailar III는《국립암센터 저널 Journal of the National Cancer Institute》을 통해 "서구 각국에서 발생하는 모든 암의 80~90퍼센트는 환경 인자 때문"이라고 보고하면서 이러한 환경 인자가 무엇인지 알아내는 방향으로 주의를 돌려야 할 때라고 주장했다.[32] 이후로 수년간 같은 주장이 수없이 반복되었다. 암과의 전쟁은 실패했으며, 엄청난 연구비가 낭비되었고, 항암 화학요법 때문에 환자들의 삶은 아무 소득도 없이 더욱 고통스러워지고 있다는 것이었다. 아예 처음부터 암을 예방할 수 있다면 얼마나 좋을까! 이러한 주장은 타당성이 충분했지만 한 가지 문제가 있었다. 담배를 제외하고는 암의 원인이 무엇인지 아무도 알지 못했던 것이다. 그러나 1980년, 옥스퍼드 의과대학 명예교수이자 전 세계적으로 가장 탁월한 암 역학자인 리처드 돌 경이 마침내 해답을 찾아냈다. 모든 관련 증거를 철저히 조사한 끝에, 그는 폐암에 있어 담배의 역할 외에도 서구식 '고지방' 식단이 암의 중요한 원인이며, 사람들이 '더 건강한 식단'을 추구한다면 암을 피할 수 있다는 결론에 도달했던 것이다.

놀라운 주장이었다. 의사와 과학자는 오랫동안 암의 원인을 알아내려 안간힘을 써왔는데, 식탁에 앉을 때마다 그토록 찾고자 노력해왔던 해답이 자신을 빤히 쳐다보고 있던 셈이었다. 리처드 경이 이렇게 놀라운 발견을 하기까지 얼마나 오랜 세월이 걸렸는지 또한 실로 흥미롭다. 14년 전인 1967년, 그는 탁월한 강연을 통해 담배와 작업 환경에서 일부 화학물질에 과도하게 노출되는 등 잘 알려진 암의 원인에 대해서는 주의를 환기시켰지만, 식품의 역할에 대해서는 전혀 언급하지 못했다.[33] 따라서 이러한 설명은 그가 그사이에 유방암이나 대장암 등 서구에서 흔한 암이 일본에서는 드물며, 반대로 일본에서는 흔한 위암이 서구에서는 상대적으로 드물다는 사실을 밝혀낸 국제적 비교 연구에서 얻어진 증거를 수용한 것으로 생각되었다. 물론 앤셀 키즈가 서구식 식단이 심장질환의 원인이라고 생각했던 것도 이러한 증거들이기 때문에 그 약점 또한 동일하다. 식품이 원인이라는 주장이 사실이라도, 이런 주장에 따라 사람들의 식단을 일본식으로 바꾼다는 것은 서구에서 흔한 암으로 죽을 위험을 일본에서 흔한 암으로 죽을 위험으로 전환시키는 데 불과하다.[34]

그렇지만 폐암뿐 아니라 대부분의 암이 '예방 가능'하다는 생각은 특히 급격히 증가하는 보건 의료 비용으로 고심하고 있던 정책 입안자들과 국회의원들 사이에서 엄청난 반향을 불러일으켰다. 1970년대 후반, 그들은 리처드 경에게 훨씬 자세한 보고서를 요청했다. 이는 1981년

〈암의 원인들The Causes of Cancer〉이라는 제목으로 발표되었는데, 보고서를 통해 그는 담배를 제외하고는 식품이 모든 암의 원인 중 70퍼센트를 차지한다고 주장했다.[35]

〈암의 원인들〉은 수많은 그래프와 통계 수치, 수백 개의 참고문헌과 다섯 개의 부록으로 구성된 인상적인 문건이다. 가장 중요한 주장은 코네티컷 암 등록부Connecticut Cancer Registry에 기록된 특정한 암의 유병률과 전 세계적으로 다른 지역에서 동일한 암에 대해 기록된 가장 낮은 유병률 사이의 비교에 초점을 맞추고 있다. 코네티컷에서 췌장암의 유병률은 100만 명당 60.2건인 데 비해 인도에서는 100만 명당 21건이다. 이러한 차이를 설명할 수 있는 '무엇'이 있을 것이다. 코네티컷 주민들이 인도 사람과 다른 식품을 섭취한다는 사실 외에 어떤 요인이 있을 수 있을까? 그리고 놀랍게도 그것이 전부였다.

〈암의 원인들〉은 인상적으로 보일지는 몰라도 사람은 외관에 속기 쉬운 법이다. 식품과 암처럼 환경 인자와 질병 사이의 관계에 대한 모든 가설의 타당성을 평가하는 데 리처드 돌 경의 스승인 오스틴 브래드퍼드 힐이 요구했던 지적 엄격성이 결여되어 있다는 사실은 누구나 한눈에 알 수 있었다. 결국 코네티컷 주민들이 섭취하는 서구식 식단이 인도 등 다른 국가의 식단과 두드러지게 다른 점은 고기와 유제품의 섭취율이 상대적으로 높다는 것이다. 그러므로 유방암, 대장암, 췌장암 등 서구에서 흔한 암은 '고지방' 식사 탓이다. 참인가, 거짓인가? 모르몬교도와 제7일 안식일 예수재림교도들은 실질적으로 모든 면에서 동일하다. 진지한 태도로 삶을 영위하며, 담배나 술을 전혀 입에 대지 않고, 일요일에는 반드시 교회에 간다. 유일한 차이라면 모르몬교도들은 고기를 먹는 반면 제7일 안식일 예수재림교도들은 전반적으로 채식주의자란 점이다. '고지방' 식사가 암의 발생을 설명해준다면 고기를 먹는 모르몬교도들은 당연히 제7일 안식일 예수재림교도들에 비해 암의 유병률이 더 높아야 할 것이다. 그러나 현실은 그렇지 않다. 음식이 암을 일으키는 원인이라고 강력하게 주장하는 보고서라면 이렇게 중요한 소견을 진지하게 고려해야 할 것이다. 이 보고서에서는 그런 점을 전혀 고려하지 않는다.[36]

그러나 이러한 누락은 리처드 돌 경이 암과 노화의 관계를 다룬 방식에 비하면 사소했다. 앞에서 지적했듯이, 암에 걸릴 가능성은 연령과 매우 연관성이 높다. 80세 노인은 10대였을 때에 비해 1,000배 더 큰 위험을 안게 된다. 이러한 수치는 흡연자가 비흡연자에 비해 폐암에 걸릴 위험이 20배에 달하는 것보다 무려 50배나 더 높은 것이다.[37]

따라서 노화는 '암의 원인들' 중에서 맨 윗자리를 차지해야 하겠지만, 리처드 경은 간단히 무시해버린다. "젊은이들에 비해 고령자에게서 암이 발생할 가능성이 열 배 내지 100배 높기 때문에 노화 자체를 암의 중요한 원인으로 생각할 수 있다고 주장하는 사람이 있다. 우리는 이러한 견해가 과학적으로 유익한 것인지 다소 의심스럽다." 그의 말과는 반대로, 이러한 견해는 과학적으로 매우 유익하다. 다른 인자가 암의 원인일 수도 있다는 그릇된 인식의 덫에 사로잡히지 않으려면 노화야말로 암의 가장 강력한 원인이라는 사실을 인식해야 한다.

나중에 리처드 돌 경은 〈암의 원인들〉의 약점을 인정했지만, 자신의 결론을 공식적으로 철회하지 않았으며, "암의 3분의 1 이상이 식품에 의해 발생한다는 사실을 입증했다"는 주장은 영양학자, 보건 교육자, 식품에 광적으로 신경을 쓰는 사람 등 이 문제에 관심이 있는 모든 사람들이 서구식 식단이 죽음과 질병의 주된 원인이라고 주장할 때마다 끊임없이 인용되었다. 1998년, 영국 보건성 장관Chief Medical Officer이 암을 피하려는 사람들에게 권장하는 '안전한' 수준의 고기 섭취량을 하루에 양갈비 두 개(또는 이에 상당하는 양)에서 세 개로 올려 잡아야 한다고 조금도 주저하지 않고 권고했을 때도 마찬가지였다. 의학적 권고라는 것이 돌팔이 의사 짓으로 전락해버린 것이다.

환경의 경고

하루에 먹어치우는 양갈비의 개수가 암이나 심장질환에 걸릴 위험성에 영향을 미칠 수도 있다는 생각을 진지하게 받아들이기 어렵다면 다른 곳에서 '원인'을 찾아야 할 것이다. 다른 후보라면 말할 것도 없이 '환경적'인 요인, 즉 공기나 물에 존재하는 미량의 화학물질이다. 1980년대 초반에 리처드 돌 경을 위시한 식이 이론의 주역들이 환경론자들을 "편향, 과장, 균형 잡힌 시각의 부족"이라는 말로 비난하면서 두 가지 상반되는 이론 사이에 일종의 영역 다툼이 벌어졌다.[38] 환경론자 진영에서는 일리노이 대학의 새뮤얼 엡스타인 교수가 다음과 같이 맞받아쳤다. "식이 이론의 빈약한 과학적 근거는 지금까지 발표된 수많은 근거들과 모순되는 것이다."[39] 두 가지 이론은 각자의 영역을 차지했고, 이후 15년간 사람들은 이중의 충격에 시달리게 되었다. 리처드 돌의 진영에서 아침에 먹는 베이컨과 달걀이 심장 발작, 뇌졸중 및 암의 주범이라고 경고하거나, 엡스타인 교수의 추종자들이 송전탑은 백혈병, 환경 호르몬은 정자 수 감소 및 고환암, 살충제, 휴대폰, 심지어 전기 재봉틀이 질병과 연관되어 있다며 화학물질과 방사선이 모든 병의 원인이라고 주장할 때마다 건강 공포증을 일으켰던 것이다.

환경오염이 건강에 위협이 될 수 있다는 우려는 1962년에 레이첼 카슨Rachel Carson의 《침묵의 봄Silent Spring》이 출간되면서 시작되었다. 카슨은 살충제에 의해 새들의 알 껍질이 얇아져서 개체 수가 급격히 감소하게 될 것이므로, 다음 세대 어린이들은 봄에 새들이 지저귀는 소리를 듣지 못할 것이라고 주장했다. 카슨의 주장은 적어도 부분적으로 타당성이 입증되었으며, 이에 따라 살충제 사용 지침이 마련되어 '침묵의 봄'이 오는 위협을 피할 수 있었다. 이 사건은 인공 화학물질의 위험 가능성을 보여주는 강력한 신호였기 때문에, 필연적으로 화학물질이 인간 건강에 미칠 수 있는 위험에 관해 질문이 제기되었다. 살충제가 정자 수 감소 등 아직까지 만족스럽게 설명할 수 없는 몇 가지 질병에 연관되어 있을 가능성이 충분하다고 생각되었으며, 이것이 사실이라면 새뿐 아니라 인간이라는 종이 조만간 멸종 위기를 맞을 수도 있었다.[40]

물론, 환경에 존재하는 화학물질의 양을 최소한으로 유지해야 한다는 것은 당연하지만, 여기에서 살펴보려는 문제는 훨씬 구체적이다. 수로에서 악취가 진동하고 빈민가의 공동 주택에는 쥐들이 들끓는 등 산업화된 대도시에서 눈을 돌리는 곳마다 오염 현장을 쉽게 접할 수 있었던 19세기에는 의심할 여지 없이 환경오염이 건강을 심각하게 위협해서 평균 수명이 겨우 40세에 불과할 정도였다. 석면 산업에 종사하는 노동자들이나 무려 2,000명이 사망했던 인도의 보팔Bhopal 사고 같은 대참사에서 보듯 환경오염에 높은 수준으로 노출된다면 중대한 결과를 초래할 수 있다. 문제는 이러한 물질이 노출되는 농도, 즉 10억 분의 1 단위로도 건강에 영향을 미치는지 하는 것이다.

영국이나 미국의 유명한 학자를 비롯하여 많은 사람들은 그렇게 믿고 있다. 하버드 대학의 하워드 후Howard Hu 교수는 수질오염의 영향에 관해 "수질오염이 건강에 미치는 위협은 여전히 높은 수준을 유지하고 있다"라고 전제한 후 몇 가지 예를 인용한다. 미량의 비소는 "상당수의 사람들에게" 암을 유발했을 가능성이 있으며, 비료로부터 물에 유입된 질소 잔류물들은 위암, 살충제는 유방암, 할로겐화 용매는 "소아 백혈병과 관련이 있다"는 식이다. 등골이 오싹해지는 말이지만 이것은 수질오염에 관한 것일 뿐이다. 이렇게 감추어진 위험은 대기오염, 식품 오염 그리고 방사선에도 똑같이 적용된다.[41]

이러한 혐의 가운데 어떤 것도 과학적으로 입증되지 않았다. 당연한 말이지만 정말로 위험한지 알아보려고 많은 사람들을 장기간 공기나 물에 존재하는 미량의 오염 물질에 노출시키는 실험을 하는 것이 불가능하기 때문이다. 따라서 이러한 주장은 설치류를 대상으로 대량 노출 실험 또는 독성 시험을 한 결과를 근거로 추정한 것이다. 쥐에게 화학물질을 고농도로 투여할 경우 유해한 효과가 나타나는 것이 당연하다면, 실제로는 100만 분의 1에 불과한 용량에 노출되더라도 이론적으로 100만 명 가운데 한 명에게 유해한 효과가 나타날 것이라고 주장한다.

여기에서 중심이 되는 가정은 환경 관련 문제를 다룰 때 특히 중요한 데, 노출에는 '역치'가 없으며 공기나 물에 측정이 불가능할 정도로 적은 양의 오염 물질이 있더라도 건강에는 해로울 수 있다고 믿는 것이다. 이러한 '무역치'의 개념은 정확한 비유인지는 모르겠지만, 하루에 위스키를 한 병씩 5년간 마신 사람이 간 손상을 입을 가능성이 높긴 하지만 알코올 맛이 나도록 만든 크리스마스 케이크를 1년에 한 번씩 30년간 먹은 사람 또한 간 손상을 입을 가능성이 있다고 주장하는 것과 같다. 이러한 일은 거의 불가능할뿐더러, 19세기 중반 프랑스의 위대한 과학자 클로드 베르나르Claude Bernard가 주장한 것처럼 "모든 물질에는 독성이 있다고 말할 수도 있고, 어떠한 물질도 독성을 지니고 있지 않다고 말할 수 있다. 그것은 얼마나 섭취하느냐에 달려 있다"는 기본적인 공리에도 위배되는 것이다.[42]

건강을 위협하는 것으로 의심되는 모든 환경 요인을 평가하기란 불가능하다. 지구온난화나 클로로플루오로카본CFC으로 인한 오존층의 파괴 등 일부 환경 요인이 건강에 미치는 위협은 추정되는 유해한 결과가 아직 일어나지 않았다는 점에서 이론적이다. 어쨌든 그러한 예측이 옳은지 확실하게 판단하기는 불가능하므로, 여기에서는 더 깊이 논의하지 않는다. 그보다 후 교수와 같이 환경오염 물질이 현재 서구 사회가 겪고 있는 보건 문제의 원인이라는 시각에 초점을 맞추어보자.

과일이나 야채에 매우 적은 양으로 존재하는 합성 살충제 등 화학물질의 안전성을 시험할 때는 쥐 등 실험 동물을 최대 허용량Maximum Tolerated Dose, MTD에 노출시킨 후 상당수의 동물에게 암이 발생한다면 인간에게도 발암성이 있을 수 있다고 규정하는 것이 관례다. 바나나 등의 야채나 과일이 벌레나 바구미 또는 기타 작은 생물을 물리치기 위해 스스로 '천연' 살충제를 만들어내는 경우를 생각해보자. 1980년대 중반, 유명한 독물학자인 캘리포니아 대학의 브루스 에임스Bruce Ames 박사는 이러한 천연 살충제를 합성 살충제 시험과 똑같은 방법, 즉 쥐에게 최대 허용량을 투여하는 방법으로 시험해보았다. 놀랍게도 자연적으로 생겨나는 '살충제' 가운데 반 정도가 합성 살충제와 마찬가지로 발암성을 지니고 있었다.

> 쥐에게 암을 유발하는 27종의 천연 살충제는 아니스, 사과, 살구, 바나나, 바질, 브로콜리, 방울 양배추, 양배추, 멜론, 캐러웨이, 당근, 콜리플라워, 셀러리, 체리, 계피, 정향, 코코아, 커피, 콜라드, 컴프리 허브 차, 건포도, 딜dill, 가지, 꽃상추, 회향, 그레이프프루트 주스, 포도, 구아바, 꿀, 감로멜론, 서양고추냉이, 케일, 렌즈콩, 양상추, 망고, 버섯, 겨자, 육두구, 오렌지 주스, 파슬리, 설탕당근, 복숭아, 배, 완두콩, 후추, 파인애플, 자두, 감자, 무, 라즈베리, 로즈메리, 참깨, 사철쑥, 차tea, 토마토와 순무 등의 식품 속에 함유되어 있다. 따라서 슈퍼마켓에서 판매되는 거의 모든 과일과 야채에 설치류에게 암을 일으키는 천연 식물성 살충제가 함유되어 있는 셈이다.[43]

그러고 나서 에임스 박사는 사람들이 과일과 야채를 통해 섭취하는 화학적 합성 살충제가 하루 평균 0.09밀리그램에 불과한 데 반해 '발암성'이 있다고 추정되는 천연 살충제는 하루 평균 1,500밀리그램에 이른다는 사실을 밝혀냈다. 따라서 우리가 노출되는 '발암성 살충제'의 99.9퍼센트는 아니스, 사과, 살구, 바나나 등을 통해 섭취하는 것이므로 0.01퍼센트에 불과한 인공 살충제가 큰 문제를 일으킬 가능성은 낮다. 에임스 박사의 계산은 환경론자들의 주장에서 결정적인 약점을 정확히 찌른 것이다. 우리가 먹는 모든 식품에는 수천 가지 서로 다른 '천연' 화학물질이 노출될 수 있는 인공 화학물질보다 훨씬 많이 존재한다. 따라서 어떤 화학물질이든 잠재적 유해성을 평가할 때는 비슷한 생물학적 효과를 지닌 '천연' 화학물질이 훨씬 많이 존재한다는 전제하에 그 결과를 해석해야 한다.

이러한 점은 앞서 언급한 정자 수의 감소로 인해 인류가 멸종 위기를 맞고 있다는 주장에서도 잘 드러난다. 1995년에 서유럽에서 남성들의 정자 수가 감소하고 있는 것으로 나타났을 때, 환경론자들은 수돗물 속에 잔류하는 PCB(플라스틱 제조에 사용됨)라는 화학물질을 주범으로 지목했다. 여성호르몬인 에스트로겐과 비슷한 생물학적 특성을 지니고 있으므로 정자 발달을 저해할 가능성이 있다는 주장이었다. 그러나 현재는 마늘, 파인애플, 양배추, 커피, 당근, 회향, 올리브유, 쌀, 감자, 옥수수 등 40여 가지 채소에도 소량의 '천연' 에스트로겐이 함유되어 있다는 사실이 알려져 있다. 이러한 '천연' 에스트로겐의 1일 평균 섭취량은 총섭취량의 0.00000025퍼센트에 지나지 않는 식수 속의 PCB 잔류량에 비하면 비교할 수 없을 정도로 많은 것으로 추정된다. 따라서 "PCB가 정자 수 감소 등 남성 생식 문제의 원인 가운데 하나라는 주장은 타당성이 없다". '여성화를 일으키는 화학물질'이 인류의 생존을 위협하고 있다는 선정적인 주장이 사실일 리가 없는 것이다. 정자 수의 감소에 관해서는 다른 원인을 찾아봐야 할 것이다. 물론 정자 수가 실제로 감소하고 있을 때의 일이지만 말이다.[44]

후 교수가 "수질오염이 건강에 미치는 위협은 여전히 높은 수준을 유지하고 있다"라고 주장했던 근거가 되는 유해하다고 생각되는 화학물질에도 똑같은 계산을 적용할 수 있다. 방사선의 위험에 관한 우려도 마찬가지다. 1980년대 초반에 영국 컴브리아 주 서부에서 한꺼번에 백혈병 환자가 많이 발생했을 때, 사람들은 셀라필드Sellafield에 자리 잡은 핵 재처리 시설과 연관이 있을 것이라고 단정했다. 그러나 이 시설로 인한 방사선 노출 수준은 생활에서 누구나 노출되는 '자연적인' 배경 방사선(예를 들면 화강암 등에서 나오는)보다도 훨씬 낮은 수준으로, 백혈병을 일으키는 노출 수준과는 비교할 수도 없었다. 셀라필드 핵 재처리 시설에서 방출되는 방사선이 실제로 주변 지역 어린이들에게 백혈병을 일으키려면 국립 방사선 방호위원회National Radiological Protection Board에서 측정한 수준의 약 400배에 달해야 했다. 따라서 셀라필드는 원인이 될 수 없으며 다른 설명을 찾아야 하는 것이다(다음 장에서 알아보기로 한다).[45, 46]

송전탑 주변에 생성되는 전자기장이 백혈병을 일으킨다는 주장 또한 간단히 반박할 수 있다. 송전탑 주변에 생성되는 전자기장의 강도는 누구나 매일같이 노출되는 지구 자체의 정적 자기장에 비해 수백 분의 1 수준에 불과하다.[47]

지난 20년간 건강에 위협이 된다고 했던 수많은 환경 요인 가운데 단 한 가지도 신빙성 있게 입증된 적이 없다는 사실은 놀라운 일이다. 노출

사회 이론의 유혹

수준이 인간이라는 생물에게 신체적 효과를 일으킬 수 있는 역치보다 훨씬 낮다는 단순한 생물학적 이유로 간단히 부정되었던 것이다. 마지막으로 《하지만 사실일까? But is it True?》라는 책에서 이 문제에 관해 근래 들어 가장 철저하고도 균형 잡힌 분석을 시도했던 애런 윌더브스키 Aaron Wildavsky의 말을 들어보자. 그것이 사실이냐고? "내가 사회과학자로서 30년 넘게 연구해온 모든 주제 가운데 환경 문제는 진실을 찾아보기가 너무도 어렵다는 점에서 가장 독특한 분야다."[48]

사회 이론의 지켜지지 못한 약속

사회 이론이 많은 것을 해줄 것처럼 보였던 1980년대 초반으로 다시 돌아가자. 과학적 의학의 낙관주의 시대가 끝나고 신약의 부족 사태가 빚어지면서 임상 과학자가 멸종 동물이 되었을 때, 갑자기 신유전학과 사회 이론이 등장하여 사람들의 사회적 습관과 환경이라는 바깥세상과 유전자 사이의 상호작용을 통해 질병의 원인을 밝히려는 새로운 방향을 제시했다. 이로써 사회 공학이 흔한 사망 원인을 제거하고 나머지 모든 것은 유전자 조작으로 해결할 수 있을 것이라는 새로운 기회가 열렸다.

1980년에는 신유전학이라는 약속이 아직은 다가올 미래에 놓여 있었지만, 질병의 사회적 원인은 이미 어떤 행동을 취하고도 남을 만큼 충분히 알려져 있었다. 그리고 이러한 사실은 얼마나 쉽게 입증되었던가? 오스틴 브래드퍼드 힐 경이 담배가 폐암의 원인이라는 일을 밝혀낸 이래 불과 30년 만에 퍼즐의 나머지 중요한 조각들이 바야흐로 제자리를 찾아 들어간 참이었다. '서구식 식단'은 상대적으로 지방과 소금의 함량이 높고 식이섬유는 낮으며, 공기와 물에 함유된 화학적 오염 물질들이 심장질환, 뇌졸중 및 많은 암 등 가장 흔한 질병의 원인으로 드러났다. 시간이 흐르면서 더 많은 연구에 의해 이전에는 미처 의심하지 않았던 위험들이 점점 더 많이 밝혀짐에 따라 일상생활과 질병 사이의 관계는 어느 때보다도 뚜렷해졌다. 알코올은 유방암과 관련되어 있었으며, 커피는 췌장암, 요구르트는 난소암, 질 세척은 자궁경부암, 규칙적인 알코올 가글링은 구강암, 붉은색 살코기는 대장암과 관련이 있었다. 심지어 송전탑이나 휴대폰, 전기 재봉틀 등 아무런 문제가 없어 보이는 무생물들조차 사악하기 짝이 없는 존재라는 사실이 밝혀졌던 것이다.

하지만 이들 중 진실은 얼마나 될까? 일상생활 속에 도사린 이러한 위험은 다소 과장되었을 수는 있지만, 아니 땐 굴뚝에 연기 나는 법은 없기 때문에 사람들은 어느 정도 사실일 것이라고 믿을 수밖에 없었으며 실제로도 그러했다. '분별 있게' 사는 사람, 즉 적당히 먹고 과음하지 않으며 담배를 멀리하고 규칙적으로 운동하는 사람들은 그렇지 않은 사람보다 더 건강하고 좋은 몸매를 유지했으며 따라서 천수를 누릴 가능성이 더 높다는 사실은 분명하다. 그러나 앞에서 말했듯 사회 이론은 이보다 더 나아가 서구식 식단과 화학적 오염 물질이 몇몇 질병에 대한 예방 가능한 원인이 틀림없다고 주장했으나, 그 중심 원리는 부정할 수 없는 생물학 법칙을 무시하거나 모순된 입장에 서 있었다. 음식 때문에 심장질환과 뇌졸중이 생긴다는 이론은 콜레스테롤 수치나 혈압 등 중요한 생리적 기능이 '항정 상태'에 있도록 '내부 환경'을 유지해야 한다는 생물학적 필요성에 의해 부정된다. 음식 때문에 암이 생긴다는 이론 또한 연령 관련 질환의 발병에서 생물학적으로 필연적인 노화라는 과정이 중요한 역할을 한다는 사실에 의해 반박된다. 환경 이론은 인간이라는 유기체가 공기나 물에 미미한 수준으로 존재하는 오염 물질에 저항성을 지니고 쉽게 손상을 입어서는 안 된다는 생물학적 필요성에 의해 거부된다. 그런데도 사회 이론이 세상에 내보이는 지식의 화려한 외관이 너무나 대단해 보여서 그것이 생물학적 법칙과 양립될 수 없다는 사실을 받아들이기에 앞서, 그 이론의 근거가 되는 과학, 즉 일찍이 1940년대에 오스틴 브래드퍼드 힐 경이 의학의 지적 샘물을 깨끗하게 정화시키고 오류투성이 이론과 치료법을 일소하는 역할을 해주리라 기대했던 역학이라는 학문에 대해 더 이해할 필요가 있다.

앞에서 언급한 바 있는 사실, 즉 세계대전 후 의학의 성공은 본질적으로 경험적이며 기술적인 것이었기 때문에 1970년대 후반에 이르면 치료 능력은 괄목상대할 정도로 발전하지만, 다발성 경화증, 당뇨병, 심장 질환 등 흔한 질병의 원인에 대해서는 40년 전에 비해 의학적으로 더 밝혀진 것이 없었다. 이러한 질병의 기원의 불가해함은 왜 질병이 일정한 시간에 걸쳐 유행했다가 가라앉는지, 또는 왜 특정한 질병이 어떤 나라에서는 흔하고 어떤 나라에서는 드문지 등 다른 현상에 있어서도 마찬가지였다. 이러한 현상들을 설명하는 데 가장 밀접한 연관을 지닌 의학 분야는 역학이었지만, 실제로 역학은 질병의 원인을 밝혀내려는 노력을 사람들의 삶에서 측정 가능한 것을 측정하는 활동으로만 제한하고 있었다. 정의상 역학이라는 학문은 지난 100년 동안 나타난 양상을 통해 소화성 궤양이 감염성 원인에 의해 발병할 가능성이 강력하게 시사된다고 해도 소화성 궤양을 일으키는 새로운 세균인 헬리코박터와 같은 미지의 생물학적 현상을 발견할 수는 없었다. 바꿔 말하면 역학자는 질병의 원인을 오직 일상생활에서만 발견할 수 있으며, 질병의 원인이 일상생활의 요소 가운데 하나가 아니라면(예를 들어 세균 등) 그 설명은 정확하지 않은 것이다. 또다른 방식으로 표현한다면 가장 흔한 질병은 노화에 따라 예정된 것이거나 미지의 생물학적 요인에 의해 발생하는 것이므로 역학이 제공할 수 있는 설명은 거짓일 가능성이 높았다.

그렇지만 역학적 연구는 수행하기가 쉬웠다. 질병을 지닌 집단과 그렇지 않은 집단을 선정하여 그들의 삶을 비교하고, 무엇이든 차이점이 있다면 그것을 '원인'이라고 간주해도 타당성이 있었던 것이다. 따라서 역학은 무지의 진공 상태를 신속하게 채워갔다. 그러나 이러한 연구로부터 제시된 관련성은 근거가 약하거나 서로 모순될 가능성이 많았기 때문에 대중들에게 상당한 혼란을 불러일으켰다. 《임상 역학 저널Journal of Clinical Epidemiology》의 편집자인 앨빈 파인스타인Alvin Feinstein 교수는 어떤 과학 분야가 그토록 상충되는 소견들(커피가 방광암이나 선천성 기형이나 심장질환을 일으킨다거나 일으키지 않는다거나, 알코올이 유방암을 일으킨다거나 일으키지 않는다거나, 애완동물을 기르는 것이 다발성 경화증과 관계가 있다거나 없다거나 등)을 제시한다면 그 조사 방법론을 신뢰할 수 없으므로 절대로 '과학적'이라고 생각할 수 없다고 주장했다. "다른 과학 분야에서 이렇게 서로 모순되는 결과가 보고되었다면 큰 문제가 생겼을 것이다. (…) 권위자들은 당장 특별 학회나 워크숍을 열어 [방법론적인] 결함을 찾아내고 적절한 조치를 취할 것이다. 그러나 그런 학회나 워크숍이 열린 적은 한 번도 없다."

내부자로서 파인스타인 교수가 관찰한 바는 너무나 중요하기 때문에 좀 더 자세히 설명할 필요가 있겠다. 유전학 등 진지한 분야에 종사하는 과학자라면, 비만 유전자 등 자신이 발견했다고 주장하는 바를 동료 과학자들이 확인하거나 재현할 수 없다면 심각한 문제를 겪게 된다. '신뢰할 수 없다'는 평판이 돌고, 대학에서는 그를 고용하지 않을 것이다. 당시 역학 분야에는 이렇게 엄격한 방법론을 지키려는 태도가 결여되어 있었다. 실제로 역학자들에게서 가장 눈에 띄는 특징은 그들이 발견한 소견을 발표하면서 아무도 진지하게 받아들이리라 기대하지 않는 듯 태평한 태도를 취하는 것이었다. 어쨌든 술이 실제로 유방암을 일으킨다면 매우 심각한 문제임이 확실한데도 말이다.[49]

내부적으로 철저히 검토하지 않는 분위기와 더불어, 외부적으로는 언제라도 다른 분야의 전문가들이 설명에 일관성이 없다는 점을 따지면서 철저하게 검증하려 들지도 모른다는 문제가 있었다. 역학자들이 자신들의 증례를 입증하는 증거만 세심하게 선별하여 발표함으로써 속임수에 기대어(고의든 아니든) 주장을 유지하기 시작한 것이 바로 이 시점이었다. 그들은 회의실 문을 굳게 걸어 잠그고, 논문을 작성하기 위한 과학적 증거들을 꼼꼼히 검토하는 척하면서 수많은 중요한 사실을 누락시켜버렸다. 동기는 매우 단순했다. 다른 방법이 없었던 것이다. 1980년대 무렵에는 사회 이론의 영향력이 엄청났다. 지지자들은 자신의 이론을 입증하기 위해 이미 정부나 자선기금에서 엄청난 자금을 끌어다 썼고, 영향력 있는 인사들이었으므로 오류를 인정했다가는 명성이 하루아침에 바닥으로 추락할 수도 있었다. 심지어 그들은 실수할 수 있다는 사실조차 인정하려 하지 않는 것 같았으며, 자신들의 이론을 열렬히 믿은 나머지 심장질환 연구에서 발견된 음성 소견 등 사소한 오점 정도는 언제라도 한쪽 구석에 처박아버릴 수 있었다.

이러한 집단적 자기기만은 흔한 일이 아니며, 이들이 겉으로 드러나는 지식의 모습을 꾸미는 데 주류 의학과 매우 달랐다는 사실을 나타낸다. 그들은 재치 있게 표현하자면 '공상적 이상주의'라고 할 만한 이념적인 신념 체계를 공유함으로써 동기를 부여받고 있었다. 그들은 진료실에서 아픈 사람들을 치료하면서 시간을 보내는 일반 의사들보다 훨씬 크고 고상한 비전을 지니고 있었다. 그들의 열망은 거대한 차원에서 질병을 예방하는 것이었다. 세상을 살기 좋은 곳으로 만들자는 꿈 자체는 아무런 문제가 없지만, 공상적 이상주의는 위험했다. 의학이 실제로 지닌 것보다 훨씬 큰 지식 기반을 전제하는 동시에, 아직 모르는 것이 있을 수도 있다는 불확실성은 인정하지 않았던 것이다.

'거대한' 사상에 사로잡힌 이상주의자들은 이를 방해하는 자질구레한 세부 사항은 무시하는 경향이 있다. 그들은 사람들의 식습관을 어떻게 바꿀 수 있을지 끊임없이 계획을 세우고 목표를 설정했지만, 인간의 행동에 대한 모델도, 인간이 어떻게 변화하는지에 대한 이해도 없었다. 사회 이론가들의 가장 큰 특징은 통찰력이 결여되어 있다는 점이다. 시선을 저 멀리 수평선에 고정시키고 자신들의 명분이 옳다고 절대적으로 확신한 채(그리고 명분을 추구하는 것이 도덕적으로 가치 있는 행위라는 정당화에 의해 그런 태도를 더욱 강화시키면서), 질병에 대해 자신들이 컴퓨터 화면에 나타나는 통계 숫자에만 국한되어 이해한다는 사실을 깨닫지 못했다. 그러한 이해는 실제적인 것이 아니라 이론적인 것에 불과했기 때문에, 이론을 현실에 견주어 검증하여 그 괴리를 절감할 기회를 놓쳐버렸다. 실제로 심장병을 앓고 있는 환자를 몇 명만 만나봐도 이들의 식습관이 다른 사람과 다르지 않다는 사실을 알 수 있다. 진료 경험이 짧은 가정의들도 사람들이 담배를 끊도록 하는 것이 얼마나 어려운 일인지 금방 알아차린다. 따라서 환자들의 식습관을 크게 바꾸도록 격려해야 하는 공중 보건 전략은 유익한 효과가 입증되었더라도 실행하기 어렵기 때문에 성공할 수 없었다.

이러한 이상주의의 실현 불가능성을 뚜렷하게 보여주는 예가 1980년대에 영국에서 가장 두드러진 역학자이자 세계보건기구의 후원으로 전 유럽의 공장에서 일하는 수만 명의 노동자를 대상으로 한 대규모 임상 연구의 책임자였던 런던 위생 및 열대 의학대학의 제프리 로즈 경이다. 이 연구에서는 노동자들에게 '건강한 생활 습관'을 권장하려 노력했지만, 심장질환의 위험이 조금도 감소하지 않았다. 이쯤 됐으면 한걸음 물러날 법도 하건만, 로즈 교수는 곰곰이 생각해본 후 이론에는 아무런 문제가 없지만 심장질환을 예방하기 위한 '전략'에 문제가 있었다고 결론을 내렸다. 그는 콜레스테롤 수치가 매우 높은 사람들을 대상으로 지방 섭취량을 크게 변화시키려고 하는 대신, 모든 사람이 지방 섭취량을 조금씩 줄이도록 설득했더라면 훨씬 좋은 결론을 얻었으리라고 주장했다. 이러한 전략은 이들의 야망을 보여주는 전형적인 예로, 전체 인구를 겨냥했기 때문에 '인구 전략'이라고 불리게 되었다. 개념적으로는 확실히 파악하기 어렵지만 인구 전략이 적합하리라 여겨진 또다른 문제, 즉 과음의 유해성을 예방한다는 문제와 연관시켜서 생각해보면 더 이해하기 쉽다. 어떤 사회든 알코올 소비에는 전형적인 분포가 존재한다. 대다수는 적당히 술을 즐기지만, 술을 입에 대지도 않는 소수가 존재하며, 반대쪽 극단에는 술고래라고 할 만한 소수가 있게 마련이다. 로즈 교수의 전략은 적당히 술을 마시는 사람들이 하루 와인 한 잔 정도로 알코올 섭취량을 조금 줄이도록 하자는 것이었다. 이렇게 되면 이론적으로 알코올 소비 양상의 분포가 하향 추세를 보이면서 가장 꼭대기에 있는 술고래들의 숫자가 줄어들어 알코올 중독과 관련된 문제들이 감소한다는 것이었다. 이러한 전략은 공상에 불과한 것처럼 들릴뿐더러 실제로도 그러했지만, 특히 심장질환을 예방한다는 문제에 적용할 때는 더욱 허황되었다. 모든 사람들에게 식품 섭취 양상을 조금씩 바꾸도록 유도하는 것으로는 콜레스테롤 수치에 아무런 변화를 일으킬 수 없기 때문이다. 그런데도 나중에 '빅 아이디어'(big idea, 어처구니없는 어리석은 생각이라는 뜻—옮긴이)라고 불린 제프리 로즈의 전략은(비꼬는 말이 아니라 이러한 빅 아이디어야말로 역학에서 가장 큰 문제다) 놀랍게도 현재 공식적인 보건 교육 정책의 기초를 형성하면서 모든 사람이 특정한 몇 가지 측면에서 생활을 변화시켜야 한다는 권고를 정당화시키는 근거가 되고 있다. 이렇듯 현실 생활과 동떨어진 주장은 역학자들이 무엇이든, 심지어 자신들의 이론조차 얼마나 쉽게 믿고 받아들이는지 뚜렷이 보여준다.[50]

건강한 몸매를 추구하고 조깅과 마라톤, 체중 조절, 금연 및 '건강한' 식단에 대한 관심이 폭증하는 등 자유 시장 경제의 재등장과 관련된 자기계발 열풍에 딱 들어맞는 사회 이론은 시대정신을 사로잡았다. 매우 타당성 있게 들리기도 했다. 지방이 동맥벽을 뒤덮고 혈액 속에 소금이 넘쳐나는 강력한 이미지들을 이용했던 것이다. 또한 풍요에 의한 질병이라는 개념으로 모두가 전반적으로 잘살게 되고 생활수준이 역사상 최고조에 이른 시대에도 사람들은 여전히 죽어간다는 모순에 대한 답을 제공했다. 누구나 건강에 좋은 수준 이상으로 먹을 수 있고 걷는 대신 차를 몰고 다닐 수 있을 만큼 풍족해졌으므로 삶이 지나치게 편리해졌다는 생각에는 이견이 있을 수 없었다. 그러니 당연히 대가를 지불해야 했다. 사회 이론의 놀라운 점은 흔히 TV에서 들을 수 있는 몇 마디 짧은 코멘트 속에 압축시킬 수 있을 만큼 단순하다는 점이다. 대규모 임상 연구에서 얻은 증거에 따르면 아무리 노력해도 심장질환을 예방하는 데 전혀 도움이 되지 않는다는 사실이 명백한데도, 왜 식습관을 바꿔도 콜레스테롤 수치가 낮아지지 않는지 복잡하게 설명하기보다는 "현대인의 식습관 때문에 수많은 사람이 심장 발작으로 죽어간다"고 주장하는 편이 훨씬 쉬운 것이다. 마지막으로 외부자들이 사회 이론에서 주장하는 것이 정말로 옳은지 쉽게 검증할 수 있는 방법이 없었다. 외과 의사가 새로운 수술 기법을 도입했는데 다른 사람들이 그 결과가 좋지 않다는 사실을 알게 된다면 이내 악평을 듣게 될 것이다. 그러나 사회 공학적 과정이 실제로 흔한 질병을 예방하고 있는지 어떻게 알 수 있단 말인가? 알 수 없는 어떤 이유로 심장질환의 유병률이 떨어지기 시작한다면 사회 이론가들은 매우 행복해하며 그 공을 자신들에게 돌리겠지만, 암과 같은 질병의 유병률에 변화가 없다면 건강 증진 프로그램에 충분한 예산이 책정되지 않았다거나 변화를 일으키려는 노력이 부족하다는 증거라고 밀어붙이면 그만이다.

그러나 과학자들이 그릇된 이론을 주장한다고 해서 생물학적 사실이 그에 맞춰 바뀌지는 않는다. 1990년대 중반에 이르러 점점 많은 사람들이 사회 이론의 모순을 깨닫기 시작했다. 1994년, 유명 의학 잡지인 《뉴잉글랜드 의학 저널》의 편집자는 이런 질문을 던졌다. "대중은 무엇을 믿어야 한단 말인가? 버터를 마가린으로 바꾸었지만 이제는 마가린이 혈관에 더 나쁠 수도 있다는 사실을 알게 되었다. 콜레스테롤을 낮춰준다고 해서 오트밀을 먹었지만 아무 소용이 없다는 사실을 알게 되었다. 설탕 대신 사카린을 사용했지만, 최근 몇몇 연구에서는 사카린이 방광암과 관련이 있다고 하는가 하면, 다른 연구에서는 그렇지 않다고 한다."[51] 1년 후 《사이언스》 지에 실린 〈역학은 한계에 부딪혔다Epidemiology Faces its Limits〉라는 논문은 "식이, 생활 습관 또는 환경과 질병 사이의 미묘한 관계를 규명하고자 하는 노력은 끝없는 공포의 원천이 되고 있지만, 확실히 밝혀진 것은 거의 없다"라고 주장했다. 대중이 그간 "헤어드라이어에서 커피에 이르기까지 지루할 정도로 많은 잠재적 질병 인자"에 대한 주장에 노출되었으며 "추가 이리저리 흔들림에 따라 '불안의 유행'을 초래했다"는 것이다.[52]

그 모든 것이 의도는 좋았다는 견해도 있다. 베이컨과 달걀이 심장 발작이나 암을 일으키지 않을지는 모르지만, '건강한 생활 습관'을 따르면 결국 사람들이 건강해질 것이므로 좋은 일이라는 말이다. 환경이 건강에 미치는 영향에 대한 우려 또한 과장되었을 수는 있지만, 결국 환경오염에 대한 규제를 더욱 강화시켰으므로 좋은 일이라고 생각해야 한다는 것이다.

그러나 잠재적 이익의 이면에는 부작용 또한 만만치 않다. 사회 이론의 논리는 결국 도움이 되는 권고에 귀 기울이지 않고 건강하지 못한 습관을 유지한 것은 환자 자신이므로 모든 책임은 환자에게 있다고 주장한다. 피해자에게 책임을 전가하는 셈이다. 사람들은 건강과 삶 속에 숨어 있는 수많은 위험에 대해 훨씬 많이 걱정하게 되었다. 대부분의 사람이 타고난 수명을 누리면서 결국 노화에 의해 발생하는 복합적인 질병에 걸리게 된다. 이는 질병이 도처에 도사리고 있으며, 질병이 생기는 것은 사람들이 삶을 살아가는 방식에 있기 때문에 쉽게 예방할 수 있다는 환상을 불러일으킨다. 사회 이론은 삶에서 질병의 역할을 과도하게 강조하면서 동시에 대수롭지 않게 여기도록 만들었다. 건강에 정말로 중요한 인자들이 의학으로 통제할 수 있는 영역 밖에 있으므로 의료란 아무짝에도 쓸모없다는 환상을 만든 것이다. 불에 구운 콩은 암을 예방하며 플라스틱 장난감 오리 속에 들어 있는 화학물질이 암을 일으킬 수 있기 때문에 어린이들이 씹지 못하게 해야 한다는 등 사회 이론에서 주장하는 일상 속에 도사린 상호모순적인 위험은 한도 끝도 없기 때문에 신뢰할 수 있는 지식의 원천으로서 의학의 권위를 무너뜨린다. 사회 이론은 소득 없는 연구로 엄청난 비용을 낭비했으며, 공기와 물에 극소량으로 존재하는 오염 물질을 더욱 감소시키기 위해 많은 비용이 들어가는 규제의 도입을 정당화시켰다. 무엇보다 중요한 것은 이러한 모든 일이 아무 효과가 없다는 점이다. 연간 수만 명의 죽음을 예방할 수 있다는 사회 이론의 약속은 한 번도 지켜진 적이 없다.

chapter
03

해결되지 않은 문제:
생물학의 수수께끼를 다시 보다

지난 20년 동안 가장 큰 두 가지 프로젝트, 즉 신유전학과 사회 이론
은 현대의학을 쇠퇴시켰다. 각각의 과학적 근거가 되는 분자생물학과
역학은 전혀 다른 학문이지만 동일한 열망을 지니고 있었다. 우연에 의
한 신약의 발견과 경험에 의존한 기술적 혁신 대신 새로운 '제3의' 길,
즉 질병의 원인을 규명함으로써 합리적 치료 형태와 흔한 질병의 예방
을 추구하는 길을 택했던 것이다. 신유전학의 유혹은 질병이라는 현상
을 유전자와 그 산물이라는 가장 기본적인 수준에서 해명하려는 환원주
의에 있다. 사회 이론의 매력은 질병을 단순하고 즉각적으로 이해되는
방식으로 설명하여 간단히 예방하리라는 전망을 제공하는 데 있었다.

이 두 가지 프로젝트가 실패한 가장 중요한 이유는 흔한 질병의 원인
이 유전적인 것도, 사회적인 것도 아니라는 데 있었다. 질병은 노화나 생

물학적인 것, 그리고 대개는 미지의 어떤 것이 원인이었다. 과거를 돌아보는 데서 벗어나 수정 구슬을 들여다보며, 미지의 생물학적 질병 원인을 파악하는 데 의학이 얼마나 가까이 다가가 있는지, 또는 멀리 떨어져 있는지 직시해야 할 시점이 다가온 것이다. 우선 이러한 현상, 즉 현대의학이 해결하지 못한 거대한 문제의 본질을 다시 한 번 정리해보자.

세계대전 후 우연에 의존한 신약의 발견과 기술적 혁신을 바탕으로 한 의학이 놀라운 성공을 거두면서, 그 성공이 질병의 본질 또는 원인을 이해할 필요도 없이 이루어졌다는 사실은 가려졌다. 50년이 지난 지금까지도 교과서에 실린 질병 가운데 의학이 원인을 규명한 것은 세균 및 바이러스 감염, 단일 유전자 이상(낭성 섬유증 등), 직업병, 폐암에 있어 담배의 원인적 역할, 그리고 관절염, 백내장, 대부분의 암과 순환계 질환 등 주로 노화에 의해 생기는 질병 등 일부에 불과하다. 그 밖의 모든 질병, 즉 다발성 경화증 등 모든 신경학적 질환, 류머티즘성 관절염 등 모든 류머티즘 질환, 건선 등 모든 피부과적 질환, 크론병 등 모든 위장관계 질환 등에 대해서는 원인을 전혀 알지 못한다. 따라서 현대의학은 탄저병, 임질, 장티푸스, 화농증, 콜레라, 디프테리아, 파상풍, 폐렴, 뇌수막염, 식중독, 가스 괴저, 흑사병, 보툴리눔 식중독, 이질, 파라티푸스, 매독, 백일해 등 '감염성' 질환으로 의심되지만 정확한 원인을 모르는 질병에 짓눌려 있던 19세기 중반의 의학과 똑같은 상황에 처해 있다. 그후 20년도 안 되어 로버트 코흐와 동료들은 현미경과 몇 가지 간단한 염색법만으로 이러한 질병의 원인이 되는 세균들을 정확히 밝혀냈다. 그렇다면 지금까지 알려지지 않은 생물학적 요인이 누군가는 다발성 경화증에 걸리고 누군가는 류머티즘성 관절염에 시달리며 누군가는 조현병 환자가 되는지 설명해주리라고 기대해볼 수도 있을 것이다. 하지만 그러한 생물학적 요인이 과연 무엇이란 말인가?

알려지지 않은 생물학적 인자가 감염성 병원체일 가능성은 다발성 경화증과 소아 백혈병이라는 두 가지 매우 다른 질병의 원인을 검토하는 과정에서 매우 명백하게 떠올랐다. 다발성 경화증은 산발적으로 발생하는 질병으로, 신경에서 절연 작용을 하는 지방성 신경초에 염증이 생겨 급성 근력 약화와 운동 실조를 겪은 후 부분적으로(때로 완전히) 회복되는 질병이다. 이 병은 다른 인종군보다 북유럽 사람에게 훨씬 흔하여, 영국의 경우 20세에서 40세 사이의 인구 1,000명 가운데 한 명꼴로 나타난다. 그 이유는 무엇일까? 항상 그렇듯 유전적 요소가 있다. 다발성 경화증의 위험은 형제가 발병한 경우 50명 중 한 명, 일란성 쌍둥이가 발병한 경우 두 명 중 한 명으로 높아진다. 그러나 90퍼센트 이상의 다발성 경화증은 '느닷없이' 시작되기 때문에 유전적 요소는 원인에 대한 취약성을 증가시킬 뿐이지 결정 요인이라고 생각할 수는 없다. 사회 이론의 지지자들은 이 병이 상대적으로 서구에서 많이 발생하는 것이 '식이적 원인' 때문이라고 생각한다. 지금은 그러한 추측을 반박하려고 애쓸 필요가 없어졌을 것이므로(불운하게도 다발성 경화증 환자들의 식단이 다른 사람들과 전혀 다르지 않을 것이다), 다발성 경화증에 생물학적 원인이 있다는 증거를 생각하는 데 집중해보자.[1]

지난 50년간 다발성 경화증은 감염성 질환을 시사하는 양상을 나타냈다. 50년간 영국에서 유병률은 열 배 증가했지만, 동시에 (감염성 질환이 흔히 그렇듯) 시간이 지나면서 점점 중증도가 감소했다. 과거에 다발성 경화증은 훨씬 심하고 급속히 진행하는 질병으로, 발병 시점부터 몸을 가눌 수 없을 정도로 마비가 심했고 사망에 이르는 기간이 겨우 8년에 불과했다. 오늘날 다발성 경화증 환자들은 대부분 발병 후에도 25년 이상 생존하여 거의 정상적인 수명에 도달한다.[2]

가장 설득력 있는 증거는 몇 번에 걸친 이 질병의 '유행'을 살펴보는 것이다. 가장 잘 기술되어 있는 것은 북대서양에 위치한 덴마크령 페로 제도에서 발생한 유행으로, 시간적으로 7,000명의 영국군이 전쟁 중 섬을 점령했던 사건과 관련되어 있다. 1943년 이전에 페로 제도에는 단 한 건의 다발성 경화증도 보고되지 않았다. 그러나 1943~1949년에 3만 명이 채 안 되는 주민 가운데 16명이 이 병으로 진단받았고, 이후 20년간 다시 16명의 새로운 환자가 발생했다. 32명의 환자 중 25명은 제도를 벗어난 적이 없었다. 1986년, 워싱턴에 위치한 조지타운 의대의 존 커츠크John F. Kurtzke 교수는 이렇게 말했다. "영국군이 주둔하면서 페로 제도에 다발성 경화증을 퍼뜨렸다는 것은 의심할 여지가 없습니다. 또한 저희는 이때 병에 걸린 사람들이 나중에 다른 페로 제도인들에게 병을 [전염시켰을 것이라는] 결론을 내렸습니다. 어떤 전염성 병원체가 다발성 경화증의 원인이라는 사실은 의심할 여지가 없는 것 같습니다. 우리는 이 병이 단일하고 특이적이며 전신을 침범하는 감염증으로서, 이환된 사람 중 일부만 중추신경계에 이상이 생긴다고 생각합니다."[3]

두 번째로 어린이의 급성 백혈병은 백혈구가 악성 증식을 일으켜 뇌와 골수 및 다른 기관들을 침범하는 병으로, 1971년 이전에는 완치가 불가능했다. 당시에도 이미 백혈병의 원인 중 한 가지는 잘 알려져 있었다, 히로시마와 나가사키에서 생존자의 유병률이 높아진 사실로 인해 방사선이 백혈병을 일으킨다는 사실이 알려졌던 것이다. 따라서 1980년대 초 컴브리아 주 서부 셀라필드의 핵 재처리 시설 부근 시스케일Seascale에서 백혈병이 집단 발병했을 때, 셀라필드에서 방출된 방사능이 원인이라고 생각한 것은 매우 합리적인 판단이었다. 그러나 앞에서 살펴보았듯 백혈병을 일으키려면 400배나 많은 방사능이 필요했으므로 이러한 가정은 틀린 것으로 판명되었다. 다른 설명이 필요했다. 시스케일에서 발생한 것과 같은 백혈병 '집단 발병' 증례는 잘 알려진 현상으로, 최초로 완벽하게 규명된 기록은 1963년 일리노이 주 나일즈라는 마을의 변두리 지역에서 여덟 명의 어린이들에게 '발생'한 사건이다. "여덟 명 중 일곱 명이 천주교를 믿는 집 아이들이었고, 모두 교구 부설 초등학교 Parochial Grade School에 다니거나 그 학교에 다니는 형이나 누나가 있었다. 여덟 명 모두 동일한 시간적 양상을 보였고, 같은 학교에 다니는 친구들 사이에 '류머티즘 비슷한' 질병이 돌았을 때 나타났다."[4]

옥스퍼드 대학의 리오 킨렌Leo Kinlen 박사가 장기간에 걸쳐 일련의 탁월한 연구를 수행할 때까지 이 사건은 감염성 원인을 시사할 수도 있다고만(실제로 우연히 생긴 현상일 수도 있다고) 생각되었다. 그는 페로 제도의 다발성 경화증과 마찬가지로, 시스케일의 백혈병 집단 발병 또한 이전까지 고립되어 있던 작은 인구 집단이 핵 재처리 시설을 건설하는 대규모 토목 공사를 위해 외부에서 대거 유입된 건설 노동자들에게 노출된 후 발생했다는 사실에 주목했다. 킨렌 박사는 백혈병도 다발성 경화증처럼

해결되지 않은 문제: 생물학의 수수께끼를 다시 보다

고립된 인구 집단이 자연 면역력을 갖지 못하고 있던 '외부로부터'의 전염성 병원체에 노출된 것과 관련이 있다면, 외딴 지역에서 벌어진 다른 대규모 토목 공사 현장이나 군부대 또는 시골 지역에 건설된 신도시 등 대규모 인구 '혼합'이 일어나는 상황에서 비슷한 백혈병의 집단 발병을 찾아볼 수 있을 것이라고 추측했다.

추측은 사실로 드러났다. 발병 환자 수가 통상 수준을 넘어 대단히 많은 것은 아니었지만 그러한 현상은 모든 연구 지역에서 관찰되었다. "혼합 인구 집단 연구에서 발견된 소아 백혈병의 증가 규모와 그 일관성을 볼 때 우연히 이런 현상이 일어났을 가능성은 쉽게 배제됩니다. 전반적인 소견은 바이러스일 가능성이 있지만, 아직 밝혀지지 않은 감염병이 전염을 일으켰다는 사실을 강력하게 시사하며, 이는 또한 셀라필드 증례에 대해 가장 가능성 높은 설명이기도 합니다."[5]

다발성 경화증이나 백혈병을 '전염성' 질병이라고 생각하는 것은 일상적인 일은 아니지만, 가능성이 낮아 보여도 그 발병 양상은 사람에서 사람으로 전파되며 신경을 둘러싼 절연 물질을 손상시키거나 백혈구의 심각한 과잉 생산을 유도하는 전염성 병원체의 존재를 강력하게 시사한다. 곰곰이 생각해보면 류머티즘성 관절염, 크론병, 조현병이나 당뇨병 등 '느닷없이' 생겨난 것처럼 보이며, 확실히 밝혀지지 않았지만 다발성 경화증이나 백혈병처럼 노화가 아니라 생물학적 병원체가 관련되어 있을 것으로 추정되는 수많은 다른 병에도 똑같은 원칙을 적용할 수 있을 것 같다. 물론 그 생물학적 해명이 어디에서 시작될지, 어떤 형태를 취할지, 또는 실제로 그러한 사실이 규명될지조차 짐작하기는 불가능하지만, 수수께끼의 답을 찾을 수 있는 세 가지 방법이 있을 것으로 보인다.

첫째, 그 원인은 그간 간과되었거나 분리하기 어렵다고 알려진 세균이나 바이러스일 수 있다. 1984년에 헬리코박터가 소화성 궤양의 원인이라는 사실을 규명해낸 배리 마셜 박사의 발견이 전형적인 예가 되겠지만, 동일한 병원균이 이후 위암이나 소장암 등 다른 위장관 질병에도 어떻게 연관되었는지 상기해보는 것은 흥미로운 일이다.[6] 비듬(지금은 피티로스포룸 오발레Pityrosporum ovale라는 곰팡이가 일으킨다는 사실이 알려져 있다) 같은 일상적인 질병에서[7] 진드기가 옮기는 라임Lyme병(매독균과 비슷한 병원균이 일으킨다) 같은 특이한 질병에 이르기까지 다른 많은 질병을 예로 들 수 있다.[8] 간접적이지만 이제는 류머티즘성 관절염조차 프로테우스proteus라는 세균이 일으킨다고 믿는 류머티즘 전문의들도 있다.[9]

두 번째는 의심되지만 정확히 규명되지는 않은 병원체를 밝혀내는 데 특히 효과적인 방법으로, 감염된 세포 안에서 바이러스의 유전적 지문을 검출해낼 수 있는 중합 효소 연쇄 반응polymerase chain reaction, PCR이라는 기법이다. 얼굴 한쪽이 처지는 안면 신경마비는 오래전부터 바이러스가 안면 신경에 염증을 일으켜 발생한다고 추측되었다. 도대체 어떤 바이러스가 문제일까? 1996년 일본의 바이러스 학자인 무라카미 싱고Murakami Shingo 박사는 PCR을 이용해 환자의 안면 신경 주위에서 채취한 체액에서 단순 포진 바이러스(구강 발진의 원인 바이러스) 유전자의 흔적을 찾아냈다. 다른 종류의 안면마비 환자에게서 채취한 체액에서는 이런 소견이 관찰되지 않았다.[10] 이와 비슷하게 PCR 기법을 이용해 치명적인 암의 일종으로 에이즈 환자에게 특히 많이 발생하는 카포시 육

해결되지 않은 문제: 생물학의 수수께끼를 다시 보다

종Kaposi's sarcoma 또한 다른 종류의 포진 바이러스가 원인이란 사실을 밝혀낼 수 있었으며,[11] 자궁경부암의 원인이 인간 사마귀 바이러스라는 사실도 밝혀졌다.[12] 어린이의 급성 당뇨병은 췌장의 인슐린 생산 세포를 공격하는 급성 바이러스성 감염이 강하게 의심되었지만, PCR이 개발되고 나서 그 정확한 원인 바이러스(콕사키 B)가 규명되었다.[13]

마지막으로 햄릿이 호레이쇼에게 "천지간에는 자네의 철학으로 상상하는 것보다 더 많은 것이 있다네"라고 말했던 것처럼 지금으로서는 상상할 수도 없는 생물학적 병원체들이 일부 질병을 이해하는 열쇠를 쥐고 있다고 가정해야 한다. 생물학적 세계는 수수께끼로 가득 차 있다는 사실은 새삼 강조할 필요조차 없다. 지금까지 이 사실을 입증해주는 많은 예를 보아왔다. 왜 세균이 항생제를 만들어내는 것일까? 왜 식물들은 치료약의 보고인가? 아인슈타인의 유명한 관찰처럼 자연이란 "빌어먹을 정도로 희한한 것"이기 때문에 이러한 질문에는 답할 수 없으며 앞으로도 그럴 것이다. 그리고 이렇게 빌어먹을 정도로 희한한 것 가운데 질병의 원인에 대해 아직 밝혀지지 않은 사실들이 발견될 것이다. 두 가지 예를 드는 것으로 충분하리라 본다. 아메바에서 인간에 이르기까지 모든 생물은 전령RNA를 만들어 유전자 속에 있는 DNA에 담긴 세포를 구성하는 단백질을 만드는 데 필요한 정보를 전달한다는 공통점이 있다. 이러한 이론은 적어도 1970년, 이 법칙에 대한 단 하나의 예외로서 RNA로부터 DNA를 합성하는 레트로바이러스가 발견될 때까지는 하나의 도그마였다. 이렇게 완전히 독특한 생명체를 발견한 일은 두 가지 점에서 엄청난 중요성을 지니고 있었다. 레트로바이러스가 만들어내는 효소,

즉 역전사 효소는 신유전학의 시대를 맞아 헤모글로빈과 인슐린의 유전자를 규명하는 데 결정적인 역할을 했다. 이후 1984년 국립암센터의 로버트 갤로Robert Gallo는 레트로바이러스의 일종인 인간 면역결핍 바이러스human immunodeficiency virus, HIV가 지난 100년간 서구 세계에 새로 나타난 감염병 가운데 가장 치명적인 에이즈의 원인이라는 사실을 규명했다. 에이즈가 매우 독특했던 것은 감염된 환자의 면역계를 완전히 파괴하는 전례 없는 질병이었다는 점이다.[14]

또한 살아 있는 생명체가 아닌 단백질이 전염병을 일으킬 수 있다는 개념도 최근 스탠리 프루시너Stanley Prusiner가 특수한 종류의 단백질인 프리온prion의 존재를 밝혀내기 전까지는 생각조차 할 수 없었다. 프리온은 양의 뇌로부터 소의 뇌로 전염되어 광우병을 일으키고, 다시 인간의 뇌로 전염되어 치명적 치매성 질환인 크로이츠펠트야콥Creuzfeldt-Jakob병을 일으킨다는 사실이 뒤이어 밝혀졌다. 우주선 엔터프라이즈 호의 최고 의료 책임자였던 매코이McCoy의 말을 빌리자면, 프리온은 "생명체가 분명하지만, 우리가 알고 있는 종류는 아니다". 당연히 프루시너는 1997년 "완전히 새로운 유형의 병원체를 발견한 선구적인 공로로" 노벨의학상을 수상했다.[15]

생물학 전체를 통틀어 봐도 레트로바이러스나 프리온 같은 존재는 전례 없는 것이었지만, 그렇다고 이들이 인간 질병에 엄청난 영향을 미치지 않은 것은 아니다. 어쩌면 의학이 마주한 마지막 위대한 지적 문제, 즉 질병의 원인은 이렇게 수수께끼 같은 자연계의 틈새에서 발견될지도 모른다. 또는 영영 발견되지 않을지도 모른다.

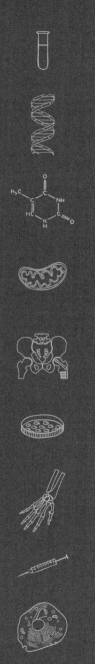

5부

흥망성쇠:
원인과 결과

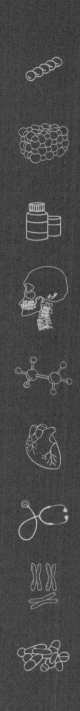

chapter

01

과거로부터 배우기

◁▷

　프롤로그에서 살펴보았던 흥망성쇠의 양상은 매우 분명하다. 1940년
대 중반으로부터 30년간 임상 과학, 행운에 의한 신약의 발견 및 혁신적
기술이 결합하여(물론 상상력과 인내 그리고 노력이라는 인간적인 덕목이 합쳐져서)
의학을 이끌어나갔다. 1970년대 후반에 들어서는 이러한 역동성이 그
힘을 다하여 생긴 지적 공백을 사회 이론과 신유전학이라는 급진적인,
그러나 궁극적으로는 실패로 돌아간 두 가지 접근 방법이 메웠다. 또한
프롤로그에서 언급했듯이 이러한 흥망성쇠의 양상은 의학의 눈부신 성
공에도 불구하고 의사들은 점점 불만스러워하며 대중은 건강에 강박적
으로 집착한다는 모순을 설명하는 데 도움이 된다. 의사들의 불만은 의
학이 더이상 과거와 같이 짜릿한 흥분을 안겨주지 못한다는 사실과 연
관되어 있을 수 있고, 대중의 건강 염려증이 심해지는 현상은 사회 이론

주창자들이 불안을 부채질한 탓이라고 생각하는 것이 합리적이다. 그러나 좀더 깊게 들여다볼 필요가 있다.

우선 흥망성쇠의 양상이 정말로 정확한 것인지 마지막으로 검증해봐야 한다. 중요한 발견들이 1975년 이전에 집중되어 있다는 사실은 의심할 여지가 없으며, 이 시기를 전후하여 신약의 부족 사태와 치료 혁명의 '게시판' 역할을 했던 《의학연보》의 폐간 등 혁신이 감소하고 있다는 증거가 나타났다는 사실은 분명하다.

물론 1차적으로 의학적 진보의 무한한 가능성에 대한 믿음이 너무나 널리 퍼져 있기 때문에 이런 해석을 받아들이기 어렵겠지만, 이러한 일들이 실제로 일어났다고 보는 것이 일반적인 역사적 관점이다. 인간 지식의 모든 영역은 황금기가 있으며, 이 시기가 지나고 나면 창조성과 새로운 아이디어가 쇠퇴하게 마련이다.[1] 지리학의 '전성기'는 지구의 역사가 수십억 년에 이른다는 놀라운 사실이 밝혀졌던 19세기 중반이었다. 그후 다윈의 진화론이 등장하면서 자연사라는 학문이 전성기를 맞았다. 이론물리학은 양자물리학과 아인슈타인의 상대성이론이 함께 등장했던 세계대전 사이의 시기에 절정에 이르렀다. 1960년대는 우주 탐험의 전성기였다. 모든 학문에는 이러한 전성기가 존재한다. 의학의 황금기는 대부분의 학문에 비해 길게 지속되었으며 더 큰 영향을 미쳤지만, 그렇다고 의학이 이러한 법칙의 예외가 될 이유는 없다. 19세기 유럽 탐험가들이 결국 아프리카 외에는 더이상 탐험할 곳이 남아 있지 않다는 사실을 깨닫게 되었던 것과 마찬가지로, 심장이식에 성공하고 소아암이 완치되고 나자 이러한 영역에서 더이상의 발전 잠재성은 제한되었다.

다른 탐구 분야와 마찬가지로 의학 또한 그 목적, 즉 질병의 치료라는 목적에 종속될 수밖에 없기 때문에 성공을 거둘수록 자연스럽게 더이상의 발전에 한계가 생길 수밖에 없다. 실제로 미국의 역사가인 헨리 애덤스Henry Adams가 제안한 '가속의 법칙Law of Acceleration'에 따르면, 어떤 과학 분야가 절정에 도달하는 순간은 1960년대와 1970년대 초반에 걸쳐 의학이 그러했듯이 가장 큰 성공을 거둔 바로 그 시점이다.

그러나 의학이 이러한 흥망성쇠의 양상에 따를 수밖에 없었던 데는 의학만이 갖는 고유한 이유도 있었다. 첫째, 의학은 '실현 가능한' 일을 하는 데 국한된 학문인데 1970년대에 이르면 '실현 가능한' 일 중 많은 것이 이미 실현된 후였다. 질병으로 인한 부담은 주로 연령 집단의 양극단에 국한되었다. 영아 사망률은 더이상 줄어들 수 없는 수준까지 떨어졌고, 인류의 절대 다수는 타고난 수명을 누린 끝에 노화 과정과 강력하게 연관된 질병에만 취약한 상태가 되었다. 둘째, 이제 서구 의학에서 가장 중요한 관심사가 된 노화 관련 질병은 두 가지 유형 가운데 하나다. 고관절염이나 동맥경화 같은 질병은 약물과 수술로 크게 호전될 수 있는 반면, 암이나 순환계 질환은 한없이 생명을 연장시킬 수는 없지만 어느 정도 증상을 완화시킬 수 있다. 셋째는 매우 중요한 사실인데 중요한 발견이 사실 운에 의해 좌우되었기 때문에 의학적 혁신의 속도는 필연적으로 쇠퇴할 수밖에 없었다. 엄청나게 강력하면서도 전혀 예측 불가능했던 항생제와 코르티손을 선물해준 자연의 너그러움이 반복되리라 기대할 수는 없기에 조만간 화학자들은 화학물질을 합성하고 치료적 잠재성을 시험해보는 분야에서 빈 밥그릇의 바닥을 긁게 되었다. 마지막

485
과거로부터 배우기

으로 의학 연구란 피터 메더워의 인상적인 표현을 빌리자면 "해결할 수 있는 문제를 다루는 기술"이다. 현재 다발성 경화증이나 백혈병 등의 원인을 찾아내는 마지막 도전이 실제로, 또는 어떻게 '해결 가능한' 것인지는 전혀 불분명하다.

과학이 '한계에 도달했다'는 논쟁은 과거에도 여러 번 제기된 바 있지만, 항상 사실이 아니라고 증명되었다. 유명한 예로 19세기 말 켈빈Kelvin 남작은 물리학의 미래를 "소수점 여섯째 자리"(즉, 당시 지식 수준으로는 불필요한 정교함을 추구하는 일)에서 찾아야 할 것이라고 주장했다. 그러나 몇 년 안 되어 아인슈타인이 상대성이론을 들고 나왔으며 켈빈 남작의 고전 물리학에서 확실하다고 생각했던 것들은 그 빛을 잃었다. 이와 비슷하게 어쩌면 의학이 '한계에 도달할 것이다'라는 예측도 앞으로 뒤집힐지 모른다. 그러나 향후 의학 발전을 가로막는 장벽은 튼튼하기 이를 데 없는 데다 최소한 네 겹으로 되어 있다. 쉽게 실현할 수 있는 것들은 모두 실현되었고, 노화에 따른 만성 질병들은 개선되었으며, 행운에 의한 신약의 발견은 바닥을 드러내고, 중년을 위협하는 흔한 질병들의 원인은 미궁에 빠져 있는 것이다.

의학의 흥망성쇠에서 각 시기는 시간적 순서에 따라 나타났다기보다는 서로 역동적으로 관련되어 있다. 1970년대 후반 이후로 지속되고 있는 쇠퇴기를 가장 잘 이해하는 방법은 전성기의 성공에 의해 추진력을 얻은 의학적 발전이라는 고속 열차가 더이상의 발전을 가로막는 네 겹의 벽을 해머로 내리치고, 장대를 이용하여 뛰어넘고, 우회하고, 허물어뜨리기 위해 모색했던 다양한 전략이 실패했다고 보는 것이다.

'해머로 내리친다는 것'의 본질은 똑같은 일을 훨씬 큰 강도로 하는 것이었다. 이러한 전략은 '기술의 실패'라는 장에서 속 쓰린 사람에게는 무조건 내시경을 한다든지, 머리가 아픈 사람은 무조건 CT를 찍는다든지, 전립선 비대 증상을 보이는 모든 남성에게 복잡한 요류 검사를 한다든지 하는 식으로 단순한 의학적 문제에 새로운 진단 기술을 과도하게 사용하는 현상을 통해 이미 살펴본 바 있다. 진단 기법의 사용을 확장시킬 잠재력은 실로 끝이 없으며, 특히 적용 연령대를 높여 80대와 90대를 포함하는 경우 더욱 그렇다. 또한 프랑코 장군의 마지막 순간에서 보듯 연령에 의해 발생하는 암의 증상을 경감시키거나 헛되이 생명을 연장시키려고 항암 화학요법을 마구 남용하는 등 실효성이 의심스러운 치료적 이익을 추구하는 데서도 해머로 내리치는 행위를 얼마든지 찾아볼 수 있다. 독자들은 현재 미국에서 전체 보건 의료비의 4분의 1이 생애의 마지막 6개월 동안에 집중된다는 사실을 기억할 것이다.

요행에 의해 신약이 발견되지 않는 상태에서는 제약산업 또한 계속 해머로 내리치는 수밖에 별 도리가 없다. 이러한 행태는 몇 가지 유형을 통해 나타나는데, 가장 눈에 띄는 것은 '계량된 쥐덫', 즉 새롭고 더 값비싼, 이미 시판 중인 약의 아류를 내놓는 것이다. 이 약은 복용하기가 더 쉽고 부작용이 적다는 점에서 '개량되었다'고 할 수는 있지만, 치료 효과가 뛰어난 것은 아니다. 또, 어떤 병에 효과적인 치료법이 없는 경우 제약회사들은 환자와 가족들이 그래도 무엇인가를 해주기 바란다는 전제 하에 '쓸모없는 쥐덫' 전략을 선택한다. 효능이 입증되지도 않은 알츠하이머병이나 다발성 경화증에 대한 신약이 점점 더 많이 처방되는 것은 이런 이유 때문이다.

의학의 발전을 가로막는 장벽에 대한 두 번째 전략은 복잡하고 비용이 많이 드는 '장대'를 이용하여 효과적인 치료가 없는 상황을 뛰어넘으려는 것이다. 1970년대에 뇌성마비를 예방할 수 있으리라는 기대 속에 도입되었던 태아 상태 모니터링이 이 범주에 속하며, 유방암과 자궁경부암의 조기 발견을 위한 전국적인 검사 프로그램 또한 마찬가지다. 물론 검사 프로그램은 효과를 거둘 수 있다. 갑상선 기능저하로 정신박약의 위험이 있는 신생아를 발견하려면 모든 신생아를 검사하는 것만큼 간단하고 효과적인 방법은 없다. 발뒤꿈치를 찔러 피 한 방울을 채취한 후 자동 분석기에 넣으면 비용을 들이지 않고 확실한 진단을 얻을 수 있는 데다, 티록신을 보충해주는 치료는 100퍼센트 효과가 있다. 그러나 암을 검사하는 것은 완치를 목표로 질병을 조기 진단한다는 원칙은 같을지 몰라도 그외에는 공통점이 없다. 암을 검사하는 과정은 실행 과정 자체도 매우 복잡할뿐더러 자궁경부 도말검사나 유방촬영술 등 진단 기법 또한 상당히 숙련된 기술을 필요로 하며, 정상과 병적 상태의 구분 또한 불확실하다. 마지막으로 암을 검사하기 위해 전담 간호사, 영상의학 전문의, 병리 전문의, 산부인과 의사, 외과 의사 등의 기술을 한데 모을 수 있다고 해도, 조기 발견이 필요한 가장 공격적인 암은 매우 빨리 진행하는 경향이 있으므로 그 효과가 의심스럽다.[2]

세 번째 방법으로 장벽을 우회하는 일이란 아예 질병을 처음부터 예방함으로써 새로운 치료가 개발되지 않은 상태를 타개해보자는 것이다. 이것이 바로 사회 이론이다. 사회 이론의 접근 전략은 꼼꼼히 살펴보지 않으면 매우 타당성이 있어 보이는 데다 암이나 심장질환을 상대적으로 효과가 떨어지는 치료를 통해 '완치'하기보다는 미연에 방지하는 것이 더 세련된 전략이라는 점에서 의학 발전에 있어 한걸음 더 진보한 단계라고 널리 인정되었다. 이러한 목적을 달성하기 위한 '건강 증진 프로그램'에 어마어마한 비용이 지출되었다. 문제는 그 전략이 아무 효과가 없다는 점이다. 사회 이론은 의학의 영향력을 의사와 환자 사이에 국한되었던 전통적인 영역을 넘어 건강한 사람들에게 확장시킴으로써 또 하나의 중요한 기능을 충족시켰다. 무엇을 먹고 먹지 말아야 하는지, 일상생활에서 미처 모르고 지나쳤던 위험에는 어떤 것들이 있는지 등을 가르쳐주며, 어떻게 살아야 하는지에 관해 권위 있어 보이는 조언을 제공했던 것이다.

마지막으로 신유전학은 정확히 언제라고 말할 수는 없지만 미래의 어떤 시점에 의학 발전을 가로막는 장벽이 무너지고 모든 사람의 건강과 행복을 위한 탄탄대로가 열릴 것이라는 약속과 함께 인간이라는 유기체의 작동 원리를 가장 기초적인 수준에서 해명함으로써 장벽을 무너뜨리려 했다.

의학의 발전을 가로막는 장벽을 해머로 내리치고, 장대를 이용하여 뛰어넘고, 우회하고, 무너뜨리려는 성공하지 못한 시도가 가져온 뜻밖의 결과는 서구 사회에서 의학이 갖는 지배적인 위치를 유지시키고 더욱 강화시켰다는 것이다. 의학의 힘은 유례없이 강력해졌지만, 그 성공은 또다른 '4의 법칙', 즉 프롤로그에서 지적한 바 있는 네 겹의 모순에 의해 심각한 곤경에 처해 있다.

이러한 네 가지 모순의 원인은 다양하고 복잡하다. 그렇지만 프롤로그에서 제시한 대로 이를 역사적 관점에서 살펴본다면 이 또한 의학의 흥망성쇠라는 단일한 현상이 다면적인 차원에서 나타나는 것으로 이해할 수 있다.

모순 1 | 환멸을 느끼는 의사들

슬프게도 의학은 더이상 과거처럼 만족을 주지 못한다. 의사들이 탁월한 임상적 감각을 시험해볼 수 있었던 가장 흥미로운 질병 중 많은 병이 사라졌으며, 이제 가정의의 경우 1~2주 사이에 의학적으로 심각한 급성 질환을 한 건이나 볼 수 있다면 운이 좋은 편이다. 의학에 대한 만족도를 더욱 떨어뜨리는 것은 전문 분야가 지나치게 세분화되고 있다는 점이다. 예를 들어, 인공심폐기 개발 초기에는 다양하고 복잡한 심장의 해부학적 기형을 수술하느라 바빴던 심장외과 전문의들이 이제는 기계적으로 관상동맥 우회술을 하는 데 대부분의 시간을 보내고 있다. 현재 치료적 혁신이 부족하다는 말은 의사들이 20년 전에 했던 것과 거의 똑같은 일을 하고 있다는 뜻이 되는데, 1960년대와 1970년대에 짜릿한 흥분을 안겨주었던 장기이식이나 CT 등은 이미 일상이 된 지 오래다. 즉, 의학은 이전에 비해 지루해졌다. 이러한 사실은 번뜩이는 아이디어와 흥미로운 이론으로 가득했던 20~30년 전의 의학 잡지와 뭐가 뭔지 알 수 없는 유전학과 의심스럽기 짝이 없는 역학 이론이 지면을 차지하려고 아귀다툼을 하는 중에 누구 하나 현명해 보이지 않는 오늘날의 의학 잡지를 비교해보면 쉽게 알 수 있다.

모순 2 | 건강을 걱정하는 대중

의학이 성공을 거둘수록 건강에 대해 '걱정에 휩싸인' 사람들이 증가한다는 것은 참으로 이상한 일이다. 어쩌면 그것은 대공황과 세계대전으로 궁핍한 시절을 견뎌야 했던 부모 세대에 비해 '자신들이 얼마나 건강한지 모르기' 때문일 수도 있다. 그러나 그에 못지않게 중요한 것은 사회 이론의 기만에 자극받은 나머지 예민해졌기 때문이다. 아침으로 베이컨과 달걀을 먹는 단순한 즐거움이 심장 발작으로 인한 조기 사망의 원인이 된다는 말이 옳다면, 지난 10년간 밝혀진 일상생활의 수많은 다른 위험에 대해서도 의심할 여지가 없다. 그러고도 건강에 대해 경각심을 갖지 않는다면 그야말로 놀라운 일일 것이다. '건강'에 대해 지나친 걱정에 휩싸인 사람들이 불필요하게 의사를 찾게 되는 것은 너무도 당연한데, 이는 다시 의사 입장에서 전문 직업인으로서의 불만족을 심화시킨다. '건강을 걱정하는 대중'을 진료할 때마다 의사들은 더욱 절망감에 휩싸이는 것이다.[3]

모순 3 | 치솟는 대체의학의 인기

동종요법, 자연요법, 침술 등 다양한 가면을 쓰고 나타나는 '대체요법'은 현재 연간 3분의 1에 달하는 성인들이 이용할 정도로 인기가 높다. 1980년대 전까지만 해도 소수가 관심을 가졌을 뿐이고 대부분의 사람들은 사이비라고 생각했다는 사실을 믿을 수 없을 정도다. 대체의학의 치솟는 인기는 병상에 누워 지나치게 많은 검사와 과잉 치료를 받는 것보다 대체요법 치료자들이 혼신의 힘을 기울여 치료에 전념하는 모습이 더 그럴듯해 보이기 때문인지도 모른다.

그러나 대체요법이 단순히 '기분 전환용 치료'에 그치는 것은 아니다. 1960년대와 1970년대에 쏟아져 나온 현대적 약들이 놀라운 효과를 보여주었기 때문에 단순하고 전통적인 치료법은 무시되었으며, 질병의 본질에 대한 '과학적' 개념에 들어맞지 않는 모든 것은 거부당했다. 이런 분위기 속에서 코르티손과 소염제들이 발견된 이후 류머티즘 전문의들의 관심은 치료적 이익이 때로 극심하게 나타나는 부작용을 상쇄할 수 있으리라는 희망으로 독성을 지닌 다양한 약물을 시험해보는 데 집중되었다. 그 와중에 마사지, 도수 치료, 식이요법 등 류머티즘 질환에 대한 다른 모든 요법이 도매금으로 용도 폐기되었다가, 1980년대에 들어 대체요법 치료사들에 의해 '재발견'된 것이다.

모순 4 | 한없이 늘어나는 의료비

의학이 할 수 있는 일이 많아질수록 사람들의 요구 수준이 높아지고 의료비도 상승한다. 그러나 흔히 주장하듯이 보건 의료 수요가 한없이 증가할 가능성이 있다는 것은 그릇된 생각이다. 반대로 건강에 관해 터무니없는 비용을 지출하게 될 가능성이 매우 높다. 긴장성 두통에 대한 진료비는 푼돈에 불과하지만, 추가로 뇌 촬영을 한다면 의료비가 크게 증가한다. 이러한 예를 들자면 끝이 없을 것이다.

흥망성쇠의 양상을 보면 향후 의학은 고관절 치환술이나 백내장 수술 등 주로 만성 퇴행성 질환의 치료 쪽으로 방향을 잡게 될 것이다. 이런 시술을 필요로 하는 사람들이 늘어날수록 의료비 역시 늘어나겠지만,

이러한 지출은 한계가 있으며 측정 가능하다. 의료비 상승의 역설은 오히려 놀랄 정도로 치솟는 의료 비용과 이를 정당화할 만한 객관적인 개선 상황 또는 개선되었다는 주관적인 느낌 사이에 상관관계가 전혀 없다는 데 있다. 이러한 현상은 적어도 부분적으로는 앞에서 설명했던 의학 발전을 가로막는 장애물을 해머로 내리치는 과정으로 설명할 수 있다. 국가는 보건 의료만큼, 또는 더 중요한 다른 책무가 많으므로 이렇듯 의료비가 급증하는 것은 큰 걱정거리가 아닐 수 없다.

요약하자면 현대의학의 성공에 있어 나타나는 네 가지 모순은 하나같이 의학의 흥망성쇠의 서로 다른 측면이라고 이해할 수 있다. 지금쯤 독자들은 의학적 혁신의 속도가 완만하게 줄어든다기보다는 추락에 가깝다는 사실을 분명히 이해했을 것이다. 예를 들어 장기이식이나 소아암이 완치되면서 생겨난 심오한 문제들이 오랫동안 해결되지 못하고 있는 현상과 사회 이론이나 신유전학이 약속하는 장밋빛 미래의 뚜렷한 대비에서 드러나듯, 의학의 도덕적, 지적 고결성 역시 지난 20년간에 걸쳐 계속 빛을 잃었다. 탁월한 사회역사학자인 로이 포터Roy Porter는 그 결과를 이렇게 설명한다.

아이러니컬한 것은 서구 사회가 건강해질수록 점점 더 의학을 갈구한다는 것이다. 의료인, 각종 매체, 제약회사의 강요에 가까운 광고에 의해 조성된 엄청난 압력 때문에 치료 가능한 질병의 진단이 확대된다. 공포감이 조성되면서 사람들은 혼란에 빠져 신뢰성이 의심스러운 각종 검사에 매달린다. 점진적 또는 비약적인 진단 기법의 향상에 힘입어 훨씬 더 많은 질병들이 밝혀지고, 비용이 많이 드는 종합적인 치료를 받지 않을 수 없다. (…) [이러한 현상은] 사람들이 점점 건강해지는 사회에서 갈수록 숫자가 늘어나는 의료 기관들이 정상적인 상태를 의료화하고, 잠재적 위험을 질병으로 전환시키며, 사소한 문제를 필요 이상으로 복잡한 방법으로 치료하려는 욕구를 느끼는 체계의 고질적 문제다. (…) 당연히 한계효용체감의 법칙이 적용될 수밖에 없다. 오래 산다는 것은 실현 가능한 일이 되었지만, 그 삶은 너무나 많은 자원을 이용할 수 있게 되면서 편하게 잊고 사는 일이 점점 줄어드는 형태가 될지도 모른다. 의학의 미래가 전혀 즐겁지 않은 삶을 약간 연장시키는 데 불과하다면 얼마나 수치스러운 운명인가![4]

그렇지만 일상적인 의료 행위는 이렇게 음울한 해석과는 사뭇 다르다. 모든 것이 사실이지만, 현재 의료는 치료 혁명 덕분에 50년 전보다 훨씬 많은 일을 하고 있기 때문이다. 의사들은 일에 만족하고, 환자들은 실제로 좋아진다. 대중은 일상 속에서 위험 요소라고 지목된 것에 대해 설문 조사에서 드러난 만큼 걱정하지는 않으며, 실제로 심각한 문제가 닥친다면 대체의학보다 전통적인 의학을 더 신뢰할 것이다. 그러나 과거를 이렇게 분석해봄으로써 현재의 불만을 확실히 이해할 수 있으며, 이러한 불만들을 직시하고 고쳐나가는 것은 의학의 지속적인 성공을 보장하는 가장 확실한 방법이 될 것이다.

미래의 전망

𝕏

미래로 침잠하였네, 인간의 눈으로 볼 수 있는 한

세계의 상과 앞으로 나타날 모든 경이를 보았네.

– 앨프리드 테니슨 경, 〈록슬리 홀Locksley Hall〉

   20세기 중반, 이 책에서 다루고 있는 의학의 역사가 시작된 시점에 '토미' 호더 경은 '의학은 어디로 향하고 있는가?'라는 주제로 학회를 열었다. 코르티손의 놀라운 효과가 막 밝혀진 참이었고, 백혈병을 앓고 있는 어린이들이 항암제에 반응을 보인다는 반가운 소식이 들려왔으며, 결핵의 완치와 폐암에 있어서 담배의 역할 규명이 눈앞에 다가와 있었다. 이렇게 결정적인 사건이 일어나는 와중에 호더 경은 화성인이 지구를 방문한다면 '의학은 어디로 향하고 있는가?'라는 자신의 연설 주제를 도저히 이해하지 못할 것이라고 했다. 화성인들은 "왜 그런 질문을 하지? 곧장 질병을 정복하기 위해 더 많은 무기들을 만들어내는 것 말고 다른 길이 있단 말인가?"라고 대답할 것이라고 말이다. 지금까지 보았던 것처럼 화성인들의 말은 전적으로 옳았다.[1]

그러나 지금까지 살펴보았듯, 세계대전 후 의학의 역사는 순진하고 무한한 낙관주의가 더이상 가능하지 않은 방향으로 흘러갔다. 치열한 경쟁 속에 황금기가 막을 내렸기 때문에 지금 화성인들이 다시 방문한다면 가장 가능성 있는 미래의 시나리오는 기껏해야 현상 유지에 그치는 것이라고 생각할 것이다. 의학은 노화와 관련된 만성병을 개선하고 가능하다면 급성 질병에 걸린 사람들의 생명을 구하면서 앞으로도 엄청나게 강력하고 성공적인 사업의 위치를 유지할 것이다. 한편, 의학에 대한 불만족 또한 마찬가지로 계속될 것이다. 미래의 어느 시점이든 설문 조사를 해본다면 '후회스럽다'라고 답하는 의사들과 건강에 대해 강박적으로 걱정하는 대중의 비율은 여전히 높을 것이다. 예기치 못했던 일상 속의 위험은 점점 늘어나고, 의료비 또한 끊임없이 상승할 것이다.

이것은 미래가 그렇게 된다는 예측이지만, 현재의 부족한 점들을 고칠 수 있다면 미래가 이렇게 될 수도 있다고 추측해보는 것도 의미 있는 일이다. 이러한 추측에 필수적인 준비 단계는 17세기 위대한 생리학자였던 영국의 윌리엄 하비가 혈액의 순환을 기술하기에 앞서 "현재까지 기술되어왔지만 절대로 사실일 리가 없는 것"을 과감히 배제해야 한다고 느꼈던 것처럼, 현재의 오류를 찾아내어 배제하는 것이다. 현대의학에서 이는 사회 이론의 지적 기만과 신유전학의 지적 허세를 버리는 것을 의미한다. 사회 이론은 신뢰할 수 있는 지식의 원천으로서 의학의 권위를 너무나 크게 손상시켰기 때문에 즉각 조치를 취해야 한다. 이러한 조치는 지난 30년간 통계에 의한 궤변과 '전문' 위원회의 속임수를 조직적으로 결합하여 어떻게 대중은 물론 의료인까지 잘못된 방향으로 이끌었는지 조사할 수 있는 권한을 지닌 독립적 감사의 형태여야 할 것이다. 신유전학의 허세에 의해 생긴 문제는 다르다. 신유전학은 적어도 진정한 과학으로서 수십 년간 소수점 이하 몇 번째 자리에 이르는 정밀함을 추구하면서 유전자와 유전자에 의해 부호화된 단백질의 무한한 복잡성을 연구하는 기쁨을 수많은 분자생물학자들에게 선사했다는 공로가 있다. 이러한 연구는 다른 사람들에게는 다소 지루했을지 몰라도, 관심을 지닌 사람들에게는 충분히 흥미로운 것이었다. 이제 널리 인식되고 있는 것처럼 신유전학의 위험은 의학 연구를 환원주의라는 막다른 골목으로 끌어들인 데 있다. 질병의 원인을 찾기 위해 '생물학적 수수께끼들'을 모든 각도에서 탐구하지 않고 모든 생물학적 의문을 유전자라는 가장 기본적인 수준으로 환원시켜버린 것이다.[2] 보리수 아래에서는 아무것도 자랄 수 없거니와 유전학과 역학이라는 보리수의 그림자는 너무 멀리까지 드리워져서 의학 연구라는 초록의 새싹들이 말라 죽고 말았다.

헛된 환상과 천년왕국에 대한 약속이라는 연막을 거둔다면 의학은 모든 속박에서 벗어나 윌리엄 블레이크William Blake의 유명한 말처럼 "가장 사소한 것까지 이로움을 미치는" 본래의 임무에 충실할 수 있을 것이다.

그러나 처치해야 할 또 한 마리의 용이 남아 있다. 그 이름은 놀랍게도 진보 또는 진보라는 이데올로기다. 세계대전 후 놀라운 성취가 가능했던 것은 과학과 자본주의라는 두 가지 가장 진보적인 이데올로기 덕분이었으므로 언뜻 보기에는 진보라는 개념이 해악을 끼친다는 사실은 상상하기조차 어려울 것이다. 지식의 한계를 넓히기 위해 새로운 아이디어를 찾아 나선다는 낙관주의가 없다면 삶이 얼마나 삭막하겠는가? 이러한 생각에는 반론의 여지가 없지만, 적어도 개념적으로는 의학은 과학적인 진보와 동의어가 아니며 동의어가 되어서도 안 된다는(지금까지 그래왔던 것처럼) 사실은 명백하다. 지난 50년간의 괄목할 만한 성장에서 보듯, 의학적 지식 기반은 늘어났을지 몰라도 주된 관심사, 즉 의사들이 하는 일은 고대 그리스 시대 이후로 변한 것이 없다. "어떠한 전문 직종도 히포크라테스 학파[에 의해 정립된] 핵심 이론[까지 거슬러 올라가는] 이상들의 명맥이 끊어지지 않은 채 이어지고 있다는 사실을 자랑스럽게 내세울 수는 없을 것이다." 위대한 윌리엄 오슬러 경의 말이다. "어쩌면 우리는 사도전승(apostolic succession, 성직자들의 권위가 12사도로부터 끊기지 않고 계승되는 직계성에서 유래한다는 교리 ─ 옮긴이)을 자랑스럽게 생각하는 것이 당연할지도 모른다. 생명 현상을 모든 단계에서 주의 깊게 관찰하고 진실과 거짓을 구별하기 위해 이성의 힘을 함양하는 것이야말로 우리의 방법론이다. 질병을 예방하고 고통을 덜어주며 병든 자들을 낫게 하는 것이야말로 우리의 소임이다."[3]

전통을 진보와 대립시킨 것은 잘못된 비교이지만, '방법론과 소임'의 역사적 연속성에 관한 오슬러의 영감 어린 관점은 현대의학에서 "새로운 것만을 강조하고 그러한 것들이 불러일으키는 충격에만 경이를 표하는 현상"을 바라보는 적절한 견해를 제공한다.[4] 우선 과학에 대한 진보주의적 이데올로기부터 살펴보자. 단적으로 말하면, 단순한 수준에서 '새로운 것에 대한 강박관념'은 과거의 지혜를 무시한다. 이러한 사고는 새로 나타나는 것이 새롭고 중요한 의미를 지니는 전성기라면 유효할 수도 있을 것이다. 그러나 사정이 더이상 그렇지 않은 시대를 맞아 진보에 대한 강박관념은 전혀 다른 가면을 쓰고 나타나서 대중은 물론 전문인에게조차 현재 의학이 처한 지적 상태를 은폐하는 미끼가 된다. 의학의 향후 가능성에만 초점을 맞추다 보면 사람들은 과거에 이루어놓은 것의 규모에 경이로움을 느낄 수 있을 때조차 과거를 돌아보지 않고 왜 최근에는 진정한 발전이 이루어지지 않는지 궁금해하게 된다. 과거를 무시하는 동시에 미래에 대한 환상에 사로잡힌 의학은 현실감을 잃고 성취하기 위해 노력해야 할 목표를 잃기 쉽다.

현실감의 상실을 더욱 악화시키는 것은 과학적 진보주의의 두 번째 특징인 모든 것을 설명할 수 있다는 믿음이다. 모르는 것이 있다는 사실을 인정하지 않는 지적 오만은 사회 이론이 병에 걸린 대중을 비난하고 일상이 위험 요소로 가득하다고 속인 것처럼 그릇된 설명으로 통하는 문을 열어젖힌다.

이것으로 끝이 아니다. 현대의학은 오직 한 가지 지식의 원천, 즉 통계적으로 '입증된' 것만을 인정하는데, 이러한 태도 또한 잠재적인 오류의 원인이다. 지식을 획득하는 방법은 다양하며, 가장 강력한 것 중 하나는 '판단'이라는 표현이 가장 적절한, 경험으로부터 얻어진 암묵적 지식이다.[5] 의도한 것은 아니겠지만, 이러한 암묵적 지식은 오스틴 브래드퍼드 힐 경이 남긴 유산에 의해 하찮은 것으로 전락해버렸다. 통계적 기법과 임상 시험을 통해 객관적이고 명확하게 입증될 수 있는 지식에 비해 신뢰성이 떨어지고 열등한 것이라고 여겨져서였다.

그러나 통계로부터 얻은 지식은 불합리한 것을 입증된 사실인 것처럼 선전함으로써 신뢰할 수 없다는 사실이 끊임없이 증명되었다. 또한 임상 시험은 진료 현장에서 끊임없이 제기되는 복잡한 질문에 해답을 제공할 수 없으며, 많은 임상 시험을 함께 고려하는 경우 "불완전한 데이터가 터무니없이 복잡한 컴퓨터 프로그램 속으로 흘러 들어가 정확성을 믿기 어려운 결과가 도출된다". 자세히 들여다보면 이러한 형태의 지식을 추구한 결과 32퍼센트의 환자는 효과가 없는 치료를 선택했고, 33퍼센트는 유용한 치료를 배제했다는 사실이 드러났다. 나머지 3분의 1에 해당하는 환자들에게 '올바른' 해답을 제시했다는 사실로 이를 정당화할 수 있을까?[6]

결국 이러한 고집 때문에 과학적 진보주의는 거짓에서 진실을 가려낼 수 있는 '이성의 힘'과 함께 실질적 경험에 바탕을 둔 지식이라는 의학의 가장 중요한 자산을 손상시켰다.

이제 '새로운 것에 대한 강박관념'에 사로잡혀서 매우 다르지만 똑같이 파괴적인 영향을 현대의학에 미쳤던 또 한 가지 요인을 살펴보자. 세계대전 후 발전의 두 번째 원동력이자 제약산업으로 상징되는 자본주의가 그것이다. '새로운 것에 대한 강박관념'의 이유는 명백하다. 신약이 특허로 보호받는 동안 거두어들이는 엄청난 이익에 대한 기대야말로 제약산업의 생명수와도 같다. 제약회사들은 이러한 전략으로 신약이 쏟아져 나오던 시대에 놀라운 성공을 거두었지만, 우연에 의한 신약의 발견이라는 젖줄이 말라버리자 수익성을 유지하기 위해 다른 방법을 찾아야 하는 신세가 되었다. 이러한 노력은 쥐덫이 하나도 없는 것보다는 낫다는 생각에서 '더 나은(그러나 훨씬 비싼) 쥐덫' 또는 사실상 '쓸모없는 쥐덫'이라는 형태를 취하게 된다.

물론 이러한 신약을 처방하느냐 마느냐 하는 결정은 의사들에게 달려 있지만, 바로 그것이 문제다. 제약회사들은 엄청나게 돈이 많으면서도 궁지에 몰려 있는데, 이는 마케팅 비용이 너무 많이 들어가기 때문이다. 반면에 학계에 몸담고 있는 의사들은 가난하거나 연구비에 항상 쪼들리는데, 연구비를 얻는 한 가지 방법은 새로 개발된 놀라운 약이 실제로 효과가 있는지 검증해주고 돈을 받는 것이다. 이렇게 하여 그들은 의도적이든 아니든 제약회사의 존경받는 얼굴 마담이 되어 콜레스테롤 저하제의 경우에서 살펴보았듯 모든 환자에게 신약을 처방해야 한다는 이론적 근거를 제공해주었다. 이러한 상황에서 환자들은 과잉 치료를 받고, 국가의 의료비는 지속적으로 늘어났다. 교육병원 연구부서의 최고 책임자인 의사가 제약회사의 명을 받들어 1년이면 2개월씩 자리를 비우고 미국으로, 유럽으로, 아시아로 여행을 다니는 마당에, 이러한 신약들이 선전하는 만큼 효과가 있는지 누가 알겠는가? 이러한 세태가 못마땅했던 《랜싯》의 편집자는 이렇게 썼다. 연구를 수행하는 의사들의 "기업과의 밀월 관계가 이런 수준에 달했다면, 연구와 견해의 독립성이 위험에 처해 있다고 봐야 한다".[7]

이렇게 불건전한 관행은 현대의학의 황금기에 나타난 매우 중요한 특성인 제약산업의 역동적이고 진보적인 성격과 정반대인데, 그것은 당연하게도 자본주의 경제에 속한 기업인 제약회사들이 혁신이라는 절대 명제에서 벗어날 수 없기 때문이다. 스스로 족쇄를 채울 수는 없으므로 의사들의 고결성을 손상시키지 않는 범위 내에서 약을 선전할 수 있는 모든 합법적인 방법을 추구해야 하는 것이다.

의학과 발전에 관한 이러한 생각들로부터 매우 명백한 분별 기준을 세울 수 있다. 긍정적이고 멀리 내다보는 진정한 진보는 언제라도 대환영이지만, 이데올로기적 필요성에 의한 진보는 반계몽주의와 기만, 부패를 낳는다. 어떻게 후자를 배제하고 전자의 가능성을 극대화시킬 것인가 하는 과제를 현명하게 풀어가는 길은 이 책에서 밝힌 모든 사건에 대한 설명을 액면 그대로 받아들이는 것, 즉 지난 50년간 일어났던 모든 일이 아무리 영광스럽다고 해도(실로 절정이라고 할 만하다) 2,500년을 거슬러 올라가는 역사적 전통 속에서 일어난 하나의 사건으로 바라보는 것이다. 이제는 윌리엄 오슬러 경이 그토록 설득력 있게 환기시켰던 전통 속으로 의학을 다시 돌려보낼 때가 되었다. 그래야 비로소 의사와 환자 사이의 친밀한 인간적 관계를 재정립함으로써 판단력과 건전한 상식이라는 영원한 가치가 작금의 천박한 동요 상태를 극복하고 승리를 거둘 수 있을 것이다. 개인적인 관계를 중시하는 의사는 환자의 말에 주의 깊게 귀를 기울인다. 진단에 꼭 필요한 최소한의 검사만 시행한다. 자신이 다루고 있는 문제에만 집중하며, 그 문제에서 벗어나 무례하고 불필요한 조언을 하지 않는다. 그는 인간의 이해력이 지닌 지적 한계와 의학이 정당한 방법으로 성취하리라고 기대되는 것들의 현실적 한계를 인정한다.[8] 의료의 핵심 원칙을 이렇게 재정립한다고 해도 미래의 의사들이 선택한 직업에 대해 '후회'의 감정을 덜 느끼게 될지 어떨지는 알 수 없지만, 대중이 건강에 대해 터무니없이 걱정하고 의학적 문제에 대한 해결책을 엉뚱한 곳에서 찾아 헤맬 이유는 확실히 줄어들 것이다. 또한 향후 의학적 진보에 대한 전망이 제한적이라는 사실을 확실히 이해한다면 의료비가 지속적으로 치솟을 이유도 없다. 이러한 인식을 통해 현재 만연해 있는 의학에 대한 불만을 해소하고 미래를 보장할 수 있는 것이다.

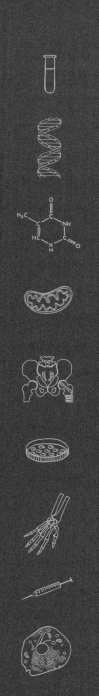

에필로그

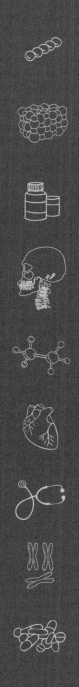

들어가며

　지금쯤 독자들은 세계대전 후 의학의 성취에 관해 대체적인 흐름을 알게 되었을 것이다. 열두 가지 결정적인 순간으로 상징되는 치료 혁신은 1980년대에 이르러 정체기에 접어들었고, 이렇게 생겨난 지적 공백 상태는 신유전학과 사회 이론이라는 야심만만한 프로그램으로 채워졌다. 이러한 흥망성쇠의 양상에는 많은 요인이 작용했지만, 두 시기 사이에는 과학적 연구의 본질을 해석하는 '철학적' 기반 또한 근본적인 차이가 있었다.

　하워드 플로리와 필립 헨치 등 신약 발견의 황금기에 활약했던 사람들은 생물학의 복잡성과 당대 지식의 한계를 느끼고 있었다. 그러나 그들은 진료실과 실험실에서 수수께끼에 둘러싸인 것처럼 보이는 영역에 이해의 빛을 비춰줄 수 있는 작은 단서와 이례적인 소견을 열린 마음으로 받아들였고, 끈기 있게 파고들어 치료적 가치를 발굴해내곤 했다. 놀랄 만큼 많은 기술적 혁신이 이 시기에 꼬리를 물고 등장한 것은 관절염이나 백내장 등의 병리적 과정을 깊이 이해하는 것이 매우 어려운 일이기는 하지만 일단 이해하면 기술적인 해결책으로 이어질 가능성이 매우 높다는 사실을 깨닫고 있었다는 점에도 기인한다.

반면에 사회 이론은 거의 정반대의 생각, 즉 원칙적으로 많은 질병은 사람들의 생활 습관에 기인하는 것이며 쉽게 예방할 수 있다는 식으로 과학이 '해답을 알고 있다'는 생각을 근거로 한다. 신유전학 또한 생명과 질병의 모든 복잡성을 이중나선을 따라 늘어선 화학적인 유전자의 서열로 환원하거나 설명할 수 있다는 그릇된 단순화를 근거로 한다.

새로운 천년이 시작되는 시기인 10년 전에 쓰여진 흥망성쇠의 양상은 반세기에 걸쳐 의학적으로 중요한 역사적 사건을 한데 아우르는 대통일 이론을 제공한 것으로 평가되었다.* 10년이 지난 지금, 그러한 양상이 '시간의 시험을 거쳐 살아남'았는지, 그때의 판단 중 (필연적으로) 어느 부분을 수정해야 할지 평가해보는 것은 흥미로운 일이다.

---

* 이 책의 초판은 1999년에 발간되었다. 10여 년 뒤인 2011년에 2판이 나올 때 새로 '에필로그'가 추가되었다(옮긴이).

chapter

01

지난 10년

　10년 전에 쓴 결론부의 한 구절, 즉 "지금쯤 향후 의학적 발전의 전망이 제한적이라는 사실이 분명해졌을 것이다"라는 경고의 말은 이후 벌어진 일, 즉 모든 영역에서 의료 산업의 지속적인 대규모 성장이라는 현상과 모순되는 듯 보일 수도 있을 것이다. 영국에서 보건 의료 예산은 이미 1990년대에 230억 파운드에서 450억 파운드로 두 배 늘어났으며, 이후 다시 세 배가 늘어서 귀를 의심할 만한 액수인 1100억 파운드에 달했다. 다른 유럽 국가도 비슷하며, 미국의 2010년 보건 의료비는 1조 달러를 가볍게 넘어 2조 6000억 달러라는 어마어마한 액수에 이르렀다.[1]

　영국에서는 재정적인 지출이 늘어남에 따라 의료 인력 또한 크게 늘었다. 10년 전에 비해 6,000명이 늘어난 가정의들이 3억 장 이상(6억 8000만 장에서 9억 7900만 장으로) 늘어난 처방전을 써대느라 정신이 없고, 병원에 근무하는 의사 수 또한 3만 명이 늘어 두 배에 달하는 백내장 수술 (15만 8000건에서 29만 건으로)과 관절 치환술, 대장 내시경을 비롯한 수많은 시술을 행하고 있다. 제약산업의 연간 매출액 또한 당연히 증가하여 전 세계적으로 4000억 달러에서 8000억 달러로 치솟았다. 또한 지난 10년 은 생의학 연구에 있어 '최고의 시기'로, 전 세계에 걸쳐 연구비 액수가 두 배 늘어나 1000억 달러를 돌파했다.[2, 3] 항상 그렇듯 늘어난 수십억 달 러가 진정으로 의미하는 것이 무엇인지는 알기 어렵지만, 성공한 회사 의 상징인 구글의 연간 매출액이 220억 달러라는 사실과 비교해보면 감 이 잡힐 것이다. 현재 생의학 연구비의 규모는 구글과 같은 기업 네 개를 합친 것에 해당하며, 지난 10년 사이 제약산업 연간 매출액 규모의 증가 분은 놀랍게도 구글 열여섯 개 분에 해당한다.

가용 자원이 그토록 짧은 기간 동안 경이로울 만큼 증가한 결과 무엇 이 이루어졌는지는 그다지 뚜렷하지 않지만, 어쨌든 이러한 현상은 '흥 망성쇠'의 양상과 모순된 것처럼 보인다. 또한 이러한 사실로 볼 때 그때 의 결론은 미래에 다가올 기회들, 즉 의사들이 이루어낼 수 있는 것은 물 론 더욱 중요하게는 그들이 이루어낸 것을 이용하는 엄청난 수의 사람 들을 충분히 의식하지 않은 채 내려진 터무니없이 비관적인 것이라고 생각된다.

이것은 몇 가지 요인이 겹친 결과다. 우선 눈에 띄는 것은 노령 인구의 증가로 인한 인구학적 변화로 고관절염, 백내장, 동맥경화 등 만성 퇴행 성 질환과 심장질환, 뇌졸중 및 암 등 연령과 연관되는 질환으로 치료가 필요한 사람이 크게 증가했다는 점이다. 두 번째로, 최근 들어 최소 침습 키홀keyhole 수술(환자의 몸을 아주 조금만 절개한 뒤 레이저 광선을 이용해 하는 수술―옮긴이) 분야에서 괄목할 만한 기술적 발전이 이루어져서, 아직도 매우 까다롭기는 하지만 기존 수술 기법에 비해 신체에 미치는 부담이 훨씬 줄어들었고 이에 따라 치료의 혜택을 볼 수 있는 연령 범위가 80대 또는 90대까지 크게 늘어났다. 이러한 현상은 노년기의 신체적 질병을 더이상 피할 수 없는 자연적 과정의 결과로 받아들이지 않고, 의학적 치료가 반드시 필요하며 적절하다고 생각되는 수많은 개별적 문제로 바라보는 '노화의 생의학화' 경향을 가속시켰다. 새로운 고관절이나 심장 판막, 신장이식 또는 동맥 재개통술 등 기술적 해결책이 가장 필요로 하는 사람들에게로 확장되었다는 사실은 지난 10년간 의료 사업이 확장된 규모를 이해하는 단초가 될 것이다.[4]

　의학적 팽창주의의 두 번째 측면, 즉 매년 의사들이 발행하는 처방전이 3억 장 이상 늘어났다는 사실은 다른 설명이 필요하다. 현재 영국 국민들은 20년 전과 비교하여 약물 종류로는 절반에 해당하는 약을 복용하고 있지만, 여섯 가지 이상의 약을 매일 복용하는 사람도 드물지 않다. 이러한 치료제에 대한 열광을 설명할 수 있을 정도로 새로운 신약의 발견이 크게 늘지는 않았으므로, 결국 제약업계에서 질병의 정의를 재정립하고 확장시켜 의사(그리고 대중)가 이러한 병에 반드시 치료가 필요하다고 생각하도록 만드는 데 성공했다는 뜻이 된다. 앞으로 살펴보겠지만 이러한 전략은 몇 가지 다른 형태로 나타난다.

　2001년에 완결된 인간 게놈 프로젝트는 지난 10년간 의학적 팽창주의를 떠받치는 세 번째 대들보인 생의학 연구비의 폭발적 증가에 기여한 중요한 요인이다. 인간 유전자의 완벽한 서열과 수많은 영향을 밝혀낼 수 있는 능력은 매주 수 기가바이트에 이르는 기본적인 생물학적 데이터를 생성해낼 만큼 엄청난 생산성을 지니고 있다는 사실이 입증되었으나, 뒤에 기술하겠지만 실용적 이익은 아직도 놀랄 만큼 미궁에 빠져 있다.

이제 세 가지 주제에 따라 뚜렷이 구별되는 영역을 살펴볼 것이다. 첫 번째 주제인 '확장되는 한계'에서는 끊임없이 고령화되는 인구 집단으로 의학적 치료의 혜택을 확장시킨 기술적 발전을 살펴볼 것이다. 그다음 장인 '신유전학은 승리했을까?'에서는 인간 게놈 프로젝트가 완료된 이후 의학 연구의 불확실한 진보에 대해 알아본다. 그리고 마지막으로 (가장 중요한 주제로서) '빅 파마가 모든 것을 지배한다'에서는 끊임없이 부유해지고 있는 제약산업의 영향력이 의료 분야에서 날로 커지는 현상을 고찰해본다.

chapter
02

───────

확장되는 한계

⋈

한계는 점점 확장되고 있다. 25년 전에 비해 60대와 70대[인 사람들을 치료하는 데]에 더 적극적이며 (…) 훨씬 좋은 결과를 얻고 있다. 의사로서 수련받는 동안, 나는 80세 환자[에게 소생술을 시행하는 것]에 대해 딜레마에 빠져서 가장 극단적인 상황일 뿐이라고 생각했던 일을 기억한다. 80세 노인의 급사를 방지하기 위한 의학적 노력을 어떻게 정당화할 수 있겠는가? 하지만 현재 그러한 일은 흔히 벌어지고 있다. 이것이야말로 정량화할 수 있는 진정한 변화라 할 것이다.[1]

"한계는 점점 확장되고 있다." 따라서 기술이 "통제에서 벗어나" "기술의 실패"를 초래했다는 판정은 수정되어야 한다. '진단 기술의 남용' '태아 상태 모니터링' '기술과 치솟는 사망 비용' 등 세 가지 구체적인 예는 각기 다른 방식으로 바람직하지 못했겠지만, 기술이 질병이라는 문제를 완화시키는 잠재력을 고려해볼 때 이제는 기술 자체에 내재된 문제였다기보다 결과적으로 유감스러운 일이었다고 생각된다. 또한 그러한 판단은 키홀 수술 등 기술적 진보에 의해 시술이 도움이 되는 수많은 사람들이 그 시술을 이용할 수 있게 되면서 의학적 치료를 '민주화'시켰다는 사실을 제대로 드러내지 못한다. 수술이란 본질적으로 응용공학적 과정으로, 유일하게 고려해야 할 점이라고는 신체의 (노쇠한) 조직과 기관이 수술로 인한 손상에 얼마나 취약한지 하는 것일 뿐이다. 수술 과정이 더 단순하고 손상이 적은 방향으로 바뀌면서, 수술하는 것이 당연하다고 생각되는 사람의 수는 어마어마하게 늘어날 것이다. 이 시점에서 의사들에게 '훨씬 많은 일을 할 수 있도록 해주는' 세 가지 중요한 발전에 대해 자세히 고찰해볼 필요가 있다. 관상동맥 성형술(혈관의 좁아진 부분을 확장하는 시술), 최소 침습 (키홀) 수술, 그리고 80대 이상의 고령자에게 대수술을 시행하는 경향이 급속도로 늘어나고 있다는 것이다.

관상동맥 성형술

1626년, 윌리엄 하비가 최초로 규명한 혈액의 순환은 현재까지도 생리학의 변함없는 원칙이다. 동맥이 좁아지거나 막혀서 혈액 순환에 이상이 생기면 혈액을 공급받는 기관, 특히 심장이나 뇌는 상대적(또는 절대적)으로 산소 부족 상태에 빠져서 심장 발작이나 뇌졸중 등 심각한 결과가 초래된다.

물론 관상동맥 우회술을 통해 심장으로 가는 혈류를 회복할 수 있지만, '내부적으로' 동맥 안에 철사나 카테터를 집어넣어 막힌 부위를 안쪽에서 "눈 위에 발자국을 남기듯이" 확장시킬 수 있다면 훨씬 부담이 덜하고 섬세한 시술이 가능할 것이다. 가장 강력한 의료 기술인 이 시술의 기원은 1964년에 82세 여성 로라 쇼Laura Shaw가 다리로 내려가는 고동맥이 막혀 왼쪽 발에 낫지 않는 궤양이 생기고 발가락이 괴저 상태에 빠진 상태로 오리건 대학병원에 입원했던 때로 거슬러 올라간다. 의사들은 연령을 고려하여 다리를 절단할 것을 권고했지만, 그녀는 완강히 거부했다. 병원의 영상의학과 교수이자 자칭 "타고난 행동가이며 바이올린 주자"였던 찰스 도터Charles Dotter는 다리를 자르는 대신 위와 같은 방법으로 동맥의 좁아진 부위를 확대시킬 수도 있으리라는 의견을 내놓았다. 시술은 순조롭게 진행되어서 차갑고 창백했던 다리는 다시 온기와 기능을 회복했다. 이후 수 주에 걸쳐 궤양과 괴저 상태에 빠진 발가락들이 치유되었고, 2년 반 후 그녀가 폐렴으로 세상을 떠날 때까지 정상적인 상태를 유지했다.[2]

이 시술은 이제 흔히 시행되어서 진부하게 느껴질 정도이지만, 찰스 도터가 학회에서 그 폭넓은 가능성을 주지시키며 향후 많이 응용되기를 기대한다고 말했을 때 기립박수를 받았다. 학회에 참석했던 한 의사는 이렇게 말했다. "청중 속에 앉아 있던 우리에게 그의 말은 마치 폭탄을 떨어뜨린 것과 같았다."[3]

심장에 혈액을 공급하는 관상동맥은 문제가 약간 다르다. '안으로부터' 혈액순환을 회복시키는 방법은 기술적으로 훨씬 복잡할뿐더러, 합리적으로 생각할 때 관상동맥 안으로 철사나 카테터를 집어넣으면 그렇지 않아도 혈액 공급이 떨어진 심장의 혈류를 위험할 정도로 감소시킬 가능성이 있기 때문에 화를 자초할 것으로 여겨졌다. 해결하려는 문제를 오히려 악화시키는 셈이다. 더욱이 끝에 달린 풍선을 부풀려서 좁아진 부위를 확장시킬 수 있을 정도로 충분한 힘을 동맥벽에 가하려면, 애초에 찰스 도터가 고안했던 카테터를 완전히 새로 디자인해야 했다. 독일의 심장 전문의였던 안드레아스 그루엔트지그Andreas Gruentzig는 이런 카테터를 만들기 위해 자신의 집 부엌을 작은 실험실로 개조한 후, 아내의 도움을 받아 아주 작은 고무 조각과 실, 에폭시 접착제로 수많은 종류의 풍선 카테터를 직접 제작했다.

최초의 시도에서 그는 좁아진 동맥에 카테터를 집어넣는 데 실패했고, 결국 환자는 치명적인 심장 발작을 일으키고 말았다. 동료들의 반응은 심드렁했고, 1년이 지난 후에야 그는 왼쪽 관상동맥이 막혀서 심한 협심증으로 몸을 움직일 수 없는 38세의 보험 설계사를 대상으로 두 번째 시술을 시도할 수 있었다.

1977년 9월 16일의 일을 그루엔트지그는 이렇게 회상했다.

심장분과 과장, 심장외과 전문의, 마취 전문의, 영상의학과 연구원이 시술 과정을 지켜보려고 수술실로 모여들었다. 유도 카테터를 왼쪽 관상동맥 입구에 위치시킨 후 확장 카테터를 삽입했다. 시술 과정이 얼마나 순조로웠던지 모두 놀랐다. 심실세동도 없었고, 환자는 흉통을 전혀 느끼지 않았다. 나는 마침내 꿈이 이루어졌다는 사실을 깨달았다.[4]

이로써 안드레아스 그루엔트지그는 심장에 접근하기 위해 가슴을 열어젖히고, 심장을 '펌프'에 연결하고, 좁아진 부위를 우회하는 데 쓰일 정맥을 다리에서 떼어내는 등 복잡한 절차와 긴 회복 기간이 필요한 관상동맥 우회술을 국소 마취하여 시술받고 다음 날이면 퇴원할 수 있는 관상동맥 성형술로 대체시켜버렸다.[5, 6, 7]

이 방법이 성공하자, 훨씬 대담하지만 논리적인 결과로 좁아진 동맥을 확장시킬 뿐만 아니라 급성 심장 발작의 초기 단계에 심근 손상과 잠재적인 사망 위험을 방지하기 위한 응급 시술로 관상동맥 성형술을 활용하는 방안이 제안되었다. 근거는 매우 간단했다. 심근이 너무 많이 손상되기 전에 혈전에 의해 막힌 관상동맥을 '재개통'시켜 혈류를 회복시키는 일이 이론적으로는 충분히 가능했던 것이다.[8]

그러나 실행에 옮기는 데는 예상대로 만만치 않은 문제가 도사리고 있었다. 시술이 성공을 거두려면 증상이 발생하고 30분 내로 시행해야 했던 것이다. 기술을 갖춘 의사들이 항상 대기 상태로 있으면서, 혹시 (큰 위험이 따르는 일에 필연적으로 동반되는) '일이 잘못될' 경우 신속하게 조치를 취할 수 있는 전문 의료 기관으로 환자를 옮길 수 있는 '체계'가 필요한 것이다. 신속성과 적절한 기술, 숙련성, 예비 인력 및 장비 등을 한데 모아 이러한 일을 현실화한 것도 놀랍지만, 한편으로 이는 가장 위험한 상황에서 생명을 구하는 시술을 '일상화'하는 능력이라는 면에서 현대의학의 성공을 상징적으로 보여주는 일이기도 하다.

30년이 지난 현재 미국의 심장 전문의들은 연간 100만 건의 관상동맥 성형술을 시행하고 있으며, 기술적으로도 훨씬 정교해져서 동맥이

다시 좁아지는 것을 막는 화학물질이 코팅된 '스텐트'를 삽입하고 있다. 의사들의 '한계를 확장시킬' 수 있는 환경을 만드는 데 이러한 시술의 중요성을 보여주는 통계가 있다. 지난 10년간 관상동맥 성형술을 받은 80세 이상 환자 수는 20배 증가했다.[9]

키홀을 통해

키홀 수술 또는 최소 침습 수술법은 19세기 마취술이 도입된 이래 외과 분야에서 등장한 가장 혁신적인 발전으로 평가된다. 이는 광섬유 내시경과 복강경에 쓰이는 정교한 광학 시스템을 고안해낸 상상력 넘치는 영국의 천재 물리학자 해럴드 홉킨스로부터 시작되었다. 2부 챕터4 '과학기술의 승리'에서 설명한 대로, 이 두 가지 '내시경'은 현대의학의 모습을 완전히 바꾸어놓았다. 복부 수술 분야에서는 담낭 절제술, 대장 절제술, 탈장 교정술, 부인과 분야에서는 섬유종 절제술, 자궁적출술, 골반저 재건술, 불임시술 및 IVF, 비뇨기과 분야에서는 방광 경부 교정술, 전립선 제거술, 콩팥 절제술, 정형외과 분야에서는 손상되거나 관절염이 생긴 관절 또는 디스크 탈출증에 대한 관절경 수술 등 이전 같으면 대수술이 필요했던 수많은 수술이 이제는 일상적으로 복강경이라는 가느다란 강철관을 통해 이루어진다. 키홀 수술이 현재의 위상을 차지하게 된 것은 놀라운 일이다. 환자 입장에서는 수술로 인한 조직 손상이 최소화되고 훨씬 빨리 회복할 수 있기 때문에 '더 간단'하지만, 기술적으로는 기존 수술법에 비해 엄청나게 복잡하기 때문이다.

"[키홀] 수술은 중요한 단점이 있다"면서, 던디Dundee 대학의 안드레아스 멜저Andreas Melzer는 이렇게 말한다.

> 직접 조직을 만지는 촉각에 의한 피드백은 해부학적 구조와 병적 상태
> 를 평가하는 데 매우 중요한데, 목표 지점이 멀리 떨어져 있는 데다 접
> 근이 제한적이기 때문에 이러한 피드백을 얻지 못하여 수술 중에 문제
> 가 생길 수 있다. 더 심각한 것은 적절하고 효율적인 지혈이 어렵다는
> 점이다. 주위 조직 때문에 출혈 부위를 정확히 찾을 수 없는 경우가 많
> 고 (…) [낮은] 접근성 때문에 거즈나 솜으로 닦아내기도 어렵다.[10]

그런데도 지난 25년간 광섬유 내시경과 복강경 수술의 위상이 그토
록 높아진 것은 실로 놀라운 일이다. 영국에서는 가장 흔히 시행되는 외
과적 시술 열 건 중 네 건이 이러한 방법을 통해 이루어지며, 지난 20년
사이에 관절경 시행 건수는 1만 5000건에서 11만 7000건으로 여덟 배,
내시경 방광 수술은 12만 3000건에서 28만 9000건으로 두 배가 되었
다.[11, 12]

장이나 방광 점막을 들여다보고 출혈 부위를 찾는 등 이러한 시술은
많은 경우에 상대적으로 간단하다. 그러나 '한계가 점점 확장되고 있다'
는 사실을 무엇보다 잘 보여주는 놀라운 기술적 발전은 1990년에 최초
로 시행된 내시경 대장 절제술(암 또는 게실염 등 염증성 질환에서 내시경으로 대
장을 절제하는 시술)이다. 이러한 수술을 필요로 하는 사람들이 대개 고령
인 데다 다른 만성 질환으로 심신이 약화된 상태이므로 키홀 수술이 유
리하다는 것은 두말할 필요도 없다. 사실 기술적으로는 엄청나게 복잡

하다. 대장의 병든 부위를 잘라내는 것뿐 아니라 절제한 부위를 서로 이어야 하며, 이 과정 중 콩팥에서 방광으로 소변이 내려가는 길인 요관 등 상처받기 쉬운 근접 장기를 손상시키지 않아야 하기 때문이다. 암환자의 경우 종양은 물론, 암이 퍼져 있을 가능성이 있는 림프절까지 남김없이 절제해야 하므로 더욱 복잡하다.[13, 14]

그러나 10년째 되던 해, 외과 의사들은 80세 이상 수술 환자들의 평균 입원 일수가 겨우 2.5일로 떨어졌다고 보고했다. 게다가 환자들은 정상적인 장 기능을 완전히 회복한 상태로 귀가했다. 키홀 수술이 암환자의 생존 지표를 악화시킬 것이라는 염려와는 달리, '개방형' 수술과 비교할 때 국소적 원격 재발률은 차이가 없었다.[15, 16]

통증 감소, 흉터 최소화, 적은 합병증 및 빠른 회복을 향한 움직임은 끝이 보이지 않는다. 워싱턴 대학 외과 교수인 리처드 사타바Richard Sataba는 복강경 수술이 아직도 "과도기적 기술"이라고 주장한다. "수술 기구들은 다루기 불편하고, 크기도 크며, 정밀하지 못하고, 시술자가 팔과 손을 써서 작동시켜야 한다." 그는 이러한 제한 요소들이 "더 정밀하고 다루기 쉬운" 지능형 기구를 통해 극복되어 의사들의 기술을 "인간 능력의 물리적 한계를 넘어서는" 수준까지 확대시켜줄 것으로 기대한다.[17]

너무 늦었다고?

관상동맥 성형술과 키홀 수술이라는 고도의 기술에도 불구하고 최근 일어나는 의학적 팽창주의의 가장 큰 추진력은 의사와 대중 사이에 수술적 치료에는 원칙적으로 나이 제한이 없다는 인식이 늘어나면서 의료를 바라보는 심리적 관점이 크게 변했다는 사실이다.

이러한 극적인 변화의 근원은 1993년에 유명 의학 잡지인《뉴잉글랜드 의학 저널》에 〈너무 늙었다고?〉라는 제목으로 실린 증례로 거슬러 올라갈 수 있다.[18] 이 증례는 '임상적 문제 해결 연습' 란에 실렸는데, 뚜렷이 심장이나 폐의 문제가 없는데도 갈수록 숨이 찬다고 의사를 찾은 "활기차고 독립적으로 생활하는" 87세 여성에 관한 것이었다. 나중에 밝혀진 바에 의하면, 문제는 대동맥 판막이 매우 좁아진 데다(대동맥 판막 협착증) 관상동맥까지 심하게 좁아져 생긴 것으로, 왼쪽 관상동맥은 완전히 막혀 있었고 오른쪽은 90퍼센트 정도 좁아져 있었다. 아직도 살아 있는 것이 놀라운 상태였다. 할 수 있는 일이 있다면, 개심술을 시행하여 대동맥 판막을 갈아 끼우고 동시에 막힌 관상동맥에 우회술을 시행하는 방법밖에 없었다. 이러한 시술은 적절히 시행되었지만, 시술 후 환자는 신부전, 심방세동으로 인한 빠르고 불규칙한 심박동, 심한 혈압 변동, 울혈성 심부전, 우울증에 시달렸다. 5개월 후에 환자는 집으로 돌아가 "다시 활기찬 생활을 시작"했는데, 저자는 그녀가 5년 이상 기대 수명을 연장했으며 대부분의 기간 동안 "인지적 또는 신체적 장애가 없는" 상태를 기대할 수 있을 것이라고 지적했다. 즉, 이 나이에 영웅적인 수술을 감행한 것은 상당한 위험이 따르는 일이지만 "주목할 만한 사실은 살아남은 사람은 같은 연령대의 건강한 사람과 비슷한 수명을 누리게 될 가능성이 높다는 점이다". 따라서 연령은 '중요한 정보'일 수 있지만 "어디서부터 '너무 늙었다'고 생각할지는 환자와 의사가 함께 결정해야 한다".

《뉴잉글랜드 의학 저널》의 편집자는 회의적이었다. 그는 대부분의 87세 노인들은 결과가 매우 달랐을 것이며, 결국 "활기찬 생활"로 복귀하지 못한 채 "기나긴 기간 동안 중환자실에서 심신이 쇠약해져서 인간답지 못한 상태로 지내게" 될 것이라고 주장했다. 이러한 의견은 '아주 고령인 경우'에도 본격적인 심장 수술이 적합하다는 명제를 다른 각도에서 바라보는 것이었다.

하지만 주사위는 던져졌다. 〈너무 늙었다고?〉라는 증례가 발표된 후 "활기차게 독립적으로 생활하는" 80대 노인이 대동맥 판막 치환술을 받을지 말지 결정해야 하는 상황에서 흔히 부딪혔던 "해야만 할까?"라는 질문은 매우 빠른 속도로 "왜 하면 안 돼?"로 변해갔다. 10년 후, 뉴욕 장로교회 병원의 심장외과 전문의 매튜 바체타Matthew Bachetta는 한 걸음 더 나아간다. 10년간 평균 연령이 91.4세에 이르는 42명의 노인들을 수술한 결과, 38명이 수술 후에도 평균 2년 반 동안 생존했다고 발표한 것이다. 그는 이전 30년을 거슬러 올라가 노인들의 심장 수술 통계를 검토한 결과 놀라운 양상을 밝혀냈다. 매 10년마다 심장 수술의 대상이 된다고 생각하는 '최대 연령' 역시 10년씩 올라갔다는 사실이었다. 즉, 1970년대에는 70대, 1980년대에는 80대, 1990년대에는 90대였다. 각 시기마다 초기에는 수술 직후 사망률이 25퍼센트 정도로 높았지만, 경험이 쌓이면서 7퍼센트 정도로 떨어졌다. 더욱이 상한선을 올릴수록 수술의 혜택을 볼 수 있는 숫자는 (이론적으로) 점점 많아졌다. 90대 노인들은 열 명 중 한 명이 수술이 필요할 정도로 심한 대동맥 판막 협착증을 보이기 때문이다.[19]

이듬해인 1994년 오하이오 대학의 레이먼드 테시Raymond Tesi는 노년층의 신장이식에 대한 보고서를 통해 뜻밖의 전환을 이끌어냈다.[20] 신부전의 위험은 연령과 밀접한 관련이 있다. 미국에서는 현재 75세 이상의 인구 중 1만 4000명이 투석을 받는다. 그러나 신장이식이라는 완치적 치료는 두 가지 기준에 의해 제한적으로 시행된다. 첫째는 이식술에 사용할 신장의 숫자가 제한적인 상황에서 젊은 환자일수록 더 오랫동안 이식술의 혜택을 볼 수 있다는 점이고, 두 번째는 나이가 많을수록 이식 신장에 대한 거부반응이나 그 밖의 문제로 인해 합병증의 발생률이 현저하게 높아진다는 것이다. 그러나 테시 교수는 정반대로 연령이 높아질수록 거부반응 발생률이 줄어든다는 사실을 밝혀냈다. 구체적으로 60대 이상에서는 열 명 중 한 명만 "면역학적 신장이식편 손실"을 경험한 반면, 젊은 층에서는 이 비율이 세 명 중 한 명에 이르렀다. 이러한 소견에 따라 의학적으로 나이 든 사람의 면역계가 이식장기에 면역 관용을 보일 가능성이 높을 수도 있다고 설명할 수 있다. 그것이 사실이라면 간 이식을 필요로 하는 환자들에게도 같은 현상이 나타날 것이다(사실 그렇다). 그렇다면 이전에는 고령이라는 이유로 장기이식 후보자가 되는 데 불이익을 겪었을 수많은 신부전 환자들에 대해 다시 한 번 '한계가 확장된' 셈이다.

심장 수술이나 신장이식 등 의학적 치료의 이익이 거의 모든 중요한 영역으로 확장될 수 있다는 사실은 노화라는 피할 수 없는 사건이 기술적 해결책을 필요로 하는 수많은 의학적 문제로 치환되어갈수록 고령 인구가 늘어나는 서구 사회에서 필연적으로 보건 의료비가 치솟을 수밖에 없는 과정을 생생하게 보여준다. 이러한 사건들이 그 자체는 물론, 더 일반적인 차원에서 얼마나 중요한 의미를 지니는지 강조할 필요는 없을 것이다.[21]

chapter

03

———

신유전학은 승리했을까?

지난 30년간 생물의학적 연구의 원동력으로서 신유전학이 누린 행운은 의학의 현재 상태와 미래 전망에 대한 모든 분석에서 가장 핵심적인 내용이다. 불과 10년 전에 내려졌던 "그러나 열광과 흥분과 엄청난 시간과 노력을 쏟아 부은 연구와 수만 편에 이르는 논문과 어마어마한 수의 신문 보도에도 불구하고, 실용적 유용성은 거의 찾아볼 수 없다"는 결론은 다소 성급했던 것처럼 보인다. 중대한 과학적 발전이 오랜 세월이 흐른 후에야 완벽하게 실현되었던 경우는 수없이 많다. 유명한 예로 17세기에 윌리엄 하비가 혈액의 순환을 기술한 이래 300년이 지나서야 심장 수술의 형태로 실질적인 응용이 이루어진 것을 들 수 있다. 신유전학이라고 그러지 말라는 법이 있을까?

그러한 결론이 성급했다는 것을 강조라도 하듯 2000년도에 인간 게놈 프로젝트의 초안이 작성된 것은 정말 시기가 좋았다. 인간 유전자의 서열을 하나도 남김없이 분석해낸다는 실로 놀라운 능력은 인간 생물학과 질병이라는 현상에 대해 훨씬 심오한 이해로 이르는 길을 제시해주는 이정표였다.[1] 백악관 대통령 집무실에서 열린 정식 기자회견 석상에서 발표된 내용 또한 걸맞게 인상적이었다. 빌 클린턴 대통령은 이렇게 선언했다. "약 2세기 전, 바로 이 방에서, 바로 여기 서서 토머스 제퍼슨은 장대한 지도 한 장을 펼쳤습니다. (…) 그 지도는 태평양에 이르는 미국의 모든 지역을 탐험한 용기의 산물이었습니다. 그러나 오늘 우리는 전 인류와 더불어 훨씬 중요한 의미를 지니는 한 장의 지도를 보기 위해 여기 모였습니다. 인간 유전자 전체에 대한 최초의 탐험이 완결된 것을 축하하기 위해 모인 것입니다. 의심할 여지 없이 이것은 지금까지 인류가 만든 것 중 가장 중요하고, 가장 경이로운 지도입니다."

이듬해인 2001년 2월, 가장 유명한 두 편의 과학 저널인 《네이처》와 《사이언스》는 각각 약 2만 개에 이르는 인간 유전자 전체를 보여주는 총천연색 대형 포스터 형태로 "지금까지 만든 것 중 가장 경이로운 지도"의 완결판을 제공했다.[2] 《사이언스》가 논평했듯 "실로 장엄한 모습"이었다. 사실 그것은 이중으로 멋진 일이었다. 1950년대에 프랜시스 크릭과 제임스 왓슨이 이중나선 구조를 기술했을 때, 그들은 유전자의 존재와 기능을 전혀 알지 못했다. 이제 신유전학 기술에 힘입어 인간 게놈 프로젝트에 참여한 사람들은 불과 10년 남짓한 기간 동안 서로 꼬인 두 가닥을 따라 늘어선 DNA를 구성하는 30억 개의 화학물질로부터 인간 존재를 결정하는 약 2만 개에 이르는 유전자 하나하나를 어디에서나 사용할 수 있는 형태로 얻어내는 데 성공한 것이다.

인간 게놈 지도는 토머스 제퍼슨의 미국 지도와 마찬가지로 유전적 풍경의 주된 특징을 매우 정밀하게 표시하고 있다. 이 지도가 완성되기 불과 10년 전만 해도 흔한 폐질환인 낭성 섬유증을 일으키는 유전자의 결함을 찾아내는 데 족히 7년이 걸렸지만, 이제는 누구나 총천연색 포스터 위에서 불과 몇 초 만에 위치를 정확히 찾아낼 수 있게 된 것이다. 혈당 수치를 조절하는 호르몬인 인슐린의 유전자나 신체 조직에 산소를 운반하는 헤모글로빈의 유전자 또한 바로 찾아낼 수 있다. 물론 많은 유전자의 기능이 아직도 분명하지 않지만, 정확한 위치와 염기 서열을 알고 있기 때문에 기능을 밝혀내는 것은 시간문제일 뿐이다. 인간 게놈 프로젝트에서 중요한 역할을 했던 웰컴 재단Wellcome Trust의 마이클 덱스터Michael Dexter 박사는 이렇게 주장했다. "현재는 역사상 가장 중요한 시기 중 하나로 기록될 것이다. 코페르니쿠스가 태양계와 그 안에서 인간의 위치에 대한 우리의 이해를 바꾸어놓았듯이, 인간 게놈에 대한 지식은 자신은 물론 타인과의 관계를 바라보는 방식을 변화시킬 것이다."

프로젝트의 책임자였던 프랜시스 콜린스Francis Collins는 의학의 미래에 대해 이 프로젝트가 갖는 의미를 상세히 설명했다.[3] 우선 향후 몇 년 내에 흔한 질병에 관련된 '5~10개'의 유전자를 식별해낼 수 있을 것으로 예측했다. 또한 2010년까지는 건강한 사람이 당뇨병, 알츠하이머병, 몇 가지 암 등 심각한 질병이 생길 위험이 얼마나 되는지 알려주는 예측 검사들이 개발될 것이라고 내다보았다. 이로 인해 제약 혁신 과정이 송두리째 변하여 "유전자 기반 맞춤형 약물" 개발에 집중하게 될 것으로 기대했다. 심지어 암환자에게서 비정상 유전자들을 범주화하고 맞춤형 표적 치료를 시행하여 부작용이 생길 위험을 최소화할 수 있을 것이라고 했다. "지금은 극적인 변화의 시기다." 프랜시스 콜린스는 이렇게 주장하며, 머지않아 대부분의 가정의들이 "환자에게 어떻게 건강을 유지할 가능성을 높일 수 있는지 조언해줄 수 있는 유전자 기반 의료인이 될 것"이라고 썼다.

이러한 낙관적인 전망 때문에 주목할 만한 방향으로 일어나고 있는 가장 야심만만한 변화가 묻혔다. 20년 남짓 우선권을 부여받은 끝에 결국 인간 게놈 프로젝트를 이끌어낸 두 가지 중요한 분야가 있었다(4부 챕터1 '신유전학의 멋진 신세계'에 요약했다). 첫째는 당뇨병에서 인슐린, 왜소증에 대한 성장 호르몬, 혈우병에 대한 응고 인자 등 생명공학 기술로 결핍증을 치료할 수 있는 호르몬과 단백질 유전자를 알아내는 분야였다. 두 번째는 낭성 섬유증, 헌팅턴병, 뒤센 근육 퇴행 위축 등 단일 유전자 이상으로 인한 유전 질환에 관련된 유전자들을 한 개 이상 찾아내는 일이었다. 인간 게놈 프로젝트가 완결되면서 이 과정은 엄청나게 간단해져서, 단일 유전자 질환들의 원인이 되는 유전자 돌연변이가 1,000개가 넘게 밝혀졌다. 그러나 이 병들은 하나같이 극히 드문 반면, 출생 전 유전학적 선별을 통해 예방하거나 유전자 치료로 완치시키는 등 실질적으로 도움이 되는 일을 하기에는 앞서 설명했던 여러 가지 이유로 여전히 매우 어려운 형편이었다.

따라서 프랜시스 콜린스의 야심만만한 예측에서 가장 어려운 문제는 유전학이라는 분야가 상대적으로 드문 단일 유전자 질환을 뛰어넘어 당뇨병, 관절염, 암 등 혼한 질병에 대한 해결책을 제공함으로써 의학의 주된 흐름과 전반적으로 관련을 맺는 것, 즉 '관련성 의무'라고 요약하는 것이 가장 적절할 듯하다. 또한 그는 훨씬 야심만만하게도 인간 게놈 프로젝트가 모든 사람이 자신의 게놈 염기 서열 분석 결과를 알고 여기서 얻은 지식을 이용하여 향후 생길 수 있는 질병을 예측할뿐더러 가장 적절한 치료까지 결정할 수 있는 '맞춤형 유전체학'의 시대를 열어갈 것이라고 예상했다.

이러한 예상은 지나치게 낙관적인 것으로 보인다. 첫 번째 인간 게놈의 염기 서열을 분석하는 데는 30억 달러의 비용과 함께 10년의 세월이 필요했다. 그렇다면 이러한 '맞춤형 유전체학'이 실현될 가능성은 어느 정도일까? 그러나 항상 그렇듯 기술 혁신의 속도를 과소평가하는 것은 옳지 못한 일이다. 이 분야에서도 이후 10년간 염기 서열 분석 속도는 5만 배 빨라져 10년 걸렸던 일을 며칠 만에 할 수 있게 되었을뿐더러 비용도 수천 달러 수준으로 떨어졌다.[4]

엄청나게 빠르고 저렴해진 기술에 의해 인간 게놈을 속속들이 분석할 수 있게 되면서 신유전학은 놀라운 생산성을 갖추게 되었다. 보통 거대한 연구소에서 수십 개의 그룹 단위로 모여서 일하는 과학자들은 매주 수백만 메가바이트에 이르는 기초 생물학적 데이터를 생산한다.[5] 간단히 말해서 염기 서열 프로젝트는 수백 종의 생물로 확대되어 가장 단순한 세균과 바이러스로부터 원충, 파리, 쥐, 침팬지와 기타 모든 범위에 걸쳐 수많은 생물의 복잡성을 탐구하는 거대과학Big Science이 된 것이다. 생의학 연구는 가장 중요한 분야로 떠올랐고, 연구비는 증가를 거듭한 끝에 연간 1조 달러를 넘어 다른 과학 분야의 연구비를 모두 합친 것보다 훨씬 큰 수준에 이르렀다.

2010년에 열린 인간 게놈 프로젝트의 10주년 기념식은 그때까지의 발전 과정뿐만 아니라 그 과정에서 마주친 문제들을 어떻게 극복할 수 있을 것인지 돌아보는 좋은 기회가 되었다. 프랜시스 콜린스는 《네이처》에 기고한 〈혁명은 실현되었는가?〉라는 제목의 논문에서 그렇다고 단언하면서도, "지금까지 실제 진료 현장에 미친 영향은 대단치 않았다"는 중요한 경고 한마디를 잊지 않았다.[6]

이러한 경고는 기고문의 다른 부분에서 특정한 개인의 유전 정보를 바탕으로 맞춤 치료를 시행한다는 개념은 "아직 임박한 것이 아니며" 흔한 질병에 대한 유전자 기반 맞춤형 약물에 대한 전망은 "더이상 기정사실로 받아들여지지 않는 것 같다"는 관찰과 함께 단호한 어조로 설명되고 있다.[7, 8] 《랜싯》지 역시 "지금까지 인간 게놈 프로젝트로부터 얻은 이익이 얼마나 적은지" 주의를 환기시키면서 "유전체학 분야의 엄청난 투자로부터 치료적 결실을 거두는 일이 절실히 필요하다"라고 지적하여 회의적인 시각을 드러냈다.[9] 〈뉴욕타임스〉 과학 전문 기자인 니콜라스 웨이드Nicholas Wade는 비관적인 어조로 "10년간의 노력에도 불구하고" 과학자들은 "흔한 질병의 [유전적] 기초를 어디에서 찾아야 할지에 대해 거의 원점으로 돌아왔다"고 썼다.[10] 런던 유니버시티 칼리지 유전학 교수인 스티브 존스Steve Jones 역시 "태산이 떠나갈 듯 시끄럽게 굴더니 뛰어나온 것은 쥐 한 마리뿐"이라고 신랄하게 비꼬았다.[11]

대체 어떻게 된 것일까? 공식적으로는 염기 서열 분석 속도와 비용 면에서 이루어진 놀라운 진보와 그 과정에서 생성된 엄청난 양의 생물학적 데이터를 강조했지만, 그렇게 밝혀진 2만 개의 유전자는 어떤 상호작용을 일으키는지, 그 유전자로 무엇을 할 수 있는지 하는 실질적 측면은 애초에 생각했던 것보다 훨씬 복잡하다는 사실이 밝혀졌음을 인정한 것이다. 필연적으로 "이러한 모든 문제를 해결"하고 프랜시스 콜린스가 그토록 자신만만하게 예견했던 치료적 결실을 거두려면 훨씬 많은 시간이 필요하다는 것은 의심할 여지가 없는 사실이었다.

그러나 더 큰 문제, 실질적으로 극복할 가능성이 없어 보이는 난제가 있었으니, 그것은 당뇨병이나 관절염 등 흔한 질병의 원인이 되는 유전정보의 95퍼센트를 "찾을 길이 없다"는 전혀 예상치 못했던 사실이었다.[12] 매우 심각하게 들리는 문제인 만큼 자세히 살펴볼 필요가 있다.

인간 게놈 프로젝트가 완결되기 전에 낫형 적혈구 빈혈이나 낭성 섬유증 등 단일 유전자 질환의 유전적 이상을 찾아내는 일은 힘들기는 했지만 상대적으로 단순한 일이었다. 예를 들어, 낫형 적혈구 빈혈 환자와 정상인의 헤모글로빈 유전자 염기 서열을 비교하여 CGAT 배열의 차이점을 찾아냈다면 그것이 곧 유전적 원인일 가능성이 높다고 추론할 수 있었다. 그러나 당뇨병 등 흔한 질병은 상황이 훨씬 복잡하다. 우선 이러한 병은 '다유전자성', 즉 유전적 소인이 한 개의 유전자에 있는 것이 아니라 수많은 유전자와 이들이 부호화하는 단백질 사이의 상호작용에 의해 발생한다.

이상 유전자를 정확히 찾아낼 가능성은 얼마나 될까? 인간은 원칙적으로 유전자 구성 요소가 동일하지만, 한 사람의 게놈을 다른 사람과 비교해보면 30억 개에 이르는 CGAT 문자 가운데 약 1000만 개가 서로 다르다는 사실로부터 추정해볼 수 있다. 그렇다면 한 글자 차이, 즉 단일 염기 다형성Single Nucleotide Polymorphisms, SNP을 개인 간 유전적 차이의 참고 지점 또는 이정표로 삼을 수 있으며, 이에 따라 왜 어떤 사람은 당뇨병에 걸리기 쉽고 다른 사람은 그렇지 않은지 설명할 수 있을 것이다.

이런 가능성을 조사하는 연구를 전체 게놈 연관 연구Genome Wide Association Studies, GWAS라고 하는데, 이것은 수많은 사람의 혈액 검체를 한 번 작동시킬 때마다 변이성 SNP를 약 50만 개 정도 식별해낼 수 있는 정교한 염기 서열 분석기를 통해 처리한 후, 그 결과를 강력한 슈퍼컴퓨터에 저장하고 분석하는 엄청난 작업이다.[13]

이 작업의 규모가 얼마나 엄청난 것인지 보여주는 예가 있다. 관절염, 고혈압, 크론병, 심장질환, 양극성 장애, 당뇨병 등 일곱 가지 흔한 질병에 관련될 가능성이 있는 유전자를 찾기 위한 한 연구에서는 50개의 과학자 그룹이 1만 7000명의 게놈을 분석하여 50만 개의 서로 다른 위치에 존재하는 SNP의 유전적 변이체를 관찰했다. 이러한 전체 게놈 연관 연구 600건을 통해 얻은 생물학적 데이터를 한데 모아 분석한 결과, 키를 결정하는 데 관련된 부위 40곳, 크론병에 관련된 부위 30곳, 비만과 당뇨병에 관련된 부위 20곳 등 수십 개의 유전자 '자리loci'가 발견되었다. 그러나 각각의 유전자 자리가 미치는 영향을 통합했을 때 이러한 질병들의 유전적 기초는 지금까지와 마찬가지로 여전히 수수께끼일 뿐이란 사실이 이내 명백해졌다.[14, 15, 16, 17]

어쨌든 쌍둥이와 가족 연구를 통해 키가 큰 사람과 작은 사람 사이의 차이 중 80~90퍼센트는 유전자의 영향이라는 사실을 추정할 수 있었다. 그러나 GWAS에서 발견된 40여 개의 '키 유전자들'이 연관된 부분은 모두 합쳐도 '유전성'의 5퍼센트 미만에 불과했다. 당뇨병에서도 사정은 비슷하여, 관련된 20여 개의 유전자로 설명할 수 있는 부분은 유전적 발병 가능성의 20분 1 미만에 불과했다. 다시 말해서, 이러한 흔한 질병에는 800여 개의 서로 다른 유전자들이 관련되어 있을 수 있으며(훨씬 많을 가능성이 높다), 각각의 유전자가 질병을 예측하는 데 갖는 유용성은 매우 적다는 뜻이다. 유전학 교수인 스티브 존스는 이렇게 말한다. "흔한 질병에 걸리기 쉬운 소인을 갖고 태어날 가능성은 단 한 번 주사위를 굴려 결정되는 것이 아니라, 엄청나게 많은 수의 카드를 가지고 도박을 하는 것과 같다. 사람들은 단 한 번의 치명적 오류라는 패를 받는 것이 아니라 일생에 걸친 포커 게임에서 복잡하고 예측할 수 없는 방식으로 잃는 것이다. 수많은 카드가 서로 섞이기 때문에 모든 사람은 각자 다른 방식으로 게임에서 진다."[18]

그후《네이처》지에서 "유전성을 찾을 수 없는 경우"라고 기술한 현상의 중요성은 새삼 설명할 필요조차 없을 것이다. 30년간 의학 연구의 원동력으로서 신유전학은 질병의 유전적 원인을 찾아낸다면 훨씬 효과적인 새로운 치료법을 개발하게 될 것이라는 가정을 근거로 가치를 인정받았다. 그러나 당뇨병에 걸릴 가능성을 결정하는 데 800개 이상의 유전자(그중 780개는 아직까지 밝혀지지 않았다)가 상호작용을 한다면 이런 연구를 통해 유전자 기반의 표적 치료를 개발할 수 있으리라는 생각은 실로 "더 이상 기정사실이라고 할 수 없는 것"이다. 염기 분석이 아무리 빨라지고 저렴해진들 "맞춤형 유전체학"이 개인의 유전 정보를 바탕으로 효과를 극대화할 수 있는 맞춤형 치료의 개발로 이어지리라는 약속 또한 마찬가지다.[19] "대부분의 흔한 질병에 대한 개인별 위험 특성과 모든 신약 표적에 대한 논의는 희망 사항에 불과한 일이라는 것이 거의 확실한 것 같습니다." 듀크 대학의 데이비드 골드스타인의 말이다.

그러나 신유전학은 수많은 과학자들을 고용하고 프로젝트마다 연구비가 수천만 파운드에 이르는 거대한 사업이 되었기 때문에 실패하도록 방치해둘 수는 없는 노릇이었다. 따라서 《사이언스》 지에서 재치 있게 묘사했듯이, 게놈 전반에 걸친 관련성 연구에서 얻어진 소견이 "아직 지식의 물꼬를 단 하나도 터뜨리지 못했다"고 하더라도 산업형 생산 라인에 준하는 규모로 조직되어 기가바이트 단위로 생물학적 데이터를 쏟아내는 비슷비슷한 프로젝트들은 절대로 줄어들지 않을 것이다.[20] 그렇지만 이렇게 '유전성을 찾을 수 없는 경우'는 결국 합리적으로 유전학에 무엇을 기대할 수 있는가 하는 점에 대한 대중의 인식에 영향을 미치게 될 것이다. 생명의 원리는 복잡하다. 무생물을 다루는 물리학적 세계와 비교한다면 10억 배에 다시 10억 배를 한 것만큼이나 복잡하다. 그리고 이러한 복잡성의 일부는 유전자들이 대부분의 경우 유전자 기반 치료의 적절한 표적이 될 수 있는 고유한 특성을 지닌 자유롭고 독립적인 존재로 행동하지 않는다는 점이다. 대신 유전자들은 서로 다른 조직에 가서는 완전히 다른 기능을 수행하는 상호작용의 네트워크 속에서 작동한다.

그렇다고 인간 게놈 프로젝트가 아무런 쓸모가 없었다는 뜻은 아니다. 오히려 애초에 기대했던 이유 때문은 아니라도 시기적절하게 이루어진 20세기의 가장 영향력 있는 성취라고 보아야 할 것이다. 과학 역사가인 에블린 폭스 켈러Evelyn Fox Keller의 말을 들어보자.

> 성공이 겸손을 가르쳐준 드물고도 귀한 순간이었다. (…) 우리는 설레는 마음을 달래며 유전 정보의 본질을 발견한다면 '생명의 비밀'을 찾아낼 수 있을 것이라고 믿었다. 화학물질의 순서 속에 감추어진 메시지를 해독하기만 하면 생명체가 생명체로서 존재할 수 있게 해주는 '프로그램'을 이해할 수 있을 것이라고 확신했다. 그러나 이제 유전적 '정보'와 생물학적 의미 사이에 실로 얼마나 큰 차이가 존재하는지 적어도 암묵적으로나마 인정하게 된 것이다.[21]

'유전 정보'와 '생물학적 의미'의 차이를 쉽게 설명할 수는 없지만, 다양한 생명체를 대상으로 한 게놈 프로젝트의 가장 중요한(거의 알려지지 않은) 두 가지 특징을 살펴보면 유전적 지침과 이로부터 만들어진 구조 사이의 깊은 불가해성을 짐작해볼 수 있을 듯하다. 이러한 프로젝트들은 원충, 파리, 쥐, 인간 등 많은 생물의 유전자 염기 서열을 완전히 밝혀낸다면 정도의 차이는 있겠지만 한 가지 생명체를 다른 생명체와 쉽게 구분할 수 있는 특정한 형태와 속성을 규명할 수 있으리라는 전적으로 합리적인 가정을 근거로 진행되었다. 그러나 예상과는 반대로 1밀리미터에 불과한 원충으로부터 인간에 이르기까지 생명체의 모든 복잡성에도 불구하고, 발견된 유전자는 (그리 많지 않은) 약 2만 개 수준으로 거의 일정했다.[22]

신유전학은 승리했을까?

또 하나 중요한 것은 복합 유전자의 호환성에 대한 놀라운 발견이다. 예를 들어 파리의 겹눈이 만들어지는 과정을 통제하는 유전자는 카메라 같은 형태로, 구조가 판이하게 다른 인간의 눈에서도 똑같은 역할을 하며 다른 동물에서도 마찬가지다.[23] 간단히 말해서, 파리와 인간의 게놈 속에는 왜 파리는 두 개의 날개와 네 개의 다리와 겨자씨만 한 뇌를 갖고 있는지, 왜 우리는 두 개의 팔과 두 개의 다리와 우주의 기원을 이해할 수 있는 지능을 갖고 있는지 설명할 수 있는 근거가 아무것도 없다는 뜻이다. 물론 유전적 지침은 반드시 있어야 한다. 그렇지 않다면 수많은 생명체가 세대를 거듭해가며 그토록 정교하게 스스로를 복제해낼 수 없을 것이다. 그러나 이러한 놀라운 발견의 맥락에서 유전적 지침을 원칙적으로는 알 수 있으리라는 가정에서 벗어나 그것이 어떤 형태인지 전혀 이해하지 못한다는 사실을 깨닫는 단계로 나아간 것이다.

왜 그런지 조사해보는 것은 무용한 일처럼 보일 수도 있지만, 그 설명은 부분적으로는 그토록 오랫동안 '생명의 비밀'을 이해할 수 있을 것이라는 약속을 이어왔던 두 가닥으로 꼬인 이중나선이라는 단순한 우아함 속에 있을 것이 틀림없다. 그 단순한 우아함은 이중나선 자체가 우아하기 때문이 아니라, 세포 분열이 일어날 때마다 유전 물질을 복사하려면 단순해야 하기 때문에 존재하는 것이다.[24] 단순해야 한다는 필연성을 달성하려면 이중나선이 파리와 원충과 개구리와 인간 등 한 가지 생명체를 다른 생명체와 쉽게 구분할 수 있는 3차원적인 형태와 특성이라는 생물학적 복잡성을 수십억 분의 1로 축소시킨 후, 그 정보를 서로 꼬인 두 가닥을 따라 늘어선 CGAT라는 화학물질의 1차원적인 순서로 압축시켜야 한다. 이런 말을 하는 이유는 유전학의 빛나는 공로를 부정하기 위해서가 아니다. 과연 무엇이 그렇게 단조로운 유전 정보로부터 마법처럼 풍성한 생물학적 의미를 만들어내느냐는 질문은 현재 지식 수준으로는 풀 길이 없다는 "더 높은 수준의 진실"을 드러내기 위함이다.

신유전학은 승리했을까?

chapter
04

빅 파마가 모든 것을 지배한다

지난 10년간 기술 혁신과 제약산업이 의학적 팽창주의에 기여한 바는 무엇을 더 하는 데 그친 것이 아니라 엄청나게 더 많은 약을 처방했던 의사들의 경우와 거의 비슷한 것 같다(영국에서는 10년간 처방전 수가 연간 3억 장 늘어났다). 이렇게 치료에 열을 올리는 풍조는 연간 매출액이 4000억 달러에서 8000억 달러로 두 배 증가하는 등 제약업계에 엄청난 도움이 되었다. 화이자는 콜레스테롤 저하제인 리피토 한 품목만으로 연간 120억 달러에 이르는 매출을 올리는데, 이는 구글 전체 연매출액의 약 절반에 해당한다.

그러나 이러한 추세가 같은 방향으로 움직였다고 생각했다면 잘못 본 것일 수 있다. 협심증 증상을 신속하게 없애주는 관상동맥 성형술 같은 기술 혁신의 가치를 부정할 사람은 아무도 없겠지만, 무려 3억 장이 늘어난 처방전이 어떤 이익을 가져다주었는지 정량화하기는 훨씬 어렵다. '미래의 전망'에서 암시했듯, 제약업계는 자신들의 이익을 위해 이렇게 엄청난 처방전의 증가를 암암리에 조장해왔다는 의심을 받고 있으며, 이는《뇌물On the Take》《일용할 약들: 제약회사들은 어떻게 능수능란한 마케팅 기계로 변신하여 국가 전체를 처방약에 중독시켰나Our Daily Meds: How the Pharmaceutical Companies Transformed Themselves into Slick Marketing Machines and Hooked the Nation on Priscription Drugs》《약에 취한 미국; 과잉 치료: 지나치게 많은 약물이 어떻게 우리의 건강을 해치고 어떻게 우리를 더 가난하게 만드는가Overdosed America; Overtreated: How Too Much Medicine is Making Us Sicker and Poorer》《질병 판매학: 세계 최대의 제약회사들은 어떻게 우리 모두를 환자로 만드는가Selling Sickness: How the World's Biggest Pharmaceutical Companies Are Turning Us All Into Patients》등 흘낏 보기만 해도 내용을 짐작할 수 있는 제목을 달고 지난 10년간 연이어 출판된 매우 비판적인 책을 통해 충분히 입증된 것 같다. 그중 가장 영향력 있는 책은 미국 의학 잡지 중 가장 뛰어난 것으로 손꼽히는《뉴잉글랜드 의학 저널》편집장을 지낸 마르시아 에인절Marcia Angell 박사의《제약회사들은 어떻게 우리 주머니를 털었나The Truth About the Drug Companies, How They Deceive Us and What to Do About it》다.[1, 2]

이 책들은 제약회사가 질병을 이용하여 이윤을 남기는 데 반대하는 포퓰리즘적 고발에 그치는 것이 아니라, 어떻게 제약산업이 의료 영역에 가장 "건강하지 못한" 영향을 끼치기에 이르렀는지 하는 주제를 다양한 각도에서 바라본 것이다. 선행을 베풀고 과학 발전에 이바지한다는, 겉으로 내세우는 모습과 달리 그들은 임상 연구 결과를 조작하여 약이 실제보다 훨씬 효과적인 것처럼 선전하면서 '질병 판매'에 열을 올리고 있다. 이제 제약산업은 거대하고 사악한 '빅 파마'로 탈바꿈하여 마르시아 에인절이 주장하는 것처럼 "유용한 신약을 발견하고 생산한다는 원래의 고상한 목적과 너무나 동떨어진 곳으로 가버렸다. 이제 제약산업은 효능이 의심스러운 약을 판매하는 일종의 마케팅 기계로서, 그 부와 권력을 미국 의회와 FDA, 교육병원 및 의료인을 포함하여 방해가 될 가능성이 있는 모든 단체를 끌어들이고 있다"[3]. 원래의 목적에서 이토록 벗어나게 만든 원동력이 무엇인지는 '블록버스터' 약물이 꼬리를 물고 등장하는 희한한 현상을 들여다보면 이해할 수 있다.

1975년, 제약회사 머크의 최고 경영자인 헨리 개즈든Henry Gadsden은 솔직한 인터뷰를 통해 잠재적인 시장이 일부 치유 가능한 질병을 앓고 있는 사람들로 한정되는 데 절망감을 드러냈다. 그의 진정한 희망은 "모든 사람에게 파는 것"이었다. 30년 후, 의료 평론가인 로이 모이니핸Roy Moynihan은 이렇게 분석했다. "헨리 개즈든의 꿈은 실현되었다. (…) 이제 세계에서 가장 큰 회사들의 마케팅 전략은 행복하고 건강해 보이는 수많은 사람들에게 그들이 치료가 필요한 의학적 질병을 가지고 있다고 공격적으로 설득하는 것이다."[4] 이 기간 동안 그렇지 않아도 수지맞는 사업이었던 제약산업은 상상할 수 없을 정도로 엄청난 이익을 창출하기 시작했다. 2002년 〈포춘Fortune〉 500대 기업 안에 포함된 열 개의 제약회사가 올린 이익의 규모는 359억 달러로, 나머지 490개 기업의 이익을 모두 합친 것보다 많았다.

모든 일은 1984년 연매출액이 10억 달러를 넘어 최초의 '블록버스터'가 되는 위궤양 치료용 제산제 잔탁이 출시되면서 시작되었다. 영국 제약회사인 글락소에서 개발한 잔탁은 독창적인 약이 아니라 일종의 '모방 약물'로, 같은 계열의 약물로서 처음 출시되어 널리 처방되고 있던 타가메트(시메티딘)와 화학 구조가 매우 비슷했다. 타가메트는 원래 노벨상을 수상한 탁월한 화학자였던 제임스 블랙이 발견한 약물로, 블랙은 고혈압 치료제인 베타 차단제를 개발하여 엄청난 성공을 거두기도 했다.

잔탁은 '시장 지배력'에서 타가메트의 상대가 안 되는 약으로 끝날 수도 있었지만, 글락소의 최고 경영자인 폴 지롤라미Paul Girolami는 다른 아이디어를 떠올려 제약산업의 모습을 영원히 바꾸어놓을 만한 놀라운 마케팅을 펼치기 시작했다.[5] 타가메트보다 가격을 낮추어 출시한다는 뻔한 전략 대신, 그는 오히려 약값을 50퍼센트 올린 후 세일즈 인력을 대폭 확충하여 높은 가격은 훨씬 뛰어난 효과를 반영한 것이라는 메시지를 널리 알렸다. 그리고 나서 향후 '블록버스터 현상'의 핵심적인 역할을 하게 될 명석하고 상상력이 넘치는 또다른 전략을 동원했다. 상대적으로 적은 숫자인 위궤양만이 아니라 누구나 살면서 한두 번은 경험하는 속 쓰림을 적응증에 포함시켜 잔탁의 처방 범위를 크게 확장시킨 것이다. 또한 속 쓰림이란 말도 위식도 역류 질환Gastro-Oesophageal Reflux Disease, GORD이라는 훨씬 심각하게 들리는 용어로 다시 명명했다.

이어서 갤럽 사에 전국적인 조사를 의뢰하여, 미국인의 절반이 한두 번은 속 쓰림 증상으로 고생한다는 사실을 밝혀낸 후, 텔레비전의 인기

연속극 스타를 끌어들여 그녀의 만성적인 증상을 잔탁으로 어떻게 완치했는지 알리는 광고를 펼쳤다. 폴 지롤라미의 계획을 완성시킨 화룡점정은 위장관 질병 연구를 지원하는 기구를 설립한 후, 과학적으로 존경받을 만해 보이는 글락소 위장관 건강 연구소Glaxo Institute for Digestive Health라는 이름을 붙인 것이었다. 연구비를 받은 사람 중에는 보먼 그레이 의과대학Bowman Gray School of Medicine 위장관학 교수인 도널드 캐스텔Donald Castell이 있는데, 그는 나중에 글락소에서 1만 5000달러의 연구비를 지원받은 과정을 이렇게 설명했다.

> 지역 달리기 클럽에 가서 10여 명의 멤버를 모은 후 오렌지 주스와 콘플레이크, 저지방 우유와 바나나 등 가벼운 식사를 제공하고 달리기를 시켰다. 그후 '달리기 선수의 역류'(이 증상을 잔탁으로 예방할 수 있다는 사실은 이미 입증한 후였다)라고 이름 붙인 속 쓰림 증상이 생기는지 관찰하여, 증상이 있으면 잔탁을 주었다. 그다음에 글락소는 광고사를 고용하여 달리기를 즐기는 사람들에게서 새로 발견된 이 문제와 어떻게 해결할 수 있는지에 관한 이야기를 전국에 퍼뜨렸다.

계획은 기막힌 성공을 거두었다. 잔탁의 판매고는 25억 달러까지 치솟으며 역사상 생산된 모든 약 중 단일 품목으로는 최고의 판매고를 기록했다. 잔탁의 적응증을 새롭게 정의하고 확장시키며, 신중하게 대상을 선정하여 대대적인 선전 공세를 펼쳐 대중적 수요를 창출하고, 유명한 의사들에게 연구비를 지원하는 폴 지롤라미의 다각적인 마케팅 전략은 블록버스터라는 성배를 찾는 데 혈안이 되어 있던 경쟁사들이 활동 방향을 결정하는 마스터플랜의 역할을 했다.

1990년에 이르자 블록버스터 약물 명단에 다섯 개가 추가되었으며, 10년 후에는 29개로 늘어났고, 2010년에는 마침내 100개를 넘어섰다. 그중 20종은 한창 잘 팔릴 때는 잔탁 매출의 최대 여섯 배에 이르는 판매고를 기록했다. 1980년대 초반 '신약의 부족 사태'로부터 제약산업의 운명을 구해낸 것은 물론, 미래의 번영을 보장하는 데 있어서 이러한 현상이 갖는 의미는 말로 할 수 없다. 불과 30년 만인 2010년, 제약산업 매출액은 놀랍게도 25배 증가했다.

부분적으로 이러한 현상은 인구의 고령화와 이 기간 동안 수많은 사람들이 약값을 낼 수 있을 만큼 부를 축적하게 된 브라질, 러시아, 인도, 중국 등지의 수요 증대에 따른 '판매량 확대' 현상으로 설명할 수 있다. 제약업계는 이 사실을 내세워서 매출 증대는 그 어느 때보다도 많아진, 현대의학의 폭넓은 혜택을 필요로 하는 사람들에게 제공하는 데 성공했다는 사실을 반영하는 것이라고 주장했다. 물론 그렇다. 그러나 이러한 주장의 이면에는 책장을 가득 채우고 넘칠 정도로 많은 책들이 주장하는 또다른 진실이 숨겨져 있다. 블록버스터를 만들어야 한다는 절대 명제에 사로잡혀 업계의 풍토과 우선순위가 급격히 변화한 끝에 "질병 판매"가 일상화되고 "의사와 학술 단체가 지닌 정직성"이 문란해지는 결과가 빚어졌던 것이다.

"질병 판매"라는 말은 블록버스터 현상의 초기에 "실질적으로 건강한 사람들을 아프다고 믿게 하고, 약간 아픈 사람들을 심각한 병에 걸렸다고 믿게 만들어" 값비싼 약물을 판매하려는 제약회사들의 음모를 지칭하는 용어로 만들어졌다. 뉴욕의 광고업자 빈스 패리Vince Parry는 〈질병을 브랜드화하는 기술〉이라는 솔직한 기고문을 통해 몇몇 제약회사와 함께 일하면서 "의학적 질병의 창조"를 촉진하기 위해 "증상의 중요성 부각" "기존 질병의 재정의" "충족되지 않은 시장의 수요에 대해 새로운 질병을 만든 후 인지도 구축"이라는 세 가지 주요 전략을 동원했다고 밝혔다.[6]

글락소가 속 쓰림을 위식도 역류 질환이라는 용어로 '재브랜딩'하는 데 성공한 것은 이러한 전략을 통해 무엇을 성취할 수 있는지 보여주는 예가 되었다.

> 어쨌든 속 쓰림이란 말은 약을 먹어야만 한다고 들리지는 않으며, 슈퍼마켓에서 쉽게 구입하는 약으로도 충분히 해결할 수 있다는 느낌을 준다. GORD란 용어는 이런 증상을 근본적인 생리학적 원인이 있으며, 치료하지 않고 방치할 경우 장기적으로 심각한 결과를 초래할 가능성이 있는 만성 '질병'으로 묘사하여 의학적 중요성을 크게 부각시켰다. 흔히 사용하는 속 쓰림 약이 지닌 '퐁당퐁당, 칙칙'(1931년 발매된 알카 셀처Alka-Seltzer라는 제산제 광고의 노랫말. 이후 오랫동안 큰 인기를 끌었다—옮긴이)이라는 이미지와 완전히 다른 것이다.

이후로 계속 등장한 같은 유형의 '브랜드 조건화'로는 폐경과 같은 정상적인 생리학적 과정으로 인한 신체적 및 심리적 결과를 장기적 호르몬 보충 요법이 필요한 심각한 상황으로 '허풍 치기', 대머리 등 정상적인 문제를 치료하기, 월경 전에 흔히 겪는 긴장감을 '월경 전 불쾌 장애'라고 한다든지, 수줍음을 '사회공포증'이라고 하는 등 흔히 볼 수 있는 심리적 성향을 정신질환에 준하는 상태로 재정의하는 것, 그리고 무엇보다 중요한 전략으로 혈압이나 콜레스테롤 수치 등 생리학적 변수의 '정상 한계치'를 재설정하여 수많은 사람들이 이 수치에 맞추기 위해 약을 먹도록 하는 것 등이 있다.[7]

이런 식으로 의학적 질환의 범위를 확장시키거나 아예 정의 자체를 새로 내리는 행위는 말할 것도 없이 광범위하지만, 그 과정 자체는 알아차리지 못할 정도로 미묘하고 주의 깊게 조율된 캠페인을 장기간에 걸쳐 펼침으로써 '올바른' 방향으로 인식을 바꾸거나 치료 지침을 변화시키는 것이다. 여기에는 유명한 의사들, 업계 용어로 핵심 오피니언 리더 Key Opinion Leader, KOL들의 도움과 협조가 필요한데, 이들은 상당한 액수의 자문료를 받고 '사회공포증' 등 '감추어진 문제'를 치료해야 할 필요 또는 콜레스테롤 수치를 더 낮추어야 할 필요 등에 대해 권위 있는 의견을 내놓는다.

블록버스터 현상의 이러한 관행은 한층 더 유감스러운 결과를 낳는다. 약물의 안전성과 효능을 평가하는 데 제약산업과 의료인 사이의 경계가 한데 섞여 점점 희미해진다는 점이다. 대형 병원들은 임상 연구에서 항상 핵심적인 역할을 해왔는데, 연구 중 환자를 모집하고 치료를 감독하며 결과를 평가하는 모든 과정이 많은 과에서 중요한 매출원이 된다. 1970년대 중반 이래 지금까지 임상 시험의 숫자와 규모는 급격히 증가했는데, 부분적으로는 FDA와 같은 규제 당국의 기준이 더 엄격해진 데 따른 것이기도 하지만, 한편으로 제약회사마다 이미 확립된 치료를 형태만 바꾸어 출시함으로써 이윤을 극대화하려는 전략을 쓰는 바람에 잔탁 같은 '모방' 약이 판을 쳤기 때문이기도 하다.

물론 임상 시험에는 비용이 들어간다. 그 비용이 상승할수록 임상 시험을 의뢰한 회사는 시험 결과에 따른 재정적 이해관계가 점점 커질 수밖에 없다. 마르시아 에인절 박사는 이렇게 설명한다.

> 과거에는 제약회사에서 연구의 대가로 교육병원에 연구비를 주면 끝이었다. 연구자는 연구를 수행하고, 결과가 어떻든 학계에 발표했다. 이제는 상황이 너무나, 너무나 달라졌다. 연구 자체를 제약회사에서 설계하는 경우가 점점 늘고 있다. 그들이 데이터를 보관하고 심지어 연구자들에게도 보여주지 않는다. 내부에서 데이터를 분석하고, 연구가 끝났을 때 발표할 것인지조차 그들이 결정한다. 연구자나 병원과는 그들의 허가를 받지 않고는 결과를 발표할 수 없다는 식으로 계약을 체결한다. 연구 결과가 발표 전부터 왜곡되는 것은 당연하다. 왜곡이란 어떤 결과를 발표하고 어떤 결과를 발표하지 않을 것인지 결정하는 데서 시작되는 것이다. 이 일은 이미 통제 범위를 벗어났다. 이러한 과정은 연구자와 병원을 마치 일을 위해 고용한 살인청부업자나 기술자처럼 취급하는 짓이다. 그들은 그저 주어진 일을 할 뿐이다. 데이터가 어떤 결과를 보여주는지, 결론이 무엇인지, 심지어 결과를 발표할 것인지조차 제약회사가 결정하는 것이다.[8]

'바람직한' 결과를 얻어내기 위해 임상 시험 계획을 변경하고 결과를 편집하는 데는 경쟁사의 약을 훨씬 낮은 용량으로 투여한 후 얻은 결과와 비교하거나, '긍정적인 면을 강조'(긍정적인 소견만 발표)하거나 '부정적인 면을 고의로 누락'(부작용이나 중증도를 은폐)하는 등 다양한 방법이 있다. 이렇게 하여 임상 시험은 항상 의뢰한 회사의 약에 유리한 결과가 나온다는 묘한 경향이 생긴다. 예를 들어, 수익성이 매우 좋은 것으로 알려진 조현병 치료제 올란자핀은 일라이 릴리, 얀센, 화이자 등 세 곳의 회사에서 생산한다. 독립적인 연구자들이 세 가지 올란자핀을 직접 비교한 모든 연구를 검토한 결과, 일라이 릴리에서 연구비를 제공한 연구에서는 이들이 생산하는 올란자핀이 얀센 것보다 우수하다는 결과가 나온 반면, 얀센이 의뢰한 연구에서는 얀센의 약이 더 우수했으며, 화이자가 자금을 댄 연구에서는 항상 화이자의 약이 가장 우수하다는 결과가 나왔다는 사실을 발견했다.[9]

유착이 점점 심해지는 과정을 생생히 지켜보았던 에인절 박사는 2000년 4월 '학계는 약장사를 하는가?'라는 질문을 던졌다.[10] 그녀는 《뉴잉글랜드 의학 저널》에서 논문 저자들에게 잠재적인 모든 '이해 상충'을 공개하도록 하는 정책을 수년간 고수해왔지만 "[이해관계가] 이토록 수많은 곳에서 다중적으로 얽힐 줄은 아무도 예상하지 못했다"고 지적했다. 항우울제인 네파조던nefazodone의 효과를 인지 치료와 비교한 연구는 "저자들과 항우울제를 생산하는 제약회사 사이에 얽힌 이해관계가 얼마나 광범위했는지, 잡지에 이를 완벽하게 [수록하는 데] 너무 많은 공간이 사용되었다".[11] 이어서 에인절 박사는 의사들과 제약산업 사이의 재정적 관계가 유례없이 밀접해진 결과, 연구자들의 우선순위가 실질적인 문제를 붙들고 씨름하기보다 (제약업계의) 연구비를 따기 위해 "마케팅에 이용할 수 있는 (…) 약물 사이의 사소한 차이점"을 찾아내는 임상 시험으로 흐르고 있다는 것을 보여주는 몇 가지 나쁜 사례를 열거했다.

> 많은 연구자들은 자신의 재정적 이해관계가 하고 있는 일에 영향을 미친다는 생각에 격분한다. 그들은 과학자로서 어떠한 유혹이 있더라도 객관적인 자세를 유지할 수 있다고 주장한다. (…) [그러나] 문제는 대가를 받았다는 느낌을 줌으로써 연구자들을 '매수'할 수 있는가 하는 것이 아니다. 어떤 회사와 가깝고 수지맞는 공동 작업을 함께 하다 보면 연구자 입장에서 자연스럽게 호의가 생기면서 관계가 지속되기를 바라게 된다는 것이다. 이런 태도는 부지불식간에 과학적 판단에 미묘한 영향을 미칠 수 있다. 임상 연구자들이 정말로 다른 사람보다 자신의 이익에 초연하다고 할 수 있을까?

일부 연구자는 이해관계에 영향을 받지 않을지도 모르지만, 모든 연구자가 그렇지 않다는 것은 확실하다. 가장 터무니없는 예가 바로 일부 핵심 오피니언 리더들이 다른 누군가가 쓴 논문이 권위 있는 잡지에 실릴 때 자신의 이름을 (물론 대가를 받고) 사용하는 데 동의해주는, (다소 난해한 단어이지만) '비작성 저자, 비저자 작성자 증후군'이다. "이 증후군은 두 가지 특징이 있다"고 토머스 보든하이머Thomas Bodenheimer 박사는 말했다.

제약회사에 고용되어 논문을 쓰고 대가로 돈을 받지만 저자로 이름을 올리지는 않는 의학 논문 작성자('유령 작가'), 저자로 이름을 올리지만 데이터를 분석하거나 논문을 쓰지는 않는 [유명 의사]('초빙 작가')가 바로 그것이다. 유령 작가는 논문 작성을 위한 자료들을 제공받는다. (⋯) [그리고] 회사 제품에 우호적인 핵심 문단을 삽입해달라는 지시를 받는 경우도 있다. 논문의 권위를 높이기 위해 '저자가 되어달라고' 요청받은 비작성 저자[유명 의사]는 연구에 전혀 참여하지 않는 경우도 있다.[12]

언제나 그렇듯, 이런 일에서도 균형 감각을 잃지 않아야 한다. 현대적인 약은 매우 효과가 좋다. 오리지널 약이든 '모방' 약이든 상관없이, 또는 경쟁사의 약보다 우월하다는 사실을 입증하기 위해 교활한 수단을 동원하든 그렇지 않든, 소염제는 환자의 활동성을 회복시키고 항우울제는 기운을 북돋우며 항응고제는 혈액 응고를 막아준다. 의사들은 대부분 정직하고 부지런하다. 노인들이 여러 약을 한 주먹씩 복용하는 일이 일상사가 되어버린 과잉 투약 풍조가 점점 심해지는 것이 과연 현명한 일인지, 또는 근거가 있는지 의문을 갖는 사람도 있다. 그러나 대부분은 이러한 풍조가 환자의 문제를 포괄적으로 파악하고 여기에 따라 적절한 치료를 하고 있음을 반증하는 '훌륭한 진료'라고 생각한다. 의사들 가운데 1년에도 수천 편씩 쏟아져 나오는 임상 시험 결과를 꼼꼼하게 따지거나 결론에 의심을 품을 만큼 여유 있는 사람은 거의 없으며, 자신들을 부추겨 특정 약물을 훨씬 많이 처방하도록 정교하게 고안된 브랜딩 전략의 '표적이 된다'는 사실을 깨닫게 될 가능성 또한 거의 없다.

매년 처방전이 수억 장씩 늘어나면서 치료에 열을 올리는 풍조가 엄청한 비용의 증가를 동반하지 않는다면 오히려 놀라운 일이다. 지난 10년간 국가적으로 1만 5000명의 간호사를 더 고용한 것과 맞먹을 정도로 약제비가 증가함에 따라, 재무부(또는 개인)의 재정적 부담, 건강 보험이 지불한 기회비용, 그토록 많은 약을 복용하는 데 (필연적으로) 따르는 부작용과 불편으로 인해 대중이 지불하는 비용 등은 모두 크게 증가했다. 이러한 '비용'은 책장을 가득 채울 만큼 많은 책에 제시되어 있는 수많은 생생한 예를 통해 상세히 설명할 수 있다. 여기에서는 두 가지 예를 드는 것으로 충분하리라 생각한다. 항우울제인 프로작(및 수많은 모방약)과 대부분의 사람에게 처방되는 콜레스테롤 저하제(스타틴)라는 특이한 현상이 바로 그것이다.

프로작 블루스

프로작은 발륨, 비아그라, '필'(피임약) 등 문화적 중요성이 약리학적 특성을 넘어서는 몇 안 되는 약으로 따로 소개할 필요가 없을 것이다. 그러나 정신병, 불안증, 우울증, 조증 등 정신질환의 모든 영역에 대한 약이 매우 짧은 기간 내에 발견되고 그 효능을 의심할 여지가 없는 두 가지 유형의 항우울제가 널리 처방되었던 1950년대의 '정신과 영역의 혁명'(1부 챕터4)을 고려해볼 때, 그 경이적인 성공은 역설적인 부분이 있다. 정신과학의 혁명기 이후에 개발된 프로작은 1989년에 최초의 SSRI(선택적 세로토닌 재흡수 억제제), 즉 뇌 속에서 신경전달물질인 세로토닌의 수치를 높여주는 약으로, 복용이 간편하고(하루 한 알) 기존 약물보다 내약성이 우수하다는 두 가지 장점을 내세우며 출시되었다. 프로작은 아미트립틸린amitriptylene 등 기존의 항우울제를 빠른 속도로 대체하여 불과 수년 만에 영국에서만 연간 1400만 건이 처방되었다. 하지만 그것은 시작에 불과했다. 처방 건수는 계속 늘어나 2003년에는 2700만 건에 이르더니 2008년이 되자 3600만 건을 기록했다. 처방전은 보통 한 달 단위로 발급되므로 지난 20년간 '행복의 약'(신경안정제를 가리키는 말—옮긴이) 중 한 가지를 복용한 사람의 수가 100만 명에서 300만 명으로 늘어났다는 뜻이다. 이러한 양상은 다른 나라에서도 마찬가지였으므로, 프로작과 그 모방약은 곧 '블록버스터'가 되어 총매출액이 기존 항우울제들을 훌쩍 뛰어넘는 190억 달러에 이르렀다.

이 현상에 대한 설명 중 가장 안심이 되는 것은 '따라잡기', 즉 프로작이 기존 항우울제보다 훨씬 우수해서 의사들이 이전 같으면 치료하지 않고 두고 보았을 우울증 환자에게까지 널리 처방하게 되었다는 것이다. 이를 부채질한 것은 우울증의 분류에 있어 공식 승인 범위가 변경되어 약물이 도움이 된다고 인정되는 환자의 범위가 크게 늘어난 점이다. 1980년 이전에 정신과 의사들은 다소 변동은 있지만 우울한 기분이 훨씬 심하고 장기적(종종 평생)으로 지속되는 '중증 우울병'과 이와 비슷하지만 가벼운 증상을 보이는, 해고, 결혼 생활의 갈등, 가까운 사람의 죽음 등 삶의 부정적인 사건에 대한 반응으로 나타나며 중증 우울병보다 훨씬 흔한 '반응성 우울증'을 구분했다. 이러한 반응성 우울증도 분명 지지와 공감이 필요하지만 특별히 약을 쓰지 않아도 시간이 지나면 해소

된다는 것이 일반적인 생각이었다. 그러나 당시 미국 정신의학회American Psychiatric Association는 정신질환 진단 기준을 정기적으로 개정하는 과정에서 '중증 우울병'과 '반응성' 우울증 사이의 구분을 없애고, 우울증을 '주요' 우울증으로부터 '경증' 우울증에 이르는 하나의 연속된 상태로 파악하자는 개념을 도입했다. '경증'이란 수면 장애, 식욕 부진, 피로감, 눈물 및 '자신을 불쌍히 여기는 감정' 등이 2주 이상 지속되는 불쾌한 기분이라고 정의되었다. 이런 증상은 매우 흔하기 때문에 실질적으로 누구나 일생 중 어떤 시기에는 의학적 치료를 요하는 우울증을 앓고 있다고 진단받을 수 있다.[13]

앞서 말했던 심리학적인 성향을 정신질환으로 은밀하게 '브랜딩'하는 전략(수줍은 성격을 사회 공포증이라고 하는 것 등)도 이러한 현상에 기여했다. 정신과 전문의인 윌리엄 애플턴William Appleton은 이렇게 말했다. "먹는 것과 관련된 문제, 성적인 문제, 그리고 외상 후 스트레스 장애를 겪고 있는 사람들은 프로작 치료의 후보자[가 되었습니다.] (…) 소심하거나 활력이 없거나 자존감이 낮은 사람들, 예민한 사람 또는 완벽주의자, 또는 전반적으로 권태감을 느끼거나 행복감을 느끼지 못하는 사람들. 간단히 말해서 병이 있든 없든 누구에게나 프로작의 문명화 효과가 도움이 될 수 있다는 거죠."[14]

한 가지 약으로 치료 가능한 심리적 문제의 범위가 너무 넓다는 지적은 프로작이 성공을 거둔 이면에 자리 잡은 두 가지 마케팅 전략이 얼마나 탁월한지 잘 보여준다. 그 전략은 다양한 정신적 문제를 단일한 원인으로 수렴시키는 것, 즉 이러한 문제들이 모두 뇌 속에서 세로토닌이라는 신경전달물질이 부족하다는 한 가지 화학적 현상 때문에 생긴다는 설명과 동시에 프로작이나 같은 계열의 약을 복용하여 그러한 부족 상태를 교정하는 치료가 도움이 될 수 있는 사람 수를 확대시키는 것이다. 이렇게 하여 1990년대에 진행되어 대중들에게 널리 알려지고 상당히 권위가 있어 보이는 한 조사 연구에서는 미국 성인 세 명 중 한 명이 치료를 필요로 하는 정신질환을 겪고 있다고 주장하기에 이르렀던 것이다.[15] 제약업계에서 후원하는 학회나 심포지엄에 참석한 1차 진료의들에게 전달되는 메시지는 상상할 수 없을 정도로 간단했다. 즉, 정신질환이라는 문제는 이전에 생각했던 것보다 훨씬 흔하며, 의사들이 약물 치료가 도움이 될 수도 있는 사람들을 찾아내는 것은 환자들에게 호의를 베푸는 셈이라는 것이다.

물론 반대하는 사람들도 있었다. 런던 가이스 병원의 심리의학 전문의인 엘러스테어 샌트하우스Alastair Santhouse는 《영국 의학 저널》에 이렇게 썼다. "이러한 우울증 환자 가운데 많은 사람들이 전혀 우울하지 않다. 자세히 질문해보면 이 환자들은 목표나 야망이 없는 삶은 아무 목적이 없다고 생각한다는 친숙한 패턴이 드러난다."[16] 많은 사람들이 삶의 감정적 위기를 견디는 데 프로작이 도움이 되었다는 사실을 고맙게 생각한다는 데는 의심의 여지가 없지만, 그토록 다양한 심리적 상태가 한 가지 원인 때문이라고 생각하는 것, 또는 실제로 아무런 문제가 없는 사람들에게 뇌의 상태를 변화시키는 화학물질을 처방한다는 것은 말도 안 되는 일이다. 특히 지난 10년 사이에 대두된 두 가지 문제가 있다. 이러한 약물이 특히 청소년에게 심한 '금단 증후군'을 유발할 수 있으며 (역설적으로) 자살 위험을 높인다는 점이다.

프로작(및 동일 계열의 약들)의 엄청난 인기는 우울증이 좋아질 때까지 6~9개월만 복용하면 안전하게 끊을 수 있으리라는 가정을 근거로 한 것이었다. 일부 환자들은 끊은 후 심리적 증상이 재발하지만, 대개 이전에 앓았던 우울증이 재발한 것으로 생각하고 계속 약을 복용해야 한다고 받아들인다. 이러한 생각은 합리적인 것처럼 들린다. 그러나 이런 원칙이 적용되지 않는 사람들, 즉 아무리 오랫동안 약을 복용해도 '떼어내기'가 너무 어려운 사람들이 분명히 존재한다. 한 여성이 항우울제인 세로자트Seroxat를 5년간 복용한 후 '떼어내려고' 노력하는 과정에서 남긴 생생한 기록은 금단 증후군이 존재한다는 사실을 강력하게 시사한다. "신체적, 정서적으로 엄청난 혼란에 빠졌다. 독감에 걸린 것 같은 기분, 전신통, 눈앞이 캄캄해질 정도로 어지러움, 탈진한 느낌, 감전되는 것 같은 고통이 쉴 새 없이 이어지며 메슥거림이 또 밀려온다. (…) 가장 견디기 힘든 것은 자살에 대한 생각과 가족들이 끔찍하게 고통받는 악몽이 다시 시작된 것이다. 수 주 동안 나는 침대 밖으로 한 발짝도 벗어날 수 없었다."[17]

제조사인 글락소스미스클라인GlaxoSmithKline에서는 임상 시험에서 나타난 500명 중 한 명이라는 수치를 언급하며, 금단 증후군은 극히 드물다는 입장을 고수했다. 이후 점점 나쁜 평판이 돌자 어쩔 수 없이 임상 시험 소견이 실제 빈도를 125분의 1로 과소평가했으며, 실제로는 약을 복용한 사람 네 명 중 한 명이 금단 증후군을 겪고 있다는 사실을 마지못해 인정했다.[18]

그후 자녀가 항우울제 복용을 시작한 지 얼마 안 되어 자살하는 비극을 겪은 부모들이 약이 정서적 고통을 오히려 악화시킨 것 같은 인상을 받았다고 강력하게 주장하기 시작했다. 이런 인상을 개별적인 증례에 대해 입증한다는 것은 거의 불가능했으나, 규제 당국에서 이 문제를 더 자세히 조사한 결과 이전에 발표되지 않았던 임상 시험 결과에서 자살 관념이 늘어날 수 있다는 사실이 확인되었다. 이에 따라 당국은 매우 중증인 경우를 제외하고 이 약을 청소년에게 사용할 수 있다는 승인을 취소했다.[19]

이러한 교훈을 통해 프로작과 비슷한 약이 경이적인 성공을 거둔 이면에는 경증에서 중증까지 모든 정신적 문제에 10대든 성인이든 똑같은 치료가 필요하다고 생각하는 어처구니없는 불합리성이 은폐되어 있었다는 사실을 알 수 있다. 또한 그러한 개념이 얼마나 심각한 결과를 빚어낼 수 있는지, 은폐하기 위해 임상 시험 결과를 창의적인 방식으로 표현하는 일이 얼마나 쉽게 이루어지는지도 알게 되었다.

그러나 이런 사실들을 모두 인정한다고 해도 절대 다수의 사람들에게 프로작이 매우 효과적이라는 사실은 부정할 수 없지 않을까? 2007년 미국에서 심리학자인 어빙 커쉬Irving Kirsch는 정보자유법에 의거하여 제약 회사와 약물 규제 당국이 그간 수행한 모든 임상 시험 데이터를 공개하도록 했다. 예상대로 '살라미 저며내기'(원하지 않는 결과를 조금씩 누락시키는 관행을 커다란 살라미 소시지를 얇게 저며가며 먹는 것에 빗댄 말―옮긴이)와 '체리 따기'(유리한 결과만을 선별해서 발표하는 것을 잘 익은 체리를 골라 따는 것에 빗댄 말―옮긴이) 등 뻔뻔스러운 관행과 함께 원하는 결과가 나오지 않은 임상 시험은 아예 발표하지 않는 등 다양한 부정행위가 드러났다. "저와 동료들은 이 약들이 치료적 이익이 거의 없는 활성 위약에 불과하다는 결론을 내리지 않을 수 없었습니다."[20]

물론 반대 의견도 있다. 가장 많이 하는 말은 임상 시험을 통해 제시된 과학적 증거에 실제로 문제가 있고 편향되어 있다는 사실을 인정한다고 해도 "실제 진료에 있어서는 이 약들이 효과가 있다는 사실을 모든 사람이 알고 있다"는 입장이다. 우울증 환자 가운데 일부는 우울증이란 뇌 속의 세로토닌이 화학적 불균형 상태에 빠졌기 때문에 생기는 병이라는 가설을 뒷받침할 수 있을 만큼 이러한 약에 매우 민감하게 반응한다. 그렇다고 해도 중요한 문제는 여전히 남아 있다. 프로작의 신화는 정신과나 그 밖의 의사들을 교묘하게 속여서 마음의 작동 방식에 관해 실제 알고 있는 것보다 훨씬 많은 것을 알고 있으며, 뭔가 잘못되어도 쉽게 바로잡을 수 있다고 믿게 만드는 빅 파마의 강력한 영향력을 생생하게 보여준다는 점이다.

모두를 위한 스타틴

'고지방' 육류와 유제품이 심장질환의 유행을 일으킨 주 원인이라는 사실을 밝혀내기 위한 오랜 노력 뒤로(4부 챕터2 '사회 이론의 유혹' 참고) 제약 회사들이 어떻게 '패배 직전에 승리를 낚아챘'는지 기억할 것이다. 의학 역사상 가장 규모가 크고 가장 비용이 많이 들어간 임상 시험들을 통해 수많은 사람들이 '건강한' 식단을 선택하도록 하려는 노력은 분명히 심장 발작의 가능성을 감소시키는 데 아무런 효과가 없었다. 그러나 그 핵심 원리는 끈질기게 살아남았으니 혈중 콜레스테롤 수치가 높으면 심장 질환에 걸리기 쉬우며, 이는 콜레스티라민 등 강력한 콜레스테롤 저하제를 투여하여 예방할 수 있다고 생각한다. 이러한 생각은 '콜레스테롤이 낮을수록 좋다'는 관념을 만들어냈으며, 결국 콜레스테롤 수치가 약간 '평균 이상인' 수많은 사람들도 수치를 낮추면 도움이 된다고 믿게 되었다. 그러나 이러한 일이 가능하려면 프로작처럼 복용하기 쉽고 "만족스러운 부작용 특성"을 지닌 약이 필요했다.

그 약이 바로 1987년 선보인 최초의 스타틴인 로바스타틴이다. 로바스타틴이 출시되자 당시 전국 콜레스테롤 교육 프로그램에 관련된 의료계 전문가들은 모든 사람이 "자신의 수치를 알아야" 한다고 권고했다. 의사를 찾아가 콜레스테롤 수치를 측정하고 필요하다면 수치를 낮추기 위해 평생 약을 먹어야 한다는 뜻이다.

1990년대 중반 로바스타틴과 경쟁 품목인 몇몇 '모방' 약들을 모두 합친 매출액은 연간 30억 달러에 이르렀다. 15년 후 그 숫자는 260억 달러로 불어나 스타틴은 지금까지 발견된 모든 약 중 단일 계열로는 가장 높은 이익을 창출한 약이 되었다. 스스로 노력하면 건강을 '통제'할 수 있으며, 약을 복용하거나 심장질환으로 우회술을 받는 일 등을 피할 수 있다는 사회 이론의 미사여구가 이제 수많은 건강한 사람들이 강력한 약물을 무기한 열심히 복용하는 정반대의 상황으로 변질된 것이다.

식사-심장 이론에 의해 생겨난 '콜레스테롤 의식'을 이용한 것은 제약회사일지 몰라도, 스타틴이 이렇게까지 성공을 거두게 된 데는 다른 두 가지 요소가 작용했다. 첫째, 로바스타틴의 풍부한 잠재력을 알아차린 몇몇 제약회사에서는 즉시 대여섯 가지 후속 제품을 기획한 후 시장 점유율을 확고히 하기 위해 재빨리 효능을 입증하는 데 필요한 임상 시험을 교묘한 마케팅 전략으로 변모시켰다. 임상 시험에 엑셀EXCEL, 프로스퍼PROSPER, 케어CARE 등 외우기 쉬운 이름을 붙인 후 수많은 병원에서 많을 때는 1만 명에 이르는 엄청난 숫자의 환자를 동원했던 것이다. 이렇게 하면 임상 시험에 참여하여 두둑한 보수를 받은 심장 전문의들이 당연히 그 약을 처방하고 다른 의사들에게도 처방을 권유하기 때문에 브랜드 충성도가 높아지는 효과를 노릴 수 있다.[21]

이러한 활동이 쌓이자 스타틴 프로젝트는 수많은 전문의들이 참석하는 학회에서 요란스럽게 발표되는 긍정적인 임상 시험 결과와 함께 복음을 전도하는 것 같은 열렬한 반응을 불러일으켰다. 그리고 임상 시험으로부터 시간이 지날수록 점점 인상적인, 아니 차라리 충격적이라고 할 만한 소견들이 밝혀졌다. 2004년 〈심장 보호 연구Heart Protection Study〉는 '기존의 생각을 뒤엎고' 스타틴이 남녀노소를 불문하고, 콜레스테롤 수치가 정상이든 상승되어 있든, 그야말로 모든 사람에게 효과를 발휘한다는 사실을 입증했다. 옥스퍼드 대학의 로리 콜린스Rory Collins 교수는 이 연구가 영국에서 스타틴을 복용하는 사람이 100만 명에서 300만 명으로 세 배 늘어나면 연간 1만 명의 목숨을 구하게 되는 결과를 시사한다고 주장했다.[22]

스타틴을 통한 구원이라는 교리를 전파시키는 데 더 큰 영향력을 발휘했던 것은 어떤 질병이든 '전문가들'로 구성된 위원회에서 심사숙고를 거친 끝에 최적의 치료를 결정하여 '임상 진료 지침'을 만들어야 한다는 움직임이었다. 이렇게 마련된 지침은 '공식 정책'이 되었고, 이에 따르지 않는 의사에게 재정적 불이익으로 돌아올 가능성이 있었다. 여기서 스타틴 계열 약의 운명을 결정할 질문은 콜레스테롤 수치가 높은 사람들에게 이러한 약이 갖는 가치를 콜레스테롤 수치가 '정상' 이상인 그보다 훨씬 많은 사람들에게 확장시킬 수 있느냐는 것과 그렇다면 치료를 시작하는 기준 수치를 얼마로 할 것이냐는 점이었다.

이미 예상했겠지만 이후 연달아 발표된 몇 개의 가이드라인에서는 '정상' 콜레스테롤 수치를 계속 하향시켰으며, 2001년에 이르면 미국에서 스타틴 치료 대상은 1300만 명에서 3000만 명으로 비약적으로 늘어난다.[23] 2년 후에 이 수치가 다시 개정되자 이 숫자는 4000만 명에 이르렀다. 이러한 현상은 관련 전문가 패널에서 잠재적인 이해 상충을 전혀 보고하지 않았다는 점이 불거지면서 논란에 휩싸였는데, 나중에 밝혀진 바에 의하면 아홉 명의 전문가 중 여섯 명이 적어도 세 군데의 스타틴 제조 관련 제약회사에서 연구비나 자문료를 받고 있었던 것이다.[24, 25]

영국에서도 비슷한 지침이 마련되었는데, 어떤 질환으로든 가정의의 진료를 받는 사람은 연령에 관계없이 콜레스테롤을 검사하여 '적절하다'고 판단되는 경우 치료를 시작하도록 규정하고 있었다. 이러한 조치는 다소 성급한 느낌이 있었는데, 튼튼하고 건강한 사람에게 일상적으로 스타틴을 처방한다면 일이 '잘못되는' 경우에 스타틴 때문이라고 생각하기가 쉬웠던 것이다. 이들 중 매일 규칙적으로 운동을 하는 사람들이 근육이 쑤시고 아파서 쓰러지는 일이 생겼다. 처음에 이들은 늙어서 그러려니 했다. 한편, 정신이 초롱초롱하던 사람이 뭔가를 자꾸 잊어버리고 집중력이 떨어지고 우울한 기분이 심해져서 치매 초기라고 생각하는 경우도 있었다.[26, 27, 28] 그러다 갑자기 스타틴을 중단하자 노화 때문이라고 생각했던 사람들이 수 주 만에 다시 예전처럼 활발하게 움직일 수 있었고, 치매 초기라고 생각했던 사람들도 정신 기능을 되찾았다.

스타틴 때문에 이러한 양상으로 갑작스러운 신체적 또는 정신적 문제를 겪었다가 스타틴을 끊고 나서 기적처럼 회복되었다는 극적인 사연들이 사람들의 관심을 끌게 되자, 스타틴 장기 복용자들이 경험한 만성적으로 천천히 진행하는 증상 가운데 얼마나 많은 경우가 약 때문이었을까 하는 질문이 대두되었다.[29] 흥미롭게도 임상 시험 결과에는 이러한 문제가 발생했다는 일말의 언급조차 없이 다만 1퍼센트 미만의 참여자들이 신경이나 근육 증상을 호소했다고만 되어 있다. 이 숫자는 크게 과소평가된 것으로 보이며, 예를 들어 2년 이상 스타틴 치료를 받은 환자들은 신경 손상(다발신경병증) 위험이 26배 증가한다는 이후 보고된 소견과 모순되는 것이다.[30, 31]

그리고 마침내 결정적인 질문이 떠올랐다. 로바스타틴 출시 후 20년이 흐른 마당에 매년 260억 달러를 스타틴에 퍼부은 대가가 무엇인가? 스타틴이 선전된 것만큼 효과적인 것은 아니라고 생각할 만한 강력한 이론적 근거가 있었는데, 특히 지난 50년간 심장질환의 증감 양상은 뭔가 근본적인(아직 알려지지는 않았지만) 생물학적 원인이 있다는 사실을 강력하게 시사했다. 스타틴 복용자 중 절대다수, 즉 다른 문제는 전혀 없이 건강하지만 콜레스테롤 수치가 '올라가' 있거나 연관된 위험 인자 때문에 '고위험군'으로 분류된 사람의 75퍼센트에 대한 열한 개의 대조군 연

빅 파마가 모든 것을 지배한다

구 결과를 종합하여 지금까지 시행된 것 중 가장 큰 규모의 검토 결과가 2010년에 발표되었는데, 놀라는 사람도 있겠지만 결론은 스타틴이 수명을 연장시키지 못한다는 것이었다. 즉, 이 약들은 "모든 원인을 망라한 사망률"에 아무런 영향을 미치지 못했다.[32] 심장 발작의 가능성을 감소시키는 데 아주 약간 도움이 될지는 몰라도 그 효과는 다른 원인으로 인한 사망 위험의 증가에 의해 상쇄된다는 것이다. 이러한 최종 판단은 뒤집힐 가능성이 거의 없다. 반면 이전에 심장 문제가 있었던 70세 미만 남성들의 경우, 가장 우호적인 결과에 의하면 스타틴이 사망 위험을 거의 3분의 1 정도 감소시켜서 실제로 '생명을 구하는' 것으로 밝혀졌다. 덜 극적인 방식으로 다시 말하면 스타틴 복용자 100명 가운데 92명은 5년 후에도 여전히 생존해 있을 것이며, 이에 비해 위약을 복용한 대조군에서는 88명이 생존해 있을 것이란 뜻이다.[33, 34]

현재 제약업계의 전망은 더이상 좋을 수가 없다. 블록버스터 현상으로 창출된 유례없는 부를 통해 경제적 역량(및 영향력)을 갖추고 의료를 구미에 맞게 좌우할 수 있기 때문이다. 가까운 미래에 이러한 상황이 역전될 이유도 없다. 그러나 이 업계의 장기적인 전망을 현실적으로 바라보아야 하는 사람들, 즉 잠재적 투자자들에게 비춰지는 모습은 확실히 이와는 다르다. 지난 10년간 연매출이 유례없이 상승했는데도 역설적으로 주가는 반 토막이 나면서 상위 15개 사의 시가총액 중 8500만 달러가 사라져버렸으니 말이다.

빅 파마의 미래에 대한 비관적인 해석의 몇 가지 이유 가운데 가장 중요한 것은 가장 수지맞는 블록버스터 중 몇 가지가 향후 몇 년 내에 특허가 만료되어 회사 명칭이 붙지 않게 되면서 '절벽에서 떨어질' 예정이라는 것이다.

이로 인해 제약회사의 연매출은 4분의 1에 달하는 2000억 달러가 감소하는데, 현재 개발 중인 약물 중 이를 메꿀 만한 스타틴과 비슷한 종류의 블록버스터는 없을 것으로 예측된다.[35]

여기에 연구 비용 상승과 약품 혁신 감소(또는 답보 상태)라는 바람직하지 못한 조합이 겹친다. 1980년에 업계 전체를 통틀어 20억 달러였던 연구 개발R&D 투자는 2006년에 이르면 430억 달러로 치솟는 반면, 규제 당국의 승인을 얻은 신약의 숫자는 연간 20개 정도로 거의 비슷한 수준을 유지한다. 그나마 대부분 모방 약이고 겨우 5분의 1 미만이 신물질 신약(새로운 화합물)으로 지정되었을 뿐이다.

이렇게 연구 개발 규모와 '수익'의 차이가 유례없이 벌어지게 된 것은 '신약의 부족 사태'에서 요약했던 것과 똑같은 요인들이 결합한 결과다. 이러한 요인이란 '낮게 매달린 과일 문제', 즉 달성하기 쉬운 치료적 진보들은 이미 달성되었다는 문제와 '비틀즈를 능가해야 하는 문제', 즉 이미 발견된 약의 효능을 더이상 개선시키기 어렵다는 문제, 그리고 '신중한 규제자의 문제', 즉 탈리도마이드의 비극과 최근에 있었던 비슷한 사건들을 겪고 난 후 각 나라의 규제 당국들이 전례 없이 엄격한(당연히 훨씬 비용이 많이 드는) 약물 승인 기준을 요구하고 있다는 문제 등이다.[36]

돌이켜보면, 블록버스터 시대는 기록적인 매출에도 불구하고 깊이 자리 잡은 구조적 문제를 일시적으로 유예한 데 불과한 것으로 보인다. 2010년에 일라이 릴리의 한 고위직 연구원이 말했듯 "우리는 제약산업의 '빙하기'와 멸종 위기에 점점 다가서고 있는지도 모른다. 적어도 오늘날의 모습을 유지할 수는 없을 것이다"[37].

그럼에도 불구하고 원칙적으로 의용醫用 화학의 잠재력이 소진될 이유는 없으며, 이토록 우울한 예측과 달리 최근 빅 파마는 특허가 만료된 블록버스터들이 절벽에서 추락하는 데 따른 충격을 피할 방법을 발견했다. 계산은 단순하고 향후 미칠 영향은 심대할 것이다. 즉, 수백만 명이 복용하는 상대적으로 비싼 약(한 달 치료 비용이 35파운드인 리피토처럼) 시장을 창출하는 전략 대신 수만 명 정도가 사용하는 매우 값비싼 약(한 차례 치료 비용이 2만 파운드)을 만드는 전략이다.

약가의 엄청난 변화가 갖는 영향을 가장 뚜렷하게 보여주는 상황은 항암 치료다. 앞서 언급했듯이 항암 화학요법의 효능은 현저한 차이를 보여 소아암과 일부 백혈병 및 림프종에서는 약 90퍼센트에 이르는 매우 인상적인 완치율을 나타내지만, 유방암, 폐암, 대장암 등 훨씬 흔한 연령 관련 '고형'종양 환자의 생존률은 거의 개선되지 않아 10퍼센트 선을 맴돈다. 특히 후자의 경우 세포 기능의 가장 기초적인 수준에서 암에 대한 이해가 향상된 결과 암세포의 표면에 존재하거나 혈관 증식에 관여하는 단백질들을 파악하는 것이 잠재적으로 유망한 방법으로 생각된다. 그 단백질들을 표적으로 삼아 작용을 차단시킬 수 있는 것이다.[38, 39] 정상 세포와 악성 세포를 함께 무차별적으로 파괴하는 산탄총 같은 표준 항암 화학요법에 비해 암세포만을 표적으로 하는 이러한 치료는 훨씬 선택적으로 작용하기 때문에 항암 치료에서 성배와 같은 것으로 생각되었다. 그러나 이러한 치료가 실제로 가능하다고 생각하게 된 것은 인간의 '면역' 유전자들을 쥐에 이식시킨 후 해당 암 관련 단백질에 대한 예방 접종을 하여 '단클론 항체'를 생산하는 과정이 개발된 이후였다. 이러한 항체를 인간 항체와 '유사해 보이도록' 변형시킨 후 환자에게 넣어주면 면역계를 자극하여 암세포를 파괴하는 것이다.

항암제 허셉틴Herceptin은 암세포에 상피 성장 인자epidermal growth factor, EGF라는 단백질에 대한 수용체가 '과발현'된 공격적인 유방암 환자들에서 가능성을 보여주었다. 허셉틴은 이 단백질의 작용을 차단하는데, 기존 항암 화학요법과 함께 사용하면 질병의 재발률을 반 정도로 줄여준다.[40] 비슷한 약으로 대장암 치료에 사용하는 아바스틴Avastin은 빠른 속도로 성장하는 암에 산소와 양분을 공급할 수 있도록 혈관 성장을 촉진시키는 혈관 상피 성장 인자vascular endothelial growth factor, VEGF라는 단백질을 차단한다.[41]

'생물학적 요법'이라고 불리는(전통적인 항암 화학요법의 세포 독성 화학물질과 구분하기 위해) 이러한 치료는 지난 30년간 암 치료 분야에서 이루어진 가장 중요한 개념적 진보를 보여준다. 걸림돌은 높은 가격과 더불어 이러한 치료가 대개 '완치적'인 것이 아니라 수개월에서 수년간 생존 기간을 연장하는 데 그친다는 점이다. 이미 신체 다른 부위로 퍼졌거나 전이된 진행성 대장암 치료에 있어 '진보의 가격표'는 이렇다. 치료를 받지 않는다면 평균 생존 기간은 8개월이다. 63달러가 드는 전통적 항암 화학 요법을 받을 경우 생존 기간은 12개월로 늘어난다. 여기에 세 가지 '키모'(chemo, 항암제의 속칭—옮긴이)를 추가하면 생존 기간이 21개월로 늘어나지만 가격은 1만 1000달러로 뛰어오른다. 아바스틴을 추가하면 3만 달러가 든다. 다시 말하면 생존 기간을 1년에서 2년으로 두 배 늘리는 데는 340배의 치료 비용 증가가 동반되며, 미국 전체로 본다면 대장암에만 연간 12억 달러의 추가 비용이 들어가는 것이다. 여기에 연간 수만 명에 이르는 새로운 암 환자를 곱하면 추가 비용은 실로 '천문학적' 수준에 이르러 수명을 1년 연장할 때마다 10만 달러 정도의 비용이 들어간다.[42, 43]

천문학적 비용은 항암 치료에 국한된 것이 아니다. 아바스틴 계열의 약들은 흔한 질병인 연령 관련 황반 변성 환자들에서 실명 원인이 되는 망막 혈관 증식을 억제하는 데도 효과적이라는 사실이 우연히 발견되었다. 의심할 바 없이 매우 중요한 발견이지만 그 비용이 엄청나다. 3개월에 한 번씩 약을 직접 안구에 주사하는 데 한 번에 800파운드가 드는 것이다. 또한 표준 '항류머티즘 약제'에 반응하지 않는 심한 류머티즘 관절염 환자들은 관절의 염증을 일으키는 데 관련된 조직 괴사 인자Tissue Necrosis Factor를 억제하는 단클론 항체 주입 치료를 정기적으로 받을 수 있게 되었다. 그러나 이 방법 또한 치료받을 때마다 비슷한 비용이 들어간다.

이러한 '생물학적' 약물들은 엄청난 성공을 거두어 현재 세 가지 품목이 블록버스터 순위 10위 안에 들어 있다. 문제는 자명하다. 암은 감정을 자극하는 질병이다. 예후가 아주 조금 개선된다고 해도 이러한 약을 처방해야 한다는 압력은 엄청나다. 그러나 항암 치료 비용의 80퍼센트가 생애의 마지막 3개월 동안 발생하는 것으로 집계되는 상황에서, 서구 사회의 보건 의료비는 머지않아 감당할 수 없는 수준에 이를 수도 있다.[44, 45] 유일한 방법은 정부에서 강제로 약값을 대폭 낮추는 법을 만드는 것이다. 그러나 이렇게 된다면 그렇지 않아도 매출액에 의존하여 지속적인 이윤을 창출하는 제약회사들의 생존 여력이 크게 손상될 것이다.

빅 파마가 모든 것을 지배한다

chapter
05

향후 10년

⫸⫷

    지난 10년간 일어난 모든 일에도 불구하고 일상적인 진료의 모습은 눈에 띄게 달라지지 않았다. 규모만 빼고는 말이다. 의료에서 거의 집착적으로 추구하는 개념, 즉 노화와 관련된 만성 질환의 증상을 약물과 수술로 완화시킨다는 개념이 변하지 않았으니 일상적인 진료의 모습이 변했다면 오히려 놀라운 일이다. 따라서 현재 50대나 60대인 사람들이 관절염이 생긴 고관절에 인공 관절 치환술을 받고, 백내장을 제거하고, 막힌 동맥을 뚫고, 혈압을 낮추는 치료를 받고, 당뇨병을 관리해야 하는 앞으로 10년 또한 마찬가지일 것이다. 바로 앞에서 살펴본 생물학적 요법이 유방암, 폐암, 대장암 등 노화에 따라 생기는 흔한 암의 예후를 더욱 개선할 수도 있다. 그러나 서구 사회의 보건 부서들은 심각한 재정적 부담을 안게 될 것이다. 먼 미래의 일로 실현되지 않은 약속이라고 해야 할

'재생 의학', 즉 태아 조직이나 골수에서 맞춤형 줄기 세포를 만들어 손상된 신경세포를 재생시킬 수 있다면 파킨슨병이나 알츠하이머병 등 뇌 질환이나 다발성 경화증에 효과적인 치료가 될 것이라는 전망에 대해서도 비슷하게 생각해볼 수 있다.

병원이든 개인 의원이든 일상적인 의료의 모습은 거의 비슷하다고 해도 지적 탐구와 치료적 발전의 두 가지 원동력, 즉 빅 파마와 의학 연구의 변모 끝에 성립된 거대과학은 현재 형태로 살아남을 수는 없을 것이다.

신유전학이라는 거대과학은 인간 게놈 프로젝트가 끝났을 당시 들뜬 기분 속에서 미처 예측하지 못했던 큰 문제에 처해 있다. 흔한 질병들의 유전성에서 '누락된 95퍼센트'라는 참담한 결과에 대해서는 논쟁의 여지가 없다. 한동안은 현재 기술로 또다른 수십억 기가바이트의 기초 생물학적 데이터를 생성하여 질병이란 현상을 이해하는 문제에 있어 현재 봉착해 있는 복잡성을 일거에 해소할 수 있으리라는 전망이 우세했다. 그러나 과거의 경험으로 유추해본다면 그 반대의 가능성이 더 높을 것 같다. 지난 50년간 의학 연구비의 규모와 독창적이고 유용한 결과라는 측면에서 '생산성' 사이에는 역상관관계가 성립해왔던 것이다.

"문제는 거대과학이 의학적 진보를 이루기에 부적합하기 때문인 것 같다"라고 뉴캐슬 대학의 부르스 찰턴Bruce Charlton 교수는 이렇게 썼다.

연구의 주된 패러다임은 '기초에서 응용으로'라는 모델, 즉 '기초적' 의학 연구가 확장되다 보면 당연히 임상적 '응용'에서 돌파구가 늘어날 것이라는 가정이다. [그렇게 하는 데] 계속해서 실패하다 보니 이제는 이러한 가정이 기껏해야 부분적으로만 타당하다는 사실이 분명해졌다. [오히려] '기초에서 응용으로' 모델에 지나치게 획일적으로 연구비를 지원하는 것은 현재 거대과학 모델과 맞지 않는다는 이유로 소외되고 있는 더 생산적인 다양한 연구 전략을 질식시킬 수도 있다.[1]

에든버러 대학 피부과학 교수인 조너선 리스Jonathan Rees도 이에 동의한다. "[거대과학의] '기초에서 응용으로'라는 패러다임이 재정적 주도권을 잡은 것은 진정한 치료적 발전이 늦어진 원인이다." 그는 지난 20년간 자신의 전문 분야에서 이루어진 세 가지 가장 중요한 발전, 즉 여드름 치료에서 비타민 A 유도체인 트레티노인의 놀라운 효과, 건선 환자에 대한 자외선 치료, 흔한 피부 질환인 지루성 피부염이 사실은 항진균제로 완치 가능한 만성 진균 감염이라는 발견이 모두 임상적 관찰이라는 전통적인 방법으로 이루어졌다고 지적했다. "이러한 '임상적으로 성취된 치료적 발전'은 사소한 것이 아니라 놀랄 만큼 효과적이다. 대개 핵심적인 통찰은 두 분야 이상에서 성공을 거둔 임상 연구자로부터 나온다. 이러한 현상의 당연한 결론은 인간 전체라는 수준에서 실험하고 관찰하는 능력이 믿을 수 없을 만큼 중요하다는 것이다. [반면에] 환자를 대상으로 한 기초 연구에서 얻어진 예측은 항상 그런 것은 아니지만 부정확한 경우가 많다."[2]

또다른 문제는 구조적인 것이다. 거대과학은 수백만 파운드에 이르는 예산이 들어가는 대규모 프로젝트로, 그러한 예산은 오로지 '결과'가 나온다는 전제하에서만 정당화될 수 있다. 즉, 기술적으로 일상화되어 있으며 과학 잡지에 실릴 만한 새로운 사실의 발견이 보장되는 연구만 추구하게 된다는 뜻이다. 따라서 과거에는 비정상적이고 예측하지 못했던 소견을 추구하는 일이 매우 생산적이었다고 해도 이제는 독창성이 끼어들 자리나 기회가 없다.[3]

"연구비를 신청하는 사람들은 3~5년 동안 명확하게 정의된 프로그램을 지니고 있어야 합니다." 뉴욕 주립대학 모턴 메이어스Morton Meyers 교수는 이렇게 말했다. "이 기간 동안 예상하지 못했던 것은 아무것도 발견되지 않으며, 설사 발견된다고 하더라도 그것 때문에 승인된 연구 분야를 벗어나지 않는다는 것이 암묵적인 가정이죠."[4]

거대과학이 사실상 모든 면에서 세계대전 후 치료적 혁신이 일어난 조건과 정반대라는 점은 매우 중요하다. 거대과학은 독창적이고 의지력이 강한 개인이 아니라 과학자(또는 기술자) 집단에 의해 수행된다. 빠듯한 예산이 아니라 엄청난 연구비를 사용한다. 추측에 근거한 것이 아니라 예측 가능하며, 다면적이고 상호 연결되어 있는 것이 아니라 일방적이다. 거대과학의 관점은 본질적으로 보수적인 것으로서 '이전과 똑같은 것'을 추구하며 이를 다시 사물의 본질에 관해 널리 인정되는 이해의 틀에 맞추는 방식으로 해석한다. 갈릴레오 이후 지금까지 과학 발전의 원동력이 된 연구를 해왔던 '예상에서 벗어난' 인물은 조직적으로 무시한다. 연구비 집행 기관의 중요한 자리를 꿰차고 있는 거대과학의 거물들이 더 급진적인 생각을 지니고 자신들의 전문가적 명성의 근원이 되는 확실한 사실에 도전할 가능성이 있는 사람들에게 연구비를 배정하지 않으려고 하는 성향이 없다면 이러한 사정은 별 문제가 되지 않을지도 모른다.

이러한 과거와의 비교는 엄청난 폭발력을 지닌 사실로, '누락된 유전성'이 지닌 온전한 의미가 널리 알려진다면 더 생산적인 과학적 조사의 형태로 의학 연구의 판을 새로 짜고 방향을 바꿔야 한다는 압력이 더욱 커질 것이다.

연구비는 늘어나고 생산성은 떨어진다는 치명적인 조합과 맞닥뜨려 있다는 점은 빅 파마도 마찬가지다. 거대한 다국적 제약회사는 독창적 연구를 추구하는 독립적인 과학자를 지원하는 대신 경쟁사의 블록버스터를 복제하는 등 조직의 타성과 '무사안일'을 추구하기 쉽다.

최근 '생물학적 요법'에 초점을 맞춘 것은 블록버스터 약이 "절벽에서 떨어져" 생길 재앙에 가까운 매출 감소 가능성을 일단 보류시켰을지는 몰라도, 이는 서구 사회 보건 부서의 존립에 심각한 영향을 미칠 수 있는 고위험 전략이다. 심지어 이윤을 좇는 혁신적인 자본주의적 기업과 의용 화학의 매우 성공적인 시너지가 본래 목적을 달성한 것은 물론 그 종말을 앞당기고 있을 수도 있다. 경계를 허물려는 노력에도 불구하고 제약회사들의 이해관계는 더 큰 규모의 의료 사업과 일치하지 않는 것이다. 마르시아 에인절은 이렇게 지적한다. "모든 제약회사의 1차적 목적은 투자자 소유의 다른 기업과 마찬가지로 주주 가치를 증대시키는 것이다. 그야말로 그들이 위임받은 임무이며, 이를 지키지 않는다면 태만한 것이 된다. 다른 모든 활동은 이 목적을 달성하기 위한 수단에 불과하다."[5] 아직도 목표는 이윤이 많이 남는 약을 개발하는 것이지만, 이러한 목표가 공공의(또는 보다 높은 차원의) 이익과 상충하는 경우, 미국 자동차 산업이 그랬듯이 스스로 개혁하지 않으면 현재 상태로 종말을 맞을 것이다.

위험은 이미 최고조에 달해 있다. 국가 예산으로 모든 국민이 의료의 놀라운 혜택을 누릴 수 있도록 한다는 현대 보건 서비스의 탄생은 의심할 바 없이 서구 문명이 달성한 최고의 업적 중 하나다. 그러나 모든 공익 기관이 그렇듯 보건 서비스 또한 의도적이든 아니든 자기 이익을 최우선으로 하는 강력한 외부의 힘에 휘둘리기 쉽다. 거대과학이나 빅 파마로 상징되는 이러한 위협에 대한 최선의 방어책은 의료를 역사적으로 바르게 이해하는 것이다. 이를 통해 '유리한 고지'를 차지해야만 우리가 살고 있는 시대를 제대로 볼 수 있다.

이제 의학적 발전의 미래가 가장 핵심적이고 가장 강력하지만 아직 해답을 찾지 못한 질문, 즉 다발성 경화증, 류머티즘성 관절염, ('해결되지 않은 문제'에서 기술한) 의학 교과서의 대부분을 차지하고 있는 질병들에 대한 생물학적 원인을 찾아내는 데 있다는 것이 그 어느 때보다도 분명해 보인다. 이 문제를 해결한다면 현재 미궁에 빠져 있는 수많은 것들이 분명해지면서 아직도 완치 불가능한 영역에 있는 질병들을 예방하거나 실제로 완치시킬 수 있는 기회가 뒤따를 것이다. 가능성 있는 원인들의 긴 목록에는 자궁경부암, 간암, 폐의 선암종에 연관된 바이러스들, 심장질환의 증가와 감소 양상을 설명할 수 있는 대여섯 가지 잠재적 원인들, 그리고 다발성 경화증 등의 질병에 연관된 네 가지 바이러스들이 들어 있다. 이들은 10년 전에도 핵심적인 문제였고, 현재도 그러하다. 향후 10년간의 전망은 이들을 더 자세히 규명해내는 데 따라 그 운명을 같이할 것이다.

부록 I

류머티즘학

1930년대 관절염 환자의 운명은 '참혹한' 것이었다. "류머티즘으로 불구가 되어 양쪽 무릎은 턱 아래로 접혀 들어가 있고 손톱이 자라 손등을 뚫고 나온 늙은 여인들… 척추염으로 허리가 너무 굽어 땅밖에 볼 수 없고 때로는 앞을 보는 것보다 가랑이 사이로 보며 뒤로 걷는 것이 더 편한 환자들." 그러나 류머티즘학의 경이로운 해였던 1948년, 류머티즘성 관절염 치료에 있어 코르티손, 즉 화합물 E의 놀라운 효과가 밝혀지면서 모든 것이 변했다. 류머티즘 전문의들은 코르티손의 발견을 계기로 자신들의 전문 과목을 완전히 변화시켰다(못지않게 중요한 것은 코르티손의 심한 부작용이 밝혀지면서, 그들이 이 약은 오직 전문의들만 투여해야 한다고 주장했다는 점이다). 코르티손이 발견되기 전 그들의 임무는 신체적 재활 분야에서 물리치료사들을 감독하는 것뿐이어서 '인기가 없는 만큼이나 비과학적인'

분야라고 알려졌던 것이다. 이제 그들은 매우 효과적인 그들만의 치료를 통해 의학의 주류로 강력하게 진입했으며, 이러한 입지는 코르티손이 광범위한 질병에 효과를 나타낸다는 사실이 발견되면서 한층 강화되었다.[1]

그러나 1948년에는 코르티손 외에도 많은 사건이 일어났다. 류머티즘성 관절염 환자의 혈액 속에서 혈액 표지자인 류머티즘 인자가 발견되었으며, 전신 홍반성 낭창SLE에서도 비슷한 표지자가 발견되었다. 두 가지 진단 검사는 자가면역 현상이 결합 조직 질환이라고도 하는 류머티즘성 관절염, 전신 홍반성 낭창, 결절성 다발동맥염 등 류머티즘 질환의 공통적인 특징이라는 개념을 이끌어냈다. 이 개념은 면역학이라는 과학의 중심을 지난 100년간 집착해왔던(또한 항생제의 발견으로 이미 '해결된') 감염성 질환들로부터 류머티즘 질환 쪽으로 완전히 바꾸어놓았다. 이제 류머티즘학은 '비과학적이고 인기 없는' 분야에서 과학적인 기반이 가장 탄탄한 분야가 된 것이다.[2]

그런데도 세계대전 후 관절염과 류머티즘 치료에 큰 영향을 미친 신약들은 면역학이라는 과학으로부터가 아니라 맹목적으로, 또는 우연히 발견되었다. 앞에서 설명했듯 코르티손의 발견은 행운이 겹친 덕분이었지만, 다른 중요한 혁신도 있었다.

항생제

항생제는 류머티즘 질환 분야를 완전히 바꾸어놓았는데, 가장 중요한 사건은 어린이 관절염의 가장 흔한 원인이었던 베타 용혈성 연쇄상구균

A에 의한 류머티즘열을 근절시킨 것이다. 1947년 태플로Taplow에 류머티즘 질환을 전문적으로 진료하는 어린이 병원이 설립되었을 때. 100개의 병상 중 96개는 류머티즘열을 앓고 있는 어린이들이 차지했다. 그러나 이후 10년간 류머티즘열은 사실상 자취를 감추었는데, 이는 주로 인후통을 치료하는 데 "1차 진료의들이 완전히 무책임하게 항생제를 사용"했기 때문이었다. 스스로 깨닫지도 못한 사이에 소박한 가정의들이 "불구와 사망의 중요한 원인 가운데 하나를 효과적으로 일소해버린 것"이다. 뿐만 아니라 항생제는 관절과 척추의 급성 및 만성 감염, 특히 결핵성 감염이라는 엄청난 고통과 불구를 동반하는 또 하나의 중요한 관절 질환 역시 완전히 없애버렸다.[3]

금gold

로버트 코흐는 베를린에서 열린 한 국제학회에서 금과 청산가리의 화합물이 실험적으로 감염시킨 동물들을 치료하는 데는 효과가 없었지만, 결핵에 대해서는 모든 항균제 중 가장 효과적이었다고 보고했다. 금을 치료 목적으로 사용할 가능성은 1930년에 관절염이 만성 감염 때문에 생긴다는 당시 널리 퍼져 있던 견해의 영향을 받은 포레스티에J. Forestier가 류머티즘 환자에게 금을 주사하기 시작하면서 다시 주목을 끌었다. 부작용이 심하기는 했지만 치료 결과는 놀랄 만큼 좋았고, 다른 효과적인 치료법도 없었으므로 이 치료법은 급속히 퍼져 나갔다. 그러나 류머티즘성 관절염이 감염 때문에 생긴다는 이론이 쇠퇴하자 금의 역할을 재평가할 필요가 있었다. 1950년대 후반 에든버러 의과대학 교수였던 스탠리 데이비슨Stanley Davidson은 다기관 임상 시험을 시작했는데 "놀랍게도 참여자의 4분의 3에게 금을 이용한 치료가 효과적이라는 사실이 밝혀졌다"[4].

비스테로이드성 소염제NSAID

스테로이드의 심각한 부작용 때문에 제약회사들은 안전한 화합물을 찾으려 노력했다. 그 결과 발견한 것이 페닐부타존, 인도메타신, 이부프로펜 등의 비스테로이드성 소염제들이다.

페닐부타존 강력한 진통제로 널리 사용되던 아미도피린은 백혈구 수치를 크게 감소시켜 투여받은 환자들이 심각한 감염증을 겪게 되는 치명적인 부작용의 가능성이 있었다. 제약회사 가이기Geigy는 용량을 감소시키면 안전하리라는 생각에서 이 약을 주사제로 만들어 부작용을 최소화시키려고 했다. 아미도피린은 물에 녹지 않았으므로 용매와 결합시켜야 했는데, 가장 효과적인 용매는 산성 유사체인 페닐부타존이었다. 나중에 활성성분인 아미도피린보다 이 용매의 혈중 수치가 훨씬 높다는 사실이 발견되었는데, 이때 재빠른 연구자 하나가 용매 자체가 효과적인 소염제가 될 수 있지 않을까 하는 생각을 떠올렸다. 자세히 조사한 결과, 마침내 가이기는 부타졸리딘이라는 상품명으로 용매 자체를 시판하기에 이르렀다.[5]

인도메타신과 이부프로펜 다양한 비스테로이드성 소염제의 원형이라고

현대의학의 거의 모든 역사

할 수 있는 이 두 가지 약물은 소염제에 대한 '맹검' 선별 프로그램에서 발견되었다. 이 일은 전부터 염증 과정에 관여한다고 생각되었던 세로 토닌과 카르복시산 등 두 가지 화학물질에서 시작되었다. 두 가지 물질 로부터 수백 가지의 유사체를 만든 후, 자극성 물질을 주사한 토끼 발바 닥의 부기를 감소시키는 효과가 있는지 검사했다. 350종의 인돌 화합물 가운데 가장 강력한 효과를 나타낸 인도메타신은 1963년 시장에 등장 했으며, 1년 후 600종의 화합물을 검사한 끝에 이부프로펜이 출시되었 다.[6]

하이드록시클로로퀸

프랜시스 페이지 박사는 군대에 있을 때 열대 지방으로 배치되었는데 거기서 항말라리아제인 메파크린을 복용하면 원판상 홍반성 낭창discoid lupus erythematosus이라는 피부질환이 좋아진다는 사실을 발견했다. 영국 으로 돌아온 그는 18명의 환자에게 이 약을 사용해보았다. 그중 류머티 즘성 관절염을 함께 앓고 있던 두 명의 환자가 증상이 크게 호전되었다. 이후 항말라리아제를 류머티즘성 관절염의 치료에 사용하는 정식 연구 가 수행되었으며 하이드록시클로로퀸이 가장 효과적인 것으로 판명되 었다.[7, 8]

페니실라민

1963년 미국의 한 과학자가 페니실린에 연관된 물질로서 윌슨병(구 리 독성으로 인해 생김) 환자의 조직에서 구리를 제거하는 데 사용되는 D-

페니실라민이 류머티즘성 관절염의 면역학적 검사로 사용되는 류머티즘 인자의 구성 성분을 서로 분리시킨다는 사실을 발견했다. 당시는 류머티즘 인자가 발병 과정에 직접적으로 관여한다고 생각했기 때문에(틀린 생각이었지만) 당연히 페니실라민에 관한 연구가 진행됐다. 금이 치료에 사용되면서 페니실라민 치료의 이론적 근거는 비논리적이라고 생각되었지만, 이 약은 질병의 경과를 효과적으로 변화시킨다는 사실이 입증되었다.[9]

메토트렉세이트

메토트렉세이트는 비타민의 일종으로 세포 대사에 핵심적인 역할을 하는 엽산과 구조적으로 비슷하여 엽산의 작용을 억제하기 때문에 원래 항암제로 사용되었다. 세포 대사를 억제하므로 암뿐만 아니라 증식성 피부 질환인 건선에도 사용되었는데, 이때 건선에 동반되는 관절염이 함께 좋아지는 것이 관찰되었다. 그렇다면 류머티즘성 관절염의 관절통도 감소시킬 수 있지 않을까 하는 생각이 제기되었으며, 이는 1962년에 확인되었다.[10]

알로푸리놀

알로푸리놀은 원래 잔틴이라는 화학물질을 요산으로 전환시키는 효소를 차단함으로써 항암제인 6-mp가 불활성 대사산물로 분해되는 것을 방지하여 역가를 높이기 위한 목적으로 사용되었다. 작용기전상 통풍 치료에도 사용할 수 있지 않을까 하는 생각이 제기되었는데, 그 이유는 통풍의 특징인 급성 통증을 동반한 관절의 부기가 바로 요산 결정으로 인해 생기기 때문이다. 알로푸리놀이 혈중 요산 수치를 낮춘다면 이론적으로 통풍의 악화를 예방할 수 있으리라는 것이었는데, 이는 사실로 확인되었다.[11]

요약하자면 류머티즘 질환에 대한 이해의 근거가 되는 면역학과 유전학 전반에 걸친 광범위한 과학적 지식 체계에도 불구하고 유용한 모든 약들은 결국 실수나 행운 또는 '맹검' 선별을 통해 발견된 것이다.

부록 II

정신의학 영역의 약리학적 혁명

정신의학의 역사에서 1952년은 매우 중요한 해였다. 파리에서는 정신과 의사인 장 들레와 피에르 드니케르가 57세의 노동자로 조현병을 앓고 있던 조반니 에이에게 클로르프로마진을 투여한 결과 불과 3주 만에 퇴원할 수 있을 정도로 좋아졌다는 사실을 보고했다.[1] 같은 해 영국에서는 독일 출신의 젊은 심리학자 한스 아이젠크Hans Eysenck가 〈정신 요법의 효과에 대한 평가The Effects of Psychotherapy: An Evaluation〉라는 제목의 논문을 발표하여 프로이트학파적 정신분석의 치료 효과에 객관적 증거가 전혀 없다는 사실을 지적하여 이목을 집중시켰다.[2] 역사가인 에드워드 쇼터Edward Shorter는 이렇게 말한다.

금세기 말에 한 가지 핵심적인 지적 현실이 있다면 정신의학에 대한 생물학적 접근, 즉 정신질환을 유전의 영향을 받는 뇌의 화학적 질병으로 보고 치료하는 방법이 놀라운 성공을 거두었다는 점이다. 금세기 전반 50년 동안 정신의학계를 지배했던 프로이트의 이론은 이제 지난 겨울의 마지막 눈처럼 사라져가고 있다.[3]

클로르프로마진 외에 다른 약물 또한 2차 세계대전 후 정신의학의 '놀라운 성공'에 이바지했다. 또한 이 시기에는 정신분석이 퇴조를 보이면서 '실제로 효과가 있는 대화 요법', 즉 인지 요법이 대두되었다.

2차 세계대전 후 정신질환의 치료는 네 가지 범주의 약물에 의해 혁명적인 변화를 맞이했다. 조현병 치료제인 클로르프로마진(1부 챕터4 참고), 조울병 치료제인 리튬, 우울증 치료제인 항우울제, 불안증 치료제인 발륨 등의 벤조디아제핀계 약물들이 그것이다. 이 약들은 모두 전적으로 운에 의해 발견된 것으로 정신질환의 근본 기제에 관한 이해와는 아무런 관계가 없었다.

리튬

존 케이드John Cade가 양극성 장애에 리튬이 유용함을 처음으로 기술한 것은 1949년 9월 《오스트레일리아 의학 저널Medical Journal of Australia》에서였다. 그의 첫 번째 환자였던 W. B.라는 사람은 "5년째 만성 조증성 흥분 상태에 있는 51세의 남성으로, 안절부절못하고 지저분하며 닥치는 대로 물건을 때려 부수고 심술궂게 굴어 병동에서 문제 환자로 낙인찍혀 있었다. 1948년 3월 치료를 시작한 후 (…) 그는 안정을 되찾았고 3개월 후에는 약을 하루에 두 번 복용하라는 지시와 함께 무기한 외출 형식으로 퇴원했다. 곧 그는 옛 직장으로 복귀하여 행복하게 일하고 있다." 이후 W. B.는 약을 복용하는 데 "부주의"해지면서 점점 예민해지고 이상한 행동을 반복한 끝에 결국 재입원했는데, 이번에도 리튬을 다시 시작한 지 2주 만에 "안정을 되찾았다"[4].

　케이드가 리튬의 효과를 발견한 것은 3년 반 동안 일본군 전쟁포로로 수용소 생활을 했던 때로 거슬러 올라간다. 거기서 그는 동료 포로들 가운데 정신적으로 문제를 겪는 사람들이 "의학적인 의미에서 병자처럼 보인다"는 사실을 발견했다. 혹시 양극성 장애란 어떤 화학물질의 수치가 높아져 뇌가 중독 상태에 빠지는 것이 아닐까? 그렇다면 그 물질은 무엇일까? 전쟁이 끝나고 오스트레일리아로 돌아온 그는 멜버른 근교의 분두라에 위치한 귀환자 병원Repatriation Hospital의 진료 부장이 되었다. "아직 비어 있는 병동 식품 저장실 (…) 방에는 의자 하나, 싱크대, 화학물질이 들어 있는 통 몇 개, 그리고 애완동물처럼 보살핌을 받는 기니피그들이 있었다"라고 묘사한 병원 연구실에서, 케이드는 심한 정신병을 앓고 있는 사람의 소변에서 기니피그의 정신을 뒤집어놓을 만한 이상을 발견할 수 있지 않을까 하는 희망을 품고 조현병 환자와 조증 환자에게서 채취한 소변을 기니피그의 복강에 주사하기 시작했다. 애석하게도 기니피그들은 모두 죽어버렸다. 원시적인 연구 프로그램의 전망이 어두워지자, 케이드는 정신질환을 일으키는 물질을 찾아 이번에는 요소, 요산, 크레아티닌 등 소변의 다양한 구성 물질에 주의를 돌렸다. 요산은 상대적으로 용해도가 낮아 주사하기에 적합하지 않았으므로 그는 물에 잘 녹는 염 형태인 요산리튬을 사용했다. 그러다 어느 순간 기니피그에게 리튬만 주사해보기로 했는데 흥미로운 결과가 나타났다.

> 약 두 시간 후, 동물들은 완벽하게 의식이 있었지만 자극에 반응하지 않았다. (…) 기니피그로 실험을 해왔던 연구원들은 이 동물의 기질에서 '놀람' 반응이 얼마나 많은 부분을 차지하는지 알고 있었다. 실험자 [케이드 박사]가 더욱 놀란 것은 리튬 용액을 주사한 후 기니피그를 뒤집어놓았을 때 통상 나타나는 화들짝 놀라 버둥거리는 행동을 취하지 않고 그대로 누워 차분히 그를 응시한다는 사실이었다.

잠재적인 독성을 알아보기 위해 2주간 자기 자신에게 주사를 해보고 나서 존 케이드는 이 약을 19명의 환자에게 투여했는데, 열 명은 조증, 여섯 명은 조현병, 세 명은 정신병적 우울증이었다. 우울증 환자들은 아무런 변화가 없었고 조현병 환자들은 약간 차분해졌지만, 조증 환자들은 놀라운 반응을 보였다.[5]

리튬은 정신질환의 치료에 있어 첫 번째 '기적'의 약이었다. 그리고 그 기적은 케이드가 처음 발견했을 때에 비해 작용 기전이 조금도 더 명확해지지 않은 현재까지 50년 동안 계속되고 있다. 정신과 영역에서 이 약의 도입은 몇 가지 이유로 인해 거의 20년간 지연되었다. 첫째, 케이드가 논문을 발표한 《오스트레일리아 의학 저널》은 널리 읽히는 잡지가 아니었다. 영국의 정신과 의사인 데이비드 라이스David Rice는 우연히 이 논문을 발견한 순간을 이렇게 술회한다.

> 1952년이나 1953년쯤 치체스터의 그레일링웰Graylingwell 병원을
> 맡고 있던 때였다. 당시 내 환자 중에는 오랫동안 조증을 앓아 매우 치
> 료가 어렵고 과잉 행동을 보이는 환자가 두 명 있었다. 당시 병원은 약
> 품이 매우 부족했다. (…) 나는 이 친구들에게 ECT를 시행하고 싶었는
> 데 가족들이 완강히 반대했다. 어떻게 해야 할지 곰곰이 생각하고 있
> 는데, 오스트레일리아 출신의 한 레지던트가 케이드의 논문이 실려 있
> 는, 꼬깃꼬깃하고 지저분해진 잡지에서 논문을 보여주었다. 밑져야 본
> 전이었으므로 한번 시도해보기로 했다.[6]

둘째, 리튬은 매우 독성이 강하다. 1949년《미국 의학협회 저널Journal
of the American Medical Association》에서 심각하고 실제로 치명적인 부작용
을 보고했을 때까지 미국에서는 리튬이 고혈압 환자의 치료에 소금 대
용품으로 수년간 널리 사용되었다. 결과적으로는 잘된 일이지만 존 케
이드는 분명히 이러한 사실을 몰랐을 것이다. 알았다면 환자들에게 투
여했을 리가 없기 때문이다. 리튬이 위험하다는 관념은 전반적인 사용
을 가로막는 요소였다.[7]

1952년 이래 리튬의 효과를 옹호한 사람은 덴마크의 젊은 정신과 의
사 모겐스 쇼우Mogens Schou로 그는 이 치료에 개인적인 관심을 갖고 있
었다. "나는 대부분의 과학자들보다 노력의 결실을 훨씬 더 많이 거두는
행운을 타고난 것 같다. 가족 중에 많은 사람들이 리튬 치료를 받고 특

징적인 효과를 나타냈던 것이다[쇼우 자신도 그중 하나였다]. 리튬 치료의 효과를 보지 못했다면 그들은 입원하거나 죽었을 것이다." 마침내 리튬은 1970년에 미국에서 사용 승인을 받았다. 케이드가 W. B.의 조증에 대한 효과를 기술한 지 20년 만이었다.[8]

항우울제

최초의 항우울제인 이미프라민은 클로르프로마진을 발견한 연구의 직접적 결과로 얻어졌다. 스위스 뮌슈테를링겐Munsterlingen 병원에 근무하던 38세의 정신과 의사(정신분석에 환멸을 느끼고 있던 정신분석가) 롤란트 쿤 Roland Kuhn은 이미프라민이 조현병 환자에게도 비슷한(또는 더 뛰어난) 효과를 나타내는지 알아보고 싶었다. 그는 클로르프로마진을 발견한 연구 프로그램 중 합성된 약물 가운데 하나인 이미프라민을 공급해달라고 제약회사 가이기에 요청했다. 애석하게도 많은 환자들은 증상이 더 나빠져서 "조용히 지내던 만성 환자들을 불안정한 에너지의 격랑 속으로 몰고 갔다".

1955년에 이러한 현상의 논리적 귀결로서 이 약에 활력을 불러일으키는 특성이 있다면 우울증 환자에게 투여하면 환자를 명랑한 상태로 만들 수 있는지 알아보자는 결정이 내려졌다. 결과는 놀라웠다. 쿤의 말을 빌리자면, "환자들은 전반적으로 훨씬 생기를 되찾았으며 낮고 우울하던 목소리도 더욱 힘차게 변했다. 또한 말이 많아진 것 같았다. 우울증 때문에 기분이 슬프고 불만스러우며 짜증에 가득 차 있던 사람들에게 친근하고 만족스러우며 다가서기 쉬운 기질이 전반적으로 나타났다".

면회 온 가족들은 깜짝 놀라며 이렇게 좋은 모습은 오랫동안 보지 못했다고들 했다.[9]

1958년 봄, 가이기 사는 토프라닐이라는 이름으로 이미프라민을 출시했으며 이는 수많은 삼환계 항우울제 중 첫 번째 약이 되었다(삼환계라는 이름은 세 개의 고리 모양으로 된 화학 구조를 지니고 있다는 데서 붙여진 이름으로, 클로르프로마진과는 단 두 개의 원자가 다를 뿐이었다). 도파민 수용체를 차단하는 클로르프로마진의 작용 기전이 발견된 지 10년 만에 정확히 밝혀진 것처럼, 5HT라는 신경전달물질의 수용체를 차단하는 이미프라민의 작용 기전 또한 쿤이 처음으로 이 약을 발견한 지 5년이 지난 1960년에야 밝혀졌다.[10]

1980년대 삼환계 약물의 인기는 부작용이 적은 프로작(플루옥세틴) 등 선택적 세로토닌 재흡수 억제제SSRI가 개발됨에 따라 하향 곡선을 그리기 시작했다. 그러나 클로르프로마진의 발견을 이끈 항히스타민제 계열 약물의 선별 프로그램 중 삼환계 약물이 발견된 것처럼 SSRI 또한 우연히 발견되었다.[11]

삼환계 약물과 SSRI는 우선 약물을 합성한 후 치료적 효능을 시험하는 프로그램 중 우연히 발견된 부산물이다. 반면에 모노아민 산화효소 억제제MAOI는 클로르프로마진과 비슷하게 질병 치료에 약물을 사용하는 과정에서(이 경우는 결핵이었다) 다른 질병에 유용하게 사용될 가능성이 있는 부작용이 우연히 시기적절하게 관찰되어 발견되었다.

1944년 독일인들은 V2 미사일을 영국 남부까지 날려 보내기 위해 하이드라진이라는 새로운 연료를 사용했다. 하이드라진은 가연성, 부식성, 맹독성 및 폭발성이 있어서 다루기 쉬운 물질이 아니었지만 전쟁이 끝나자 비교적 싼 가격에 구할 수 있었기 때문에 제약회사들은 이 물질을 구입하여 치료적 특성이 있는지 탐구하는 시재료로 삼았다. 당시 제약회사들은 모든 화학물질을 대상으로 결핵 치료 효과를 알아보는 시험을 일상적으로 진행하고 있었는데 이 과정에서 이소니아지드와 이프로니아지드 등 두 가지 하이드라진 유도체가 실제로 항결핵 효과를 지니고 있는 것으로 확인되었다. 이들을 실제로 결핵 치료에 사용했을 때 이프로니아지드는 일부 환자에서 행복감을 유도하는 부작용이 나타났다. 당시 기록은 환자들이 "폐에 숭숭 구멍이 뚫려 있는데도 홀 안에서 춤을 추었다"고 생생하게 기술하고 있다. 29세의 여성 환자는 "2주간 치료를 받은 후 전에 없던 활력이 솟아나고 식욕이 크게 늘어난 것을 알아차렸다. 이 상태는 수 주간 지속되었으며 면담 중에 그녀는 '하고 싶은 일이 너무 많아서 하루가 짧아요'라고 했다". 우울증에서 이프로니아지드의 치료적 잠재성은 처음에는 주목받지 못했다. 이 약이 우울증 치료에 쓰이기 시작한 것은 뇌 속의 신경전달 화학물질 가운데 하나인 모노아민 산화효소를 억제한다는 사실이 밝혀지고 미국의 정신과 의사였던 네이선 클라인Nathan Klein 박사가 결정적인 연구를 수행한 데 힘입어 마르실리드Marsilid라는 이름의 항우울제로 시판된 후의 일이다.[12]

벤조다이아제핀

세계대전 후 정신의학의 네 번째 약리학적 혁명은 벤조다이아제핀으로 잘 알려진 발륨(다이아제팜)이다. 이 약은 클로르프로마진 등 조현병 관련 초조 상태를 조절하는 데 효과적인 '주요' 신경안정제와 구분하기 위해 '약한minor' 신경안정제라고 부른다. '경증' 불안증은 사람들이 의사를 찾는 흔한 이유로 이 분야에서 벤조다이아제핀계 약들이 놀라운 성공을 거두어 1960년대와 1970년대에 걸쳐 대규모 처방이 이루어진 이유는 이전에 사용했던 바르비투르산염계 약물과 달리 강력한 진정 효과가 없어 매우 안전하다는 점이었다. 실제로 이들은 병원을 찾는 사람들의 경미한 심리학적 증상에 대해 대부분의 경우 아무런 제약 없이 처방할 수 있었다.[13]

역사상 가장 큰 상업적 성공을 거둔 이 약들은 하마터면 발견되지 못하고 묻힐 뻔했다. 클로르프로마진의 성공에 자극받은 호프만 라 로슈 Hoffmann La Roche 사의 리오 스턴바크Leo Sternbach는 완전히 새로운 종류의 신경안정제를 찾아내기로 하고, 20년 전 자신이 폴란드의 크라코프 대학에서 박사후 과정 중 합성했던 화합물부터 시험해보기 시작했다. 그는 클로르프로마진을 유도했던 항히스타민 계열 약들과 구조적으로 연관된 화합물을 합성했으나, 어떤 것도 특별히 신경안정 효과를 나타내지 않았다. 1957년에 연구 프로그램 종료 결정이 내려졌다.

실험대 위에는 검체 결정들을 담은 실험 접시가 가득했다. (…) 작업 공간이 거의 없었으므로 대대적인 정리가 필요했다. 함께 연구하던 얼 리더Earl Reeder가 그때까지 약리학적 시험에 제출하지 않은 두 가지 화합물이 몇 백 그램 남아 있다고 하기에 약리학적 평가를 의뢰했다. 우리는 역시 부정적인 결과가 나올 것이라고 생각했으며, 그렇게 된다면 연구는 완전히 끝날 것이었다. (…) 이 일이 앞으로 오랫동안 우리를 바쁘게 만들 프로그램의 시작이라고는 상상도 못했다.[14]

며칠 후 스턴바크는 팀의 약리학자로부터 "화합물이 신경안정제 예비 선별 테스트에서 매우 흥미로운 특성을 나타냈다"는 전화를 받았다. 마지막 순간 이루어진 이 발견은 대단한 흥분과 함께 왜 이 약물만 신경안정 효과를 나타내는가 하는 의문을 불러일으켰다. 구조를 재분석한 결과 전혀 예상하지 못했던 소견이 발견되었다. 그 물질은 실험대에 놓여 있는 동안 전혀 다른 물질, 즉 벤조다이아제핀으로 변해버렸던 것이다. 정확한 작용 기전은 그후로도 20년 동안 분명히 밝혀지지 않았으나, 결국 1977년 뇌 속에서 벤조다이아제핀 수용체가 발견되었다. 이 수용체는 신경전달물질인 GABA의 영향을 받는 것으로 생각된다.[15]

서서히 파멸의 길을 걷는 정신분석

그때는 몰랐겠지만, 존 케이드가 환자인 W. B.에게 처음 리튬을 투여했을 때 그는 정신분석에 사형 선고를 내린 셈이었다. 자연적으로 존재하는 염鹽이 불과 수 주 만에 조증을 완치시킬 수 있다는 사실은 수년간 치료해도 아무런 효과를 볼 수 없는 프로이트학파의 정신분석과는 비교할 수 없는 것이었다.

어떻게 정신의학계의 수많은 의사들이 족히 50년 동안 프로이트학파의 사이비 이론에 넋을 잃고 끌려다닐 수 있었는가 하는 의문은 20세기 지성사에서 가장 진기한 사건 중 하나다. 이러한 일이 얼마나 모욕적이 없는지는 에드워드 쇼터가 기술한 라파엘 오셔로프Rafael Osheroff의 예를 통해 생생히 드러난다.

1979년, 42세의 알렉산드리아 출신 의사였던 오셔로프는 정신병적 우울증 증상을 나타내어 체스트넛 로지Chestnut Lodge 병원에 입원했다. 7개월의 입원 기간 동안 그는 매주 네 번의 집중적 정신요법을 받았고, 스스로 요청했는데도 약물 치료를 거부당했다. 그를 진료한 의사들이 최초로 정신적 외상이 발생했던 어린 시절의 한 시점으로 그를 퇴행시킨 후 '거기서부터 삶을 재구성'해보기를 원한다는 이유였다. 오셔로프 박사는 그저 상태가 조금 나아지기만을 바랄 뿐이었으므로 마침내 다른 개인 의원으로 전원되어 클로르프로마진과 항우울제 치료를 받을 수 있었다. 그는 3개월 만에 퇴원하여 정상 생활을 시작했다. 그러나 집에 돌아온 오셔로프는 삶이 완전히 망가져버렸다는 사실을 깨달았다. 아내는 떠나버렸고, 체스트넛 로지까지 차로 데려다 주었던 동업자는 공동 경영하던 병원에서 그를 쫓아내버렸다. 1982년, 오셔로프는 7개월 동안 아무런 효과가 없는 치료를 받으며 방치되지 않고 효능이 입증된 약으로 첨단 치료를 받았어야 했다는 점을 들어 체스트넛 로지 병원을 상대로 의료 과실 소송을 냈다. 사건은 1987년에 액수가 밝혀지지 않은 합의금으로 법정 밖에서 합의를 보았다. 정신분석은 '널리 인정되는 치료 표준'을 만족시키는가? 오셔로프 측 증인이었던 유명한 정신과 의사 제럴드 클레어먼Gerald Clareman은 집중적인 정신분석의 효과가 한 번도 입증된 적이 없다는 점을 지적한다. 이 사건은 주요 정신질환을 정신분석만으로 치료한다는 것은 의료 과실에 해당한다는 강한 인상을 남겼다.[16]

이제 프로이트학파의 몰락은 널리 인정되는 사실이다. 그 가장 큰 실책은 합리주의(정신분석은 '마음의 과학'이다)라는 외피 아래에서 정신질환의 근원을 이성이 미치지 못하는 어린 시절 초기의 갈등에서 찾으려고 한다는 터무니없는 비합리성에 있다. 그러나 정신분석을 파멸시킨 것은 약물만이 아니었다.[17] 또 하나의 요인은 정반대되는 개념인 인지 요법이 1980년대와 1990년대에 걸쳐 엄청난 성공을 거두면서 신경증을 설명할 수 있다는 정신분석학자들의 주장이 크게 훼손되었기 때문이다. 정신분석과 달리 인지 요법은 수년이 아니라 수 주간에 걸쳐 진행되는 단순하고 명료한 치료로 무엇보다 환자 스스로 자신의 심리적 문제를 파악하고 조절할 수 있도록 한다. 또한 인지 요법은 범불안장애, 강박반응성 장애, 공황 장애, 광장공포증 그리고 우울증에 효과적이다.[18]

세계대전 후 정신의학은 실로 '획기적 성공'을 거두었으나 동시에 그 상황은 매우 모순적이기도 하다. 정신분석이 허구에 불과하다는 사실을 입증한 것은 신경증을 이해하는 데 있어 인간 이성의 '승리'를 상징하지만, '실제로 효과를 나타내는' 약들이 우연히 발견되었다는 사실은 정신질환에 대한 지적인 이해와 아무런 상관이 없기 때문이다.

옮긴이의 말

현대의 풍경을 만드는 데 가장 큰 역할을 한 기술은 무엇일까? 컴퓨터와 인터넷 네트워크, 방송 통신, 운송 수단의 발달, 로봇 기술, 더 나아가 지식의 체계화와 보편화, 금융, 복지와 민주주의 등을 거론하는 사람도 있을 것이다. 그러나 의학의 발달을 빼놓고 현대를 논할 수는 없다.

무엇보다 의학은 인간이 누리는 삶의 길이를, 그것도 크게 변화시켰다. 100여 년 전만 해도 인류의 평균 수명은 40대 중후반에 그쳤으나 이제는 80대를 넘어 계속 늘어나고 있다. 영아 사망률은 미미한 상태로 떨어졌으며 사고나 자살을 제외한다면 천수를 누리지 못하고 일찍 죽는 사람도 거의 없다. 죽음과 동의어로 생각되었던 암이나 에이즈는 만성 질환의 하나로 '관리'대상이 되었으며, 장기이식과 유전자 치료가 보편화되고 있다. 이제 인간은 인공장기와 컴퓨터, 로봇을 자신의 몸속에서 결합시켜 초인의 경지에 이르거나, 진화의 방향을 조작하여 자신과 자손의 운명을 스스로 선택하는 신의 반열에 오를 꿈을 꾸고 있다. 이 모든 현상과 전망과 기대를 가능케 한 것은 바로 의학의 힘이다.

현대의학은 어떻게 이렇게까지 발전했을까? 의학은 정확히 어디쯤 와 있으며 앞으로도 계속 발전할 수 있을까? 사실 의학의 문제는 중요하다. 인간의 삶이란 곧 생로병사인데 의학은 이 모든 단계에 밀접하게 개입하기 때문이다. 앞으로 의학이 인간의 수명을 더욱 연장시키고, 만성 질환을 극복하고, 더 나아가 인공장기나 기계를 몸속에 이식하고 진화의 방향과 속도를 조절하는 단계에 이른다면 그것은 인류에게, 그리고 나에게 장밋빛 유토피아가 될까, 잿빛 디스토피아가 될까?

의학사를 다룬 책은 드물지 않다. 깜짝 놀랄 발견의 순간을 재미있게 풀어 쓴 대중서를 모두 세어보면 너무 많은 게 아닌가 할 정도다. 그러나 현대의학에 초점을 맞춰 지금 우리 눈앞에 벌어지고 있는 현상의 직접적 동인이 된 사건들을 정리하고, 그 의미를 짚어보고, 향후를 전망하는 책은 거의 눈에 띄지 않는다. 그런 면에서 제임스 르 파누의 이 책은 단연 독보적이다. 특히 1950년대 이후 의학의 전개 양상을 '열두 가지 결정적 사건들'을 통해 요약한 1부는 어지간한 대중소설 저리 가라 할 정도로 흥미진진하다. 페니실린과 스테로이드의 발견, 인공관절과 인공호흡기의 개발, 개심술과 신장이식술의 탄생, 소아암의 정복 등 2차 세계 대전 후 의학의 발전은 하나하나가 인간의 집념과 놀라운 우연, 비범한 관찰과 대담한 시도가 어우러진 한 편의 드라마다. 어느 서평자의 말마따나 여기까지만 읽고 책을 덮는다고 해도 "본전 생각이 나지 않"을 정도로 재미있다. 특히 의학에 관심을 가진 학생이나 일반 독자에게 적극적으로 권하고 싶다.

그러나 이 책의 진정한 가치는 눈에 띄는 봉우리를 모조리 정복해버린 후 이제 건널 길 없는 거대한 심연을 마주친 의학의 현재와 미래를 진단한 2부와 3부에 있다. 저자는 의학이 상상할 수 없을 정도로 눈부신 성공을 거둔 지금, 뜻밖에도 네 가지 모순적인 현상이 관찰된다고 진단한다. 그것은 점점 많은 의사가 자신의 직업에 환멸을 느끼고 있으며, 대중은 갈수록 자신의 건강을 염려하게 되고, 의학의 테두리를 벗어난 대체의학의 인기는 점점 더 커지고, 모든 국가에서 의료비 지출액이 끝 간 데 없이 치솟고 있다는 점이다. 대중, 의사, 국가 등 모든 주체가 불만족 상태에 있는 셈이다. 왜 이렇게 되었을까?

그것은 의학이 고통받는 사람에 대한 연민에서 출발한다는 기본적인 전제를 무시한 채 끝없는 진보만을 추구하기 때문이다. 의학에 있어서 이러한 맹목적 발전주의는 세련된 과학의 탈을 쓰고 다가오기 때문에 쉽게 눈에 띄지 않는다. 저자는 작금의 의학계(보다 폭넓게 본다면 과학계 전반)에서 금과옥조처럼 신봉하는 '과학적' 전통에 돋보기를 들이댄다. 즉, 환자의 행복과는 무관하게 과학적 호기심을 충족하기 위해 시행되는 '임상 과학'의 전통, 통계에 의한 궤변과 전문 위원회의 속임수를 조직적으로 결합하여 대중은 물론 의료인까지 잘못된 방향으로 이끈 '사회 이론', 질병의 원인을 찾기 위해 생물학적 수수께끼들을 모든 각도에서 탐구하지 않고 대부분의 생물학적 의문을 유전자라는 가장 기본적인 수준으로 환원시켜버린 '신유전학', 그리고 걷잡을 수 없이 비대해진 몸집을 유지하기 위해 정부와 의료인을 매수하고 끊임없이 대중을 속이는 '다국적 제약회사'의 실상에 낱낱이 날카로운 메스를 가한다. 그 관찰은 정교하고 사유는 심원하여 의학과 인간, 사회의 문제를 고민해본 사람이라면 반드시 배우고 생각해볼 거리들을 풍성하게 건져올릴 수 있을 것이다.

결국 의학의 영역에서도 중요한 것은 발전과 진보에 중독된 상태를 스스로 인지하고 다시 한 번 '인간'과 '행복'을 중심으로 돌려놓는 일이다. 그러기 위해 우리는 한번쯤 발길을 멈춰 지나온 길을 돌아보고, 어디를 걷고 있는지 둘러보고, 어디로 가야 할 것인지 내다보아야 한다. 현대의학에 대한 대중, 의사, 국가의 불만족과 함께 지구 전체에 만연한 의료혜택의 지역적 불균형과 소득 격차에 따른 사회적 불평등까지 고려한다면 더욱 그렇다. 한쪽에서는 영양과잉과 비만을 걱정하는데 다른 쪽에서는 못 먹어서 죽어간다면, 가진 자들은 사이보그가 되고 신이 되어 영생을 누리는데 못 가진 자들은 의사를 만나기조차 어렵다면, 아무리 의학이 발전한들 무슨 소용이 있는가? 현대의학의 빛과 그늘을 탁월하게 조망한 이 책을 읽으며 독자들이 이러한 점을 생각하는 기회를 갖는다면 역자로서 더없는 기쁨이겠다.

2016년 1월

강병철

참고문헌

약어

AJM	*American Journal of Medicine*
AJOG	*American Journal of Obstetrics and Gynaecology*
BJHH	*Bulletin of the Johns Hopkins Hospital*
BMJ	*British Medical Journal*
JAMA	*Journal of the American Medical Association*
JRSM	*Journal of the Royal Society of Medicine*
MRC	*Medical Research Council*
NEJM	*New England Journal of Medicine*
OUP	*Oxford University Press*
PSMMC	*Proceedings of the Staff Meetings of the Mayo Clinic*

프롤로그

1. Richard Horton, 'A Manifesto for Reading Medicine', *The Lancet*, 1997, Vol.349, pp.872~874.

2. Isobel Allen, *Doctors and Their Careers* (Policy Studies Institute, 1988); Isobel Allen, *Doctors and Their Careers: A New Generation* (Policy Studies Institute, 1994).
3. Anthony King, *Daily Telegraph*, 3 June 1996.
4. Nigel Hawkes, *The Times*, 4 February 1998.
5. Peter Skrabanek, *The Death of Humane Medicine and the Rise of Coercive Healthism* (Social Affairs Unit, 1994).
6. David Eisenberg, 'Unconventional Medicine in the United States: Prevalence Costs and Patterns of Use', *NEJM*, 1993, Vol.328, pp.246~252.
7. Office of Health Economics, *Compendium of Health Statistics*, 1998.

1부 열두 가지 결정적 순간

1. Lewis Thomas, 'Biomedical Science and Human Health', *Yale Journal of Biology and Medicine*, 1978, Vol.51, pp.133~142.
2. H. H. Dale, 'Advances in Medicinal Therapeutics', *BMJ*, 7 January 1950, pp.1~7.

chapter 01 1941년: 페니실린
참고 자료

R. Hare, *The Birth of Penicillin* (Allen & Unwin, 1970).
G. Macfarlane, *Howard Florey: The Making of a Great Scientist* (Oxford: OUP, 1979).
_____, *Alexander Fleming: The Man and the Myth* (Chatto & Windus, 1984).
John C. Sheehan, *The Enchanted Ring* (Cambridge, MA: MIT Press, 1982).
Wesley W. Spink, *Infectious Diseases: Prevention and Treatment in the Nineteenth and Twentieth Centuries* (Folkestone: Dawson, 1979).
Milton Wainwright, *Miracle Cure* (Oxford: Blackwell, 1990).

주석

1. Charles Fletcher, 'First Clinical Use of Penicillin', *BMJ*, 1984, Vol.289, pp.1721~1723.
2. E. P. Abraham, E. Chain, H. W Florey *et al.*, 'Further Observations on Penicillin', *The Lancet*, 16 August 1941, pp.177~188.
3. Ronald Hare, *The Birth of Penicillin*. See also John Henderson, 'The Yellow Brick Road to Penicillin: A Story of Serendipity', *PSMMC*, 1997, Vol.72, pp.683~687; Al-

exander Fleming, 'Discovery of Penicillin', *British Medical Bulletin*, 1944, Vol.2, pp.4~5.

4. Alexander Fleming, 'On the Antibacterial Action of Cultures of a Penicillium, With Special Reference to Their Use in the Isolation of B. Influenzae', *British Journal of Experimental Pathology*, 1929, Vol.10, pp.226~236.

5. E. Chain, 'Thirty Years of Penicillin Therapy', *Proceedings of the Royal Society of London: Series B*, 1971, Vol.179, pp.293~319.

6. E. Chain, H. W. Florey *et al*, '*Penicillin as a Chemotherapeutic Agent*', *The Lancet*, 24 August 1940, pp.226~228.

7. G. Macfarlane, *Alexander Fleming: The Man and the Myth*.

8. G. Macfarlane, *Howard Florey: The Making of a Great Scientist*.

9. H. W. Florey, 'Penicillin', *Nobel Lectures: Physiology or Medicine, 1940-62* (New York: Elsevier, 1964).

10. E. F. Gale *et al*, *The Molecular Basis of Antibiotic Action* (Chichester: John Wiley & Sons, 1981).

11. John C. Sheehan, *The Enchanted Ring*.

12. Lawrence Garrod and Francis O'Grady, *Antibiotics and Chemotherapy* (E & S Livingstone, 1971).

13. S. A. Waksman, 'The Soil as a Source of Micro-organisms Antagonistic to Disease-producing Bacteria', *Journal of Bacteriology*, 1940, Vol.40, pp.581~600.

14. S. A. Waksman, 'The Role of Antibiotics in Nature', *Perspectives in Biology and Medicine*, Spring 1961, pp.271~287.

15. L. C. Vining, 'Role of Secondary Metabolites from Microbes', *Secondary Metabolites: Their Function and Evolution*, ed. D. Chadwick and J. Whelan, Ciba Foundation Symposium 171 (Chichester: John Wiley & Sons, 1992).

chapter 02 1949년: 코르티손
참고 자료

E. G. L. Bywaters, 'The History of Paediatric Rheumatology', *Arthritis and Rheumatism*, 1977, Vol.20, pp.145~152.

David Canton, 'Cortisone and the Politics of Drama, 1949-55', *Medical Innovations in Historical Perspective*, ed. John V. Pickstone (Macmillan, 1992).

George D. Kersley and John Glyn, *A Concise International History of Rheumatology and Rehabilitation* (Royal Society of Medicine Press, 1992).

Albert Q. Maisel, *The Hormone Quest* (New York: Random House, 1965).

Harry M. Marks, 'Cortisone, 1949: A Year in the Political Life of a Drug', *Bulletin of the History of Medicine*, 1992, Vol.66, pp.41~39

주석

1. Philip S. Hench *et al.*, 'The Effect of a Hormone of the Adrenal Cortex on Rheumatoid Arthritis', *PSMMC*, 1949, Vol.24, pp.181~197.
2. Albert Maisel, *The Hormone Quest*.
3. Philip S. Hench, 'Analgesia Accompanying Hepatitis and Jaundice in Cases of Chronic Arthritis', *PSMMC*, 1933, Vol.8, pp.430~437.
4. Philip S. Hench, 'Effect of Spontaneous Jaundice on Rheumatoid Arthritis: Attempts to Reproduce the Phenomenon', *BMJ*, 1938, Vol.2, pp.394~398.
5. Philip S. Hench, 'The Reversibility of Certain Rheumatic and Non-rheumatic Conditions by the Use of Cortisone', *Nobel Lectures: Physiology or Medicine*, 1942-62 (New York: Elsevier, 1964).
6. F. A. Hartman *et al.*, 'The Hormone of the Adrenal Cortex', *Science*, 1930, Vol.72, p.76.
7. H. L. Mason *et al.*, 'The Chemistry of Crystalline Substances Isolated from the Suprarenal Gland', *Journal of Biological Chemistry*, 1936, Vol.114, pp.613~631.
8. H. Selye, 'Thymus and Adrenals in the Response of the Organism to Injuries and Intoxications', *British Journal of Experimental Pathology*, 1936, Vol.17, p.234.
9. See Note 2. See also Edward Kendall, 'The Development of Cortisone as a Therapeutic Agent', *Nobel Lectures: Physiology or Medicine*, 1942-62 (New York: Elsevier, 1964).
10. J. H. H. Glyn, *Cortisone Therapy* (Heinemann, 1957).
11. *The Times*, 5 July 1949.
12. Philip S. Hench, 'A Reminiscence of Certain Events Before, During and After the Discovery of Cortisone', *Minnesota Medicine*, July 1953, pp.705~710.
13. W. S. C. Copeman (ed.), *Cortisone and ACTH in Clinical Practice* (Butterworth, 1953).
14. The initial reaction to Hench s paper had been very enthusiastic. See 'A New Treatment for Rheumatoid Arthritis', *BMJ*, 7 May 1949, p. 812, and 'Cortisone in the Treatment of Rheumatism', *BMJ*, 2 July 1949, p. 24. Hench's results were replicated in Britain in a trial reported in the *BMJ* the following year: 'A Study of Cortisone and Other Steroids in Rheumatoid Arthritis', 14 October 1950, pp.847~855: 'the dramatic clinical effects of cortisone were immediately obvi-

ous'.

15. Harvey A. McGhee *et al.*, 'Introduction to a Series of Papers on Studies on ACTH and Cortisone', *BJHH*, 1950, Vol.87, pp.349~507.

16. The main papers describing the effect of cortisone in diseases other than rheumatoid arthritis include: Philip S. Hench *et al.*, *PSMMC*, 1949, Vol.24, pp.277~297 (rheumatic fever); L. A. Brunsting *et al.*, *PSMMC*, 1950, Vol.25, pp.479~482 (lupus erythematosis); R. A. Carey, *BJHH*, 1950, Vol.87, pp.425~460 (polyarteritis nodosa); T. W. Oppel, *Annals of Internal Medicine*, 1950, Vol.32, pp.318~324 (dermatomyositis); R. R. Kierland *et al*, *Archives of Dermatology and Syphilology*, 1951, Vol.64, pp.549~554 (scleroderma); R. A. Carey *et al*, *BJHH*, 1950, Vol.87, pp.354~414 (drug hypersensitivity and asthma); A. C. Woods, *American Journal of Ophthalmology*, 1950, Vol.33, pp.1325~1349 (ocular inflammatory disease); B. J. Kennedy *et al*, *AJM*, 1951, Vol.10, pp.134~155 (silicosis); M. Gladstone *et al.*, *AJM*, 1951, Vol.10, pp.166~181 (pulmonary fibrosis); L. E. Shulman, *BJHH*, 1952, Vol.91, pp.371~415 (sarcoidosis); W H. Deering *et al.*, *PSMMC*, 1950, Vol.25, pp.486~488 (ulcerative colitis); T. E. Machella *et al.*, *AJM*, 1951, Vol.221, pp.501~507 (Crohn's); E. R. Sulzberg *et al.*, *JAMA*, 1953, Vol.151, pp.468~472 (dermatological disease); E. P. Farnsworth, *Proceedings of the Society for Experimental Biology and Medicine*, 1950, Vol.74, pp.60~62 (nephrotic syndrome); M. M. Wintrobe *et al.*, *AMA Archives of Internal Medicine*, 1951, Vol.88, pp.310~336 (haematological disorders); H. Ducchi *et al.*, *Gastroenterology*, 1952, Vol.21, pp.357~374 (hepatitis).

chapter 03 1950년: 스트렙토마이신, 흡연 그리고 오스틴 브래드퍼드 힐
참고 자료

Sir Austin Bradford Hill, *Statistical Method in Clinical and Preventive Medicine* (E & S Livingstone, 1962) – a collection of his important papers.

Richard Doll, 'Sir Austin Bradford Hill and the Progress of Medical Science', *BMJ*, 1992, Vol.305, pp.1521~1526.

Edmund A. Gehan and Noreen Lemak, *Statistics in Medical Research: Developments in Clinical Trials* (New York: Plenum, 1994).

International Agency for Research on Cancer (IARC), *Statistical Methods in Cancer Research*, Vol.1: The Analysis of Case-Control Studies (IARC, 1987).

_____, *Statistical Methods in Cancer Research*, Vol.2: *The Design and Analysis of Cohort Studies* (IARC, 1987).

David E. Lillienfeld and Abraham M. Lillienfeld, 'Epidemiology: A Retrospective Study', *American Journal of Epidemiology*, 1977, Vol.106, PP.445~459.

J. Rosser Matthews, *Quantification and the Quest for Medical Certainty* (Princeton, NJ: Princeton University Press, 1995).

Theodore M. Porter, *The Rise of Statistical Thinking, 1820-1900* (Princeton, NJ: Princeton University Press, 1986).

_____, *Trust in Numbers: The Pursuit of Objectivity in Science and Public Life* (Princeton, NJ: Princeton University Press, 1995).

Statistics in Medicine, 1982, Vol.1, pp.1~375 — a series of essays exploring different aspects of Bradford Hills life.

Mervyn Susser, 'Epidemiology in the United States After World War II: The Evolution of Technique', *Epidemiologic Reviews*, 1985, Vol.7, pp.147~177.

Peter Taylor, *Smoke Ring: The Politics of Tobacco* (Bodley Head, 1986).

Lisa Wilkinson, 'Sir Austin Bradford Hill: Medical Statistics and the Quantitative Approach to Prevention of Disease', *Addiction*, 1997, Vol.92, pp.657~666.

주석

1. Sir Henry Dale, 'Advances in Medicinal Therapeutics', *BMJ*, 7 January 1950, pp.1~7.

2. A. Bradford Hill, 'The Life of Sir Leonard Erskine-Hill FRS, 1866-1952', *Proceedings of the Royal Society of Medicine*, 1968, Vol.61, pp.307~316. See also I. D. Hill, 'Austin Bradford Hill: Ancestry and Early Life', *Statistics in Medicine*, 1982, Vol.1, pp.297~300.

3. A. Bradford Hill, 'A Pilot in the First World War', *BMJ*, 1983, Vol.287, pp.1947~1948.

4. Major Greenwood, 'Medical Statistics', *The Lancet*, 1921, Vol.1, pp.985~988. See also Major Greenwood, *Some British Pioneers of Social Medicine* (Oxford: OUP, 1948).

5. Edmund A. Gehan and Noreen Lemak, *Statistics in Medical Research: Developments in Clinical Trials.*

6. A. Bradford Hill, 'Memories of the British Streptomycin Trial', *Controlled Clinical Trials*, 1990, Vol.11, pp.77~79.

7. Linda Bryder, *Below the Magic Mountain* (Oxford: Clarendon Press, 1988). See also John R. Bumgarner, 'Phthisis: My Case History', *North Carolina Medical Journal*, 1993, Vol.54, pp.288~290.

8. P. d'Arcy Hart, 'Chemotherapy of Tuberculosis Research During the Past 100 Years', *BMJ*, 1946, Vol.30, pp.805~811; Part 2, 7 December 1946, pp.849~855.

9. S. A. Waksman, *My Life With the Microbes* (Robert Hale, 1958).

10. Frank Ryan, *Tuberculosis: The Greatest Story Never Told* (Bath: Swift Books, 1992).

11. Julius Comroe, 'Pay Dirt: The Story of Streptomycin', *American Review of Respiratory Disease*, 1978, Vol.117, pp.773~781; Part 2, pp.957~968.

12. Albert Schatz and Selman Waksman, 'Effect of Streptomycin upon Mycobacterium Tuberculosis and Related Organisms', *Proceedings of the Society for Experimental Biology and Medicine*, 1944, Vol.57, pp.244~248.

13. H. C. Hinshaw and W. H. Feldman, 'Streptomycin and the Treatment of Clinical Tuberculosis: A Preliminary Report', *PSMMC*, 1945, Vol.18, pp.313~318.

14. Frederick Bernheim, 'The Effect of Salicylate on the Oxygen Uptake of the Tubercle Bacillus', *Science*, 1940, Vol.92, p.204.

15. See Note 10.

16. Jorgen Lehmann, Tara-amino Salicylic Acid in the Treatment of Tuberculosis', *The Lancet*, 1946, Vol.1, pp.15~16.

17. F. H. K. Green, 'The Clinical Evaluation of Remedies', *The Lancet*, 1954, Vol.2, pp.1085~1091. See also J. P. Bull, 'The Historical Development of Clinical Therapeutic Trials', *Journal of Chronic Diseases*, 1959, Vol.10, pp.218~248.

18. Peter M. Dunn, 'James Lind of Edinburgh and the Treatment of Scurvy', *Archives of Disease in Childhood*, 1997, Vol.76, pp.64~65. See also Duncan P. Thomas, 'Sailors, Scurvy and Science', *JRSM*, 1997, Vol.90, pp.50~54.

19. A. Bradford Hill, 'The Clinical Trial', *NEJM*, 1952, Vol.247, pp.113~119.

20. John Crofton and D. A. Mitchison, 'Streptomycin Resistance in Pulmonary Tuberculosis', *BMJ*, 11 December 1948, pp.1009~1015.

21. M. E. Florey, *The Clinical Application of Antibiotics*, Vol.2: Streptomycin (Oxford: OUP, 1961), p.133.

22. MRC, 'Treatment of Pulmonary Tuberculosis With PAS and Streptomycin: Preliminary Report', *BMJ*, 31 December 1949, p.1521.

23. MRC, 'Treatment of Pulmonary Tuberculosis With Streptomycin and Para-amino-salycylic Acid', *BMJ*, 11 November 1950, pp.1074~1085.

24. MRC, 'The Prevention of Streptomycin Resistance by Combined Chemotherapy', *BMJ*, 31 May 1952, pp.1157~1164.

25. MRC, 'Isoniazid in the Treatment of Pulmonary Tuberculosis', *BMJ*, 7 March 1953, pp.551~563.

26. Bernard Crick, *George Orwell: A Life* (Seeker & Warburg, 1980).

27. Richard Doll, 'Clinical Trials Retrospect and Prospect', *Statistics in Medicine*, 1982, Vol.1, pp.337~344.

28. W. Grant Waugh, 'A Blast of the Trumpet Against the Monstrous Regiment of Mathematics', *BMJ*, 3 November 1951, p.1088.

29. Andrew Wilson *et al.*, Clinical Trials: Symposium, 5 April 1962 (Pharmaceutical Press, 1962).

30. Joan Austoker, *History of the Imperial Cancer Research Fund*, 1902~86 (Oxford: OUP, 1988).

31. J. R. Bignell, 'Bronchial Carcinoma: Survey of 317 Patients', *The Lancet*, 1955, Vol.1, pp.786~788.

32. Conversation with Sir Richard Doll, *British Journal of Addiction*, 1991, Vol.86, pp.365~377. See also A. Bradford Hill, 'Mortality from a Malignant Disease', *The Practitioner*, 1945, Vol.155, pp.27~34.

33. Richard Doll and A. Bradford Hill, 'Smoking and Carcinoma of the Lung', *BMJ*, 30 September 1950, pp.740~749.

34. Ernest L. Wynder and E. A. Graham, 'Tobacco Smoking as a Possible Aetiologic Factor in Bronchiogenic Carcinoma', *JAMA*, 1950, Vol.143, pp.329~337.

35. A. Bradford Hill, 'Do You Smoke?', *BMJ*, 10 November 1951, p.1157.

36. Richard Doll and A. Bradford Hill, 'Mortality of Doctors in Relation to Their Smoking Habits', *BMJ*, 26 June 1954, pp.1451~1455.

37. A. Bradford Hill, 'Smoking and Cancer of the Lung', *The Lancet*, 1957, Vol.2, p.1289, in response to peripatetic correspondence: 'In England Now', *The Lancet*, 1957, Vol.2, p.1226.

38. Richard Doll *et al.*, 'Mortality in Relation to Smoking: Forty Years'Observation on Male British Doctors', *BMJ*, 1994, Vol.309, pp.901~909. See also David Sharp, 'Cancer Prevention Tomorrow', *The Lancet*, 1993, Vol.341, p.486.

39. A. Bradford Hill, 'Heberden Oration, 1965 : Reflections on the Controlled Trial', *Annals of the Rheumatic Diseases*, 1966, Vol.25, pp.107~113.

40. A. Bradford Hill, 'The Environment and Disease: Association or Causation?', *Proceedings of the Royal Society of Medicine*, 1965, Vol.58, pp.295~300.

41. Alvin R. Feinstein, 'Limitations of Randomised Trials', *Annals of Internal Medicine*, 1983, Vol.99, pp.544~550. See also Brian Cromie, 'The Feet of Clay of the Double-blind Trial', *The Lancet*, 1963, Vol.2, pp.994~997; H. A. F. Dudley, 'The Controlled Clinical Trial and the Advance of Reliable Knowledge: An

Outsider Looks In', *BMJ*, 1983, Vol.287, pp.957~960; correspondence, M. Baum *et al.*, *BMJ*, 1983, Vol.287, pp.1216~1218; Bruce G. Charlton, 'The Future of Clinical Research: From Mega-trials Towards Methodological Rigour and Representative Sampling', *Journal of Evaluation in Clinical Practice*, 1996, Vol.2, pp.159~169; John C. Bailar, 'The Promise and Problems of Meta-analysis', *NEJM*, 1997, Vol.337, pp.559~561; S. Blinkhorn, 'Meta Better', *Nature*, 1998, Vol.392, pp.671~672.

chapter 04 1952년: 클로르프로마진과 정신과 영역의 혁명
참고 자료

Arvid Carlsson, *Annual Review of Neuroscience*, 1978, Vol.10, pp.19~40.

David Healy, 'The History of British Psychopharmacology', *150 Years of British Psychiatry, Vol.2: The Aftermath*, ed. Hugh Freeman and German E. Berrios (Athlone Press, 1996).

'History of Psychopharmacology', *Journal of Psychopharmacology*, 1990, Vol.4 (Special Issue).

Edward Shorter, *A History of Psychiatry* (Chichester: John Wiley & Sons, 1997).

주석

1. Brian Barraclough in conversation with David Clark, *Bulletin of the Royal College of Psychiatrists*, 1986, Vol.10, pp.42~49.
2. J. Elkes and C. Elkes, 'Effect of Chlorpromazine on the Behaviour of Chronically Overactive Psychotic Patients', *BMJ*, 4 September 1954, pp.560~565.
3. H. Rolin, 'Festina Lente: A Psychiatric Odyssey', The Memoire Club, *BMJ*, 1990.
4. F. Peters, *The World Next Door* (New York: Farrar, Straus & Giroux, 1949).
5. Giuseppe Epifanio in *Rivista di Patologia Nervosa e Mentale*, 1915, Vol.20, pp.273~308.
6. M. Sakel in *Wiener Medizinische Wochenschrift*, 1934, Vol.84, pp.112~113.
7. L. von Meduna in *Zeitschrift für die Gesante Neurologic*, 1935, p.237.
8. Ugo Cerletti in *Archivio Generale di Neurologia*, 1938, Vol.19, pp.266~268.
9. E Moniz, 'Prefrontal Leucotomy and the Treatment of Mental Disorders', *American Journal of Psychiatry*, 1937, Vol.93, pp.1379~1385.
10. Aubrey Lewis, 'On the Place of Physical Treatment in Psychiatry', *British Medical Bulletin*, 1945, Vol.3, p.614.
11. H. Laborit in *Acta Chirurgica Belgica*, 1949, Vol.48, pp.485~492.

12. A comprehensive account of Laborits discovery of chlorpromazine is to be found in Judith P. Swazey, *Chlorpromazine in Psychiatry: A Study of Therapeutic Innovation* (Cambridge, MA: MIT Press, 1974). See also Anne E. Caldwell, *Origins of Psychopharmacology from CPZ to LSD* (Charles C. Thomas, 1970).

13. Paul Charpentier and Simone Courvoisier in the *Journal of Clinical Experimental Psychopharmacology*, 1956, Vol.17, p.25.

14. Jean Delay, Pierre Deniker and J.-M. Harl, 'Utilisation en Thérapeutique psychiatrique d'une phenothiazine d'action centrale élective', *Annales Medico-Psychologiques*, 1952, Vol.110, pp.112~120. See also E. Shorter, *A History of Psychiatry*.

15. Roland Kuhn in *Schweizerich Medizinisch Wochenschrift*, 1957, Vol.87, pp.1135~1140. See also G. E. Crane, 'Psychiatric Side-effects of Iproniazid', *American Journal of Psychiatry*, 1956, Vol.112, pp.494~501; John Cade, 'Lithium Salt in the Treatment of Psychotic Excitement', *Medical Journal of Australia*, 3 September 1949, pp.349~351; L. H. Steinbach, 'The Benzodiazipene Story', *Progress in Drug Research*, 1978, Vol.22, pp.229~266.

16. J. Delay and P. Deniker, 'Neuroleptic Effects of Chlorpromazine in Therapeutics of Neuropsychiatry', *International Record of Medicine and GP Clinics*, May 1955, pp.318~326.

chapter 05 1952년 : 코펜하겐의 소아마비 유행과 집중 치료의 탄생
참고 자료

Richard Atkinson and Thomas Boulton, *The History of Anaesthesia* (Carnforth: Parthenon, 1987).

Jennifer Beinart, *A History of the Nuffield Department of Anaesthetics*, Oxford 1937-87 (Oxford: OUP, 1987).

David A. Davies, *Historical Vignettes of Modern Anaesthesia* (Oxford: Blackwell, 1968).

Tony Gould, *A Summer Plague: Polio and Its Survivors* (New Haven, CT: Yale University Press, 1995).

Bjorn Ibsen, 'From Anaesthesia to Anaesthesiology: Personal Experiences in Copenhagen During the Past 25 Years', *Acta Anaesthesiologica Scandinavica*, 1975, Supplement 61.

H. C. A. Lassen, *Management of Life-Threatening Poliomyelitis, Copenhagen 1952-56* (E & S Livingstone, 1956).

G. L. Wackers, 'Modern Anaesthesiological Principles for Bulbar Polio: Manual IPPR in the 1952 Polio Epidemic in Copenhagen', *Acta Anaesthesiologica Scandinavica*, 1994, Vol.38, pp.420~431.

주석

1. H. C. A. Lassen, 'A Preliminary Report on the 1952 Epidemic of Poliomyelitis in Copenhagen', *The Lancet*, 1953, Vol.1, pp.37~41.
2. F. W. Peabody, 'A Clinical Study of Acute Poliomyelitis', quoted in Tony Gould, *A Summer Plague*.
3. Philip Drinker, 'Prolonged Administration of Artificial Respiration', *The Lancet*, 1931, Vol.1, pp.1186~1188.
4. H. C. A. Lassen, *Management of Life-Threatening Poliomyelitis*.
5. G. L. Wackers, 'Modern Anaesthesiological Principles for Bulbar Polio'.
6. A full account of the events leading up to Dr Ibsen's proposal of mechanical ventilation of polio victims can be found in G. L. Wackers, 'Innovation in Artificial Respiration: How the "Iron Lung"Became a Museum Piece', *Technologies of Modern Medicine*, ed. Ghislaine Lawrence (Science Museum, 1994).
7. W. Ritchie Russell, *Poliomyelitis* (Edward Arnold, 1952).
8. A. Crampton-Smith *et al*, 'Artifical Respiration by Intermittent Positive Pressure in Poliomyelitis and Other Diseases', *The Lancet*, 1954, Vol.1, p. 939. See also interview with A. Crampton-Smith in Jennifer Beinart, *A History of the Nuffield Department of Anaesthetics*, Oxford 1937-87.
9. H. R. Griffith and J. E. Johnson, 'The Use of Curare in General Anaesthesia', *Anaesthesiology*, 1942, Vol.3, pp.418~420.
10. T. C. Gray and J. Halton, 'A Milestone in Anaesthesia?', *Proceedings of the Royal Society of Medicine*, 1946, Vol.39, pp.400~410. See also Thomas Boulton, 'T. Cecil Gray and the "Disintegration of the Nervous System"', *Survey of Anaesthesiology*, 1994, Vol.38, pp.239~252.
11. Thomas Boulton, personal communication, 1997.
12. H. Pontoppidan, 'Respiratory Failure: Management and Outcome', *Major Issues in Critical Care Medicine*, ed. J. E. Parrillo (Philadelphia, PA: Williams & Wilkins, 1984), pp.169~176.

chapter 06 1955년 : 개심술, 마지막 고지

참고 자료

Louis J. Acierno, *The History of Cardiology* (Carnforth: Parthenon, 1994).

Richard J. Bing (ed.), *Cardiology: The Evolution of the Science and the Art* (Reading: Harwood Academic, 1992).

Raymond Hurt, *The History of Cardiothoracic Surgery from Early Times* (Carnforth: Parthenon, 1996).

Stephen L. Johnson, *The History of Cardiac Surgery, 1896-1955* (Baltimore, MD: Johns Hopkins University Press, 1970).

Harris B. Shumacker, *The Evolution of Cardiac Surgery* (Bloomington, IN: Indiana University Press, 1992).

H. A. Snellen, *History and Perspectives of Cardiology* (Leiden: Leiden University Press, 1981).

주석

1. L. Eloesser, 'Milestones in Chest Surgery', *Journal of Thoracic and Cardiovascular Surgery*, 1970, Vol.60, pp.157~165.

2. Christian Barnard, *One Life* (Harrap, 1970).

3. H. B. Taussig and Alfred Blalock, 'Surgical Treatment of Malformation of the Heart', *JAMA*, 1945, Vol.128, p.189.

4. Letters from Lord Brock to Mark Ravitch (September 1965), in Raymond Hurt, *The History of Cardiothoracic Surgery*.

5. R. C. Brock, 'Pulmonary Valvulotomy for the Relief of Congenital Pulmonary Stenosis', *BMJ*, 12 June 1948, p.1121.

6. T. H. Sellors, 'Surgery of Pulmonary Stenosis', *The Lancet*, 1948, p.998.

7. E. C. Cutler, 'Cardiotomy and Valvulotomy for Mitral Stenosis', *Boston Medical and Surgical Journal*, 1923, Vol.188, pp.1023~1027.

8. H. S. Souttar, 'The Surgical Treatment of Mitral Stenosis', *BMJ*, 1925, Vol.2, pp.603~607.

9. W. P. Cleland, 'The Evolution of Cardiac Surgery in the United Kingdom', *Thorax*, 1983, Vol.38, pp.887~896.

10. D. E. Harken, 'Techniques for Approaching and Removing Foreign Bodies from Chambers of the Heart', *Surgery, Gynaecology and Obstetrics*, 1946, Vol.83, pp.117~125.

11. D. E. Harken *et al.*, 'The Surgical Treatment of Mitral Stenosis', *NEJM*, 1948,

Vol.239, pp.891~909.

12. D. E. Harken, 'The Emergence of Cardiac Surgery', *Journal of Thoracic and Cardiovascular Surgery*, 1989, Vol.98, pp.805~813.

13. J. H. Gibbon, 'The Development of the Heart/Lung Apparatus', *American Journal of Surgery*, 1978, Vol.135, pp.608~619.

14. J. H. Gibbon, 'Medicines Living History', *Medical World News*, 1972, Vol.13, p.47.

15. Quoted in Stephen L. Johnson, *The History of Cardiac Surgery*, 1896-1955.

16. J. H. Gibbon, 'Artificial Maintenance of the Circulation During Experimental Occlusion of the Pulmonary Artery', *Archives of Surgery*, 1937, Vol.34, p.1105. See also J. H. Gibbon, 'The Maintenance of Life During Experimental Occlusion of the Pulmonary Artery Followed by Survival', *Surgery, Gynaecology and Obstetrics*, 1939, Vol.69, p.602.

17. John W. Kirklin, The Middle 1950s and C. Walton Lillehei', *Journal of Thoracic and Cardiovascular Surgery*, 1989, Vol.98, pp.822~824.

18. J. H. Gibbon, 'Application of a Mechanical Heart and Lung Apparatus to Cardiac Surgery', *Minnesota Medicine*, 1954, Vol.37, p.171.

19. C. Walton Lillehei, 'A Personalised History of Extra Corporeal Circulation', *Transactions of the American Society for Artificial Organs*, 1982, Vol.28, pp.5~16.

20. H. E. Warden, 'C. Walton Lillehei: Pioneer Cardiac Surgeon', *Journal of Thoracic and Cardiovascular Surgery*, 1989, Vol.98, pp.823~845.

21. Hugh McLeave, *The Risk Takers* (Frederick Miller, 1962).

22. C. Walter Lillehai, 'The Results of Direct Vision Closure of Ventricular Septal Defects in Eight Patients by Means of Controlled Cross-circulation', *Surgery, Gynaecology and Obstetrics*, 1955, pp.147~465. See also C. Walton Lillehei, 'Direct Vision Intracardiac Surgical Correction of the Tetralogy of Fallot', *Annals of Surgery*, 1955, Vol.142, pp.418~445. (Lillehei subsequently reviewed the long-term results in 'The First Open-heart Repairs: A Thirty-year Follow-up', *Annals of Thoracic Surgery*, 1986, Vol.41, pp.4~21.)

23. Richard A. DeWall *et al.*, 'Simple Expendable Artificial Oxygenator for Open-heart Surgery', *Surgical Clinics of North America*, 1956, Vol.36, pp.1025~1034.

24. C. Walton Lillehei, 'Cardio-pulmonary Bypass in Surgical Treatment of Congenital Acquired Cardiac Disease: Use in 305 Patients', *AMA Archives of Surgery*, 1957, Vol.75, pp.928~945. See also C. Walton Lillehei, 'Direct Vision Intracardiac Surgery in Man Using a Simple Disposal Artificial Oxygenator', *Diseases of the Chest*, 1956, Vol.29, p.128; John W. Kirklin *et al*, 'Intracardiac Surgery With the

Aid of a Mechanical Pump/Oxygenator System (Gibbon Type), Report of 8 Cases', *PSMMC*, 1955, Vol.30, pp.201~206; John W. Kirklin *et al.*, 'Surgical Treatment for the Tetralogy of Fallot', *Journal of Thoracic and Cardiovascular Surgery*, 1959, Vol.37, pp.22~51.

25. John W Kirklin, 'The Middle 1950s and C. Walton Lillehei', *Journal of Thoracic and Cardiovascular Surgery*, 1989, Vol.98, pp.822~824.

26. Harris B. Shumacker, *The Evolution of Cardiac Surgery*.

27. Donald Longmore, T*owards Safer Cardiac Surgery* (Lancaster: MTP Press, 1981).

28. Christiaan Barnard, 'The Operation', *South African Medical Journal*, 1967, Vol.41, pp.1271~1274.

chapter 07 1961년: 노인들에게 새로운 관절을!
참고 자료

John Charnley, *Low-Friction Arthroplasty of the Hip: Theory and Practice* (Berlin: Springer-Verlag, 1979).

_____, 'The Development of the Centre for Hip Surgery at Wrightington Hospital'in W. R. Swinburne (ed.), *Wrightington Hospital 1933-83: The Story of the First Fifty Years* (Wrightington Hospital, 1983).

David Le Vay, *The History of Orthopaedics* (Carnforth: Parthenon, 1990).

William Waugh, *John Charnley: The Man and the Hip* (Berlin: Springer-Verlag, 1990).

주석

1. M. H. Williams *et al.*, 'Prevalence of Total Hip Replacement: How Demand Has Been Met', J*ournal of Epidemiology and Community Health*, 1994, Vol.48, pp.188~191. See also K. J. H. Newman, 'Total Hip and Knee Replacements: A Survey of 261 Hospitals in England', *JRSM*, 1993, Vol.86, pp.527~529.

2. EG. Strange, *The Hip* (Heinemann, 1965).

3. W. Alexander Law, *Osteoarthritis of the Hip* (Butterworth, 1952).

4. M. N. Smith-Petersen, 'Evolution of the Mould Arthroplasty of the Hip Joint', *Journal of Bone and Joint Surgery*, 1948, 30-B, p.59. See also P. Wiles, 'The Surgery of the Osteoarthritic Hip', *British Journal of Surgery*, 1958, Vol.45, pp.488~489; J. Judet and R. Judet, Resection: *Reconstruction of the Hip* (E & S Livingstone, 1954); J. T. Scales and J. M. Zarek, 'Biomechanical Problems of the Original Judet Prosthesis', *BMJ*, 1954, Vol.1, p.1007; K. McKee, 'Artificial Hip Joint', *Journal of Bone and Joint Surgery*, 1951, 33-B, p.465.

5. 'British Orthopaedic Association Annual Meeting Report', *Journal of Bone and*

Joint Surgery, 1954, 36-B, pp.508~509.

6. William Waugh, *John Charnley*, p.122.

7. John Charnley, 'Arthroplasty of the Hip: A New Operation', *The Lancet*, 1961, Vol.1, pp.1129~1132. See also K. Hardinge, 'The Development of the Charnley Low-Friction Arthroplasty', *Current Trends in Orthopaedic Surgery* (Manchester: Manchester University Press, 1988), pp.242~245.

8. Ibid.

9. John Charnley, 'The Lubrication of Animal Joints in Relation to Surgical Reconstruction by Arthroplasty', *Annals of the Rheumatic Diseases*, 1960, Vol.19, pp.10~19.

10. Nas S. Eftekhar, 'The Life and Work of John Charnley', *Clinical Orthopaedics and Related Research*, 1986, Vol.211, pp.10~21.

11. John Charnley, *Acrylic Cement in Orthopaedic Surgery* (E & S Livingstone, 1970).

12. John Charnley, *Low-Friction Arthroplasty of the Hip*.

13. William Waugh, *John Charnley*, p.122.

14. Ibid.

15. John Charnley, 'Tissue Reaction to Polytetrafluorethylene', *The Lancet*, 1963, Vol.2, p.1379.

16. John Charnley, 'The Long-term Results of Low-friction Arthroplasty of the Hip Performed as a Primary Intervention', *Journal of Bone and Joint Surgery*, 1972, Vol.54, pp.61~76.

17. M. Wroblewski, '?-21-year Results of the Charnley Low-friction Arthroplasty', *Clinical Orthopaedics and Related Research*, 1986, Vol.211, pp.30~35.

18. Christopher Bulstrode, 'Keeping Up With Orthopaedic Epidemics', *BMJ*, 1987, Vol.295, p.514.

chapter 08   1963년: 신장이식
참고 자료

Leslie Brent, 'Transplantation: Some British Pioneers', *Journal of the Royal College of Physicians*, 1997, Vol.31, pp.434~441.

Sir Roy Caine, *The Ultimate Gift* (Headline, 1998).

Francis D. Moore, A Miracle and a Privilege: Recounting a Half-Century of Surgical Advance (Washington, D.C.: Joseph Henry, 1995).

Joseph E. Murray, 'Human Organ Transplantation: Background and Consequences', *Science*, 1992, Vol.256, pp.1411~1416.

Tony Stark, *Knife to the Heart: The Story of Transplant Surgery* (Macmillan, 1996).

Thomas Starzl, 'Personal Reflections in Transplantation', *Surgical Clinics of North America*, 1978, Vol.58, pp.879~893.

_____, *The Puzzle People: Memoirs of a Transplant Surgeon* (Pittsburgh, PA: University of Pittsburgh Press, 1992).

주석

1. Peter Medawar, *Memoir of a Thinking Radish* (Oxford: OUP, 1986).

2. T. Gibson and P. Medawar, 'The Fate of Skin Homografts in Man', *Journal of Anatomy*, 1942/3, Vol.77, p.299.

3. R. E. Billingham, L. Brent and P. Medawar, '"Actively Acquired Tolerance"of Foreign Cells', *Nature*, 1953, Vol.172, p.603. See also P. Medawar, 'A Biological Analysis of Individuality'(reprinted from the *Times Science Review*), *Clinical Orthopaedics and Related Research*, 1996, No. 326, pp.5~10; P. Medawar, 'Immunological Tolerance', *Nobel Lectures: Physiology or Medicine*, 1942–62 (New York: Elsevier, 1964).

4. R. Y. Caine, 'Organ Transplantation: From Laboratory to Clinic', *BMJ*, 1985, Vol.291, pp.1751~1754.

5. W. J. Kolff and H. J. Berk, 'The Artificial Kidney: Dialysis with a Great Area', *Acta Medica Scandanavica*, 1944, Vol.CXVII, pp.121~134. See also W. J. Kolff, 'First Clinical Experience With the Artificial Kidney', *Annals of Internal Medicine*, 1965, Vol.62, pp.608~619; Patrick McBride, 'The Development of Haemodialysis and Peritoneal Dialysis', in *Clinical Dialysis*, ed. Allen R. Nissenson (New York: Prentice Hall, 1990).

6. Tony Stark, *Knife to the Heart*.

7. Alexis Carrel, letter to Theodore Cocher, 9 May 1914, quoted in Theodore Malinin, *Surgery and Life: The Extraordinary Career of Alexis Carrel* (New York: Harcourt, 1979). See also Note 6.

8. Joseph E. Murray, 'Reflections on the First Successful Kidney Transplantation', *World Journal of Surgery*, 1982, Vol.6, pp.372~376.

9. Frank Parsons, 'Origins of Haemodialysis in Great Britain', *BMJ*, 1989, Vol.299, pp.1557~1560.

10. J. P. Merrill, J. E. Murray *et al*, 'Successful Homotransplantation of the Human Kidney Between Identical Twins', *JAMA*, 1956, Vol.160, p.277.

11. See Note 8.

12. Human Kidney Transplant Conference, *Transplantation Proceedings*, 1964, Vol.2, pp.147~165, 581~600.
13. Willard E. Goodwin *et al*, 'Human Renal Transplantation', *Journal of Urology*, 1963, Vol.68, pp.13~24.
14. J. H. Burchenal *et al*, 'Clinical Evaluation of 6 mercaptopurine in the Treatment of Leukaemia and Other Diseases', *Blood*, 1953, Vol.8, pp.966~999. See also Gertrude B. Elion, 'The Purine Path of Chemotherapy', *Science*, 7 April 1989, pp.41~47; George Hitchings, 'Chemotherapy and Comparative Biochemistry', *Cancer Research*, 1969, Vol.29, pp.1895~1903.
15. Robert Schwartz and William Dameshek, 'Drug-induced Immunological Tolerance', *Nature*, 1959, Vol.183, pp.1682~1683. See also Robert Schwartz, 'Design and Achievement in Chemotherapy', *A Symposium in Honour of George Hitchings* (Burroughs-Wellcome, 1976).
16. See Note 6.
17. John Hopewell, 'Witness Seminar on the History of Early Renal Transplantation', *Wellcome Institute for the History of Medicine*, 13 September 1994.
18. R. Caine, 'The Rejection of Renal Homografts Inhibition in Dogs by 6 mercaptopurine', *The Lancet*, 1960, pp.417~418.
19. John Hopewell *et al*, 'Three Clinical Cases of Renal Transplantation', *BMJ*, 5 November 1964, pp.411~413.
20. See Note 12.
21. Joseph E. Murray *et al*, 'The Long Survival of Human/Kidney Homografts by Immunosuppressive Drug Therapy', *NEJM*, 1963, Vol.268, pp.1315~1323.
22. Thomas E. Starzl, *The Puzzle People*.
23. See Note 6.
24. Thomas E. Starzl, 'Reversal of Rejection in Human Renal Homografts with Subsequent Development of Homograft Tolerance', *Surgery, Gynaecology and Obstetrics*, 1963, Vol.117, pp.385~395. (The theoretical potential of steroids as immunosuppressant drugs was first identified by Medawar in 1951. See R. E. Billingham *et al*, 'Effect of Locally Applied Cortisone Acetate on Survival of Skin Homografts in Rabbits', *BMJ*, 3 November 1951, pp.1049~1153.)
25. Thomas E. Starzl *et al*, 'Long-term (25-year) Survival After Renal Homo-transplantation: The World Experience', *Transplantation Proceedings*, 1990, Vol.22, pp.2361~2365.
26. J. F. Borel, 'Effect of the New Anti-lymphocytic Peptide Cyclosporine A in Ani-

mals', *Immunology*, 1977, Vol.32, pp.1017~1025.

chapter 09 1964년: 예방 의학의 승리, 뇌졸중
참고 자료

William S. Fields and Noreen Lemak, *A History of Stroke: Its Recognition and Treat-ment* (Oxford: OUP, 1989).

Nicholas Postel-Vinay (ed.), *A Century of Arterial Hypertension, 1896-1996* (Chichester: John Wiley & Sons, 1996).

주석

1. VA Co-operative Study Group, 'Effects of Treatment on Morbidity in Hypertension', *JAMA*, 1967, Vol.202, pp.1028~1033.
2. Franz Messerli, 'This Day Fifty Years Ago', *NEJM*, 1995, Vol.332, pp.1038~1039.
3. J. Hart, 'While America Slept', *National Review*, 15 September 1989, p.32.
4. W. Kempner, 'Treatment of Hypertensive Vascular Disease with Rice Diet', *AJM*, 1948, Vol.4, pp.545~577.
5. G. W. Pickering, *High Blood Pressure* (Churchill-Livingstone, 1968).
6. Herbert Chasis, 'Salt and Protein Restriction: Effects on Blood Pressure', *JAMA*, 1950, Vol.142, p.711.
7. R. H. Smithwick, 'Splanchnicectomy for Essential Hypertension: Results in 1,266 cases', *JAMA*, 1953, Vol.152, pp.1501~1504.
8. William B. Schwartz, 'The Effect of Sulfanilamide on Salt and Water Excretion in Congestive Heart Failure', *NEJM*, 1949, Vol.240, p.173.
9. Karl H. Beyer, 'Discovery of the Thiazides: Where Biology and Chemistry Meet', *Perspectives in Biology and Medicine*, Spring 1977, pp.410~420.
10. Edward D. Freis *et al.*, 'Treatment of Essential Hypertension with Chlorothiazide', *JAMA*, 1958, Vol.166, pp.137~141.
11. Raymond P. Ahlquist, 'A Study of the Adrenotropic Receptors', *American Journal of Physiology*, 1948, Vol.153, pp.586~598.
12. J. W. Black and J. S. Stephenson, 'Pharmacology of a New Adrenergic Beta-receptor Blocking Compound', *The Lancet*, 1962, Vol.2, pp.311~315.
13. B. N. C. Pritchard and P. M. S. Gillam, 'Treatment of Hypertension with Propranolol', *BMJ*, 4 January 1969, pp.7~15. See also B. N. C. Pritchard, 'Beta Adrenergic Receptor Blockage in Hypertension: Past, Present and Future', *British Journal of Clinical Pharmacology*, 1978, Vol.5, pp.379~399.

14. Nicholas Postel-Vinay (ed.), *A Century of Arterial Hypertension*.

15. J. D. Swales, *Platt Versus Pickering: An Episode of Recent Medical History* (Keynes Press, 1985).

16. Jeremiah Staniler *et al.*, 'Hypertension Screening of One Million Americans', *JAMA*, 1976, Vol.235, p.229.

17. R. Brian Haynes *et al.*, 'Increased Absenteeism from Work after Detection and Labelling of Hypertensive Patients', *NEJM*, 1978, Vol.229, pp.741~745.

18. MRC, 'Adverse Reactions to Bendrofluazide and Propranolol for the Treatment of Mild Hypertension', *The Lancet*, 1981, Vol.2, pp.539~543.

19. MRC, 'MRC Trial of Mild Hypertension: Principal Results', *BMJ*, 1985, Vol.291, pp.97~103.

20. N. M. Kaplan, *Clinical Hypertension* (Philadelphia, PA: Williams & Wilkins, 1994).

chapter 10 1971년: 소아암의 완치
참고 자료

J. H. Burchenal, 'Historic Development of Cancer Chemotherapy', *Seminars in Oncology*, 1977, Vol.4, pp.135~147.

A. H. Calvert (ed.), 'A Critical Assessment of Chemotherapy', *Cancer Surveys*, 1989, Vol.3.

George J. Hill, 'Historic Milestones in Cancer Surgery', *Seminars in Oncology*, 1979, Vol.6.

Henry S. Kaplan, 'Historic Milestones in Radiobiology', *Seminars in Oncology*, 1979, Vol.6.

Irwin Krakoff, 'Progress and Prospects in Cancer Treatment', *Journal of Clinical Oncology*, 1994, Vol.12, pp.432~438.

James S. Olson, *The History of Cancer: An Annotated Bibliography* (Westport, CT: Greenwood Press, 1989).

Grant Taylor (ed.), *Pioneers of Pediatric Oncology* (Austin, TX: University of Texas Press, 1990).

Maxwell M. Wintrobe, *Haematology: The Blossoming of a Science* (Lea & Febiger, 1985).

C. Gordon Zubrod, 'Historic Milestones in Curative Chemotherapy', *Seminars in Oncology*, 1979, Vol.6.

주석

1. David Galton, Sir Eric Sharp lecture (unpublished).

2. R. J. Araur *et al.*, 'Central Nervous System Therapy and Combination Chemotherapy of Childhood Lymphocytic Leukaemia', *Blood*, 1971, Vol.37, pp.272~281.

3. F. N. Hersh, 'Causes of Death in Acute Leukaeinia', *JAMA*, 1965, Vol.193, pp.99~103. See also Joseph V. Simone, 'Fatalities During Remission of Childhood Leukaemia', *Blood*, 1972, Vol.39, pp.759~769.

4. M. L. Murphy *et al.*, 'Long-term Survival With Acute Leukaemia', Proceedings of the American Association for *Cancer Research*, 1963, p.46.

5. Wolf Zuelzer, 'Therapy of Acute Leukaemia in Childhood', *Proceedings of the International Conference on Leukaemia Lymphoma*, ed. Chris Zarafonetis (Lea & Febiger, 1968).

6. Donald Pinkel, *Treatment of Acute Lymphocytic Leukaemia* (Leukaemia Research Fund, 1973).

7. Editorial, 'Radical Treatment of Acute Leukaemia in Childhood', *The Lancet*, 1972, Vol.2, p.910.

8. E. B. Kurmbahaar, 'The Blood and Bone Marrow in Yellow Gas (Mustard Gas) Poisoning', *Journal of Medical Research*, 1919, Vol.40, pp.497~507.

9. Stewart F. Alexander, 'Medical Report of the Bari Harbour Mustard Casualties', *Military Surgeon*, 1947, Vol.101, p.1216.

10. Louis S. Goodman *et al.*, 'Nitrogen Mustard Therapy', *JAMA*, 1946, Vol.132, p.12. See also Alfred Gilman, 'The Initial Clinical Trial of Nitrogen Mustard', *American Journal of Surgery*, 1963, Vol.105, pp.574~578.

11. See Note 1.

12. Cornelius P. Rhoads, 'The Sword and the Ploughshare', *Journal of the Mount Sinai Hospital*, 1946, Vol.13, pp.299~309.

13. Lucy Wills, 'The *Nature* of the Haemopoetic Factor in Marmite', *The Lancet*, 1933, Vol.2, pp.1283~1284.

14. Sidney Farber *et al.*, 'The Action of Pterolyglutamic Conjugates on Man', *Science*, 19 December 1947, pp.619~621.

15. Sidney Farber *et al.*, 'Temporary Remissions in Acute Leukaemia in Children Produced by Folic Acid Antagonist Aminopterin', *NEJM*, 1948, Vol.238, pp.787~793.

16. Sidney Farber *et al.*, 'The Effect of ACTH in Acute Leukaemia in Childhood', *Proceedings of the First Clinical ACTH Conference*, ed. J. A. Churchill, 1950.

17. Sidney Farber *et al.*, 'Chemotherapy in the Treatment of Leukaemia and Wilm's

Tumour', *JAMA*, 1966, Vol.198, pp.154~164.

18. Ronald Bodley Scott, 'Cancer Chemotherapy: The First Twenty-five Years', *BMJ*, 31 October 1970, pp.259~264.

19. J. H. Burchenal, 'Clinical Evaluation of a New Anti-metabolite, 6 mercaptop-urine in the Treatment of Leukaemia and Other Diseases', *Blood*, 1953, Vol.8, pp.965~996.

20. M. E. Hodes *et al.*, 'Vincaleukoblastine Preliminary Clinical Studies', *Cancer Research*, 1960, Vol.20, p.1041.

21. Barnett Rosenberg, 'Inhibition of Cell Division in E. Coli by Electrolysis Products from a Platinum Electrode', *Nature*, 1965, Vol.205, p.698. See also J. M. Hill, 'Cis-platinous Therapy of Various Malignant Diseases', *Proceedings of the American Association of Cancer Research*, 1972, p.20.

22. 'History of the Cancer Chemotherapy Programme', *Cancer Chemotherapy Reports*, 1966, Vol.50, pp.349~381. See also Alfred Gelhorn, 'Invited Remarks on the Current Status of Research in Clinical Cancer Chemotherapy', *Cancer Chemotherapy Reports*, 1959, Vol.5, p.1217.

23. Min C. Li, 'Effect of Methotrexate Therapy Upon Choriocarcinoma', *Proceedings of the Society for Experimental Biology and Medicine*, 1956, Vol.93, p.361. See also Min C. Li, 'Historical Background of Successful Chemotherapy for Advanced Gestational Tumours', *AJOG*, 1979, Vol.135, pp.266~272; Min C. Li, 'Effects of Combined Drug Therapy on Metastatic Cancer of the Testes', *JAMA*, 1960, Vol.174, pp.145~153.

24. Margaret P. Sullivan, 'Intra-cranial Complications With Leukaemia in Child-hood', *Paediatrics*, 1957, Vol.20, pp.757~781.

25. James A. Whiteside, 'Intrathecal Amethopterin in Neurological Manifestations of Leukaemia', *Archives of Internal Medicine*, 1958, Vol.101, pp.279~285. See also Ralph Johnson, 'An Experimental Therapeutic Approach to Leukaemia in Mice: Combined Chemotherapy and Central Nervous System Irradiation', *General National Cancer Institute*, 1964, Vol.32, pp.1333~1339.

26. A. Spiers, personal communication, 1997.

27. Emil Frei III *et al.*, 'Studies of Sequential and Combination Therapy in Acute Leukaemia: 6-MP and Methotrexate', *Blood*, 1961, Vol.18, pp.431~454. See also Emil Frei III *et al.*, 'The Effectiveness of Combinations of Anti-leukaemic Agents in Inducing and Maintaining Remission in Children With Acute Leukaemia', *Blood*, 1965, Vol.26, pp.642~656.

28. Sidney Farber *et al.*, 'Advances in Chemotherapy of Cancer in Man', *Advances of Cancer Research*, ed. Jessie P. Greenstein (New York: Academic Post, 1956).

29. Howard Skipper, 'On the Criteria and Kinetics Associated with "Curability of Experimental Leukaemia"', *Cancer Chemotherapy Reports*, 1964, No. 34, pp.65, 328.

30. William S. Wilcox, 'The Last Surviving Cancer Cell: The Chances of Killing It', *Cancer Chemotherapy Reports*, 1966, Vol.50, pp.541~542.

31. P. George and D. Pinkel, 'CNS Radiation in Children with Acute Lymphocytic Leukaemia in Remission', *Proceedings of the American Association for Cancer Research*, 1965, p.22.

32. See Note 2.

33. Gaston K. Revera, 'Treatment of Acute Lymphoblastic Leukaemia: Thirty Years' Experience at St Judes Children Research Hospital', *NEJM*, 1993, Vol.329, pp.1289~1294.

34. Donald Pinkel, 'Treatment of Acute Lymphocytic Leukaemia', *Cancer*, 1979, Vol.43, pp.1128~1137.

35. K. D. Bagshawe, 'Successful Drug Therapy in Cancer', *Modern Trends in Oncology*, ed. Ronald Raven (Butterworth, 1973).

36. Wolf Zuelzer, 'Therapy of Acute Leukaemia in Childhood', *Proceedings of the International Conference on Leukaemia Lymphoma*, ed. Chris Zarafonetis (Lea & Febiger, 1968).

37. James T. Patterson, *The Dread Disease: Cancer and Modern American Culture* (Cambridge, MA: Harvard University Press, 1987).

38. C. Gordon Zubrod, 'Historic Milestones in Curative Chemotherapy', *Seminars in Oncology*, 1979, Vol.6, pp.490~506.

39. Emil Frei III, 'Clinical *Cancer Research*: An Embattled Species', *Cancer*, 1982, Vol.50, pp.1979~1992.

40. A. H. Lang *et al.*, 'Treatment of Inoperable Carcinoma of the Bronchus', *The Lancet*, 1975, Vol.2, pp.1161~1164.

41. Colin P. Beg, 'Clinical Trials and Drugs Toxicity in the Elderly', *Cancer*, 1983, Vol.52, pp.1896~1892.

42. J. S. Malpas, 'Are We All Oncologists?', *Journal of the Royal College of Physicians of London*, 1984, Vol.18, p.82.

43. Everett Vokes, 'Combined Modality Therapy of Solid Tumours', *The Lancet*, 1997, SII, pp.4~5.

chapter 11 1978년: 최초의 '시험관' 아기

참고 자료

Serena Chen and Edward E. Wallach, 'Five Decades of Progress in Management of the Infertile Couple', *Fertility and Sterility*, 1994, Vol.62, pp.665~685.

R. G. Edwards and I. Craft, 'Development of Assisted Conception in Assisted Human Conception', *British Medical Bulletin*, 1990, Vol.46, pp.565~580.

Robert Edwards and Patrick Steptoe, *A Matter of Life* (Sphere, 1981).

Roy Greep, 'Gonadotrophins', in *Endocrinology: People and Ideas*, ed. S. M. McCann (New York: American Physiological Society, 1988).

Maureen McCall, 'Pursuing Conception', *Canadian Medical Association Journal*, 1996, Vol.154, pp.1075~1079 (a personal account of undergoing in vitro fertilisation).

V. C. Medvei, *The History of Medical Endocrinology* (Carnforth: Parthenon, 1993).

Michael J. O'Dowd and Elliot E. Philipp, *A History of Obstetrics and Gynaecology* (Carnforth: Parthenon, 1994).

Nicola Perone, 'In Vitro Fertilisation and Embryo Transfer: A Historical Perspective', *Journal of Reproductive Medicine*, 1994, Vol.39, pp.695~700.

주석

1. Robert Edwards and Patrick Steptoe, *A Matter of Life*.
2. Editorial, 'Conception in a Watch Glass', *NEJM*, 1937, Vol.217, p.678.
3. G. Pincus and E. V. Enzmann, 'Can Mammalian Eggs Undergo Normal Development in Vitro?', *Proceedings in the National Academy of Science*, 1934, Vol.20, pp.121~122.
4. Gregory Pincus and Barbara Saunders, 'The Comparative Behaviour of Mammalian Eggs in Vivo and in Vitro', *Anatomical Record*, 1939, Vol.75, pp.537~542.
5. John Rock and Miriam Menkin, 'In Vitro Fertilisation and Cleavage of Human Ovarian Eggs', *Science*, 1944, Vol.100, pp.105~107. See also Miriam Menkin and John Rock, 'In Vitro Fertilisation and Cleavage of Human Ovarian Eggs', *AJOG*, 1948, Vol.55, pp.440~451.
6. Margaret Marsh and Wanda Ronner, *The Empty Cradle: Infertility in America* (Baltimore, MD: Johns Hopkins University Press, 1996).
7. M. C. Chang, 'Fertilising Capacity of Spermatazoa Deposited into the Fallopian Tubes', *Nature*, 1951, Vol.168, pp.697~698.
8. R. G. Edwards, 'Meiosis in Ovarian Oocytes of Adult Mammals', *Nature*, 1962,

Vol.196, pp.446~450.

9. See Note 1.

10. Ibid.

11. Ibid.

12. R. G. Edwards, 'Maturation in Vitro of Human Ovarian Oocytes', *The Lancet*, 1965, Vol.2, pp.926~929. See also R. G. Edwards, 'Maturation in Vitro of Mice, Sheep, Cow, Pig, Rhesus Monkey and Human Ovarian Oocytes', *Nature*, 1965, Vol.208, pp.349~351.

13. R. G. Edwards, Roger Donohue *et al.*, 'Preliminary Attempts to Fertilise Human Oocytes Matured in Vitro', *AJOG*, 1966, Vol.96, pp.192~200.

14. R. G. Edwards and B. D. Bavister, 'Early Stages of Fertilisation in Vitro of Human Oocytes Matured in Vitro', *Nature*, 1969, Vol.221, pp.632~635.

15. Dorothy Price, 'Feedback Control of Gonadal Hormones: Evolution of the Concept', *Pioneers in Neuro Endocrinology*, ed. Joseph Meites (New York: Plenum, 1975).

16. R. Borth and B. Lunenfield, 'Activite Gonadotrope d'un extrait d'urines de femmes en menopause', *Experientia*, 1954, Vol.X, pp.266~268.

17. J. K. Butler, 'Clinical Results With Human Gonadatrophins in Anovulation', *Postgraduate Medical Journal*, 1972, Vol.48, pp.27~32. See also B. Lunenfield, 'Historic Aspects of Gonadotropins in the Induction of Ovulation', *Ovulation*, ed. Robert Greenblatt (Philadelphia, PA: Lippincott, 1966).

18. Editorial, 'Pituitary Gonadatrophins and Multiple Pregnancy', *The Lancet*, 1965, Vol.2, p.276.

19. P. C. Steptoe, 'Laparoscopy and Ovulation', *The Lancet*, 1968, Vol.2, p.913. See also R. G. Edwards, 'Tribute to Patrick Steptoe: Beginnings of Laparoscopy', *Human Reproduction*, 1989, Vol.4 (supplement), p.129.

20. Patrick Steptoe, *Laparoscopy in Gynaecology* (E & S Livingstone, 1967).

21. See Note 1.

22. R. G. Edwards and Ruth Fowler, 'Human Embryos in the Laboratory', *Scientific American,* 1997, Vol.223 (6), pp.45~54. See also P. C. Steptoe and R. G. Edwards, 'Laparoscopic Recovery of Pre-ovulatory Human Ovocytes, After Priming of Ovaries With Gonadatrophins', *The Lancet*, 1970, Vol.1, pp.683~685; R. G. Edwards, P. C. Steptoe and J. M. Purdy, 'Fertilisation and Cleavage in Vitro of Pre-ovulator Human Oocytes', *Nature*, 1970, Vol.227, pp.1307~1309; P. C. Steptoe, R. G. Edwards and J. M. Purdy, 'Human Blastocysts Grown in Culture',

Nature, 1971, Vol.229, pp.132~133.
23. See Note 1.
24. Ibid.
25. R. G. Edwards, 'Studies on Human Conception', *AJOG*, 1973, Vol.117, pp.587~601. See also R. G. Edwards and P. C. Steptoe, 'Control of Human Ovulation, Fertilisation and Implantation', *Proceedings of the Royal Society of Medicine*, 1974, Vol.67, pp.932~936.
26. P. C. Steptoe and R. G. Edwards, 'Reimplantation of a Human Embryo With Subsequent Tubal Pregnancy', *The Lancet*, 1976, Vol.1, pp.880~882.
27. P. C. Steptoe and R. G. Edwards, 'Birth After the Reimplantation of a Human Embryo', *The Lancet*, 1978, Vol.2, p.366. See also R. G. Edwards, P. C. Steptoe and J. M. Purdy, 'Establishing Full-term Human Pregnancy Using Cleaving Embryos Grown In Vitro', *British Journal of Obstetrics and Gynaecology*, 1980, Vol.87, pp.737~768.
28. A. O. Trounson *et al.*, 'Pregnancies in Humans by Fertilisation in Vitro and Embryo Transfer in the Controlled Ovulatory Cycle', *Science*, 1981, Vol.212, pp.681~682. See also Howard W. Jones *et al.*, 'Three Years of in Vitro Fertilisation', *Fertility and Sterility*, 1984, Vol.42, pp.826~834; R. Fleming and J. R. T. Coutts, 'Induction of Multiple Follicular Development for IVF Assisted Human Conception', *British Medical Bulletin*, 1990, Vol.46, pp.596~616.
29. P. C. Steptoe, R. G. Edwards and D. E. Walters, 'Observations of 767 Clinical Pregnancies and 500 Births After Human in Vitro Fertilisation', *Human Reproduction*, 1986, Vol.1, pp.89~94.

chapter 12 1984년: 헬리코박터, 소화성 궤양의 원인
참고 자료

C. S. Goodwin, 'Historical and Microbiological Perspectives', *Helicobacter Pylori Infection*, eds T. C. Northfield *et al.* (Dordrecht: Kluwer Academic, 1993).

Basil Hirschowitz, 'History of Acid-peptic Diseases', *The Growth of Gastroenterological Knowledge During the Twentieth Century*, ed. Joseph Kirsner (Lea & Febiger, 1994).

Robert J. Hopkins, 'Helicobacter Pylori: The Missing Link in Perspective', *AJM*, 1994, Vol.97, pp.265~277.

Howard M. Spiro, 'Peptic Ulcer: Moynihan's or Marshalls Disease', *The Lancet*, 1998, Vol.352, pp.645~646.

주석

1. Barry J. Marshall *et al*, 'Attempt to Fulfil Koch's Postulates for Pyloric Campylobacter', *Medical Journal of Australia*, 1985, Vol.142, pp.436~439.

2. Lawrence K. Altman, *Who Goes First?* (Thorsons, 1988).

3. R. A. Giannela *et al*., 'Gastric Acid Barrier to Ingested Microorganisms in Man', *Gut*, 1972, Vol.13 'pp.251~256.

4. F. Goldberg, *Family Influences in Psychosomatic Illness* (Tavistock Press, 1958).

5. S. Wolff and H. G. Wolff, *Human Gastric Function* (Oxford: OUP, 1943).

6. W. Porter *et al*., 'Some Experimental Observations on the Gastrointestinal Lesions in Behaviourally Conditioned Monkeys', *Psychosomatic Medicine*, 1958, Vol.20, p.379.

7. Albert Mendeloff, 'What Has Been Happening to Duodenal Ulcers?', Gastroenterology, 1974, Vol.67, pp.1020~1022.

8. J. Robin Warren, 'Unidentified Curved Bacilli in Gastric Epithelium in Active Chronic Gastritis', *The Lancet*, 1983, Vol.1, pp.1273~1275.

9. B J. Marshall, 'History of the Discovery of C. Pylori', *C.Pylori in Gastritis and Peptic Ulcer Disease, ed. M.J. Blaser* (New York: Igaku-Shoin, 1989).

10. B. J. Marshall and J. Robin Warren, 'Unidentified Curved Bacilli in the Stomach of Patients With Gastritis and Peptic Ulceration', *The Lancet*, 1984, Vol.1, pp.1311~1314.

11. C. S. Goodwin, 'Historical and Microbiological Perspectives'.

12. K. T. Wormsley, 'Relapsed Duodenal Ulcer', *BMJ*, 1986, Vol.293, p.150.

13. E. A. J. Rauws and G. N. J. Tytgat, 'Cure of Duodenal Ulcer Associated with Eradication of H. Pylori', *The Lancet*, 1990, Vol.335, pp.1233~1235.

14. M. Stolte, 'Healing Gastric Malt Lymphomas by Eradicating H. Pylori', *The Lancet*, 1993, Vol.2, p.568.

15. Bruce E. Dunne, 'Pathogenic Mechanisms in H. Pylori Infection', *Gastroenterology Clinics of North America*, 1993, Vol.22, pp.43~59. See also G. N J. Tytgat *et al*., 'H. Pylori Infection and Duodenal Ulcer Disease', *Gastroenterology Clinics of North America*, 1993, Vol.22, pp.127~141.

16. J. V. Joossens, 'Diet and the Environment in the Etiology of Gastric Cancers', *Frontiers of Gastrointestinal Cancer*, ed. R. H. Riddle (New York: Elsevier, 1984), pp.167~283.

17. David Forman and Richard Doll, 'Nitrates and Nitrites in Gastric Cancer in Great Britain', *Nature*, 1985, Vol.313, pp.620~625.

2부 번영

chapter 01 임상 과학: 의학의 새로운 이념

참고 자료

Christopher C. Booth, 'Clinical Research', *Historical Perspectives on the Role of the MRC, ed. J. Austoker and L. Bryder* (Oxford: OUP, 1989).

Irving Ladimer (ed.), *Clinical Investigation in Medicine: Legal, Ethical and Moral Aspects* (Oxford: OUP, 1960).

REFERENCES

1. Christopher C. Booth, 'Medical Science and Technology at the Royal Postgraduate Medical School: The First Fifty Years', *BMJ*, 1985, Vol.291, pp.1771~1779.
2. E. G. L. Bywaters, 'Crush Injuries With Impairment of Renal Function', *BMJ*, 22 March 1941, pp.427~435.
3. J. H. Dible, John McMichael and S. P. V. Sherlock, 'Pathology of Acute Hepatitis: Aspiration Biopsy Studies of Epidemic, Arsenotherapy and Serum Jaundice', *The Lancet*, 1943, Vol.2, pp.402~408.
4. Henry Barcroft and John McMichael, 'Post-haemorrhagic Fainting: Study by Cardiac Output and Forearm Flow', *The Lancet*, 1944, Vol.1, pp.489~490.
5. Sir Thomas Horder, *Munk's Roll* (Royal College of Physicians, 1968).
6. Mervyn Horder, *The Little Genius: A Memoir of the First Lord Horder* (Duckworth, 1966).
7. Paul White, *My Life in Medicine: An Autobiographical Memoir* (Boston, MA: Gambit, 1971), quoted in Arthur Hollman, Sir Thomas Lewis (Berlin: Springer-Verlag, 1996).
8. Arthur Hollman, 'Sir Thomas Lewis: Clinical Scientist and Cardiologist, 1881-1945', *Journal of Medical Biography*, 1994, Vol.2, pp.63~70.
9. Christopher C. Booth, 'Clinical Research', *Historical Perspectives on the Role of the MRC*, ed. J. Austoker and L. Bryder.
10. Renée C. Fox and Judith P. Swazey, *The Courage to Fail: A Social View of Organ Transplants and Dialysis* (Chicago, IL: University of Chicago Press, 1978).
11. See Note 1.
12. M. H. Pappworth, *Human Guinea Pigs* (Roudedge & Kegan Paul, 1967).
13. M. H. Pappworth, *A Primer of Medicine* (Butterworth, 1963).
14. W. H. Ogilvie, 'Whither Medicine?', *The Lancet*, 1952, Vol.2, p.820.

참고 자료

Karl H. Beyer, The Discovery, *Development and Delivery of New Drugs* (SP Medical & Scientific Books, 1978).

Frank H. Clarke, *How Modern Medicines Are Discovered* (Futura, 1973).

R. D. Mann, *A Textbook of Pharmaceutical Medicine* (Carnforth: Parthenon, 1993).

M J. Parnham and J. Bruinvels, *Discoveries in Pharmacology, Vols 1-3* (New York: Elsevier, 1986).

David Schwartzman, *Innovation in the Pharmaceutical Industry* (Baltimore, MD: Johns Hopkins University Press, 1976).

Walter Sneader, *Drug Discovery* (Chichester: John Wiley & Sons, 1985).

_____, *Drug Prototypes and Their Exploitation* (Chichester: John Wiley & Sons, 1996).

M. Weatherall, *In Search of a Cure* (Oxford: OUP, 1990).

주석

1. Paul E. Beeson, 'Changes in Medical Therapy During the Past Half-century', *Medicine,* 1980, Vol.59, pp.79~99.

2. William Patxm, The Evolution of Therapeutics: Osier's Therapeutic Nihilism and the Changing Pharmacopoeia', *Journal of the Royal College of Physicians,* 1979, Vol.13, pp.74ff.

3. Gerhard Domagk, 'Ein Beitrag zur Chemotherapie der bakteriellen infektionen', *Deutsche Medizinische Wochenschrift,* 1936, Vol.61, pp.250~253.

4. J. Trefouel *et al., Comptes Rendus de la Sociétéde Biologie,* 1937, Vol.120, pp.756~758.

5. L. Colebrook *et al.,* 'Treatment of Human Puerperal Infections With Prontosil', *The Lancet,* 1936, Vol.2, pp.1279~1285. See also Irvine Loudon, 'Puerperal Fever, the Streptococcus and the Sulphonomides, 1911-45', *BMJ,* 1987, Vol.295, pp.485~491.

6. L. B. Garrod, 'The Eclipse of the Haemolytic Streptococcus', *BMJ,* 16 June 1979, pp.1607~1608. See also Floyd W. Denny. 'A 45-Year Perspective on Streptococcus and Rheumatic Fever', *Clinical Infectious Diseases,* 1994, Vol.19, pp.110~122. For an account of someone dying from rheumatic fever, see Burton Korelitz, 'A Harvard Medical Student Chronicles Its Fatal Illness', Mount Sinai *Journal of Medicine,* 1995, Vol.62, pp.226~234.

7. D. D. Woods, 'The Relation of PABA to the Mechanism of Action of Sulphanil-

amide', *British Journal of Experimental Pathology*, 1940, Vol.21, pp.74~90. See also D. D. Woods, 'The Biochemical Mode of Action of the Sulphonamide Drugs', *Journal of General Microbiology*, 1962, Vol.29, pp.687~702.

8. Gertrude B. Elion, 'The Purine Path to Chemotherapy', *Science*, 7 April 1989, pp.41~47. See also George H. Hitchings, 'Chemotherapy and Comparative Biochemistry', *Cancer Research*, 1969, Vol.29, pp.1895~1903; D. W Woolley, 'The Antimetabolite Revolution in Pharmacology', *Clinical Phammcology and Therapeutics*, 1959, pp.556~569.

9. R. O. Roblin and J. W. Clapp, *Journal of the American Chemistry Society*, 1950, Vol.72, p.4890.

10. Carl H. Beyer, 'Discoveries of Thiazides: Where Biology and Chemistry Meet', *Perspectives in Biology and Medicine*, Spring 1977, pp.410~419.

11. G. W. Anderson *et al., Journal of the American Chemistry Society*, 1945, Vol.67'p.2197.

12. R. C. Cochrane, 'The Chemotherapy of Leprosy', *BMJ*, 1952, Vol.2, p.1220.

13. J. C. Henquin, 'The Fiftieth Anniversary of Hypoglycaemic Sulphonaniides', *Diabetologia*, 1992, Vol.25, pp.907~912.

14. Walter Sneader, *Drug Prototypes and Their Exploitation*.

15. Leonard Engel, *Medicine Makers of Kalamazoo* (New York: McGraw-Hill, 1961).

chapter 03 과학기술의 승리
참고 자료

James M. Edmonson, 'History of the Instruments for Gastrointestinal Endoscopy', *Gastrointestinal Endoscopy*, 1991, Vol.37, pp.S27~54.

Charles J. Filipi, 'Historical Review: Diagnostic Laparoscopy and Beyond', *Surgical Laparoscopy*, ed. Karl A. Zucker (St Louis, MO: Quality Medical Publishing Inc., 1991).

William S. Haubrick, 'Gastrointestinal Endoscopy', *The Growth of Gastroenterologic Knowledge During the Twentieth Century*, ed. Joseph B. Kirsner (Lea & Febiger, 1994).

Bryan Jennett, *High Technology Medicirte: Benefits and Burdens* (Oxford: OUP, 1986).

W. Y. Lau, 'History of Endoscopic and Laparoscopic Surgery', *World Journal of Surgery*, 1997, Vol.21, pp.444~453.

Grzegorz Litynski, *Highlights in the History of Laparoscopy* (Berlin: Barbara Bernert-Verlag, 1996).

Stanley Reiser, *Medicine and the Reign of Technology* (Cambridge: Cambridge University Press, 1978).

David Rosin (ed.), *Minimal Access General Surgery* (Abingdon: Radcliffe Medical Press, 1994).

James W. Smith, 'Microsurgery: Review of the Literature and Discussion of Microtechniques', *Plastic and Reconstructive Surgery*, 1966, Vol.37, pp.227~243.

Susumu Tamai, 'History of Microsurgery', *Microsurgery*, 1993, Vol.14, pp.6~13.

J. E. A. Wickham, 'Future Developments in Minimally Invasive Surgery', *BMJ*, 1994, Vol.308, pp.193~196.

주석

1. Bryan Jennett, *High Technology Medicine: Benefits and Burdens*.

2. J. Anthony Seibert, 'One Hundred Years of Medical Diagnostic Imaging Technology', *Health Physics*, 1995, Vol.69, pp.695~719. See also G. N. Handsfield, 'Computerised Transverse Axial Scanning', *British Journal of Radiology*, 1973, Vol.46, pp.1016~1022; F. H. Doyle *et al.*, 'Imaging of the Brain by Nuclear Magnetic Resonance', *The Lancet*, 1981, Vol.2, pp.53~57.

3. See references for chapters 넣: Open-Heart Surgery–The Last Frontier'and ?: New Hips for Old'.

4. Susumu Tamai, 'History of Microsurgery', *Microsurgery*, 1993, Vol.14, pp.6~13. See also James W. Smith, 'Microsurgery: Review of the Literature and Discussion of Microtechniques', *Plastic and Reconstructive Surgery*, 1966, Vol.37, pp.227~243.

5. Howard P. House, 'The Evolution of Otosclerosis Surgery', *Otolaryngologic Clinics of North America*, 1993, Vol.26, pp.323~333. See also C. O. Nylen, 'The Microscope in Aural Surgery: Its First Use and Later Development', *Acta Otolaryngolica Supplement*, 1954, Vol.116, pp.226~240.

6. Harold Ridley, 'Intra-ocular Acrylic Lenses', *Transactions of the Ophthalmological Society of the United Kingdom*, 1951, Vol.71, pp.617~621. See also Harold Ridley, 'Intra-ocular Acrylic Lenses', *British Journal of Ophthalmology*, 1952, Vol.36, pp.113~122; Harold Ridley, 'The Story of Acrylic Lenses, 1949-62', *Transactions of the Ophthalmological Society of Australia*, 1962, Vol.15, pp.53~61.

7. Daniel Albert, *The History of Ophthalmology* (Oxford: Blackwell, 1996).

8. Ch'en Chung-Y *et al.*, 'Salvage of the Forearm Following Complete Traumatic Amputation', *Chinese Medical Journal*, 1963, Vol.82, pp.632~638.

9. Julius S. Jacobson *et al.*, 'Microsurgery as an Aid to Middle Cerebral Artery Endarterectoniy', *Journal of Neurosurgery*, 1962, Vol.19, pp.108~115. See also W M. Lougheed, 'The Diploscope in Intracranial Aneurysm Surgery: Results in Forty Patients', *Canadian Journal of Surgery*, 1969, Vol.12, pp.75~82; Eugene S. Flanim, 'Cerebral Aneurysms and Subarachnoid Haemorrhage', *A History of Neurosurgery*, ed. Samuel H. Greenblatt (Oxford: Blackwell/ American Association of Neurosurgeons, 1997); Steven T. Onesti, 'Cerebral Revascularization: A Review', *Neurosurgery*, 1989, Vol.25, pp.618~623; J. Lawrence Pool, 'The Development of Modern Intracranial Aneurysm Surgery', *Neurosurgery*, 1977, Vol.1, pp.233~237.

10. Antony F. Wallace, *The Progress of Plastic Surgery: An Introductory History* (Oxford: Wilhelm A. Meeuws, 1982). See also Sir Archibald McIndoe, 'Total Reconstruction of the Burnt Face', *British Journal of Plastic Surgery*, 1983, Vol.36, pp.410~420; Y. Godwin, 'Time is the Healer: McIndoe's Guinea Pigs Fifty Years On', *British Journal of Plastic Surgery*, 1997, Vol.50, pp.88~98.

11. Rollin K. Daniel and G. Ian Taylor, 'Distant Transfer of an Island Flap by Macrovascular Anastomoses', *Plastic and Reconstructive Surgery*, 1973, Vol.52, pp.1111~1117. See also Bernard M. O'Brien *et al*, 'Successful Transfer of a Large Island Flap from the Groin to the Foot by Microvascular Anastomoses', *Plastic Reconstructive Surgery*, 1973, Vol.52, pp.271~276.

12. James G. Gow, 'Harold Hopkins and Optical Systems for Urology: An Appreciation', *Urology* 1998, Vol.52, pp.152~157.

13. H. H. Hopkins and N. S. Kapany, 'A Flexible Fibrescope, Using Static Scanning', *Nature*, 1954, Vol.173, pp.39~40. See also Steven F. Dierdorf, 'The Physics of Fibreoptic Endoscopy', *Mount Sinai Journal of Medicine*, 1995, Vol.62, pp.1~9; William S. Haubrich, 'The Advent and Evolution of Endoscopy', *Gastroenterology*, 1997, Vol.117, pp.591~593.

14. Basil Hirschowitz, 'A Personal History of the Fibrescope', *Gastroenterology*, 1979, Vol.76, pp.864~869. See also Basil Hirschowitz, 'Endoscopic Examination of the Stomach and Duodenal Cap With a Fibrescope', *The Lancet*, 1961, Vol.1, pp.1074~1077; Basil Hirschowitz, 'Fibreoptics and Research in the Last Twenty-five Years', *Endoscopy*, 1980 (supplement), pp.13~18.

15. Christopher B. Williams, 'Flexible Endoscopy at St Mark's', *Contributions from St Mark's Hospital, London*, ed. Charles Mann (Nymphenburg, 1988). See also J. Loren Pritcher, 'Therapeutic Endoscopy and Bleeding Ulcers: A Historical Over-

view', *Gastrointestinal Endoscopy*, 1990, Vol.36, pp.S2~S7.

16. J. Gow, personal communication, 1997.

17. H. H. Hopkins, 'The Modern Urological Endoscope', *Handbook of Urological Endoscopy*, eds J. G. Gow and H. H. Hopkins (Churchill-Livingstone, 1978).

18. K. Semm, 'History', *Operative Gynaecologic Endoscopy*, ed. J. S. Sanfilippo (Berlin: Springer-Verlag, 1989).

19. Patrick C. Step toe, *Laparoscopy in Gynaecology* (E & S Livingstone, 1967).

20. W. Y. Lau, 'History of Endoscopic and Laparoscopic Surgery', *World Journal of Surgery*, 1997, Vol.21, pp.444~453.

21. Brereton B. Strafford, 'A Historical Review of Shoulder Arthroscopy', *Orthopaedic Clinics of North America*, 1993, Vol.24, pp.1~3.

22. H. Stamniberger, 'The Evolution of Functional Endoscopic Sinus Surgery', *ENT Journal*, 1994, Vol.73, pp.451~455. See also Steven S. Sachs, 'Fibreoptics in Otolaryngology', *Mount Sinai Journal of Medicine*, 1995, Vol.62, pp.47~49.

23. 'Advances in Laparoscopic Urology: History and Development of Procedures', *Urology*, 1994, Vol.43, pp.420~427.

24. M. L. Clark, 'Upper Intestinal Endoscopy', *The Lancet*, 1985, Vol.1, p.629. See also Howard M. Spiro, 'My Kingdom for a Camera: Some Comments on Medical Technology', *NEJM*, 14 November 1974, pp.1070~1072.

chapter 04 생물학의 수수께끼

주석

1. Selman Waksman, 'The Role of Antibiotics in Nature', *Perspectives in Biology and Medicine*, 1961, Vol.4, No. 3, pp.271~272.

2. Ronald Bentley, 'Secondary Metabolites Play Primary Role in Human Affairs', *Perspectives in Biology and Medicine*, 1997, Vol.40, pp.197~219. See also Ronald Bentley, 'Microbial Secondary Metabolites Play Important Roles in Medicine: Prospects for Discovery of New Drugs', *Perspectives in Biology and Medicine*, 1997, Vol.40, pp.365~393; D. Chadwick (ed.), Secondary Metabolites: Their Function in Evolution, Ciba Foundation Symposium 171 (Chichester: John Wiley & Sons, 1992).

3. D. J. Ingle, 'From A-F', *Pharos*, July 1964, pp.77~80.

4. Michael Denton, *Evolution: A Theory in Crisis* (Bethesda, MD: Adler & Adler, 1986).

3부 낙관주의 시대의 종말

chapter 01 흔들리는 혁신
주석

1. Office of Health Economics, *Compendium of Health Statistics* (Office of Health Economics, 1984).
2. Colin Dollery, *The End of an Age of Optimism* (Nuffield Provincial Hospitals Trust, 1978).
3. James B. Wyngaarden, 'The Clinical Investigator as an Endangered Species', *NEJM*, 1979, Vol.301, pp.1254~1259.
4. Editorial, 'A Dearth of New Drugs', *Nature*, 1980, Vol.283, p.609.
5. Fred Steward and George Wibberley, 'Drug Innovation: What's Slowing it Down?', *Nature*, 1980, Vol.284, pp.118~120.
6. Sir Ronald Bodley-Scott (ed.), *The Medical Annual* (Bristol: John Wright & Sons, 1945-93).

chapter 02 신약의 부족 상태
주석

1. Richard J. Wurtman and Robert L. Bettiker, 'The Slowing of Treatment Discovery, 1965-95', *Nature Medicine,* 1995, Vol.1, pp.1122~1125. See also Joseph DiMasi, 'New Drug Development in the United States, 1963-90', *Clinical Pharmacology and Therapeutics*, 1991, Vol.50, pp.471~486.
2. A. Willman, 'Thalidomide and Foetal Abnormalities', *BMJ*, 17 February 1962, p.477. See also Editorial, 'Thalidomide's Long Shadow', *BMJ*, 13 November 1976, pp.1155~1156.
3. M. Weatherall, 'An End to the Search for New Drugs?', *Nature*, 1982, Vol.296, pp.387~390. See also Max Tishler, 'Drug Discovery: Background and Foreground', *Clinical Pharmacology and Therapeutics*, 1973, Vol.14, pp.479~486.
4. J. W. Black and J. S. Stephenson, 'Pharmacology of a New Adrenergic Beta Receptor Blocking Compound', *The Lancet*, 1962, Vol.2, pp.311~315. See also J. W. Brimblecombe *et al.*, 'Cimetidine: A Non-thiourea H2 Receptor Antagonist', *Journal of International Medical Research*, 1975, Vol.3, pp.86~92.
5. Alan S. Perelson *et al.*, *Nature*, 1997, Vol.387, pp.188~191. See also Editorial, 'New Hope in HIV Disease', *Science,* 1996, Vol.279, pp.1988~1990; Mei-hwei Chang *et al,* 'Universal Hepatitis B Vaccination in Taiwan and the Incidence of Hepa-

631
참고문헌

to-cellular Cancer in Children', *NEJM*, 1997, Vol.336, pp.1855~1860.

6. The top-ten pharmaceutical products in 1993 were as follows: Zantac, Renitec, Ciproxin, Voltaren, Zovirax, Capoten, Augmentin, Me vac or, Procardia and Prozac.

7. Roger S. Rittmaster, 'Finasteride', *NEJM*, 1994, Vol.330, pp.120~124. See also G. J. Gormley *et.al*, 'The Effect of Finasteride in Men With Benign Prostatic Hyperplasia', *NEJM*, 1992, Vol.327, p.1185.

8. Richard Appleton, 'The Anti-epileptic Drugs', *Archives of Disease in Childhood*, 1996, Vol.75, pp.256~262. See also Gilles Mignot, 'Drug Trials in Epilepsy: New Drugs Have Been Poorly Assessed', *BMJ*, 1996, Vol.313, p.1157.

9. W. I. McDonald, 'New Treatments for Multiple Sclerosis', *BMJ*, 1995, Vol.310, pp.345~347. See also Peter Harvey, 'Why Interferon Beta 1B Was Licensed Is a Mystery', *BMJ*, 1996, Vol.313, pp.297~298; Cornelius Kelly, 'Drug Treatments for Alzheimer's Disease', *BMJ*, 1997 Vol.314, pp.693~694; Nicholas Wagner, 'Local Committee Has Declined to Approve NHS Hospital Prescription of Donepezil', *BMJ*, 1997, Vol.314, p.1555.

10. Jill Rafuse, 'US Industry Hurt by Rising Research Costs and Slump in Prices', *Canadian Medical Association Journal*, 1994, Vol.150, p.130.

11. John Griffin, 'The Madness of Industry's Mega Mergers', *Scrip Magazine*, May 1996, pp.10~11. See also Editorial, 'Bigger Companies for Better Drugs', *The Lancet*, 1995, Vol.346, p.585.

12. James R. Broach and Jeremy Thorner, 'High-Throughput Screening for Drug Discovery', *Nature*, 1996, Vol.384, pp.14~16.

chapter 03 기술의 실패

참고 자료

John Bunker, 'Artificial Organs and Life-support Systems', *Encyclopaedia of Bioethics*, Vol.1, ed. Warren Thomas Reich (New York: Macmillan, 1978).

Bryan Jennett, *High Technology Medicine: Benefits and Burdens* (Oxford: OUP, 1986).

Tim Chard and Martin Richards, 'Benefits and Hazards of the New Obstetrics', *Clinics in Developmental Medicine*, 1977, No. 64.

Anne Oakley, *The Captured Womb* (Oxford: Blackwell, 1984).

주석

1. J. A. Seibert, '100 Years of Diagnostic Imaging Technology', *Health Physics*, 1995,

Vol.69, pp.695~719.

2. Katherine Petre *et al.*, 'PTCA in 1985-86 and 1977-81', *NEJM*, 1998, Vol.318, pp.265~270.

3. W. Y. Lau, 'History of Endoscopic and Laparoscopic Surgery', *World Journal of Surgery*, 1997, Vol.21, pp.444~453. See also P. J. Treacy and A. G. Johnson, 'Is the Laparoscopic Bubble Bursting?', *The Lancet*, 1995, Vol.346, p.23.

4. M. E. Abrams, 'Cost of Tests', *Journal of the Royal College of Physicians*, 1979, Vol.13, pp.217~218. See also Bruce R. Smoller, 'Phlebotomy for Diagnostic Laboratory Tests in Adults', *NEJM*, 1986, Vol.314, pp.1233~1235; John E Burnum, 'Medical Vampires', *NEJM*, 1986, Vol.314, p.1250.

5. Editorial, 'Reducing Tests', *The Lancet*, 1981, Vol.1, pp.539~540. See also Jonathan Showstack, 1 Changes in the Use of Medical Technology, 1972-77', *NEJM*, 1982, Vol.306, pp.706~713; Paul F. Griner, 'Misuse of Laboratory Tests and Diagnostic Procedures', *NEJM*, 1982, Vol.307, pp.1336~1339.

6. M. L. Clark, 'Upper Intestinal Endoscopy', *The Lancet*, 1985, Vol.1, p.629. See also Howard M. Spiro, 'My Kingdom for a Camera: Some Comments on Medical Technology', *NEJM*, 1974, pp.1070~1072.

7. Edward J. QuilJigan and R. H. Paul, 'Foetal Monitoring: Is it Worth it?', *Obstetrics and Gynaecology*, 1975, Vol.45, pp.96~100.

8. Ronald E. Miers, 'Two Patterns of Perinatal Brain Damage and Their Conditions of Occurrence', *AJOG*, 1972, Vol.112, pp.246~260.

9. R. W. Beard *et al.*, 'The Significance of Changes in the Continuous Foetal Heart Rate in the First Stage of Labour', *Journal of Obstetrics and Gynaecology of the British Commonwealth*, 1971, Vol.78, pp.865~881. See also R. W. Beard *et al.*, 'Intensive Care of the High-risk Foetus in Labour', *Journal of Obstetrics and Gynaecology of the British Commonwealth*, 1971, Vol.78, pp.882~893; Raymond Kennedy, 'Electronic Foetal Heart Rate Monitoring: Retrospective Reflections on a Twentieth-century Technology' *JRSM*, 1998, Vol.91, p.244.

10. William Arney, *Monitoring and Surveillance in Power and the Profession of Obstetrics* (Chicago, IL: University of Chicago Press, 1982).

11. Compare Editorial, 'Is Foetal Monitoring Worthwhile?', *BMJ*, 6 March 1971, pp.515~516 with G. S. Sykes *et al.*, 'Foetal Distress in the Condition of Newborn Infants', *BMJ*, 1983, Vol.287, pp.943~945; also correspondence, *BMJ*, 1984, Vol.288, pp.567~569 and Editorial, 'Foetal Monitoring During Labour', *BMJ*, 3 December 1983, pp.1649~1650.

12. Donald Acheson, William Power Memorial Lecture, Department of Health, 1990.

13. Dermot Macdonald, 'Cerebral Palsy and Intrapartum Foetal Monitoring', *NEJM*, Vol.334, pp.659~660. See also Adrian Grant *et al.*, 'Cerebral Palsy Among Children Born During the Dublin Randomised Trial of Intrapartum Monitoring', *The Lancet*, 1989, Vol.2, pp.1233~1235; Fiona Stanley, 'Cerebral Palsy: The Courts Catch up With Sad Realities', *Medical Journal of Australia*, 1994, Vol.161, p.236; David Hail, 'Birth Asphyxia and Cerebral Palsy', *BMJ*, 1989, Vol.299, pp.279~283; Eve Blair, 'Intrapartum Asphyxia: A Rare Cause of Cerebral 'Palsy', *Journal of Paediatrics*, 1988, Vol.112, pp.5125~5519; Editorial, 'Cerebral Palsy, Intrapartum Care and a Shot in the Foot', *The Lancet*, 1989, Vol.2, pp.1251~1252; Fritz K. Beller, 'The Cerebral Palsy Story: A Catastrophic Misunderstanding in Obstetrics', *Obstetrical and Gynaecological Survey*, 1995, Vol.50, p.83.

14. R. S. Illingworth, 'Why Blame the Obstetrician? A Review', *BMJ*, 1979, Vol.1, pp.797~801.

15. Quoted in Roy Porter, *The Greatest Benefit to Mankind* (HarperCollins, 1997).

16. Muriel Gillick, 'The High Cost of Dying', *Archives of Internal Medicine*, 1994, Vol.154, pp.2134~2137.

17. David P. Schapira, 'Intensive Care: Survival and Expense of Treating Critically Ill Cancer Patients', *JAMA*, 1993, Vol.269, pp.783~786.

18. Robert and Peggy Stinson, 'On the Death of a Baby', *Journal of Medical Ethics*, 1981, Vol.7, pp.5~18.

chapter 04 멸종위기에 처한 임상 과학자
주석

1. James Wyngaarden, 'The Clinical Investigator as an Endangered Species', *NEJM*, 1969, Vol.301, pp.1254~1259.

2. *BMJ*, 1970, Vol.1, pp.1~58.

3. Jonathan M. Glass, 'The Proportion of the *BMJ*'s Editorials on Medical Subjects is Decreasing', *BMJ*, 1996, Vol.313, pp.1403~1404. See also Bruno Simini, 'Randomised Control Trials', *The Lancet*, 1998, Vol.351, p.682.

4. *BMJ*, 1995, Vol.310, pp.1~70.

5. Christopher C. Booth, 'Clinical Research', *Historical Perspectives on the Role of the MRC*, ed. Joan Austoker and Linda Bryder (Oxford: OUP, 1989). See also Editorial, 'Brave New Hospital', *BMJ*, 5 September 1970, p.538; 'Northwick Park Hospital and Clinical Research Centre', *BMJ*, 5 September 1970, pp.576~580.

6. Editorial, 'The Future of Clinical Research in Britain', *BMJ*, 1986, Vol.292, pp.416~417. See also 'A Boost for Clinical Research', *BMJ*, 1986, Vol.292, p.362 and correspondence: Christopher Booth, *BMJ*, 1986, Vol.292, p.556; Richard Edwards, *BMJ*, 1986, Vol.292, p.619; Victor Hawthorne, *BMJ* 1986, Vol.292, p.830.

7. Everett Vokes, 'Combined Modality Therapy of Solid Tumours', *The Lancet*, 1997, Vol.349 (supplement II), pp.4~6.

4부 쇠퇴

chapter 01 신유전학의 멋진 신세계
참고 자료

Walter Bodmer and Robin McKie, *The Book of Man* (Little, Brown, 1994).

Stephen S. Hall, *Invisible Frontiers: The Race to Synthesise a Human Gene* (Sidgwick & Jackson, 1988).

Horace Freeland Judson, *The Eighth Day of Creation: Makers of the Revolution of Biology* (Penguin, 1979).

Evelyn Fox Keller, *Refiguring Life: Metaphors for Twentieth-Century Biology* (New York: Columbia University Press, 1995).

Daniel J. Kevles and Leroy Hood, *The Code of Codes* (Cambridge, MA: Harvard University Press, 1992).

Dorothy Nelkin and M. Susan Lindee, *The DNA Mystique: The Gene as a Cultural Icon* (New York: W. H. Freeman, 1995).

Robert Shapiro, *The Human Blueprint: The Race to Unlock the Secrets of Our Genetic Script* (Cassell, 1992).

James D. Watson, *The Double Helix* (Weidenfeld & Nicolson, 1997)

David Weatherall, *The New Genetics and Clinical Practice* (Oxford: OUP, 1991).

_____, *Science and the Quiet Art* (Oxford: OUP, 1993).

Tom Wilkie, *Perilous Knowledge* (Faber & Faber, 1993).

Christopher Wills, *Exons, Introns and Talking Genes: The Science Behind the Human Genome Project* (Oxford: OUP, 1992).

주석

1. John Saville, 'Prospecting for Gold in the Human Genome', *BMJ*, 1997, Vol.314, pp.43~49.

2. J. D. Watson and F. H. C. Crick, 'Molecular Structure of Nucleic Acids: A Structure for Deoxyribose Nucleic Acid', *Nature*, 1953, Vol.171, p.737.

3. J. D. Watson and E H. C. Crick, 'Genetic Implications of the Structure of DNA', *Nature*, 1953, Vol.171, pp.964~966.

4. E H. C. Crick, 'On Protein Synthesis', *Symposia of the Society for Experimental Biology* (Cambridge: Cambridge University Press, 1958), pp.138~153.

5. Joshua Lederberg, 'What the Double Helix Has Meant for Basic Medical Science', *JAMA*, 1993, Vol.269, pp.1981~1985. See also Victor McKusick, 'Medical Genetics: A Forty-year Perspective on the Evolution of a Medical Specialty from a Basic Science', *JAMA*, 1993, Vol.270, pp.2351~2356; Irwin Chargaff, 'Preface to a Grammar of Biology: 100 Years of Nucleic Acid Research', *Science*, 1971, Vol.172, pp.637~642; Gunther S. Stent, That Was the Molecular Biology That Was', *Science*, 1968, Vol.160, pp.390~395.

6. Christopher Wills, *Exons, Introns and Talking Genes*.

7. David Weatherall, *Science and the Quiet Art*.

8. Maxim Frank-Kamenetskii, *Unravelling DNA* (New York: Wiley-VCH, 1993).

9. Hamilton O. Smith, 'Nobel Lectures: Physiology or *Medicine*, 1971-80', *World Scientific*, 1992, pp.523~543.

10. Stanley N. Cohen *et al.,* 'Construction of Biologically Functional Bacterial Plasmids in Vitro', *Proceedings of the National Academy of Science*, 1973, Vol.70, pp.3240~3244. See also Stanley N. Cohen, 'The Manipulation of Genes', *Scientific American*, 1975, pp.25~33.

11. David Baltimore, 'RNA-dependent DNA Polymerase in Virions of RNA Tumour Viruses', *Nature*, 1970, Vol.226, pp.1209~1211; Howard M. Temin, 'RNA-dependent DNA Preliminaries in Virions of Rouse Sarcoma Virus', *Nature*, 1970, Vol.226, pp.1211~1213; David Baltimore, 'Nobel Lectures: Physiology or Medicine, 1971-80', *World Scientific*, 1992, pp.215~229.

12. Axel Ullrich, 'Rat Insulin Genes: Construction of Plasmids Containing the Coding Sequences', *Science*, 1977, Vol.196, pp.1313~1317. See also D. L. Kacian *et al.,* 'Decreased Globin Messenger RNA in Thalassaemia Detected by Molecular Hybridization', *Proceedings of the National Academy of Science*, 1973, Vol.70, pp.1886~1890.

13. Frederick Sanger, 'Determination of Nucleotide Sequences in DNA', *Science*, 1981, Vol.214, p.1205. See also F. Sanger *et al.,* 'Nucleotide Sequence of Bacteriophage X174 DNA', *Nature*, 1977, Vol.265, p.687.

14. Walter Gilbert, 'DNA Sequencing and Gene Structure', *Science*, 1981, Vol.214, p.1305.

15. David E. Comings, 'Prenatal Diagnosis and the "New Genetics"', *American Journal of Human Genetics*, 1980, Vol.32, p.453. See also David Weatherall, *The New Genetics and Clinical Practice*; Tony Smith, 'How Will the New Genetics Work?', *BMJ*, 1983, Vol.286, pp.1~2.

16. Stephen S. Hall, *Invisible Frontiers*.

17. Walter Bodmer and Robin McKie, *The Book of Man*.

18. James Erlichman, *Guardian*, 15 September 1982.

19. Joseph Eschbach, 'Correction of the Anaemia of End-stage Renal Disease With Recombinant Human Erythropoietin', *NEJM*, 1987, Vol.316, pp.73~78.

20. Martin Gore *et al.*, 'Tumour Marker Level During Marimastat Therapy', *The Lancet*, 1996, Vol.348, p.263. See also W. Wayt Gibbs, 'State of Shock: Sepsis Can Be Fatal to Firms as well as to Patients', *Scientific American*, October 1994, pp.107~108; Editorial, 'Biotech's Uncertain Future', *The Lancet*, 1996, Vol.347, p.1497.

21. Judy C. Chang and Yuet Wai Kan, 'A Sensitive New Prenatal Test for Sickle Cell Anaemia', *NEJM*, 1982, Vol.307, pp.30~31. See also Henry M. Kronenberg, 'Looking at Genes', *NEJM*, 1982, Vol.307, pp.50~52.

22. Michael Angastiniotis *et al.*, 'How Thalassaeniia Was Controlled in Cyprus', *World Health Forum*, 1986, Vol.7, pp.291~297.

23. David J. H. Brock, 'Prenatal Screening for Cystic Fibrosis: Five Years, Experience Reviewed', *The Lancet*, 1996, Vol.347, pp.148~150. See also Editorial, 'Screening for Cystic Fibrosis', *The Lancet*, 1992, Vol.340, pp.209~210; Matthew John Smith, 'An Evaluation of Population Screening for Carriers of Cystic Fibrosis', *Journal of Public Health Medicine*, 1992, Vol.14, pp.257~263; M. E. Mennie *et al*, 'Prenatal Screening for Cystic Fibrosis: Psychological Effect on Carriers and Their Partners', *Journal of Medical Genetics*, 1993, Vol.30, pp.543~548; John Burn, 'Screening for Cystic Fibrosis', *Primary Care*, 1993, Vol.306, pp.1558~1559; Nicholas J. Wald, 'Couples Screening for Cystic Fibrosis', *The Lancet*, 1991, Vol.338, pp.1318~1319.

24. Reed Edwin Pyeritz, 'Family History and Genetic Risk Factors', *JAMA*, 1997, Vol.278, pp.1284~1285. See also Angus Clark, 'Population Screening for Genetic Susceptibility to Disease', *BMJ*, 1995, Vol.311, pp.35~37; Karol Sikora, 'Genes, Dreams and Cancer', *BMJ*, 1994, Vol.308, pp.1217~1220.

25. Amelia A. Langston, 'BRCA1 Mutations in a Population-based Sample of Young Women With Breast Cancer', *NEJM*, 1996, Vol.334, pp.137~142. See also Francis S. Collins, 'BRCA1: Lots of Mutations, Lots of Dilemmas', *NEJM*, 1996, Vol.334, pp.186~188; Rachel Nowak, 'Many Mutatkms May Make Tests Difficult', *Science*, 1994, Vol.266, p.1470; Jean Marx, 'A Second Breast Cancer Susceptibility Gene is Found', *Science*, 1996, Vol.271, pp.30~31.

26. Peter S. Harper, 'Genetic Testing, Common Diseases and Health Service Provision', *The Lancet*, 1995, Vol.346, pp.1645~1646. See also Editorial, 'Have You Had a Gene Test?', *The Lancet*, 1996, Vol.347, p.133; correspondence: *The Lancet*, 1996, Vol.347, p.685; Ehsan Masood, 'Gene Tests: Who Benefits from Risks', *Nature*, 1996, Vol.379, pp.389~392.

27. R. Michael Blaese, 'T. Lymphocyte: Directed Gene Therapy for ADA-SCID-Initial Trial Results After Four Years', *Science*, 1995, Vol.270, pp.475~479.

28. W. French Anderson, 'Human Gene Therapy', *Science*, 1992, Vol.256, pp.808~813. See also Theodore Friedmann, 'A Brief History of Gene Therapy', *Nature Genetics*, 1992, Vol.2, pp.93~98; Manal A. Morsy, 'Progress Toward Human Gene Therapy', *JAMA*, 1993, Vol.270, pp.2338~2346; A. Dusty Miller, 'Human Gene Therapy Conies of Age', *Nature*, 1992, Vol.357, pp.455~459.

29. Eliot Marshal, 'Less Hype, More Biology Needed for Gene Therapy', *Science*, 1995, Vol.270, p.1751. See also Eliot Marshal, 'Gene Therapy's Growing Pains', *Science*, 1995, Vol.269, pp.1050~1055.

30. Michael R. Knowles *et al.*, 'A Controlled Study of Adenoviral-Vector-Mediated Gene Transfer in the Nasal Epithelium of Patients With Cystic Fibrosis', *NEJM*, 1995, Vol.333, pp.823~831.

31. Jerry R. Mendell, 'Myoblast Transfer in the Treatment of Duchenne's Muscular Dystrophy', *NEJM*, 1995, Vol.333, pp.832~838.

32. Jeffirey M. Leiden, 'Gene Therapy: Promise, Pitfalls and Prognosis', *NEJM*, 1995, Vol.333, pp.871~873.

33. Theodore Friedman, 'Human Gene Therapy: An Immature Genie But Certainly Out of the Bottle', *Nature Medicine*, 1996, Vol.2, pp.144~147.

34. Meredith Wadman, 'Review Panel Cancels Meeting as Gene Therapy Proposals Fall', *Nature*, 1996, Vol.379, p.66.

35. Peter J. Morris, 'Pig Transplants Postponed', *BMJ*, 1997, Vol.314, p.242.

36. Dorothy Nelkin, *The Genome Mystique* (Basingstoke: W. H. Freeman, 1997).

37. Ruth Hubbard and R. C. Lewontin, 'Pitfalls of Genetic Testing', *NEJM*, 1996,

Vol.334, pp.1192~1193.

38. R. C. Lewontin, 'The Dream of the Human Genome', *New York Review of Books*, 28 May 1992.

39. David Paper master, 'Necessary but Insufficient', *Nature Medicine*, 1995, Vol.1, pp.874~875. See also Nicholas Short, 'A Dose of Molecular Medicine', *Nature*, 1993, Vol.366, p.505.

40. P. G. H. Gell, *Destiny and the Genes: The Encyclopaedia of Medical Ignorance*, eds R. Duncan and M. Weston-Smith (Kidlington: Pergamon, 1984).

chapter 02 사회 이론의 유혹
참고 자료

Norman Dennis, *The Invention of Permanent Poverty* (Institute for Economic Affairs, 1997).

Raymond Illsley and Deborah Baker, 'Contextual Variations and the Meaning of Health Inequality', *Social Science and Medicine*, 1991, Vol.32, pp.359~365.

James Le Fanu, *Eat Your Heart Out* (Macmillan, 1987).

Peter Skrabanek and James McCormick, *Follies and Fallacies in Medicine* (Newton Stewart: Tarragon Press, 1989).

Peter Skrabanek, *The Death of Humane Medicine and the Rise of Coercive Healthism* (Social Affairs Unit, 1994).

P. M. Strong, 'Black on Class and Mortality: Theory, Method and History', *Journal of Public Health Medicine*, 1990, Vol.12, pp.168~180.

Aaron Wildavsky, *But is it True? A Citizen's Guide to Environmental Health and Safety Issues* (Cambridge, MA: Harvard University Press, 1995).

주석

1. Thomas McKeown, *The Role of Medicine: Dream, Mirage or Nemesis?* (Oxford: Blackwell, 1979).

2. Richard Doll and Richard Peto, *The Causes of Cancer* (Oxford: OUP, 1981).

3. Samuel S. Epstein and Joel B. Swartz, 'Fallacies of Lifestyle Cancer Theories', *Nature*, 1981, Vol.289, pp.127~129.

4. Peter Townsend and Nick Davidson, *The Black Report* (Penguin, 1988).

5. Ian Kennedy, *The Unmasking of Medicine* (Allen & Unwin, 1981).

6. Simon Szreter, 'The Importance of Social Intervention in Britain's Mortality Decline', *Social History of Medicine*, 1988, Vol.1, pp.1~19. See also Leonard G. Wil-

son, 'The Historical Decline of Tuberculosis in Europe and America: Its Causes and Significance', *Jounal of the History of Medicine and Allied Sciences*, 1990, Vol.45, pp.366~396; Johan P. Mackenbach, 'The Contribution of Medical Care to Mortality Decline: McKeown Revisited', *Journal of Clinical Epidemiology*, 1996, Vol.49, pp.1207~1213.

7. M. Cassidy, 'Coronary Disease: The Harveian Oration', *The Lancet*, 1946, Vol.2, pp.587~590.

8. J. W. McNee, 'The Clinical Syndrome of Thrombosis of the Coronary Arteries', *Quarterly Journal of Medicine,* October 1925, pp.44~51.

9. I. Snapper, 'Chinese Lessons in Medicine', *Interscience* (New York: n.p., 1941).

10. Ancel Keys *et al*, 'Mortality and Coronary Heart Disease Among Men Studied for Twenty-three Years', *Archives of Internal Medicine,* 1971, Vol.128, pp.201~214. See also Ancel Keys *et al.*, 'The CVD Research Programme of the Laboratory of Physiological Hygiene: The Journal', *The Lancet,* July 1961, pp.291~295.

11. Ancel Keys *et al.*, 'Prediction of Serum Cholesterol Responses of Man to Changes in Fat in the Diet', *The Lancet*, 1957, Vol.2, pp.959~966.

12. Ancel Keys, 'From Naples to Seven Countries: A Sentimental Journey', *Progress in Biochemical Pharmacology*, 1983, Vol.19, p.130.

13. Ancel Keys et aLy 'Lessons from Serum Cholesterol Studies in Japan, Hawaii and Los Angeles', *Annals of Internal Medicine,* 1958, pp.83~93.

14. George Pickering, 'Pathogenesis of Myocardial Infarction', *BMJ*, 29 February 1964, pp.517~529.

15. Irvine H. Page *et al.*, 'Atherosclerosis and the Fat Content of the Diet', *Circulation*, 1957, Vol.16, pp.163~178.

16. Jeremiah Staniler *et al*, 'Diet and Serum Lipids in Atherosclerotic Coronary Heart Disease', *Medical Clinics of North America*, 1963, Vol.47, pp.3~28.

17. 'Ad Hoc Committee on Dietary Fat and Atherosclerosis: Dietary Fat and its Relation to Heart Attack and Strokes', *Circulation,* 1961, Vol.23, pp.133~136.

18. Mr Fit Research Group, 'Multiple-risk Factor Intervention Trial', *JAMA*, 1982, Vol.248, pp.1465~1477.

19. WHO European Collaborative Group, 'Multi-factorial Trial in Prevention of Heart Disease Incidence and Mortality Results', *European Heart Journal*, 1983, Vol.4, pp.141~147.

20. Weldon J. Walker, 'Coronary Mortality – What is Going on?', *JAMA*, 1974, Vol.227, pp.1045~1046. See also Reuel Stallones, 'The Rise and Fall of Ischaemic Heart

Disease', *Scientific American*, 1980, Vol.243, pp.43~49.

21. G. Cannon and C. Walker, *The Food Scandal* (Century, 1984).

22. LRC-CPPT, 'Reduction in Incidence of Coronary Heart Disease', *JAMA*, 1984, Vol.251, pp.351~373. See also Editorial, 'Is Reduction of Blood Cholesterol Effective?', *The Lancet*, 1984, Vol.1, pp.317~318; Leon Simons, 'The Lipid Hypothesis is Proven', *Medical Journal of Australia*, 1984, Vol.410, pp.316~317.

23. Consensus Conference, 'Lowering Blood Cholesterol to Prevent Heart Disease', *JAMA*, 1985, Vol.253, pp.2080~2087. See also 'Campaign Seeks to Increase US Cholesterol Consciousness', *JAMA*, 1986, Vol.255, pp.1097~1102.

24. George Davey Smith *et al.*, 'Should There Be a Moratorium on the Use of Cholesterol-lowering Drugs?', *BMJ*, 1992, Vol.304, pp.431~434.

26. Valentine Fuster, 'Aspirin in the Prevention of Coronary Disease', *NEJM*, 1986, Vol.321, pp.183~185. See also John A. Mills, 'Aspirin, the Ageless Remedy', *NEJM*, 1991, Vol.325, pp.1303~1304; R. Peto *et al.*, 'Randomised Trial of Prophylactic Daily Aspirin in British Male Doctors', *BMJ*, 1988, Vol.296, pp.313~321; Steering Committee Preliminary Report, 'Findings from the Aspirin Component of the Ongoing Physicians Health Study', *NEJM*, 1988, Vol.318, pp.262~264; M. J. Underwood, 'The Aspirin Papers', *BMJ*, 1994, Vol.308, pp.71~72.

27. Marcus de Wood *et al.*, 'Prevalence of Total Coronary Occlusion During the Early Hours of Transmural Myocardial Infarction', *NEJM*, 1980, Vol.303, pp.897~902.

28. ISIS 2, 'Randomised Trial of Intravenous Streptokinase, Oral Aspirin, Both or Neither Among 17,187 Cases of Suspected Acute Myocardial Infarction', *The Lancet*, 1988, Vol.2, pp.349~359.

29. A. Shor *et al.*, 'Detection of Chlamydia in Coronary Arterial Fatty Streaks and Atheromatous Plaques', *South African Medical Journal*, 1992, Vol.82, pp.158~161.

30. S. Epstein, 'The Multiple Mechanisms by which Infection May Contribute to Atherosclerosis Development and Course', *Circulation Research*, 2002, Vol.90, pp.2~4.

31. G. M. Mead, 'Chemotherapy for Solid Tumours: Routine Treatment Not Yet Justified', *BMJ*, 1995, Vol.310, pp.146~147. See also Albert S. Braverman, 'Medical Oncology in the 1990s', *The Lancet*, 1991, Vol.337, pp.901~902; John Cairns, 'Cancer Chemotherapy', *Science*, 1983, Vol.220, pp.252~254.

32. John C. Bailar III, 'The Case for Cancer Prevention', *Journal of the National Cancer Institute*, 1979, Vol.62, pp.727~731. See also John Cairns, 'The Treatment of Diseases and the War Against Cancer', *Scientific American*, 1985, Vol.253 (5),

pp.31~39; Mary M. Cohen, 'Are We Losing the War on Cancer?', *Nature*, 1986, Vol.323, pp.488~489; N. J. Temple and D. P. Burkitt, 'The War on Cancer: Failure of Therapy and Research', *JRSM*, 1991, Vol.84, pp.95~96; John C. Bailar III and Elaine Smith, 'Progress Against Cancer?', *NEJM*, 1986, Vol.314, pp.1226~1232; correspondence: *NEJM*, 1986, Vol.315, pp.963~968; Tim Beardsley, 'A War Not Won', *Scientific American*, 1994, Vol.1, pp.118~126.

33. Richard Doll, *Prevention of Cancer: Pointers from Epidemiology* (Nuffield Provincial Hospitals Trust, 1967).

34. Bruce Armstrong and Richard Doll, 'Environmental Factors and Cancer Incidence and Mortality in Different Countries With Special Reference to Dietary Practices', *British Journal of Cancer*, 1975, Vol.15, pp.617~631.

35. See Note 2.

36. J. Lyon *et al.*, 'Cancer Incidence in Mormons and Non-Mormons in Utah During 1967-75', *Journal of the National Cancer Institute*, 1980, Vol.65, pp.1055~1071. See also R. L. Phillips *et al.*, 'Mortality Among California Seventh-Day Adventists for Selected Cancer Sites', *Journal of the National Cancer Institute*, 1980, Vol.65, pp.1097~1107.

37. Gary M. Williams and George T. Baker, 'The Potential Relationships Between Ageing and Cancer', *Experimental Gerontology*, 1992, Vol.27, pp.469~476. See also Douglas Dix, 'The Role of Ageing and Cancer Incidence: An Epidemiological Study', *Journal of Gerontology, Biological Sciences*, 1989, Vol.44, pp.10~18; Richard A. Miller, 'Gerontology as Oncology', *Cancer*, 1991, Vol.68, pp.2496~2501.

38. R. Peto, 'Distorting the Epidemiology of Cancer: The Need for a More Balanced Overview', *Nature*, 1980, Vol.284, pp.297~300. See also Editorial, 'Two Views of the Causes of Cancer', *Nature*, 1981, Vol.289, pp.431~432.

39. See Note 3.

40. Gino J. Marco (ed.), *Silent Spring Revisited* (Washington, D.C.: American Chemical Society, 1987).

41. Eric Chivian *et al.* (eds), *Critical Condition: Human Health and the Environment* (Cambridge, MA: MIT Press, 1993).

42. M. Tubiana, 'The Carcinogenic Effect of Exposure to Low Doses of Carcinogens', *British Journal of Industrial Medicine*, 1992, Vol.49, pp.601~605. See also Ronald L. Kathren, 'Pathway to a Paradigm: The Linear Non-threshold Dose-response Model in Historical Context', *Health Physics*, 1996, Vol.70, pp.621~635.

43. Bruce N. Ames and Lois Gold, 'Chemical Carcinogenesis: Too Many Rodent Carcinogens', *Proceedings of the National Academy of Science,* 1990, Vol.87, pp.7772~7776. See also Editorial, 'Testing for Carcinogens With Rodents', *Science,* 1990, Vol.249, p.1357; correspondence: *Science,* 1990, Vol.250, pp.1644~1646.

44. Stephen Safe, 'Environmental and Dietary Oestrogens in Human Health: Is There a Problem?', *Environmental Health Perspectives,* 1995, Vol.103, pp.346~351.

45. 'Investigation of Possible Increased Incidence of Cancer in Western Cumbria', HMSO, 1984. See also David Sumner, 'Low-level Radiation: How Dangerous is it?', *Medicine and War,* 1990, Vol.6, pp.112~119; Paula Cook Mozaffari, 'Cancer Near Potential Sites of Nuclear Installations', *The Lancet,* 1989, Vol.2, pp.1145~1147.

46. J. W. Stather *et al,* 'The Risk of Childhood Leukaemia Near Nuclear Establishments', NRPB-R215 (HMSO, 1988).

47. Edward Campion, Towerlines, Cancer and Fear', *NEJM,* 1997, Vol.337, pp.45~47.

48. Aaron Wildavsky, *But is it True?*

49. Alvan R. Feiixstein, 'Scientific Standards in tpideniiologic Studies of the Menace of Daily Life', *Science,* 1988, Vol.242, pp.1257~1263. See also Linda C. Mayes *et al.,* 'A Collection of Fifty-six Topics With Contradictory Results in Case Control Research', *International Journal of Epidemiology,* 1988, Vol.17, pp.680~685.

50. Geoffirey Rose, 'Sick Individuals and Sick Populations', *International Journal of Epidemiology,* 1985, Vol.14, pp.32~38. See also Geoffirey Rose, 'The Population Mean Predicts the Number of Deviant Individuals', *BMJ,* 1990, Vol.301, pp.1031~1035; Geoffirey Rose, *The Strategy of Preventive Medicine* (Oxford: OUP, 1992); Bruce Charlton, 'A Critique of Geoflrey Roses "Population Strategy for Preventive Medicine"', *JRSM,* 1995, Vol.88, pp.607~608.

51. Marcia Angell, 'Clinical Research: What Should the Public Believe?', *NEJM,* 1994, Vol.331, pp.189~190.

52. Gary Taubes, 'Epidemiology Faces its Limits', *Science,* 1995, Vol.269, pp.164~166.

chapter 03 해결되지 않은 문제: 생물학의 수수께끼를 다시 보다
주석

1. Y. Ben-Shlomo, 'Dietary Fat and Epidemiology of Multiple Sclerosis', *Neuroepidemiology,* 1992, Vol.11, pp.214~225.

2. D. A. S. Compston, 'The Dissemination of Multiple Sclerosis', *Journal of the Royal College of Physicians of London*, 1990, Vol.24, pp.207~219. See also Bernard Souberbielle *et al.*, 'Is There a Case for a Virus Etiology in Multiple Sclerosis?', *Scottish Medical Journal*, 1995, Vol.40, pp.55~56.

3. John F. Kurtzke *et al.*, 'Multiple Sclerosis in the Faroe Islands', *Neurology*, 1986, Vol.36, pp.307~332.

4. Clark W. Heath and R. J. Hasterlik, 'Leukaemia Among Children in a Suburban Community', *AJM*, 1963, Vol.34, pp.796~812.

5. L. J. Kinlen, 'Epidemiological Evidence for an Infective Basis in Childhood Leukaemia', *British Journal of Cancer*, 1995, Vol.71, pp.1~5. See also M. F. Grieves, 'Aetiology of Acute Leukaemia', *The Lancet*, 1997, Vol.1, pp.344~349.

6. Martin J. Blaser, 'Helicobacter Pylori and Gastric Diseases', *BMJ*, 1998, Vol.316, pp.1507~1510.

7. S. Shuster, 'The Aetiology of Dandruff and the Mode of Action of Therapeutic Agents', *British Journal of Dermatology*, 1984, Vol.111, pp.235~242.

8. Allen Steere *et al.*, 'The Spirochetal Aetiology of Lyme Disease', *NEJM*, 1983, Vol.308, pp.731~740.

9. J. S. H. Gaston, 'The Role of Infection in Inflammatory Arthritis', *Quarterly Journal of Medicine*, 1984, Vol.87, pp.647~651. See also R. A. Hughes, 'The Microbiology of Chronic Inflammatory Arthritis: An Historical View', *British Journal of Rheumatology*, 1994, Vol.33, pp.361~369; W. W. Buchanan, 'That Rheumatoid Arthritis Will Disappear?', *Journal of Rheumatology*, 1979, Vol.6, pp.324~326; R. J. McKendry, 'Is Rheumatoid Arthritis Caused by an Infection?', *The Lancet*, 1995, Vol.1, pp.1319~1320; A. Ebringer, 'Klebsiella Antibodies in Ankylosing Spondylitis and Proteus Antibodies in Rheumatoid Arthritis', *British Journal of Rheunmtology*, 1988, Vol.27 (supplement 2), pp.72~85; J. S. H. Gaston, 'Proteus: Is it a Likely Aetiological Factor in Chronic Polyarthritis?', *Annals of the Rheumatic Diseases*, 1995, Vol.54, pp.157~158.

10. S. Murakami *et al.*, 'Bell's Palsy and Herpes Simplex Virus: Identification of Viral DNA in Endoneurial Fluid and Muscle', *Annals of Internal Medicine*, 1996, Vol.124, pp.27~30.

11. D. Whitby *et al*, 'Detection of Kaposi Sarcoma Associated Herpes Virus in Peripheral Blood of HIV-infected individuals and Progression to Kaposi's Sarcoma', *The Lancet*, 1995, Vol.346, pp.799~802.

12. J. D. H. Morris, 'Viral Infection and Cancer', *The Lancet*, 1995, Vol.346,

현대의학의 거의 모든 역사

pp.754~758.

13. G. B. Clements *et al.*, 'Coxsackie B Virus Infection and Onset of Childhood Dia-betes', *The Lancet*, 1995, Vol.346, pp.221~223. See also M. Horwitz *et al.*, 'Diabetes Induced by Coxsackie Virus: Initiation by Bystander Damage and Not Molecular Mimicry', *Nature Medicine*, 1998, Vol.4, pp.781~785.

14. R. Gallo *et al.*, 'Frequent Detection and Isolation of Cytopathic Retroviruses from Patients With AIDS and at Risk for AIDS', *Science*, 1984, Vol.224, pp.500~503. See also Jean L. Mar, 'Strong New Candidate for AIDS Agent', *Science*, 1984, Vol.224, pp.475~477.

15. Stanley B. Prusiner, 'Novel Proteinaceous Infectious Particles Cause Scrapie', *Science*, 1982, Vol.216, pp.136~143. See also Stanley B. Prusiner, 'Prion Diseases of Humans and Animals', *Journal of the Royal College of Physicians*, 1994, Vol.28, 2S; Roger Rosenberg, 'Nobel Prize in Physiology or Medicine for 1997 Awarded to Stanley B. Prusiner', *Archives of Neurology*, 1997, Vol.54, p.1456.

5부 흥망성쇠: 원인과 결과

chapter 01 과거로부터 배우기
주석

1. John Horgan, *The End of Science* (Little, Brown, 1996). See also Bentley Glass, 'Science: Endless Horizons or Golden Age?', *Science*, 1971, Vol.171, pp.23~29.

2. M. Baum, 'Screening for Breast Cancer: Time to Think – and Stop', *The Lancet*, 1995, Vol.346, pp.436~437.

3. Arthur J. Baskey, *Worried Sick: Our Troubled Quest for Wellness* (New York: Lit-tle, Brown, 1988).

4. Roy Porter, The Greatest Benefit to Mankind (HarperCollins, 1998).

chapter 02 미래의 전망
주석

1. Lord Horder, 'Whither Medicine?', *BMJ*, 2 April 1949, pp.557~560.

2. Gail Vines, 'Starvation Diet', *New Scientist*, 4 July 1998, p.50.

3. Sir William Osier, quoted in Horder, 'Whither Medicine?', *BMJ*, 2 April 1949, pp.557~560.

4. Richard Horton, 'A Manifesto for Reading Medicine', *The Lancet*, 1997, Vol.349,

pp.872~873.

5. Sandra J. Tanenbaum, 'What Physicians Know', *NEJM*, 1993, Vol.329, pp.1268~1271. See also Gilbert M. Goldman, 'The Tacit Dimension of Clinical Judgement', *Yale Journal of Biology and Medicine*, 1993, Vol.63, pp.47~61.

6. Editorial, 'Meta-analysis Under Scrutiny', *The Lancet*, 1997, Vol.350, p.675. See also Samuel Shapiro, 'Meta-analysis/Schmeta-analysis', *American Journal of Epidemiology*, 1994, Vol.140, pp.771~778.

7. Editorial, 'A Meeting Too Many', *The Lancet*, 1998, Vol.352, p.1161.

8. James McCormick, 'Death of the Personal Doctor', *The Lancet*, 1996, Vol.2, pp.667~668.

에필로그

chapter 01 지난 10년
주석

1. Office of Health Economics, *Compendium of Health Statistics 20th Edition* (Office of Health Economics, 2010).

2. H. Moses, E. R. Dorsey, D. H. M. Matheson *et al.*, 'Financial Anatomy of Biomedical Research' *JAMA*, 2005, Vol.295, pp.1333~1342.

3. Elias Derhouni, 'NIH in the Post-Doubling Era: Realities and Strategies', *Science*, 2006, Vol.314, pp.1088~1091.

4. Carroll Estes and Elizabeth Binney, 'The Biomedicalisation of Ageing: Dangers and Dilemmas', *Gerontologist*, 1989, Vol.29, pp.587~596.

chapter 02 확장되는 한계
주석

1. Quoted in Sharon Kaufman, Janet K. Shim and Anne Ross, 'Revisiting the Biomedicalisation of Ageing: Clinical Trends and Ethical Challenges', *Gerontologist*, 2004, Vol.44, pp.731~738.

2. Charles Dotter and Melvin Judkins, 'Transluminal Treatment of Arteriosclerotic Obstruction', *Circulation*, 1964, Vol.30, pp.654~670.

3. Steven Friedman, 'Charles Dotter, Interventional Radiologist', *Radiology*, 1989, Vol.172, pp.921~924.

4. Spencer King, 'Angioplasty from Bedside to Bench', *Circulation*, 1996, Vol.93,

pp.1621~1629.

5. Richard Mueller and Timothy Sanborn, 'The History of Interventional Cardiology: Cardiac Catheterisation, Angioplasty and Related Interventions', *American Heart Journal*, 1995, Vol.129, pp.146~172.

6. Josef Rosch, Frederick Keller and John Kaufman, 'The Birth, Early Years and Future of Interventional Radiology', *Journal of Vascular and Interventional Radiology*, 2003, Vol.14, pp.841~853.

7. J. Eduardo Souza, Marco Costa *et al*, 'New Frontiers in Interventional Cardiology', *Circulation*, 2005, Vol.Ⅲ, pp.601~681.

8. Carl Pepine, Xavier Prida *et al*, 'Percutaneous Transluminal Coronary Angioplasty in Acute Myocardial Infarction', *American Heart Journal*, 1984, Vol.107, pp.820~822.

9. Maude Page, Michel Doucet *et al*, 'Temporal Trends in Revascularisation and Outcomes After Acute Myocardial Infarction Among the Very Elderly', *Canadian Medical Association Journal*, 2010, Vol.182, pp.1415~1420.

10. A. Melzer, 'Endoscopic Instruments – Conventional and Intelligent', *Endosurgery*, eds. J. Tooli, D. Gosset and j. G. Hunter (Philadelphia, PA: Churchill Livingstone, 1997).

11. Office of Health Economics, *Compendium Health Statistics 20th Edition* (Office of Health Economics, 2010).

12. 'Dr Foster', 'Trends in Day Surgery Rates', *BMJ*, 2005, Vol.331, p.803.

13. Edward Phillips, Morris Franklin *et al*, 'Laparoscopic Colectomy', *Annals of Surgery*, 1992, Vol.216, pp.703~705.

14. Anthony Senagore, Martin Luchtefeld *et al*, 'Open Colectomy Versus Laparoscopic Colectomy: Are There Differences', *American Surgeon*, 1993, Vol.59, pp.549~553.

15. L. Bardram, P. Funch-Jensen and H. Kehlet, 'Rapid Rehabilitation in Elderly Patients After Laparoscopic Colonic Resection', *British Journal of Surgery*, 2000, Vol.87, pp.1540~1545. See also L. Basse, D. H. Jakobsen *et al*, 'Functional Recovery After Open Versus Laparoscopic Colonic Resection: A Randomised, Blind Study', *Annals of Surgery*, 2005, Vol.241, pp.416~423.

16. D. G. Jayne, H. C. Thorpe, J. Copeland *et al*, 'Five Year Follow-up of the Medical Research Council, CLASICC Trial of Laparoscopically Assisted Versus Open Surgery for Colo-Rectal Cancer', *British Journal of Surgery*, 2010, Vol.97, pp.1638~1645.

17. Garth Ballantyne, Jacques Marescaux and Pier Giulianotti (eds), *Primer of Robotic and Telerobotic Surgery* (Philadelphia, PD: Lippincott Williams & Wilkins, 2005).

18. George Tibault, 'Too Old For What?', *NEJM*, 1993, Vol.328, pp.946~950.

19. Matthew Bacchetta, Wilson Ko *et al.*, 'Outcomes of Cardiac Surgery in Nonagenarians: A Ten-Year Experience', *Annals of Thoracic Surgery*, 2003, Vol.75, pp.1215~1220. See also Padmini Varadarajan, Nikhil Kapoor and Ramesh Bansal, 'Survival in Elderly Patients with a Severe Aortic Stenosis is Dramatically Improved by Aortic Valve Replacement', European *Journal of Cardio-Thoracic Surgery*, 2006, Vol.30, pp.722~727. See also J. Unsworth-White, 'Cardiac Surgery for the Elderly: A Surgeons Perspective', *Heart*, Vol.82, p.125.

20. Raymond Tesi *et al*, 'Renal Transplantation in Older People', *The Lancet*, 1994, Vol.343, pp.461~464.

21. Stephen Preston, Ashley Southall, Mark Nel *et al*, 'Geriatric Surgery is About Disease Not Age', *JRSM*, 2008, Vol.101, pp.409~415.

chapter 03 신유전학은 승리했을까?

주석

1. Kevin Davies, *Cracking the Genome: Inside the Race to Unlock Human DNA* (Baltimore, MD: John Hopkins University Press, 2001). See also John Sulston and Georgina Ferry, *The Common Thread: A History of Science, Politics, Ethics and the Human Genome* (Bantam Press, 2002); Nicholas Wade, Life Script (Simon & Schuster, 2001).

2. International Human Genome Sequencing Consortium, 'Initial Sequencing and Analysis of the Human Genome', *Nature*, 2001, Vol.409, pp.890~921; J. Craig Venter, 'The Sequence of the Human Genome', *Science,* 2001, Vol.291, pp.1304~1349.

3. Francis Collins and Victor McKusick, 'Implications of the Human Genome Project for Medical Science', *Chalmer,* 2001, Vol.285, pp.540~544.

4. J. Craig Venter, 'Multiple Personal Genomes Await', *Nature*, 2010, Vol.464, pp.676~678.

5. 'Science in the Petabyte Era', *Nature*, 2008, Vol.455, p.VII.

6. Francis Collins, 'Has the Revolution Arrived?', *Nature*, 2010, Vol.464, pp.674~676.

7. Erika Check Hayden, 'Life is Complicated', *Nature*, 2010, Vol.464, pp.664~667.

8. Phillip Ball, 'Bursting the Genomics Bubble', *Nature*, 2010, doi: 10.1038/news.2010.145.

9. Editorial, 'The Human Genome Project: Ten Years Later', *The Lancet*, 2010, Vol.375, p.2194.

10. Nicholas Wade, 'A Decade Later, Genetic Map Yields Few New Cures', *New York Times*, Vol.12, 2010.

11. Steve Jones, 'One Gene Will Not Reveal All Life's Secrets', *Daily Telegraph*, 21 April 2009.

12. Brendan Maher, 'The Case of the Missing Heritability', *Nature*, 2008, Vol.456, pp.18~21.

13. Peter Donnelly, 'Progress and Challenges in Genome–Wide Association Studies in Humans', *Nature*, 2008, Vol.456, pp.728~734. See also Teri Manolio, 'Genome Wide Association Studies and Assessment of the Risk of Disease', *NEJM*, 2010, Vol.363, pp.136~176.

14. Anne Bocock, 'Guilt by Association', *Nature*, 2007, Vol.447, pp.645~649.

15. Teri Manolio, 'Cohort Studies and the Genetics of Complex Disease', *Nature Genetics*, 2009, Vol.41, pp.5~10.

16. Jeffrey Barrett, Sarah Hansoul and Dan Nicolae, 'Genome–Wide Association Defines more than Thirty Distinct Susceptibility Loci for Crohns Disease', *Nature Genetics*, 2008, Vol.40, pp.955~961.

17. D. F. Gutbjartsson, G. B. Walters and G. Thorleifsson, 'Many Sequence Variance Affecting Diversity of Adult Human Height', *Nature Genetics*, 2008, Vol.40, pp.609~615. See also Michael Weedon and Timothy Frayling, 'Reaching New Heights: Insights into the Genetics of Human Stature', *Trends in Genetics*, pp.695~700.

18. Steve Jones, 'One Gene Will Not Reveal All Lifes Secrets', *Daily Telegraph*, 21 April 2009.

19. Amy McGuire, Mildred Chow *et al*, 'The Future of Personal Genomics', *Science*, 2007, Vol.317, p.1687.

20. Emmanouil Dermitzakis and Andrew Clark, 'Life After GWA Studies', *Science*, 2009, Vol.326, pp.239~240.

21. Evelyn Fox Keller, *Making Sense of Life* (Cambridge, MA: Harvard University Press, 2002).

22. J. Riboul, P. Waglio, N. Tzellas *et al*, 'The Gene Number Dilemma: Direct Evidence for at Least 19,000 Protein–encoding Genes in C. elegans, and Implica-

tions for the Human Genome', *Nature Genetics*, 2001, Vol.27, p.3.

23. Sean Carroll, *Endless Forms Most Beautiful* (Weidenfield and Nicolson, 2005).

24. James Le Fanu, *Why Us? How Science Rediscovered the Mystery of Ourselves* (HarperCollins, 2009).

chapter 04 빅 파마가 모든 것을 지배한다
주석

1. Jerome Kassirer, *On the Take* (OUP, 2004); Melody Petersen, *Our Daily Meds: How the Pharmaceutical Companies Transformed Themselves into Slick Marketing Machines and Hooked the Nation on Prescription Drugs* (New York: Picador, 2008); John Abramson, *Overdosed America* (New York: Harper Perennial, 2008); Shannon Brownlee, *Overtreated: How Too Much Medicine is Making Us Sicker and Poorer* (Bloomsbury, 2008); Ray Moynihan and Alan Cassels, *Selling Sickness: How the World's Biggest Pharmaceutical Companies Are Turning Us All into Patients* (New York: Nation Books, 2005).

2. Marcia Angell, *The Truth about the Drug Companies, How They Deceive Us and What to Do About it.* (New York: Random House, 2004).

3. Ibid.

4. Ray Moynihan and Alan Cassells, *Selling Sickness* (New York: Nation Books, 2005).

5. Melody Petersen, *Our Daily Meds* (New York: Picadfor, 2008).

6. Vince Parry, 'The Art of Branding a Condition,' *Medical Marketing and Media*, 2003, Vol.38, pp.43~48.

7. Ray Moynihan, Iona Heath and David Henry, 'Selling Sickness: The Pharmaceutical Industry and Disease Mongering', *BMJ*, 2002, Vol.324, pp.886~890.

8. Marcia Angell, *The Truth About the Drug Companies* (New York: Random House, 2004).

9. S. Heres *et al.*, 'Why Olanzapine Beats Risperidone, Risperidone Beats Quetiapine, and Quetiapine Beats Olanzapine', *American Journal of Psychiatry*, 2006, Vol.163, pp.185~294.

10. Marcia Angell, 'Is Academic Medicine for Sale?', *NEJM*, 2000, Vol.342, pp.1516~1518.

11. Martin Keller, James McCullough, Daniel Kline *et al*, 'A Comparison of Nefazodone, the Cognitive Behavioural-Analysis System of Psychotherapy, and Their Combination for the Treatment of Chronic Depression', *NEJM*, 2000, Vol.342,

pp.1462~1471.

12. Thomas Bodenheimer, 'Uneasy Alliance: Clinical Investigators in the Pharmaceutical Industry', *BMJ*, 2000, Vol.342, pp.1539~1541.

13. Irvine Kirsch, *The Emperor's New Drugs* (Bodley Head, 2009).

14. William Appleton, *Prozac and the New Antidepressants* (New York: Penguin, 2000).

15. R. Kessler, K. McGonagle, S. Zhao *et al.*, 'Lifetime and Twelve Month Prevalence of DSM-III-R Psychiatric Disorders in the United States. Results from the National Comorbility Survey', *Archives of General Psychiatry*, 1994, Vol.51, pp.8~19.

16. Alisdair Santhouse, 'The Person in the Patient', *BMJ*, 428:a2262.

17. Quoted in Jackie Law, Big Pharma: *How the World's Biggest Drug Companies Control Illness* (Constable, 2006).

18. Cheryll Barron, 'Big Pharma Snared by Net', *Observer*, 26 September 2004.

19. Jackie Law, *Big Pharma: How the Worlds Biggest Drug Companies Control Illness*

20. Irvine Kirsch, 2009, *The Emperor's New Drugs* (Bodley Head, 2009).

21. Dr Malcolm Kendrick, *The Great Cholesterol Con* (John Blake, 2007).

22. C. T. T. Collaborators, 'Efficacy and Safety of Cholesterol-Lowering Treatment: Prospective Meta-Analysis of Data from 90,056 Participants by the Incidents of Fourteen Randomised Trials of Statins', *The Lancet*, 2005, Vol.366, pp.1267~1272.

23. 'Expert Panel on Detection, Evaluation and Treatment of High Blood Cholesterol in Adults. Executive Summary of The Third Report of The National Cholesterol Education Programme', *JAMA*, 2001, Vol.285, pp.2486~2497.

24. D. Ricks and R. Raben, 'Cholesterol Guidelines, Drugs Panelist Links Under Fire', *Newsday*, 15 July 2003.

25. J. Abramson and J. M. Wright, 'Are Lipid Lowering Guide Lines Evidence-Based?', *The Lancet*, 2007, Vol.369, pp.168~169.

26. Uffe Rabnskov, Paul Rosch, Morley Sutter and Mark Houston, 'Should We Lower Cholesterol as Much as Possible?', *BMJ*, 2006, Vol.232, pp.1330~1332.

27. D. S. King, A. J. Wilburn, M. R. Wofford et al., 'Cognitive Impairment Associated with Atorvastatin and Simvastatin', *Pharmacotherapy*, 2003, Vol.23, pp.1623~1627.

28. L. R. Wagstaff, W. Mitton et al., 'Statin-Associated Memory Loss: Analysis of Sixty Case Reports and Review of the Literature', *Pharmacotherapy*, 2003, Vol.23, pp.871~880.

29. Christopher Hudson, 'The Wonder Drug That Stole My Memory', *Daily Telegraph*,

12th March 2009.

30. D. Gaist, U. Jeppesen, M. Andersen *et al.*, 'Statins and Risk of Polyneuropathy: A Case Controlled Study', *Neurology*, 2002, Vol.58, pp.123~127.

31. Julia Hippisley-Cox and Carol Coupland, 'Unintended Effects of Statins in Men and Women in England and Wales', *BMJ*, 2010, Vol.340, p.1232.

32. Kausik Ray, S. R. K. Seshasai, Sephat Erqou *et al.*, 'Statins and All-Cause Mortality in High-Risk Primary Prevention', *Archives of Internal Medicine*, 2010, Vol.170, pp.1024~1031.

33. Scandinavian Simvastatin Survival Study Group, 'Randomised Trial and Cholesterol Lowering in 4444 Patients with Chronic Heart Disease: The Scandinavian Simvastatin Survival Study (4S)', *The Lancet*, 1994, Vol.344, pp.1383~1389. See also Uffe Ravnskov, The Cholesterol Myths (Washington, DC: New Trend Publishing, 2002).

34. Jack Scannell, Alex Blanckley, Jeremy Redenius and Lisa Clive, 'The Long View: Pharma R&D Productivity When the Cures Fail, it Makes Sense to Check the Diagnosis', *Bernstein Research*, 30 September 2010.

35. Mark Matthieu (ed.), Parexel's *Bio/Pharmaceutical R&D Statistical Source Book*, 2009/2010 (Paraxel International Corporation, 2009).

36. Jack Scannell *et al.*, 'The Long View', *Bernstein Research*, 30 September 2010.

37. Steven Paul, Daniel Mytelka, Christopher Dunwiddie et al., 'How to Improve R&D Productivity: The Pharmaceutical Industry's Grand Challenge', *Nature Reviews: Drug Discovery*, 2010, Vol.9, pp.203~214.

38. Pat Price, Karol Sikora and Tim Illidge, *Treatment of Cancer*, (5th edn), (Hodder Arnold, 2009).

39. Vincent deVita and Edward Chu, 'A History of Cancer Chemotherapy', *Cancer Research*, 2008, Vol.68, pp.8643~8653.

40. Martine Piccart-Gebhart, Marion Procter, Brian Layland-Jones et al., 'Trastuzumab after Adjuvant Chemotherapy in HER2-Positive Breast Cancer', *NEJM*, 2005, Vol.353, pp.1659~1672. See also Harold Burstein, 'The Distinctive Nature of HER2-Positive Breast Cancers', *NEJM*, 2005, Vol 353, pp 1652~1654.

41. David Howard, John Kauh, Joseph Lipscomb, 'The Value of New Chemotherapeutic Agents for Metastatic Colorectal Cancer', *Archives of Internal Medicine*, 2010, Vol.170, pp.537~542.

42. Deborah Schrag, 'The Price Tag on Progress Chemotherapy for Colorectal Cancer', *NEJM*, 2004, Vol.351, pp.317~320.

43. Silvio Garattini and Vittorio Bertele, 'Efficacy, Safety and Cost of New Anti Cancer Drugs', *BMJ*, 2002, Vol.325, pp.269~271.
44. Karol Sikora, personal communication.
45. Catherine Arnst, 'Soaring Cancer Drug Costs May Cripple Medicare', *Bloomberg Businessweek*, 27 January 2009.

4장 향후 10년
주석

1. B. G. Charlton and P. Andras, 'Medical Research Funding May Have Overexpanded and Be Due for Collapse', *QJM*, 2005, Vol.98, pp.53~55.
2. Jonathan Rees, 'Complex Disease and the New Clinical Sciences', *Science*, 2002, Vol.296, pp.698~700.
3. Jeffrey Bennetzen, 'Biology and the Beasts: Individual Investigator-driven Research in the Mega Projects Era', *Trends in Genetics*, 2008, Vol.25, pp.57~61.
4. Morton Meyers, Happy Accidents: *Serendipity in Modern Medical Breakthroughs* (New York: RK Publishing, 2007).
5. Marcia Angell, 'Big Pharma, Bad Medicine', http://bostonre-view.net/br35.3/angell.php.

부록 I 류머티즘학

주석

1. George Kersley, *Annals of the Rheumatic Diseases*, 1990, Vol.49, p.734. See also George Kersley and John Glyn, *A Concise International History of Rheumatology and Rehabilitation* (Royal Society of Medicine Press, 1991); Geoffrey Storey, *A History of Physical Medicine* (Royal Society of Medicine Press, 1992).
2. H. M. Rose et al., 'Agglutination of Normal and Sensitised Sheep Erythrocytes by Sera of Patients With Rheumatoid Arthritis', *Proceedings of the Society for Experimental Biology and Medicine*, 1948, Vol.68, p.1. See also M. M. Hargraves *et al.*, 'The Tart Cell and LE Cell', *PSMMC*, 1948, Vol.23, p.25.
3. E. G. L. Bywaters, 'The History of Paediatric Rheumatology', *Arthritis and Rheumatism*, 1977, Vol.20, No. 2, p.145. See also R. C. Lancefield, 'Haemolytic Streptococcus', *Harvey Lectures*, 1940-41, Vol.36, p.251.

4. ERC, 'Trial of Gold in Rheumatoid Arthritis', *Annals of the Rheumatic Diseases*, 1960, Vol.9, p.95. See also J. Forestier, 'Gold Treatment in Rheumatoid Arthritis', *Revue du Rhumatisme et des maladies osteo-articulaires*, 1935, Vol.2, p.472.

5. Derek Freeland *et al.*, 'Treatment of Rheumatoid Arthritis With Phenylbutazone', *The Lancet*, 1953, Vol.1, p.1227. See also Walter Sneader, *Drug Discovery: The Evolution of Modern Medicines* (Chichester: John Wiley & Sons, 1985).

6. J. S. Nixon, *Ibuprofen: Chronicles of Drug Discovery* (Chichester: John Wiley & Sons, 1982).

7. Francis Page, 'Treatment of Lupus Erythematosus With Mepacrine', *The Lancet*, 1951, Vol.2, pp.755~758.

8. A. L. Scherbel *et al.*, 'Comparison of Effects of Two Antimalarial Agents in Patients With Rheumatoid Arthritis', *Cleveland Clinic Quarterly*, 1957, Vol.24, p.98.

9. I. A. Jaffe, *AJM*, 1963, Vol.75, p.63.

10. W. Dameshek, 'The Use of Folic Acid Antagonists in the Treatment of Acute Leukaemia', *Blood*, 1949, Vol.4, p.167. See also W. F. Edmundson and W. B. Guy, 'Treatment of Psoriasis With Folic Acid Antagonists', *Archives of Dermatology*, 1938, Vol.78, p.200; W. M. O'Brien *et al.*, 'Clinical Trial of Methotrexate in Psoriatic and Rheumatoid Arthritis', *Arthritis and Rheumatism*, 1962, Vol.5, p.312.

11. R. W. Rundles, 'Allopurinol in the Treatment of Gout', *Annals of Internal Medicine*, 1966, Vol.64, pp.229~258.

부록 II 정신의학 영역의 약리학적 혁명

주석

1. Jean Delay and Pierre Deniker, *Annales Medico-Psychologiques*, 1952, Vol.no, pp.267~273.

2. Hans J. Eysenck, 'The Effects of Psychotherapy: An Evaluation', *Journal of Consulting Psychology*, 1952' Vol.16, pp.319~324.

3. Edward Shorter, *A History of Psychiatry* (Chichester: John Wiley & Sons, 1997).

4. John Cade, 'Lithium Salt in the Treatment of Psychotic Excitement', *Medical Journal of Australia*, 3 September 1949, pp.349~351.

5. John Cade, 'The Story of Lithium', *Discoveries in Biological Psychiatry*, ed. F. Ayd (Philadelphia, PA: Lippincott, 1970). See also F. Neil Johnson, *The History of Lith-*

ium Therapy (Macmillan, 1984).

6. D. Pace, personal communication, in F. Neil Johnson, *The History of Lithium Therapy* (Macmillan, 1984).

7. A. C. Corcoran et al., 'Lithium Poisoning from the Use of Salt Substitutes', *JAMA*, 1949, Vol.139, pp.685~688.

8. Mogens Schou, 'Lithium: Personal Reminiscences', *Psychiatric Journal of the University of Ottawa*, 1989, Vol.14, pp.260~262.

9. Roland Kuhn, *Schweizerisch Medizinisch Wochenschrift*, 1957, Vol.87, pp.1135~1140.

10. A. Todrick, 'Inupraniine and 5HT Reuptake Inhibition: A Narrative', *Journal of Psychopharmacology*, 1991, Vol.5, pp.263~267.

11. Brian B. Molloy, 'The Discovery of Fluoxetine', *Pharmaceutical News*, 1994, Vol.1, pp.6~10.

12. Merton Sandler, 'Monoamine Oxidase Inhibitors in Depression: History and Mythology', *Journal of Psychopharmacology*, 1990, Vol.4, pp.136~139. See also G. E. Crane, 'Psychiatric Side Effects of Iproniazid', American Journal of Psychiatry, 1956, Vol.112, pp.494~501; H. P. Loomer, J. C. Saunders and N. S. Klein, 'A Clinical and Pharmacodynamic Evaluation of Iproniazid as a Psychic Energiser: Psychiatric Research Report No. 8', *American Psychiatric Association*, 1958, pp.129~141.

13. C. P. J. Tyrer, 'Benzodiazepines on Trial', *BMJ*, 1984, Vol.288, pp.1101~1102. See also F. Kraupel Taylor, 'The Damnation of Benzodiazepines', *British Journal of Psychiatry*, 1989, Vol.154, pp.697~704.

14. L. H. Sternbach, 'The Benzodiazepine Story', Progress in Drug Research, 1978, Vol.22, pp.229~266.

15. H. Mohler and T. Okada, 'Benzodiazepine Receptor: Demonstration in the Central Nervous System', *Science*, 1977, Vol.198, pp.849~851.

16. Edward Shorter, *A History of Psychiatry* (Chichester: John Wiley & Sons, 1997).

17. Hans J. Eysenck, *The Decline and Fall of the Freudian Empire* (Penguin, 1985). See also Richard Webster, *Why Freud Was Wrong* (HarperCollins, 1996).

18. Aaron T. Beck, *Cognitive Therapy and Emotional Disorders* (Penguin, 1989). See also Gavin Andrews, 'Talk That Works: The Rise of Cognitive Behaviour Therapy', *BMJ*, 1996, Vol.313, pp.1501~1502.

찾아보기

오웰, 조지 80,81
와일스, 필립 158
왁스먼, 셀먼 41~42,72~73,207,318,319
왓슨, 제임스 262,373~374,526
우즈, 도널드 293
워, 그랜트 82
워, 윌리엄 162
워글름, W. H. 202
워런, 로빈 254~255
월상안 52
웰컴, 버로스 178,343,527
위궤양 247,249,252,542
위산 과다 249,254,258
위염 247,251,254~255,257~258
윌스 205,377
유전공학 373,385~387,389~391,393,
    394,407
유전자 치료 372~373,386,400~407,412,
    528
유전 질환 248,373,376,395~400,402,407,
    409,528
융모막암종 210
《의학 입문》 281
의학적 팽창주의 511,520,539
의학적 흡혈주의 347
이뇨제 190,286,294
이미프라민 298,338,588,589
이소니아지드 79,590
이중나선 373,375,507,526,536
이질 170,172,348,472
인간 게놈 프로젝트 9, 372, 511~512,
    525~531,534,570
《인간 기니피그》 281,282
인공심폐기 127~129,131,133,135,136,
    141,145,147~148,150,153~154,263,

269,302,490
인공호흡기 113, 117, 118, 120~121,
    124~125,144,302,354~356
인슐린 27,50,107~108,110,208,285,295,
    341,382~383,385~395,407,478~479,
    527,528
인슐린 혼수 요법 107,110
인후통 38,577
임상 과학 266,268,271~272,274,277~
    282,317,332,334,359~364,384,460,
    483
임상적 재료 279,361
임신 촉진제 223,233~237,239,243,245
임질 290,472
입센 117~123,268,353

ㅈ
자봉, 마르셀 295
자연분만 350
자이스 현미경 305
장기이식 11~12,54,168~169,247,265~267,
    293,346,490,493,523
장티푸스 295,472
저지방 16,94,427,434,543
저체온증 141
저혈압 278
전기 소작기 315
전기 충격 요법 107~108,110
전령RNA 324,375~376,382,395,478
전립선 341,487,518
전체 게놈 연관 연구 532
정신분석 108,252,583~584,588,592~594
정신외과 107
제6인민 병원 305
제VIII인자 14, 299, 341, 386, 393, 396

현대의학의 거의 모든 역사

1판 1쇄 펴냄 2016년 2월 3일
1판 5쇄 펴냄 2024년 2월 1일

지은이 제임스 르 파누
옮긴이 강병철
펴낸이 안지미

펴낸곳 (주)알마
출판등록 2006년 6월 22일 제2013-000266호
주소 04056 서울시 마포구 신촌로4길 5-13, 3층
전화 02.324.3800 판매 02.324.7863 편집
전송 02.324.1144

전자우편 alma@almabook.by-works.com
페이스북 /almabooks
트위터 @alma_books
인스타그램 @alma_books

ISBN 979-11-85430-92-8 93510

알마출판사는 다양한 장르간 협업을 통해 실험적이고 아름다운 책을 펴냅니다.
삶과 세계의 통로, 책book으로 구석구석nook을 잇겠습니다.